Practical Injection
Preparation Technology

实用注射剂制备技术

张先洲　乐智勇　高原｜主　编

高鸿慈｜主　审

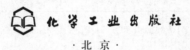

化学工业出版社

·北京·

在药物制剂中，注射剂占有非常重要的地位，它是临床上应用最为广泛的剂型之一。近年来，由于新技术、新工艺的应用，出现了许多新产品，诸如纳米粒注射剂、控释注射剂、亚微乳注射剂等。注射剂的给药器具也在不断发展，传统的使用针头注射现在已经发展到微针技术、无针技术。结合注射剂近年来的发展情况，本书主要介绍了注射剂的制备工艺、质量控制、工艺与生产过程的验证、注射剂的研发等方面内容。

本书可供制药企业、医院相关人员及医药院校师生参考使用。

图书在版编目（CIP）数据

实用注射剂制备技术/张先洲，乐智勇，高原主编.
北京：化学工业出版社，2017.8
ISBN 978-7-122-29986-4

Ⅰ.①实… Ⅱ.①张…②乐…③高… Ⅲ.①注射
剂-制备 Ⅳ.①R944.1

中国版本图书馆 CIP 数据核字（2017）第 139331 号

责任编辑：张　蕾　陈燕杰　　　　　　文字编辑：焦欣渝
责任校对：边　涛　　　　　　　　　　装帧设计：史利平

出版发行：化学工业出版社（北京市东城区青年湖南街 13 号　邮政编码 100011）
印　　装：三河市延风印装有限公司
787mm×1092mm　1/16　印张 23　字数 561 千字　　2017 年 11 月北京第 1 版第 1 次印刷

购书咨询：010-64518888（传真：010-64519686）　售后服务：010-64518899
网　　址：http://www.cip.com.cn
凡购买本书，如有缺损质量问题，本社销售中心负责调换。

定　　价：189.00 元

编写人员名单

主　　编　张先洲　乐智勇　高　原

主　　审　高鸿慈

副 主 编　俞　岚　周金和　赵吉平　童传明

编写人员（按姓氏笔画排序）

乐智勇　邵小将　张先洲　周金和

赵吉平　俞　岚　高　原　高晓南

童传明　潘细贵

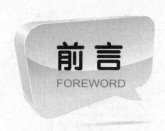

前言
FOREWORD

注射剂系指原料药物或与适宜的辅料制成的供注入体内的无菌制剂。注射剂可分为注射液、注射用无菌粉末与注射用浓溶液等。注射剂包括小容量注射剂（也称小针剂）和由静脉滴入体内的大剂量（体积不小于 100mL，生物制品一般不小于 50mL）注射液。两者都属于注射剂，但在生产工艺、质量要求、处方设计等方面存在许多特殊的、不同的要求，本书主要介绍小容量注射剂。

世界各国药典中，收载注射剂的品种数量仅次于片剂，占第二位。注射剂药效迅速，作用可靠，无论以液体针剂还是以粉针剂储存，到临床应用时均以液体状态直接注入人体的组织、血管或器官内，所以吸收快，作用迅速。特别是静脉注射，药液可直接进入血循环，更适于抢救危重病症之用。并且因注射剂不经胃肠道，故不受消化系统及食物的影响。因此剂量准确，作用可靠。

中药注射剂一般是指在中医药理论与经验的基础上，采用现代科学技术与方法，从中药或其他天然药中提取有效物质制成，功能主要为中医药术语或同时用中医药术语与相关的西医药术语联合表述的供注入体内的各种无菌制剂。现在，中药注射剂正朝着不断提高质量、优化临床使用和确保中药注射剂的用药安全、有效这一方向发展。随着各种现代技术的不断发展和应用，中药注射剂将越来越成熟和完善。

2008 年 6 月 25 日国家环境保护部和质量监督检验检疫总局联合发布了 6 个类别制药工业水污染物排放的国家标准，此为国家首次发布强制性的制药工业污水排放标准。这 6 类分别为发酵类、化学合成类、提取类、中药类、生物工程类和混装制剂类。其中《混装制剂类制药工业水污染物排放标准》和《中药类制药工业水污染物排放标准》是普通注射剂和中草药注射剂生产企业或车间需要强制执行的标准。

全书共分十一章，前十章主要是叙述注射剂制造的有关内容，第十一章是注射剂生产企业的"三废"防治。

本书的量和单位尽可能采用 1993 年 12 月由原国家技术监督局发布的国家标准，这是一套强制性国家标准，也是《中华人民共和国法定计量单位》的具体应用形式，下表中列出与本书有关的主要几个量和单位，此与 2015 年版的《中国药典》用法不同，是本书中较常出现的量和单位。

法定计量单位	非法定计量单位	国家标准编号
质量浓度/(g/L)	%(g/mL)	GB 3102.8—93
体积分数/%	%(mL/mL)	GB 3102.8—93
质量分数/%	%(g/g)	GB 3102.8—93
渗透质量摩尔浓度/(mol/kg)	渗透压摩尔浓度 osmol/kg	SI(国际单位制)
光密度 D	吸光度、吸收度 A	GB 3102.6—93

法定计量单位	非法定计量单位	国家标准编号
比吸收系数 E	吸收系数 E	GB 3102.6—93
光谱透射比	透光率	GB 3102.6—93
体积流量/(mL/min)	流速/(mL/min)	GB 3102.7—93
质量流量/(g/min)	流速/(g/min)	GB 3102.7—93
滴注流量/(gtt/min)	滴注速度、滴速/(gtt/min)	
滴注(质量)流量常数	滴注速率常数(k_0)(mg/min)	
pH	pH 值	GB 3102.8—93
运动黏度 ν		GB 3102.3—93
动力黏度 η		GB 3102.3—93
渗透质量摩尔浓度比	毫渗透压摩尔浓度比	SI(国际单位制)
相对分子质量	分子量	GB 3102.8—93
内毒素单位 eu	内毒素单位 EU	GB 3100—93

编写本书时主要参考 2015 年版《中国药典》，对照新版药典难免有一些疏漏的地方，加之我们水平有限，时间仓促，不妥之处，敬请读者不吝指正。

编者

2017 年 4 月

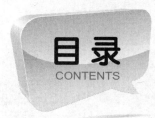

目录
CONTENTS

附录 　　　　　　　　　　　　　　　　　　　　　　　　　337

第一章

绪　论

第一节　概　述

一、注射剂的概念

2015 年版《中国药典》定义注射剂系指原料药物或与适宜的辅料制成的供注入体内的无菌制剂。注射剂可分为注射液、注射用无菌粉末与注射用浓溶液等。2015 年版《中国药典》收载了 470 余种注射剂，其中大部分为化学药品注射剂，也有少量中药注射剂，还包括一些生物药物如重组细胞因子、单克隆抗体等注射剂。

注射剂包括小容量注射剂（小针剂）和由静脉滴入体内的大剂量（体积不小于 100mL，生物制品一般不小于 50mL）注射液，后者可称为输液。

小针剂和输液都属于注射剂，但在生产工艺、质量要求、处方设计等方面存在许多特殊要求，如表 1-1。

表 1-1　小针剂和输液的区别

类别	小针剂	输液
剂量	<100mL	≥100mL
给药途径	以肌内注射为主,静脉、脊椎腔、皮下以及局部注射	静脉滴注
工艺要求	从配制到灭菌,必须尽快完成,一般应控制在 12h 内	从配制到灭菌的生产周期应尽量缩短,以不超过 4h 为宜
附加剂	可加入适宜抑菌剂。根据需要还可加入适量止痛剂和增溶剂	不得加入任何抑菌剂、止痛剂、增溶剂
不溶性微粒	除另有规定外,每个供试品容器中含 $10\mu m$ 以上的微粒不得超过 6000 粒,含 $25\mu m$ 以上的微粒不得超过 600 粒	除另有规定外,1mL 中含 $10\mu m$ 以上的微粒不得超过 25 粒,含 $25\mu m$ 以上的微粒不得超过 3 粒
渗透压	等渗	等渗、高渗或等张

摘自：崔福德主编. 药剂学. 第二版. 北京：中国医药科技出版社，2011：221.

本书主要讨论小容量注射剂（小针剂）的制备及其相关的问题。

二、注射剂的起源和发展

早在 1831 年，欧洲流行霍乱，苏格兰医师 Latta 为制止霍乱的流行，首先对患者做注射食盐溶液的尝试，获得了成功，自此出现了生理盐水注射液。根据以后一系列的实验和临床研究，发现 9g/L 氯化钠注射液能引起体液内电解质离子比率的改变，使细胞膜的渗透性增高，而且有时可导致细胞死亡。因此便进一步寻找出许多更加完善的复方氯化钠注射液，例如 Ringer 液和 Locke 液等。

19 世纪 40 年代后期，人们通过研究证实临床上的"注射热反应"是热原存在所引起的结果，于是对注射剂的制造工艺进行了改进，解决了问题，现在注射剂已经是临床应用最广泛、最重要的剂型之一。

世界上第一支注射剂出现的时间已无法考证。1928 年夏，英国人弗莱明发现了青霉素，直到 1941 年才研制成注射剂，并投入大规模生产。1953 年 5 月，第一批我国国产青霉素注射剂诞生，现在中国的青霉素年产量已占世界青霉素年总产量的 60%，居世界首位。

我国的第一支注射剂出现的时间是 1941 年，研制单位是第十八集团军前总卫生部卫生材料厂，产品名称叫柴胡注射液，柴胡注射液是我国自行创制的第一种中药注射液。

中药注射剂一般是指在中医药理论与经验的基础上，采用现代科学技术与方法，从中药或其他天然药中提取有效物质制成，功能主治用中医药术语或同时用中医药术语与相关的西医药术语联合表述的供注入体内的各种无菌制剂。

中药注射剂是中药现代化发展的产物，是在中药制剂基础上发展起来的一种新剂型。作为我国独创的新剂型，中药注射剂肩负着促进我国中药振兴和发展的重大使命。

中药注射剂已有 70 多年的历史。现在随着国家投入和各种中药注射剂的临床使用逐渐增多，以及社会重视程度的加大，中药注射剂正朝着不断提高质量、优化临床使用和确保中药注射剂的用药安全、有效这一方向发展。随着各种现代技术的不断发展和应用，中药注射剂将越来越成熟和完善。

世界各国药典各版本收载注射剂的品种都是仅次于片剂，占第二位。近 20 多年来，各国学者纷纷将微球应用于多肽、蛋白质类注射给药系统的研究，并已取得可喜的成果。在多肽缓释注射剂中，以黄体生成素释放激素（LHRH）类似物微球的研究最为成功。由日本武田制药公司开发的亮丙瑞林微球，供皮下注射，缓释时间为 1 个月。经 114 例前列腺癌患者的治疗观察，有效率达 71.1%。破伤风类毒素微球是首个被世界卫生组织（WHO）批准的一次性注射疫苗，其速释部分发生在微球注射后的突释效应期内，第二释放相发生在注射后 3～11 周。

由于新技术、新工艺应用于注射剂的生产，出现了许多新产品，诸如顺磁氧化铁纳米粒静脉注射剂、盐酸多柔比星脂质体注射剂、醋酸兰瑞肽控释注射剂、丙泊酚亚微乳注射剂、丁酸氯维地平静脉注射用乳剂、聚乙二醇化抗肿瘤坏死因子注射剂等。

1995 年国家发布国家标准 GB 2637—1995，规定水针剂一律使用曲颈易折安瓿，目前已经有聚烯烃制成的安瓿（俗称塑料安瓿）出现，部分地替代玻璃安瓿，国家食品药品监督管理局已经批准十余种塑料瓶注射剂，如盐酸普鲁卡因注射液（10g/L、10mL）、盐酸利多卡因注射液（20g/L、10mL）、氯化钠注射液（9g/L、10mL）、葡萄糖注射液（500g/L、20mL）、氯化钾注射液（100g/L、10mL）等。现在又在发展白色或棕色避光的耐强酸、强碱的玻璃质安瓿，用于需要遮光的针剂，改善安瓿制造水平，改进折断力指标，使易折安瓿真正易折，提高外观光洁度、透明度及清洁度，发展了优质的印字安瓿。

2015 年版《中国药典》四部已经收载预装药物注射器并已经用于临床，它是将一次性注射量药物装入塑料注射器，经消毒后封装在一起的产品。

受到注射剂快速发展的影响，注射剂的给药器具也在不断发展，从传统的使用针头注射，到现在已经发展至微针技术、无针技术。早在 1933 年 Robert Hingson 医生发明了无针注射剂，他与 Sutermeister 一起共同研制了最早的无针注射器，并进行了临床研究。二次世界大战期间，无针注射剂曾经用于军队的大规模的预防接种，但是由于药剂无菌、包装、定量以及递送效率等关键技术上的缺陷，20 世纪 80 年代以前产品没有得到广泛的认可和重视。随着科学技术的进步与发展，现在无针注射剂已经有产品应用于临床，如 2008 年美国 FDA 批准 Anesiva 公司的盐酸利多卡因-水合物粉末透皮喷射注射剂（Zingo®）上市，2009 年美国 FDA 批准 Zogenix 公司的舒马普坦（sumatriptan）无针注射剂（Sumavel DosePro®）上市。

三、注射剂的给药途径

根据医疗需要，注射剂的给药途径主要有静脉注射、脊椎腔注射、肌内注射、皮下注射、皮内注射和动脉内注射。给药途径不同，其作用特点也不一样。

（一）静脉注射

静脉注射分静脉推注和静脉滴注，前者用量小，一般 5～50mL，后者用量大，多至数千毫升。静脉注射药效最快，常作急救、补充体液和提供营养之用，多为水溶液。油溶液和一般混悬型注射液不能作静脉注射。凡能导致红细胞溶解或使蛋白质沉淀的药物，均不宜静脉给药。

（二）脊椎腔内注射

由于神经组织比较敏感，脊髓液循环较慢，渗透压紊乱能很快引起头痛和呕吐，所以脊椎腔注射产品质量应严格控制，其渗透压应与脊椎液相等，体积在 10mL 以下。

（三）肌内注射

肌内注射剂量一般在 5mL/次以下，除水溶液外，油溶液、混悬液均可作肌内注射。

（四）皮下注射

注射于真皮和肌内之间，药物吸收速度稍慢，注射剂量通常为 1～2mL，皮下注射剂主要是水溶液。

（五）皮内注射

皮内注射系注于表皮和真皮之间，一次注射量在 0.2mL 以下，常用于过敏性试验或疾病诊断，如青霉素皮试液和旧结核菌素稀释液。

（六）动脉内注射

注入靶区动脉末端，如肝动脉栓塞剂，直接进入靶组织，提高了药物疗效。

四、注射剂的特点和质量要求

（一）特点

1. 优点
注射剂药效迅速，作用可靠，无论以液体针剂还是以粉针剂贮存，到临床应用时均以液体状态直接注入人体的组织、血管或器官内，吸收快，作用迅速。特别是静脉注射，药液可直接进入血液循环，更适于抢救危重病症患者之用。并且因注射剂不经胃肠道，故不受消化系统及食物的影响，因此剂量准确，作用可靠。

对于临床上不宜口服给药的患者，诸如神志昏迷、抽搐、惊厥等状态的患者，或者是有消化系统障碍的患者，均可采用注射途径给药。

有些药物由于本身的性质决定必须制成注射剂，有的药物不易被胃肠道所吸收；有的具有刺激性；有的易被消化液破坏，如果制成注射剂则可以解决这些问题。其中中药天花粉的结晶蛋白制成粉针剂便是一例。

个别药物需要发挥定位药效，如盐酸普鲁卡因注射液可用于局部麻醉；消痔灵注射液等可用于痔核注射。

穴位注射可以发挥特有的疗效，如当归注射液。

将药液或粉末密封于特制的容器之中的注射剂与外界空气隔绝，且在制造时经过灭菌处理或无菌操作，故较其他液体制剂稳定。

2. 缺点

注射剂也有不足之处，如：制造过程复杂，对车间设备和包装要求高；生产费用较大，价格亦较高；注射给药不方便，注射时有疼痛感。

（二）质量要求

由于注射剂直接注入人体内部，所以必须确保注射剂质量。注射剂的质量要求有：

1. 无菌

注射剂成品中不得含有任何活的微生物。要做到这一点，整个注射剂制备过程应符合GMP要求，从人流到物流要严加控制，尤其是最终产品的灭菌，考虑采用残存概率法，保证产品灭菌后的微生物残存概率（SAL）不大于 10^{-6}。

2. 无热原

对于注射量大的、供静脉注射和脊椎腔注射的注射剂必须符合无热原的质量指标。热原是微生物的代谢产物。哪里有微生物增殖，哪里就有热原存在，微生物增殖越多、越久，热原也越多。因此，要确保注射剂产品无热原，就必须在各个生产环节搞好无菌操作，从投料到灭菌的时间应尽可能缩短，以减少微生物繁殖，同时加强原辅料的质量检查，要求不带有热原。

3. 澄明度

注射剂应检查可见异物和不溶性微粒，按照 2015 年版《中国药典》要求检查，应符合要求。

4. pH

注射剂 pH 应在保证疗效和制剂稳定性的基础上，力求接近人体血液的 pH。一般注射剂要求 pH4～9，脊椎腔注射剂要求 pH5～8。

注射剂的 pH 对于生物体或者说对于生命有着直接的关系。例如人体内各组织的液体（包括细胞内液）都需具有一定的 pH 才能维持人体组织的正常代谢活动。健康人血液的 pH 为 7.4 左右，平时只允许有极微小的改变。机体在这一 pH 范围内，各组织及其酶系统才能进行正常的代谢活动。若体液 pH 突然发生悬殊的变化，则可引起不良反应或造成严重后果（用于治疗酸中毒的注射剂除外）。血液本身虽具有一定的缓冲能力，对外来不同 pH 的注射液加以调节，使其接近于正常水平，但毕竟能力有限。所以，在制备注射剂时，对于 pH 的调整一方面应考虑药液维持本身稳定性，另一方面必须考虑被调节溶液的 pH 应在血液缓冲能力范围之内。

5. 渗透压

在正常情况下，红细胞内液和血浆的渗透压几乎相等，约为 749.805kPa，若以渗透浓度表示，则为 280~320mmol/L，此与 9g/L 氯化钠溶液所具有的渗透压相当。供静脉注射和脊椎腔注射的注射剂应当与血浆渗透压相等或接近。否则，低渗溶液会造成红细胞胀破、溶血；高渗溶液会使红细胞萎缩。

2015 年版《中国药典》对一些静脉注射液品种检查项下，规定该注射液的渗透质量摩尔浓度（药典不妥当地称为"渗透压摩尔浓度"）或渗透质量摩尔浓度比（药典不妥当地称为"毫渗透摩尔浓度比"）的数值。供其他途径给药的注射液也应该调节使其与血浆的渗透压相等（等渗）。故在制备注射液时要调整渗透压，使之符合药典要求。

6. 等张性

"等渗"是物理化学概念，"等张"是生物学概念，等渗液不一定是等张液，而等张液一定是等渗液。等渗度可用冰点下降法求得；等张度可用溶血法求出，详见本章第五节。有一些注射剂要求必须与血液等张度相同。有一些药物溶液虽然等渗，但并不等张，因为红细胞膜不是理想的半透膜，注射剂新产品研制时，最好能用溶血法测定其等张度。

7. 安全性

2015 年版《中国药典》四部附录规定注射剂要进行安全试验，包括刺激性试验、溶血试验、过敏试验、急性毒性试验、长期毒性试验等。有些注射液，如复方氨基酸注射液，其降压物质必须符合规定，以保证用药安全。

8. 稳定性

注射剂要求具有必要的化学稳定性、物理稳定性和生物学稳定性，要有明确的有效期。

第二节 注射剂的分类

一、按分散系统分类

按分散系统可分为溶液型注射剂（包括水溶液型和油溶液型注射剂）、混悬型注射剂、乳状液型注射剂、注射用无菌粉剂等四类。

二、按制备工艺分类

按制备工艺可分为最终灭菌小容量注射剂、无菌分装粉针剂、冻干粉针剂。

三、按给药部位分类

按给药部位可分为皮内注射剂、皮下注射剂、肌内注射剂、静脉注射剂、脊椎腔注射剂等。不同部位给药的注射剂具有不同的要求：

① 静脉注射多为水溶液，注射用油溶液和一般混悬型注射液不能静脉注射。凡是能够导致红细胞溶解或使蛋白质沉淀的药物均不宜静脉给药。

② 脊椎腔注射液的渗透压应与脊椎液相等，注射体积在 10mL 以下。

③ 注射用水溶液、油溶液、混悬液均可作肌内注射，一般剂量在 5mL 以下。

④ 皮下注射主要是水溶液，注射于真皮和肌肉之间，药物吸收缓慢，注射剂量通常为 1～2mL。

⑤ 皮内注射系注射于表皮和真皮之间，习惯称为皮试，一次注射量在 0.2mL 以下，常用于过敏性试验或疾病诊断。

四、按安全性分类

（1）高风险注射液　如胸腺肽氯化钠注射液、穿琥宁注射液、细辛脑注射液、双黄连注射液等。

（2）较高风险注射液　如特布他林注射剂、氨甲苯酸葡萄糖注射液、注射用灯盏花素等。

（3）一般风险注射液　如乌司他丁粉针、氨基糖苷类抗生素注射液等。

使用注射剂时，首先要考虑它的风险程度，在选择时尽量选择一般风险注射液，而不选择高风险或者较高风险注射液，如果能选择口服尽量不选择注射。WHO 推荐能口服的不注射，能肌内注射的不静脉注射。

第三节　法定计量单位

法定计量单位是一个国家采用法律的形式规定使用或允许使用的计量单位。国务院于 1984 年 2 月 27 日发布《关于在我国统一实行法定计量单位的命令》，公布了以国际单位制（SI）为基础的《中华人民共和国法定计量单位》，在我国强制实施。2015 年版《中国药典》在执行法定计量单位方面不够完善，故在此把与本书有关的计量单位作一简介。

一、相对分子质量和摩尔质量

（一）相对分子质量

相对分子质量符号是 M_r，它是一个量纲为 1 的量（即无量纲量），《中国药典》2015 年版第三部用 "kD" 作为相对分子质量的单位是错误的。相对分子质量等于组成该分子的各相对原子质量的总和。

（二）摩尔质量

1mol 任何粒子或物质的量以克为单位时，在数值上都与该粒子的相对原子质量或相对分子质量相等。我们将单位物质的量的物质所具有的质量叫做摩尔质量。也就是说，物质的摩尔质量是该物质的质量与物质的量之比。即物质的量（n）、物质的质量（m）和物质的摩尔质量（M）之间存在着下列关系：

$$M = \frac{m}{n}$$

(1-1)

摩尔质量常用的单位为 g/mol 或 kg/mol。

例如：NaCl 的摩尔质量为 58.44g/mol；

H^+ 的摩尔质量为 1.00794g/mol。

使用"摩尔质量"后,"克分子量""克原子量""克当量"等名称均应废除。代血浆输液中右旋糖酐等高分子化合物最好使用摩尔质量这一量的名称。

二、溶液组成的标度

溶液组成标度的表示方法有:

(一)物质的质量分数

物质的质量分数定义是:物质的质量(m_B)与混合物(溶液)的质量(m)之比,国际符号为W_B。量的方程式为:

$$W_B = \frac{m_B}{m} \tag{1-2}$$

式中,质量分数(W_B)为无量纲的量。其比值可以用小数或百分数表示,按 SI 规定分数单位的选择为 10^{-3}、10^{-6}、10^{-9}。例如市售浓盐酸中 HCl 的质量分数为 37.2%,市售浓硫酸中 H_2SO_4 的质量分数为 98% 等。在药剂中溶质为挥发性气体的溶液也用质量分数表示,如 2015 年版《中国药典》收载的甲醛溶液、浓氨溶液即如此。

(二)物质的体积分数

物质的体积分数的定义:在相同的温度和压力下纯物质 B 的体积(V_B)与组成该混合物各纯物质的体积的和(V)之比。国际符号为φ_B,量的方程为:

$$\varphi_B = \frac{V_B}{V} \tag{1-3}$$

式中,体积分数(φ_B)为无量纲的量,其比值用小数或百分数 10^{-3}、10^{-6}、10^{-9} 表示。例如:消毒用的酒精溶液中乙醇的体积分数为 0.75 或 75%、750×10^{-3}。

(三)物质的质量浓度

物质的质量浓度定义:物质 B 的质量(m_B)除以混合物的体积(V)。国际符号为ρ_B,物理量的方程为:

$$\rho_B = \frac{m_B}{V} \tag{1-4}$$

质量浓度的 SI 单位为 kg/m^3,即千克每立方米。药学上常用的符号单位为 g/L、mg/L 和 μg/L。质量浓度单位中,"分子"为表示质量的单位,可以改变;而"分母"为表示体积的单位,一般不能改变,均用 L。世界卫生组织提议:在注射液的标签上同时写明质量浓度和物质的量浓度,如静脉注射用的氯化钠注射液 $\rho_{NaCl} = 9g/L$,$c_{NaCl} = 0.15mol/L$。按照法定剂量单位要求,临床上常用的 0.9% NaCl、5% 葡萄糖注射液其质量浓度应表示为 9g/L NaCl 和 50g/L 葡萄糖。

国家标准中已废除 ppm、ppb、ppbm 这类语言文字的分数词缩写(但是 2015 年版《中国药典》凡例中还保留这些缩写,欠妥当)。含某物质 10ppm 或某物质的浓度 10ppm,其概念是模糊的,因为并不明确它是指体积比值,还是指质量比值,或质量与体积的比值。10ppm 若为体积比值,现应改为体积分数 $\varphi_B = 10 \times 10^{-6}$(或体积比值 10×10^{-6}),也允许用 10μL/L 这类同单位之比的形式表示;若为质量比值,可改为质量分数 $W_B = 10 \times 10^{-6}$

（或质量比值 10×10^{-6}），允许用 10mg/kg 这类同单位之比的形式表示；若为质量与体积之比，这时 ppm 应改为质量浓度 $\rho_B = 10mg/L$。

（四）密度

密度又称质量密度，其定义为单位体积的质量，符号为 ρ。表达式为：

$$\rho = \frac{m}{V} \tag{1-5}$$

质量密度的 SI 单位名称是千克每立方米，符号为 kg/m^3。药学上常用的单位符号是 g/mL（或 g/L、mg/mL）。

密度在一定温度下是固定值，因此可以作为溶液组成的标度。如 20℃ H_2SO_4 $\rho = 1.84g/mL$，其质量分数 $W = 96\%$。常见物质密度表可查有关书籍。

密度也是经常采用的化学量。通常利用它进行质量和体积间的换算。

（五）溶质的质量摩尔浓度

溶质的质量摩尔浓度定义是溶液中溶质的物质的量（n_B）除以溶剂的质量（m_A）。国际符号有两个：b_B 和 m_B。其方程为：

$$b_B = \frac{n_B}{m_A} \tag{1-6}$$

b_B 的 SI 单位为摩尔每千克，其符号为 mol/kg。

用质量摩尔浓度 b_B 表示溶液组成，优点是其值不受温度的影响，缺点是使用不太方便。

（六）物质的量浓度

物质的量浓度（c_B），简称浓度。它的定义为物质 B 的物质的量（n_B）除以混合物的体积（V）：

$$c_B = \frac{n_B}{V} \tag{1-7}$$

物质的量浓度的 SI 单位是摩尔每立方米，符号是 mol/m^3。由于立方米的单位太大，不太适用，药学上常用的单位符号是 mol/L、mmol/L 和 $\mu mol/L$ 等。

在使用物质的量浓度时，必须指明物质的基本单元，如 $c(H_2SO_4) = 0.1mol/L$，$c\left(\frac{1}{2}H_2SO_4\right) = 0.2mol/L$，$c(2H_2SO_4) = 0.05mol/L$，由此可得出 $c(B) = \frac{1}{2}c\left(\frac{1}{2}B\right) = 2c(2B)$，即 $c(bB) = \frac{1}{b}c(B)$，由此可推出：

$$c\left(\frac{b}{a}B\right) = \frac{a}{b}c(B)$$

物质 B 的物质的量（n_B）与质量（m_B）、摩尔质量（M_B）之间的关系可用下式表示：

$$n_B = \frac{m_B}{M_B} \tag{1-8}$$

过去使用的"克分子浓度"或"体积摩尔浓度"已废除。"当量浓度"也已废除。

（七）渗透浓度

单位质量或单位体积溶液中含有渗透活性物质的多少，通常用渗透质量摩尔浓度或渗透浓度来表示，在临床化学中，如果人的体液作为溶液，一般使用渗透质量摩尔浓度（Osmolality）m 表示，单位为 mol/kg（旧称 Osmol/kg，现已废除，但 2015 年版《中国药典》仍然在使用这一非法定计量单位）。渗透浓度 c（osmotic concentration），以前称为"Osmolarity"，其单位为 mol/L（旧称 Osmol/L，现已废除，但 2015 年版《中国药典》仍然在使用这一非法定计量单位）。对于纯水而言，其体积质量等于 1kg/L，所以实际上对于稀的水溶液，渗透质量摩尔浓度和渗透浓度数值是近似相等的。

人体体液中含有各种离子和分子，这些基本粒子（或称基本单元）总渗透质量摩尔浓度约为 280～320mmol/kg，通常，1L 注射剂中含有的各种离子、分子总量只要在这一范围，均视为等渗。

三、黏度

（一）动力黏度与运动黏度

国家标准 GB 3102.3—93 中收载了动力黏度与运动黏度两个量和单位，其量的名称、定义和符号、单位名称和符号见表 1-2。

表 1-2 动力黏度与运动黏度的量的名称、定义和符号、单位名称和符号

量的名称	符号	定义	备注	单位名称	符号
动力黏度 viscosity, dynamic viscosity	$\eta(\mu)$	$\tau_{xz} = \eta \dfrac{\mathrm{d}\nu}{\mathrm{d}z}$ 式中 τ_{xz} 是以垂直于切变平面的速度梯度 $\mathrm{d}\nu/\mathrm{d}z$ 移动的液体中的切应力	本定义适用于 $\nu_z = 0$ 的层流	帕斯卡秒 pascal second	Pa·s
运动黏度 kinematic viscosity	ν	$\nu = \eta/\rho$		平方米每秒 metre squared per second	m²/s

（二）特性黏数（度）

中国国家标准中没有收载"特性黏数（度）"这个量。2015 年版《中国药典》和一些国内外书刊采用"$[\eta]$"作为特性黏数（度）的符号，单位是质量浓度的倒数（L/kg）。

四、光密度

按照国家标准 GB 3102.6—93《光及有关电磁辐射的量和单位》，光的吸收定律定义式应写为：

$$D = -\lg\tau = \lg\varphi_0/\varphi_\tau = \kappa cb$$

式中，D 为光密度；τ 为光谱透射比；φ_τ 为透过辐射能（光）通量的光谱密集度；φ_0 为入射辐射能（光）通量的光谱密集度。以上 4 个量均为无量纲量。2015 年版《中国药典》仍采用"吸光度"这一量的名称，欠妥当，应以法定计量单位为准。

五、流量与流速

国家标准 GB 3102.3—93 中收录了"质量流量"和"体积流量"两个量的名称，其体积流量（volume flowrate）的定义为"体积穿过一个面的速率"，单位名称是"立方米每秒"，符号为 m^3/s。

"流速"的定义是"流水中质点在单位时间内移动的距离"，单位为"m/s"。

临床上将注射液滴注的快慢习惯上叫"滴速"，单位为"滴/min"或"mL/h"。使用"滴系数"和输入量计算输液操作。输液器的"滴系数"分为四种：10 滴/mL、15 滴/mL、20 滴/mL、60 滴/mL。前三种为大滴输液器；第四种称为微滴输液器。

按照国家标准规定，静脉滴注时应称体积流量的多少，静脉滴注动力学中滴注速率常数应改称滴注流量常数比较妥当。

第四节 pH

一、pH 标度的定义

溶液的 pH 是表示溶液酸性、碱性大小的量度。这个量在国家标准 GB 3102.93 中是作为附录给出的。

高校化学教材沿用多年的 pH 定义式为：

$$pH = -\lg [H^+]$$

此式一个很明显的错误是 $[H^+]$ 是有单位的量，不是纯数，不能取对数。清华大学分析化学教材第二版（1994 年）敏感地意识到这一点，给出了 pH 定义式为：

$$pH = -\lg [\alpha_H^+ / mol \cdot L^{-1}]$$

这个式子同样欠妥当，因 α_H^+ 是量纲为 1 的量（即无量纲的量）。不应再除以"$mol \cdot L^{-1}$"。除上述外，pH 尚有下列诸多形式定义式：

$$pH = -\lg ([H^+] / mol \cdot L^{-1})$$
$$pH = -\lg [m_H^+ \gamma_H^+]$$
$$pH = -\lg [c_H^+ \gamma_H^+]$$

根据 pH 是氢离子活度取对数负值的概念，正确的写法应是：

$$pH = -\lg[\alpha_H^+] \tag{1-9}$$

这也是 IUPACA 推荐的写法。

pH 没有基本的定义，其定义是一种实用定义。国家标准 GB 3102.8—93 附录 C 给出的 pH 概念定义式为：在离子强度小于 0.1mol/kg 的稀薄水溶液有限范围内，既非强酸又非强碱性（2<pH<12），则：

$$pH = -\lg[m(H^+)\gamma_{\pm}/m] \pm 0.02$$
$$pH = -\lg[c(H^+)y_{\pm}/c] \pm 0.02$$

式中，$m(H^+)$ 或 $c(H^+)$ 代表氢离子（H^+）的质量摩尔浓度或氢离子（H^+）的物质的量浓度；$\gamma_{\pm}$ 或 $y_{\pm}$ 代表溶液中典型 1-1 型电解质的以质量摩尔浓度为基础的平均离子活度因子（或称正负离子平均活度系数）或以物质的量浓度为基础的平均离子活度因子（或称正负离子平均活度系数）；m 为标准质量摩尔浓度，通常为 1mol/kg；c 为标准物质的量浓度，通常为 1mol/L。

由于国家标准给出的式子中，离子活度、活度系数无法直接测定，人们给 pH 下了一个操作定义，国际上和中国国家标准都采用此定义：

$$pH(x) = pH(s) + (E_s - E_x)F/(RT\ln 10) \tag{1-10}$$

式中，pH(x) 为待测溶液 x 的 pH；pH(s) 为已知标准溶液的 pH；E_x 和 E_s 为测量电池内被测定溶液和标准溶液的电动势；F 为法拉第常数；R 为摩尔气体常数；T 为热力学温度。

虽然 pH 是从操作上定义的，但如果能计算出离子活度，也可通过概念定义式计算出 pH。例如 $b_B(CH_3COOH) = 1.00 \times 10^{-2}$ mol/kg，电离常数 $k_a = 1.75 \times 10^{-5}$，可以通过概念定义式算出它的 pH=3.38。

在国家标准中，规定所有的量的符号均用斜体印刷，但 pH 例外，规定使用正体印刷，"p" 用小写字母，"H" 用大写字母。pH 是量纲为 1 的量。《中国药典》和医药类杂志中使用的旧称 "pH 值" 应停止使用。

二、pH 的测定原理

pH 是由测量电池的电动势而得。该电池通常由饱和甘汞电极为参比电极、玻璃电极为指示电极所组成。在 25℃，溶液中每变化 1 个 pH 单位，电位差改变为 59.16mV，据此，在仪器上直接以 pH 的读数表示。温度差异在仪器上有补偿装置。

测定 pH 用的仪器是 pH 电位计，它是按上述式(1-10) 原理设计制作的。

pH 计主要由 pH 测量电池（由一对电极与溶液组成）和 pH 指示器（电位计）两部分组成。玻璃电极的电位随溶液中氢离子浓度变化而变化；甘汞电极具有稳定的已知电位，作为测定时的标准。

玻璃电极主要部分是一个玻璃泡，泡的下半部为特殊组成的玻璃薄膜，敏感膜是在 SiO_2（$x = 72\%$）基质中加入 Na_2O（$x = 22\%$）和 CaO（$x = 6\%$）烧结而成的特殊玻璃膜。厚度为 $30 \sim 100\mu m$。在玻璃中装有 pH 一定的溶液（内部溶液或内参比溶液，通常为 0.1mol/L HCl），其中插入一银-氯化银电极作为内参比电极，见图 1-1。

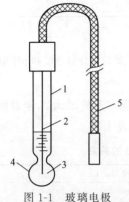

图 1-1 玻璃电极

1—玻璃管；2—内参比电极；3—内参比溶液；

4—玻璃薄膜；5—接线

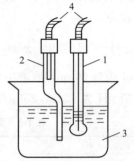

图 1-2 测量 pH 的电极系统

1—玻璃电极；2—饱和甘汞电极；

3—试液；4—接 pH 计

内参比电极的电位是恒定不变的，它与待测试液中的 H^+ 活度（pH）无关，pH 玻璃电

极之所以能作为 H^+ 的指示电极，其主要作用体现在玻璃膜上。

当玻璃电极浸入被测溶液时，玻璃膜处于内部溶液（$\alpha_{H^+,内}$）和待测溶液（$\alpha_{H^+,试}$）之间，这时跨越玻璃膜产生一电位差 ΔE_M（这种电位差称为膜电位），它与氢离子活度之间的关系符合能斯特（Nernst）公式：

$$\Delta E_M = \frac{2.303RT}{F} \lg \frac{\alpha_{H^+,试}}{\alpha_{H^+,内}}$$

$$\Delta E_M = K + \frac{2.303RT}{F} \lg \alpha_{H^+} = K - \frac{2.303RT}{F} pH_{试} \qquad (1\text{-}11)$$

由上式可见，当时 $\alpha_{H^+,内} = \alpha_{H^+,试}$，$\Delta E_M = 0$。但实际上，$\Delta E_M \neq 0$，跨越玻璃膜仍有一定的电位差，这种电位差称为不对称电位（$\Delta E_{不对称}$），它是由玻璃膜内外表面情况不完全相同而产生的。此式表明玻璃电极 ΔE_M 与 pH 成正比。因此，可作为测量 pH 的指示电极。

玻璃电极内阻很高，故导线及电极引出线都要高度绝缘，并装有屏蔽玻璃罩，以免漏电的静电干扰。

甘汞电极由汞、甘汞和氯化钾溶液组成。用玻璃电极和甘汞电极组成的电池测定溶液的 pH 如图 1-2。

测量溶液 pH 的具体操作方法见 2015 年版《中国药典》四部。

三、pH 对注射液稳定性的影响

注射剂的制备过程中，pH 对产品的稳定性起着决定性的作用，其质量的变化如水解、氧化、变色、分解以及澄明度等都与 pH 有关。不同品种的注射剂在药典标准中都有一个严格的 pH 控制范围。奥硝唑注射液在 pH 较低情况下时，灭菌较稳定；盐酸消旋山莨菪碱在 pH2.5～4.0 范围内稳定。葡萄糖注射液灭菌后产生 5-羟甲基糠醛（5-HMF）等物质。

实验证明，pH 为 3 时 5-HMF 含量最低，见图 1-3。

葡萄糖注射液呈弱酸性。计算葡萄糖溶液 pH 的公式为：

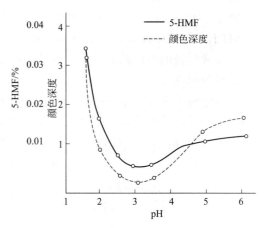

图 1-3　葡萄糖分解速度和 pH 的关系

$$pH = 6.16329 - \frac{1}{2} \lg G$$

式中，G 为每 100mL 溶液中葡萄糖的质量，g。葡萄糖的含量增大，注射液 pH 降低。50g/L 葡萄糖 pH 为 6.23，250g/L 葡萄糖 pH 为 5.93，见表 1-3。

表 1-3　葡萄糖注射液的质量浓度与 pH 的关系

质量浓度/(g/L)	pH	质量浓度/(g/L)	pH
10	6.63	150	6.02
20	6.48	200	5.98
30	6.40	250	5.93
40	6.33	300	5.90
50	6.23	350	5.86
100	6.13	400	5.83

第五节 渗透压力

一、渗透压力的基本概念

溶剂通过半透膜由低浓度向高浓度溶液扩散的现象称渗透。渗透压力是"为了维持只允许溶剂通过的膜所隔开的溶液与纯溶剂之间的渗透平衡而需要的超额压力"（国家标准 GB 3102.8—93 给出的定义），渗透压力简称渗透压，量的符号为 π，单位名称是"帕（斯卡）"（Pascal），符号是"Pa"。人体的细胞膜或毛细血管壁一般具有半透膜的性质，在制造输液剂时，必须考虑其渗透压力。

二、渗透压力与渗透浓度

对于稀溶液而言，渗透压力与渗透浓度及温度的关系可用 Van't Hoff 公式表达：

$$\pi = \frac{n_B}{V}RT = c_B RT \tag{1-12}$$

式中，π 为溶液的渗透压力，SI 单位为 Pa（常用 kPa）；n_B 为物质 B 的物质的量，SI 单位为 mol；V 为溶液的体积，SI 单位为 m^3（常用 L，即 dm^3）；R 为摩尔气体常数，SI 单位为 $Pa \cdot m^3/(mol \cdot K)$ 或 $J/(mol \cdot K)$，其值是 $8.314 J/(mol \cdot K)$〔常用 $8.314 kPa \cdot L/(mol \cdot K)$〕；$T$ 为热力学温度，SI 单位为 K；c_B 为物质 B 的渗透浓度，SI 单位为 mol/m^3（常用 mol/L）。

正常人的血浆的渗透压力平均为 749.805kPa，体温为 37℃时代入式(1-12)：

$$c_B = \frac{\pi}{RT} = \frac{749.805}{8.314 \times (273+37)} = 0.29 \ (mol/L)$$

任何非电解质溶液，只要所含粒子的渗透浓度为 0.29mol/L，均与泪液渗透压力相等。式(1-12) 仅适用于非电解质，如果药物为电解质，溶液中的粒子数（离子）比相同浓度的非电解质的粒子数（分子）要多，所以渗透压力相应增加。由于电解质溶液中带有正、负电荷的离子相互静电引力，降低了粒子对产生渗透压的效应。故对电解质溶液的等渗时的浓度计算需加以校正。校正的方法是式(1-12) 中加入校正系数 i，即：

$$\pi = c_B RTi \tag{1-13}$$

设电解质 $M_m A_n$ 为 1 分子，在溶液中有下列电离平衡：

$$M_m A_n \rightleftharpoons m M^{n+} + n A^{m-}$$

平衡后质点数 $\qquad\qquad 1-\alpha \qquad m\alpha \qquad n\alpha$

α 为电离度，平衡时总粒子数为：

$$(1-\alpha) + m\alpha + n\alpha = 1 + (m+n-1)\alpha = i$$

式中，i 为渗透系数。

α 与电解质类型有关：

1-1 型电解质 $M^+ A^-$ $\qquad\qquad \alpha=0.86 \qquad$ 如 NaCl、KCl

1-2 型电解质 $M_2^+ A^{2-}$ 或 $M^{2+} A_2^-$ $\qquad \alpha=0.76 \qquad$ 如 Na_2SO_4 或 $ZnCl_2$

2-2 型电解质 $M^{2+} A^{2-}$ $\qquad\qquad \alpha=0.45 \qquad$ 如 $CuSO_4$

式(1-13) 指出，溶液的渗透压力与溶液的渗透浓度和温度成正比，而与溶质的性质无关。

前已述及，人体体液中含有各种离子和分子，这些基本粒子（或称基本单元）总渗透质量摩尔浓度约为 280～320mmol/kg，通常，1L 输液剂中含有的各种离子、分子总量只要在这一范围内，均视为等渗。

复方氯化钠注射液由 8.5g/L NaCl、0.3g/L KCl、0.33g/L CaCl$_2$·2H$_2$O 组成，分别计算 NaCl、KCl、CaCl$_2$ 的渗透浓度（以 mmol/L 表示）和总渗透浓度。其计算结果如表 1-4。

表 1-4　复方氯化钠注射液总渗透浓度计算表

项目	NaCl	KCl	CaCl$_2$·2H$_2$O
ρ/(g/L)	8.5	0.3	0.33
M/(g/mol)	58.5	74.6	147
c/(mmol/L)	145.37	4.02	2.24
i	1+(2−1)×0.86=1.86	1+(2−1)×0.86=1.86	1+(3−1)×0.76=2.52
$i \times c$	270.40	7.48	5.64

$$c_\text{总} = 270.40 + 7.48 + 5.64 = 283.52 \ (\text{mmol/L})$$

即 NaCl、KCl、CaCl$_2$ 的渗透浓度分别为 270.40mmol/L、7.48mmol/L、5.64mmol/L，总渗透浓度为 283.52mmol/L。

所以，临床上使用的复方氯化钠注射液视为等渗溶液。

常用仪器来测定渗透质量摩尔浓度，详见第八章第六节渗透质量摩尔浓度的测定项下。

三、等渗标度的判定

一般认为 9g/L 氯化钠溶液与体液渗透压力相等，通常测定供试品与 9g/L 氯化钠溶液渗透质量摩尔浓度的比值，来判定输液是否与体液渗透压力相等：

$$渗透质量摩尔浓度比 = O_T/O_S \tag{1-14}$$

式中，O_T 为测得药物溶液的渗透质量摩尔浓度；O_S 为 9g/L 氯化钠溶液渗透质量摩尔浓度。两者渗透质量摩尔浓度比等于 1 时为等渗溶液；大于 1 时为高渗溶液；小于 1 时为低渗溶液。

四、等渗与等张

美国药典 30 版附录〈785〉要求，对于非肠道给药要求药物溶液与全血等渗（iso-os-motic），从计算过程知使用的是 Van't-Hoff 定律。在国际药典中等渗也用 "isotonicity" 一词。

我国药剂学教科书中认为等渗是物理化学概念，等张是生物学概念，前者用冰点下降法测定，后者用溶血法测定。大多数药物等渗也等张，有一些药物等渗不等张，如 20g/L 硼酸是等渗溶液，但是能够引起溶血，主要是因为机体细胞膜不是一个理想的半透膜，有些药物可以透过。从安全性角度出发，要求药物溶液等张最好，尤其是静脉输注大体积药物，必须等张。

用溶血法测定等张溶液时，将氯化钠配成从 3.6g/L 到 4.5g/L 不同质量浓度溶液，与红细胞共同放置，则会出现不同的溶血现象，一般从 4.5g/L 开始溶血，3.6g/L 左右全溶血。将此系列溶液作为标准比色测定的对照液。另将药物溶液按同样方法与红细胞混合，将两系列溶液分别用比色法测定，如某两种溶液结果相同，即溶血情况相同，则认为它们等张。可用下式计算溶液的等张度或药物的渗透系数：

$$\frac{i_{NaCl}\times 1L\text{ 中 NaCl 的质量}}{58.48(\text{NaCl 的摩尔质量})}=\frac{i_D\times 1L\text{ 中药物的质量}}{\text{药物的摩尔质量}} \qquad (1-15)$$

式中，i 为渗透系数。常见药物的渗透系数见表 1-5。

表 1-5　常见药物的渗透系数

药物	i	药物	i
葡萄糖	0.57	枸橼酸钾	4.02
氯化钠	1.86	山梨醇	1.36
甘露醇	1.37	氯化钙	2.76
氯化钾	1.77		

【例 1-1】　经溶血法测定得：43.6g/L 葡萄糖溶液与 3.96g/L 氯化钠溶液等张，已知氯化钠渗透系数是 1.86，氯化钠摩尔质量是 58.5g/mol，葡萄糖（$C_6H_{12}O_6\cdot H_2O$）摩尔质量是 198g/mol，试根据实验计算葡萄糖的等张浓度。

【解】　将数据代入式(1-15)计算出葡萄糖渗透系数：

即：
$$\frac{1.86\times 3.96g/L}{58.5}=\frac{\text{葡萄糖渗透系数}\times 43.6g/L}{198}$$

$$\text{葡萄糖渗透系数}=\frac{1.86\times 3.96\times 198}{58.5\times 43.6}=0.57$$

再将葡萄糖渗透系数代入式(1-15)计算出葡萄糖与 9g/L 氯化钠相等张的质量浓度（即与人体血浆相等张的浓度，简称等张浓度），即：

$$\frac{1.86\times 9g/L}{58.5}=\frac{0.57\times \text{葡萄糖等张浓度}}{198}$$

$$\text{葡萄糖等张浓度}=\frac{1.86\times 9\times 198}{58.5\times 0.57}=99.4\ (g/L)$$

即葡萄糖（$C_6H_{12}O_6\cdot H_2O$）的等张浓度为 99.4g/L。

临床上常用 50g/L（等渗）、100g/L（等张）注射液，由以上的计算可知，两者浓度相差近一倍，但由于葡萄糖进入机体后，很快被代谢，不能保持体液张力，所以临床实践常把它们当作无张溶液看待。

从 1977 年版到 2015 年版《中国药典》，各版本的 50g/L（即旧称 5%）标度葡萄糖注射液的标准均是低渗液，即我国没有生产等渗葡萄糖注射液的品种，只有高渗、低渗两个标度的类别，按照 2015 年版《中国药典》规定，50g/L 葡萄糖注射液是用含水葡萄糖投料，其渗透浓度只有 250mmol/L，和现行美国药典一样属于低渗溶液。

50g/L 的无水葡萄糖注射液是等渗溶液，1963 年版《中国药典》、各版本 BP、JP 的标准都是等渗溶液。但这也只是临床上规定渗透浓度的最低限（正常值是 280～320mmol/L）。

第六节　热　　原

热原英文名 Pyrogen，系由 Pyros（热）和 Genesls（来源）二词拼接而成。早在 1865 年，Billroth 报告注射用水能引起发热反应。1876 年 Burde-Sandelson 从腐肉中分离出不带活菌的物质，该物质能致热，故名热原。以后又发现许多注射液都能引起发热反应，因此有

"糖热""盐热"等称呼。后来逐渐认识到发热原因在于配制这些注射液所用的注射用水不纯，并怀疑是由细菌污染所引起。一直到 1924 年以后，Seibert 等才肯定并证实致热的来源是细菌，能从滤器通过，对热稳定，并创立了利用家兔测定热原的方法，这是对热原认识和研究的一次较大的突破。从此以后，研究热原的文献资料逐渐增多，对热原的认识也逐渐在深化。

经过近百年的研究，人们对热原才有些了解，认为热原是细菌新陈代谢过程中所形成的一种代谢产物，主要是一种细菌内毒素。在微生物学上，将引起体温升高的物质称为细菌内毒素，以便与细菌的另外一些可引起机体某些功能障碍或病变的代谢产物——外毒素相区别。

热原通常被定义为由微生物产生的能引起恒温动物体温异常升高的致热物质。广义的定义包括细菌性热原、内源性高分子热原、内源性低分子热原及化学热原等。本书所指的"热原"，主要是指细菌性热原，是某些细菌的代谢产物、细菌尸体及内毒素。含有热原的注射液由静脉注入后，15～90min 会使人或动物产生发热、发冷、寒战、皮肤发绀、瞳孔放大、血压急剧升高等现象。在 2～3h 内体温升高可至 40℃，严重者昏迷直到虚脱而死亡。如果用药剂量过大，还可能出现两次较小的体温上升，即双峰热。由于热原的来源不同，引起的热原反应也不同。

目前，对于热原的概念国内外仍未有完全统一的认识。但综合国内外文献报道，普遍认为热原的本质就是细菌内毒素的脂多糖。WHO 文件中同样提到，药品中的热原就是指细菌内毒素。

一、热原的组成

致热能力最强的是革兰阴性杆菌（伤寒杆菌属、副伤寒杆菌属、埃希菌属、假单胞菌属、黏赛杆菌等）细胞壁分离出来的内毒素，它存在于细胞外膜与固体膜之间，当细胞壁裂解时才释放出来，如图 1-4。其次是革兰阳性杆菌类，革兰阳性球菌则较弱，霉菌、酵母菌甚至病毒也能产生热原。

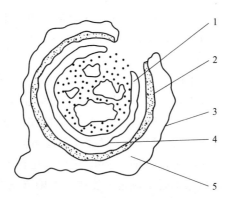

图 1-4　范永球菌放大 10 万倍的剖面图

1—胞浆膜；2—固体膜；3—细胞外膜；4—胞浆膜层次与厚度

（有两层，每层厚度为 2.5nm，相距约 3nm）；5—含热原的部分

内毒素通常是磷脂、脂多糖（lipopolysaccharide，简称 LPS）与蛋白质结合而成的复合物。磷脂多糖是复合物的活性中心，致热作用最强。其化学组成因菌种不同而有所差异。表 1-6 为三种细菌中提制得到的热原的化学组成。从大肠埃希菌分离出来的磷脂多糖有 68%～

表 1-6　热原的化学组成

化学组成	伤寒杆菌/%	铜绿假单胞杆菌/%	变形杆菌/%
碳	29.28	38.75	35.83
氢	6.95	6.53	6.06
氮	0	0	0
磷	8.38	2.38	0.29
灰分	4.43	12.18	8.83

69%的多糖，12%～13%的类脂类化合物，7%的有机磷和其他成分。热原的相对分子质量为 5×10^4～5×10^5，相对分子质量越大，致热作用越强。

LPS 由三部分组成：①O-特性侧链；②核心多糖；③类脂 A。后两者即 LPS，是热原的致热活性中心。

1. O-特性侧链

O-特性侧链是位于脂多糖分子最外层的多糖链，是由 3～5 个单糖（一般不多于 25 个）连成为一个多糖链。其单糖包括戊糖、氨基戊糖、己糖、氨基己糖、脱氧己糖等，单糖的种类、位置和排列顺序、空间构型，因菌种不同而异。因此，它决定菌体热原的特异性。

2. 核心多糖

核心多糖的变异性较小，位于类脂 A 和 O-特性侧链（内层）之间，在结构上分为内核心和外核心。外核心含有数种己糖，包括葡萄糖、半乳糖、乙酰氨基葡萄糖等。内核心含有庚糖及特殊的酮糖（3-脱氧-D-甘露糖-辛酮糖，KDO）。这部分结构对不同菌株的 LPS 基本相似，而且 KDO 是以不耐酸的酮糖链与类脂 A 的氨基葡萄糖连接，是构成内毒素脂多糖的核心部分。

3. 类脂 A

类脂 A 位于 LPS 分子结构的外层，是由氨基葡萄糖、酸和脂肪酸（C_{10}～C_{18}）组成，故称之为糖磷脂，也是细菌外膜的一种，形成单体聚合物。具有疏水性（强）和亲水性（弱）的双相性。但是，类脂 A 可从 O-特性侧链及核心多糖分离出来，游离的类脂 A 可自身凝聚成大分子的复合体而难溶于水，并具有生物活性。所以，类脂 A（Lipida）是内毒素多种生物活性或毒性反应的主要基团。该基团没有种属特异性，所以各种属细菌的类脂 A 结构相似，其毒性反应也相似。如发热、血液流动力学改变、弥漫性血管内凝血，并导致休克等。

由于类脂 A 由 4 条主链和 2 条支链的脂肪酸与内酰胺连接组成，所以提纯的内毒素是极为不稳定的。这就要求内毒素应在低温条件下保存，在工作中内毒素稀释应尽可能地缩短时间，并要现配现用。

二、热原的性质

（一）耐热性

热原在 60℃加热 1h 不受影响，100℃也不会发生热解。但热原的耐热性有一定的限度，如 120℃加热 4h 能破坏 98%，在 180～200℃干热 2h 以上或 250℃加热 30min 可彻底破坏。但是，由于热原的来源不同，其耐热性也有差异，如从大肠埃希菌产生的热原对低温（40～50℃）已不稳定，国内有用两次热压灭菌可破坏热原的报道。

（二）滤过性

热原体积小，在 1～5nm 之间，故能通过除菌滤器而进入滤液中。

（三）水溶性及不挥发性

热原能溶于水。热原本身不挥发，但因具水溶性，可随水汽雾滴夹带入蒸馏水中，故制备注射用水的重蒸馏水器应有隔沫装置，防止热原随蒸汽雾滴（未气化的小水滴）夹带进入蒸馏水。

（四）其他

热原能被强酸强碱所破坏，也能被氧化剂如 $KMnO_4$ 或 H_2O_2 或超声波所破坏，能被活性炭、石棉或吸附剂所吸附。热原在溶液中带有一定的电荷，因而可被某些离子交换树脂吸附。（用强碱性阴离子交换树脂除热原效果较好，强酸性阳离子交换树脂除去热原能力很弱。药液用离子交换树脂除热原时，必须注意对所含药物的影响）。某些表面活性剂，如去氧胆盐也能降低其活性。

三、热原的作用

（一）升高体温

据初步实验表明，当机体内毒素含量阈值＞0.005ng/mL 时，可诱生内源性热原质，如肿瘤坏死因子、白细胞介素和 β_2-干扰素等。这些因子作用于下丘脑体温调节中枢，可能引起 5-羟色胺升高导致机体发热。也有人认为热原的发热机制是由于刺激白细胞所致。

有报道称热原的致热反应可被水杨酸类解热剂所对抗，证明热原是通过 LPS 和前列腺素引起的机体发热反应，因为解热剂能够减少 LPS 的生成，并能抑制前列腺素合成酶的催化作用，阻止前列腺素的增加，使 LPS 不引起致热作用。

热原的最小致热量的概念是使平均体温上升 0.5～0.6℃所需要热原的量，由于热原来源不同、给予途径不同，热原的致热量也不同，假单胞菌属所产生的热原其最小致热量为 1～2μg/kg，而大肠埃希菌所产生的热原（用热酚提取精制）只需要 0.002μg/kg。霉菌产生的热原溶液，不同给予途径引起热原反应的剂量为：静脉 0.001mL/kg 体重，腹腔 0.003mL/kg 体重，皮下 0.01mL/kg 体重，肌肉 0.023mL/kg 体重。

（二）对白细胞的作用

热原对血液循环中白细胞计数是先降低后升高，1h 左右可减少到注射前一半，1～2h 体温上升，以后发生白细胞过多症，3～24h 可增加到 3～5 倍。

伤寒杆菌内毒素 0.25ng/kg 静脉注射于兔子，4h 后粒细胞从 4000 上升到 12000，以 25ng/kg 静注，粒细胞从 2000 降到 1000 以后，2～8h 逐渐上升到 20000，从 4h 开始上升。链球菌 A 细胞壁的黏肽 30～50μg 注射于兔体内，除了发热以外，也首先是引起粒细胞数量下降。

（三）延长凝血时间的作用

注射 LPS 可增加血浆纤维蛋白原浓度，其原因是由于促进合成或者释放已形成的纤维蛋白原，给兔肌注热原后，凝血时间、纤维蛋白原浓度、纤维蛋白溶解性与发热前相比，都有所增加。

（四）对肝脏和胰脏

细菌内毒素直接或间接作用于肝脏和胰腺时，可使肝细胞损伤，使糖原异生酶的活性降低，抑制糖原的异生和分解。同时内毒素作用于胰腺导致胰腺功能障碍，并形成胰岛素抵抗，造成血糖升高致使并发心肌炎和心肌肿大的系列高血糖症状。

四、热原的污染途径和除去方法

（一）热原的污染途径

热原可以从溶剂、原料、容器、用具、管道和装置、制备过程、输液器等带入。

（1）溶剂　如蒸馏水器结构不合理，操作不当，注射用水贮藏时间过长都会污染热原。要使用带有隔沫装置的蒸馏水器，应使用新鲜制造的注射用水。

（2）原料　原料本身如含有热原也会带入制剂，因此使用前必须全面检查质量，特别是葡萄糖等原料药，要检查包装是否完整，是否有被污染、受潮、结块、霉变等情况。

（3）容器、用具、管道和装置　必须按照生产工艺规程进行严格处理。

（4）制备过程　如果注射液制造车间卫生条件差，空气洁净度不合要求，装置不密闭，均可增加细菌污染的机会而带入热原。在制备过程中必须严格遵守无菌操作规程。从投料到灌装、灭菌的时间应尽可能地缩短，以减少细菌的繁殖。如果发生故障或因其他原因，配好的药液在短时间不能灌装，可将药液加热到 $60\sim80℃$ 密闭保存，可防止细菌繁殖，但必须注意药物的稳定性。

（5）输液器　热原可以由输液器带入，故应使用一次性输液器，以减少临床热原反应发生率。

（二）去除热原的方法

（1）高温法　各种玻璃器具采用干热 $180℃$ $3\sim4h$；$250℃$ 加热 $30\sim45min$。

（2）酸碱法　用重铬酸钾硫酸清洁液、稀氢氧化钠处理玻璃器具，但碱法使用过久可损坏玻璃的透明度。

（3）吸附法　注射液常用优质的针剂用活性炭处理，一般用量是 $0.5\sim2g/L$，通常视含热原量的多少而定。本法适用于无机盐类、高分子溶液、蛋白类、代血浆类等注射液。另活性炭有助滤、脱色作用，也可用活性炭和白陶土联合使用。有人将含有热原的 $200g/L$ 甘露醇注射液用 $2g/L$ 活性炭与 $2g/L$ 硅藻土煮沸 $5min$，可有效地除去热原。

（4）蒸馏法　使用带有隔沫装置的蒸馏水器。

（5）反渗透法　用三醋酸纤维素膜或聚酰胺膜进行反渗透可除微生物、大分子、内毒素。

（6）离子交换法　采用阴离子交换树脂可以除去水与溶液中热原。国内曾用二乙氨基乙基葡聚糖 A-25 制备无热原去离子水，用 $700\sim800g$ 装入交换柱，以 $80L/h$ 流量交换，可制得 $5\sim8t$ 无热原去离子水。有人曾用 301 型弱碱性阴离子交换树脂 10% 与 122 型弱酸性阳离子交换树脂 8% 成功地除去丙种胎盘球蛋白注射液中的热原。

（7）凝胶过滤法　又称分子筛过滤法，此法是利用凝胶物质如交联葡聚糖凝胶（Sephadex）、二乙氨基乙基-交联葡聚糖（DEAE-Sephadex）等作为过滤介质。这类凝胶物质是具有三维网状结构的高分子聚合物，有一定的形状、机械强度和化学稳定性。凝胶过滤作用的基本原理是，当溶液通过凝胶柱时，小于凝胶网孔的溶质，渗入凝胶内部而被截留，而大分子的溶质则沿凝胶颗粒间隙随溶剂流出。由于药物与热原分子大小不同，小分子的热原被截留在凝胶柱颗粒内，分子较大的药物随溶剂先行流出而被分离。如果药物分子与热原相近，则不能采用此方法除去热原，生化制品多不稳定又易污染热原，处理不当会降低其活性成分含量。

（8）其他　据报道，兰尼镍（Raney Ni）是一种高度活性的金属镍，在加热条件下可催化破坏热原。有人将兰尼镍 50mg 加至 200mg 羟乙基淀粉注射液中，于 90～100℃加热 20～30min，加 5g/L 活性炭滤清，可得到无热原的注射液。

有报道用体积分数 0.05%～0.15% 过氧化氢处理热原不合格的氨基酸溶液、葡萄糖溶液、氯化钙溶液均能有效地加以解决。

也有报道采用二次以上热压灭菌或适当提高灭菌温度和延长灭菌时间的方法，处理含有热原的葡萄糖注射液、甘露醇注射液等均能得到合格的产品，但药物必须稳定才可应用。

微波用于密闭容器内液体药物的灭菌，同时能破坏热原，但药物必须对微波稳定。

参考文献

［1］　中华人民共和国药典［S］. 四部. 北京：中国医药科技出版社，2015.

［2］　方亮. 药剂学［M］. 第 8 版. 北京：人民卫生出版社，2016.

［3］　于翠香，杨桂芹. 不同滴系数输液器滴速与输液量快速换算法［J］. 南方护理学报，2000，7（3）：42.

第二章

灭 菌 法

第一节 概　　述

为了保证临床用药安全，对于注射剂、眼用制剂及与黏膜、创伤面接触的制剂，必须保证是灭菌或无菌的。灭菌法是灭菌制剂生产过程中最重要的单元操作之一。

一、灭菌与无菌

灭菌（sterilization）是指用物理、化学或机械方法杀死或除去所有活的微生物，以获得无菌状态的过程，所用的灭菌方法均称之为灭菌法。

无菌（sterility）系指不存在任何活的微生物。从理论上说，无菌是绝对的概念，在实际上是无法实现的，因为微生物的杀灭是遵循对数规则的。故无菌状态，应指用任何现行的方法都检不出活的微生物，并且是医疗上可以接受的状态。国际上公认的注射剂灭菌后微生物的残存概率（probability of nonsterility），一般取 10^{-6}。即灭菌后的注射剂中，每 10^6 个包装中存活的微生物数不得多于 1 个。

自然界中有大量的微生物存在，微生物包括细菌、霉菌、病毒、酵母菌等。各种微生物对灭菌的抵抗力是不同的，以芽孢的抵抗力为最强，不易被杀灭。因此，灭菌方法的评价应以杀死抵抗力强的芽孢为标准。另外，各种制剂在选择灭菌方法时，不但要达到灭菌的目的，而且要保证药物的质量。由此可见，药剂学中选择灭菌方法与微生物学上不尽相同。

消毒和灭菌两个词在实际使用中常被混用，其实它们的含义是有所不同的。消毒是指应用消毒剂等方法杀灭物体表面和内部的病原菌营养体的方法，而灭菌是指用物理和化学方法杀死物体表面和内部的所有微生物，使之呈无菌状态，灭菌被认为是最严格的消毒。若定量表述两者的区别，则灭菌是灭菌后微生物的残存概率，不得高于 10^{-6}；而消毒是不得高于 10^{-3}。换句话说，前者杀灭或除去原有微生物的 99.9999%，就达到要求；而后者则是 99.9% 就达到要求。

二、灭菌可靠性参数 F_0 与 F

判定药物无菌的传统方法是对已灭菌药物做抽样检验，由于抽样误差的存在，即使检验无菌也不可靠。过多地增加样本量来提高置信度是不现实的。随着科学技术的发展，人们认识到有必要对灭菌方法的可靠性进行验证，F_0 与 F 值可作为灭菌可靠性参数。因为它是从科学实验和严格的数学理论上推导出来的。发达国家的药典及教科书都收载了这个内容。在介绍 F_0 值之前，先介绍与 F_0 值有关的几个参数。

（一）D_T 值

微生物受高温、辐射、化学试剂等作用会被杀灭，其杀灭速度符合一级方程，即：

$$-\frac{\mathrm{d}N_t}{\mathrm{d}t} = -KN_t \tag{2-1}$$

积分得：

$$N_t = N_0 \mathrm{e}^{-Kt} \tag{2-2}$$

等号两边取对数得：

$$\lg N_t = -\frac{K}{2.303}t + \lg N_0 \tag{2-3}$$

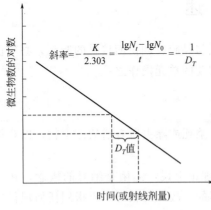

图 2-1　残存微生物数与时间
（或剂量）的关系

式中，N_t 为 t 时间微生物的存活数；N_0 为原有微生物数；K 为细菌死亡速率常数。

以 $\lg N_t$ 对 t 作图得一直线，其中斜率 $= -\frac{K}{2.303} = \frac{\lg N_t - \lg N_0}{t}$，将斜率的负倒数定义为 D_T（图 2-1），即 $\lg N_0 - \lg N_t = 1$ 时的 t 时间（min），或者 D_T 值的含义用文字表述就是在特定条件下杀灭 90% 微生物所需的灭菌加热时间（或化学灭菌时间或辐射灭菌剂量）。D_T 的角标 T 表示某一温度下的 D 值，如 D_{121} 表示在 121℃ 温度下的 D 值。D_I 的角标 I 表示电离辐射灭菌时，所有被灭菌物品达到灭菌时所需的照射剂量。

D_T 值的计算式为

$$D_T = \frac{t}{\lg N_0 - \lg N_t} \tag{2-4}$$

即

$$\lg \frac{N_0}{N_t} = \frac{t}{D_T}$$

或

$$\lg N_t = \lg N_0 - \frac{t}{D_T}$$

亦即

$$N_t = N_0 10^{-\frac{t}{D_T}}$$

上述斜率表示函数变化率，$\frac{1}{D_T}$ 表示微生物的对数 $\lg N_t$ 减少的速率，或称灭菌速率（或效率）。D_T 值越小，灭菌效率越高。

《中国药典》收载的生物指示剂嗜热脂肪杆菌的芽孢在 121℃ 下的 D 值为 1.3～3.0min 之间。在不同温度下，各种不同的微生物在不同的环境条件下具有各不相同的 D 值，如表 2-1 所示。

表 2-1　不同微生物在不同的环境条件下的 D 值

微生物名称	温度/℃	介质	D 值/min
嗜热脂肪芽孢杆菌	105	50g/L 葡萄糖注射液	87.8
嗜热脂肪芽孢杆菌	110	50g/L 葡萄糖注射液	32.0

续表

微生物名称	温度/℃	介质	D 值/min
嗜热脂肪芽孢杆菌	115	50g/L 葡萄糖注射液	11.7
嗜热脂肪芽孢杆菌	121	50g/L 葡萄糖注射液	2.4
嗜热脂肪芽孢杆菌	121	50g/L 葡萄糖乳酸钠林格注射液	2.1
嗜热脂肪芽孢杆菌	121	注射用水	3.0
梭状芽孢杆菌	105	50g/L 葡萄糖注射液	1.3
梭状芽孢杆菌	115	注射用水	2.1
梭状芽孢杆菌	105	注射用水	13.7

【例 2-1】 某产品灭菌前含微生物 2×10^5 个，经 121℃ 5min，其残存数为 6×10^3 个，求 D_{121}。

【解】 代入式(2-4)，得：$D_{121}=\dfrac{5}{\lg(2\times10^5)-\lg(6\times10^3)}=3.28$（min）

即在该条件下每 3.28min 所指定的微生物减少 90%。

D 值测定可以采用阴性分数法（也称为不生长分数法，见 ISO 11138-1），用生物指示剂耐热测定仪测定，该仪器可快速升温和降温，能保持恒温，爆热过程容易计时。此测定法假设微生物存活数从 N_0 到灭菌终点始终与爆热时间呈线性关系（对数规则）。实验方法有两种：

第一种是仅需一次加热就可估算 D 值。将一组样品（至少 10 个样本）置于设定灭菌温度下，加热到设定温度后，取出并分别作无菌检查。该方法灵敏度高于平板计数法。当灭菌温度 T 为 121℃ 时，用下式计算 D 值：

$$D_T=\frac{F_0}{\lg N_0}-\lg\left(2.303\lg\frac{n}{p}\right)\tag{2-5}$$

式中，n 为样品总数；p 为爆热处理后的无菌样品数。

阴性分数法测定 D 值的第二种方法是实验每组至少需 10 个样品，将其置于预定的温度下，设置不同的爆热时间，但爆热时间间隔相同，热处理后，将样品取出，放入液体培养基中培养，培养结束时，记录每组样品中没有微生物生长的样品数，并按表 2-2 进行排列。

表 2-2 阴性分数法估计 D 值 [每组中无微生物生长样品数（f）/每组样品数（n）]

121℃下爆热时间/min	3	5	7	9	11	13	15	17
f/n	0/10	0/10	1/10	3/10	5/10	7/10	10/10	10/10
f（阴性样品数）	—	0	1	3	5	7	10	—

选择从全部生长（0/10）的最长爆热时间到完全显示不生长（10/10）的最短爆热时间之间的数据计算 D 值。从表 2-2 可知，本次实验中的两个时间分别是 5min 和 15min。芽孢完全杀灭（存活芽孢数小于 1）时间 t 可用下式计算：

$$t=t_k-d/2-(d/10\times\Sigma f)\tag{2-6}$$

式中，t_k 为阴性分数范围的下限（全部样品不长菌所需的最短爆热时间）；d 为爆热时间间隔。

由表中数据计算得：

$$t=15-1-(2/10\times26)=8.8\text{min}$$

然后按下式计算 D 值：

$$D=\frac{t}{\lg N_0+0.2507} \tag{2-7}$$

假设 $N_0=10^5$，则 $D=8.8/(5+0.2507)=1.7\text{min}$

微生物种类不同、环境或灭菌温度等发生变化，其 D_T 值也相应发生变化。如含嗜热脂肪芽孢菌的葡萄糖水溶液（50g/L）121℃蒸汽灭菌 D_{121} 为 2.4min，105℃时 D_{105} 则为 87.8min。

（二）Z 值

灭菌条件不同，灭菌效率也不同，当温度升高时，消灭原有微生物 90% 所需的时间

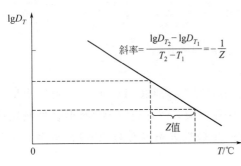

图2-2 $\lg D_T$ 与温度关系

（即 D_T 值）也要减少。由实验得知，在一定温度范围内（100~138℃）$\lg D_T$ 与温度 T 之间呈线性关系（如图 2-2）。定义该直线斜率的负倒数为 Z 值，即 D_T 值下降 90%（或减少为原来的 10%）所需升高的温度，亦即 Z 值是指 $\lg D_T$ 下降一个单位所需上升的温度。若 Z 值为 10℃，则表示灭菌时间减少为原来灭菌时间的 10%，只需升高灭菌温度 10℃，即具有与原来温度相同的灭菌效果。用公式表示如下：

$$Z=\frac{T_2-T_1}{\lg D_{T_1}-\lg D_{T_2}} \tag{2-8}$$

因此，斜率为 $-1/Z$。Z 反映了微生物对热的敏感程度，Z 值越小，$\frac{1}{D_T}$ 变化越快。

由式(2-8)可转换为：

$$\frac{D_{T_1}}{D_{T_2}}=10^{\frac{T_2-T_1}{Z}} \tag{2-9}$$

设 $L=\dfrac{D_{T_1}}{D_{T_2}}$，则 L 是温度为 T_2 时的灭菌效率与温度为 T_1 时的灭菌效率之比，即 L 是灭菌效率系数，或称致死系数（lethal coefficient）。热压灭菌时，通常把参比温度取 121℃，假定 $D_{121}=1$，则有 $\dfrac{1}{D_{T_2}}=10^{\frac{T_2-121}{Z}}$，通常记作：

$$\frac{1}{D}=10^{\frac{T-121}{Z}} \tag{2-10}$$

此式表明在温度为 T℃下灭菌 1min 等效于在 121℃下灭菌 $\dfrac{1}{D}$min。若设 $Z=10$℃，$T_1=115$℃，则 $\dfrac{D_{T_1}}{D_{T_2}}=10^{\frac{115-121}{10}}=0.25$，即 115℃灭菌 1min 与 121℃灭菌 0.25min 等效。

若 $Z=10$℃，灭菌温度每增加 1℃，则 $L=\dfrac{D_{T_1}}{D_{T_2}}=\dfrac{10^{\frac{(T-1-121)}{10}}}{10^{\frac{(T-121)}{10}}}=10^{\frac{1}{10}}=1.259$，即温度每增加 1℃，其灭菌效率提高 25.9%。

Z 值大小主要决定于灭菌所用微生物指示剂，如芽孢抗热性强，Z 值为 $17\sim23℃$，而一般的微生物抗热性弱，Z 值取 $4\sim6℃$，也与存在的环境或介质有关。表 2-3 列出了一些药物溶液，以嗜热脂肪芽孢杆菌为微生物指示剂测定的 Z 值。

表 2-3　测定嗜热脂肪芽孢杆菌在不同溶液中的 Z 值

溶液	Z 值/℃
50g/L 葡萄糖溶液	10.3
注射用水	8.4
50g/L 葡萄糖乳酸钠林格注射液	11.3
pH 磷酸盐缓冲溶液	7.6

对于湿热灭菌，通常用嗜热脂肪芽孢杆菌为生物指示剂进行灭菌效果验证，Z 值通常取平均值 10 进行计算；对于干热灭菌，通常用枯草杆菌为生物指示剂进行灭菌效果验证，取值为 20；对于除热原的验证，是取大肠埃希菌内毒素为指示剂，Z 值取 54。

（三）致死指数（inactivation factor，IF）

式(2-4) 经重排得：

$$10^{\frac{t}{D}} = \frac{N_0}{N_t}$$

等号左边被称为致死指数，定义为经一定方法灭菌后微生物数减少的程度，即：

$$IF = 10^{\frac{t}{D}}$$

式中，D 为灭菌条件下微生物的 D 值；t 为灭菌时间。

例如，某种微生物在 121℃时 D 值为 1.5min，灭菌时间为 15min，则 $IF = 10^{10}$。它说明在 121℃灭菌 15mim，被灭菌物品中的微生物数减少 10^{10}。

致死指数常简单地用 t/D 表示，例如其值为 12 时，它意味着选择的灭菌方法能使微生物数目减少 10^{12}。因此，已知微生物的 D 值和灭菌方法的 IF 值，便可确定灭菌时间。值得提出的是，用此法计算致死指数，只适用于致死速率符合一级过程的微生物。

除了上述致死指数外，在消毒学上还有"杀灭指数"（killing index，KI）这一术语，计算式为：

$$KI = N_C / N_D$$

式中，N_C 和 N_D 含义分别为灭菌前（或对照组）细菌数和灭菌后细菌数。例如灭菌前微生物数为 10^7，灭菌后残留一个微生物，则 $KI = 10^7 / 1 = 10^7$。此相当于杀灭率为 99.99999%，即在灭菌过程中，每个微生物存活概率为 10^{-7}。

（四）F（或 F_0）值

在注射液制造过程中，要求对滤器、滤液接收贮罐、药液灌装机的关键部位、无菌区的操作人员的穿戴的工作服等事先经过高压蒸汽灭菌，灭菌釜上都有 F（或 F_0）仪表，F（或 F_0）对于注射液灭菌有严格的要求，这里作一简单介绍。

正确地评价灭菌效果，需计算微生物的残存数或残存概率。恒温下灭菌后微生物残存数可由下式算出：

$$\lg \frac{N_0}{N_t} = \frac{t}{D_T} = \frac{1}{D_{T_0}} \times \frac{D_{T_0}}{D_T} \times t = \frac{1}{D_{T_0}} 10^{\frac{T-T_0}{Z}} \times t$$

实际上灭菌温度是变化的，在变温条件下，经过 $t\min$ 灭菌后 $\lg\dfrac{N_0}{N_t}$ 的计算为：

将时间区间 $[0,t]$ 用分点 $0<t_1<t_2<\cdots<t_{n-1}<t_n=t$ 分成 n 个小区间，在每个区间 $[t_{i-1},t_i]$ $(i=1,2,3,\cdots,n)$ 上任取一点 t_ξ，t_ξ 时刻所对应的温度为 T_ξ，在分点很紧密的情况下，每个小区间的长度为 $\Delta t_i=t_i-t_{i-1}$。Δt_i 很小，在每个小区间上温度变化很小，可近似地看成温度为 T_ξ 不变，则经过 $[t_{i-1},t_i]$ 时间的灭菌后有：

$$\lg\frac{N_{i-1}}{N_i}=\frac{1}{D_{T_0}}\times\frac{D_{T_0}}{D_{T_\xi}}\times\Delta t_i=\frac{1}{D_{T_0}}10^{\frac{T_\xi-T_0}{z}}\times\Delta t_i$$

式中，N_{i-1} 为 t_{i-1} 时刻微生物残存数；N_i 为 t_i 时刻微生物残存数。

经过 $[0,t]$ 时间灭菌后：

$$\lg\frac{N_0}{N_t}=\lg\left[\frac{N_0}{N_1}\times\frac{N_1}{N_2}\times\cdots\times\frac{N_{n-1}}{N_t}\right]=\sum_{i=1}^{n}\lg\frac{N_{i-1}}{N_i}$$

$$\approx\sum_{i=1}^{n}\frac{1}{D_{T_0}}\times10^{\frac{T_\xi-T_0}{z}}\times\Delta t_i=\frac{1}{D_{T_0}}\sum_{i=1}^{n}10^{\frac{T_\xi-T_0}{z}}\times\Delta t_i$$

由定积分定义，则：

$$\lg\frac{N_0}{N_t}=\frac{1}{D_{T_0}}\int_0^t 10^{\frac{T-T_0}{z}}\mathrm{d}t \tag{2-11}$$

设

$$F=\int_0^t 10^{\frac{T-T_0}{z}}\mathrm{d}t \tag{2-12}$$

则 F 值表示不管温度如何变化，经过 $t\min$ 灭菌后与温度在 $T_0\,{}^\circ\!C$ 下灭菌 F（min）效果是相同的，即它把在其他温度下的灭菌效果都转化成在 $T_0\,{}^\circ\!C$ 下灭菌的等效时间值。

在实际应用中通常湿热灭菌参比温度 T_0 取 $121\,{}^\circ\!C$，Z 值取 10，这时的 F 值称为 F_0 值（标准灭菌时间），即：

$$F_0=\int_0^t 10^{\frac{T-121}{10}}\mathrm{d}t \tag{2-13}$$

F_0 值是把不同受热温度下的致死效果折算成药品完全暴露在 $121\,{}^\circ\!C$ 湿热灭菌时的致死效果。当温度达到 F_0 值预定范围内，它都在不断地累计，因此，它的计算采用 F_0 监控仪自动控制并直接显示和打印。F_0 是时间与温度之间的积分函数，能客观、全面、可靠地反映灭菌效果的数学模型，它比传统的用温度和时间来估计灭菌的效果要准确。

式（2-13）的 F_0 值是由温度 T 和时间 t 两个物理量所决定，故称为物理 F_0。

由式（2-11）、式（2-13）得：

$$\lg\frac{N_0}{N_t}=\frac{F_0}{D_{T_0}}$$

即：

$$F_0=D_{121}(\lg N_0-\lg N_t) \tag{2-14}$$

或

$$N_t=N_0 10^{-\frac{F_0}{D_{121}}} \tag{2-15}$$

式（2-15）中的 F_0 由微生物的 D_{121} 值和微生物初始数及残存数所决定，所以称生物 F_0。对于热压灭菌，应定期用生物 F_0 去验证物理 F_0，其生物指示剂为特别耐湿热的嗜热脂肪芽孢杆菌，它的 $Z=10\,{}^\circ\!C$。

生物指示剂验证试验是将一定量耐热芽孢接入待灭菌产品中，在设定灭菌条件下进行灭菌，以验证该灭菌条件可否满足产品灭菌的 F_0 值。对输液剂接种的样品不少于 20 瓶

（袋），将样品置于灭菌柜的"冷点"处，随同生产品种一起在稍低于设定 F_0 值下（即冷点）进行灭菌。样品经灭菌、过滤、培养、计数，如果 $F_0 \geqslant 8$，则微生物残存概率应该小于 10^{-6}，以上试验至少进行 3 次。在变更处方、灭菌工艺、灭菌设备等情况下，应该进行再验证，一般每年应做一次再验证。

当由式(2-13)计算出物理 F_0 后，由式(2-14)即可计算出微生物的残存数 N_t。

实际应用时，因温度与时间的函数关系无法用代数式来表示，所以求 $F_0 = \int_0^t 10^{\frac{T-121}{10}} \mathrm{d}t$ 积分时，是通过一定时间间隔（一般为 0.5min 或 1min）来连续测定温度：

$$t: 0 \quad t_1 \quad t_2 \quad t_3 \quad \cdots \quad t_n$$
$$T: 0 \quad T_1 \quad T_2 \quad T_3 \quad \cdots \quad T_n$$

由定积分的近似计算法：
$$F_0 \approx \Delta t \sum 10^{\frac{T-121}{z}} \tag{2-16}$$

由式(2-14)计算出来的 N_t 可以是大于 1 的数，也可以是小于 1 的数。当 $N_t \geqslant 1$ 时，它表示微生物的残存数；当 $N_t < 1$ 时，它表示微生物生存的概率，如图 2-3。

要求杀灭药物中所有微生物（包括芽孢）的时间，可由式(2-13)～式(2-15)算出。例如，设原有微生物为 10^5 个，$D_{121}=3$（min）；则经 15min 标准灭菌时间后，微生物残存数为 $N_t = 10^5 \times 10^{\frac{-15}{3}} = 1$ 个，因此只要稍延长灭菌时间，即可杀死剩下的一个微生物。但这并不可靠，因个别异常耐热芽孢可能还会生存下来，还需延长灭菌时间，使微生物存活的概率减小到许可范围。按国际公认的无菌保证水平的微生物检出概率为 10^{-6}，需要再延长 6 个 D 值（18min）标准灭菌时间，即 $N_t = 10^5 \times 10^{\frac{-(15+18)}{3}} = 10^{-6}$，才能达到无菌要求。

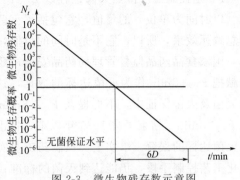

图 2-3　微生物残存数示意图

达到无菌要求的 F_0 值（即标准灭菌时间）可由式(2-14)计算出，按上例：
$$F_0 = 3(\lg 10^5 - \lg 10^{-6}) = 33 \text{(min)}$$

大于 33min 标准灭菌时间才能达到保证无菌水平。

表 2-4 是灭菌可靠性参数 F 或 F_0 计算公式及举例。

表 2-4　F 或 F_0 计算公式及举例

湿热灭菌条件		121℃		121℃		10		1	$F_0 = 1.00$
干热灭菌条件	T_0	170℃	$T=$（灭菌温度）	170℃	$Z=$	20	$t=$（min）	1	$F = 1.00$
干热除热原条件		170℃		170℃		54		1	$F = 1.00$

注：1. 红色数字所在单元格内为需要输入数据。

2. 计算公式：F_0 或 $F = \Delta t \sum 10^{\frac{T-T_0}{z}}$。

【例 2-2】 5mL 安瓿中装有某药注射液，内含有 1000 个嗜热脂肪芽孢杆菌，进行湿热灭菌的时间-温度如下：

t/min	0	1	2	3	4	5	6	7	—	21	22	23	24	25
T/℃	100	105	110	112	114	116	118	120	—	120	115	110	105	100

已知在该注射液中的嗜热脂肪芽孢杆菌 D_{121} 为 $1.3\mathrm{min}$，Z 为 $10\,^{\circ}\mathrm{C}$，请问该灭菌操作是否达到了无菌水平的要求？

【解】 根据式(2-14)，达到无菌水平要求的时间（即生物 F_0）

$$F_0 = D_{121}(\lg N_0 - \lg N_t) = 1.3 \times (\lg 1000 - \lg 10^{-6}) = 11.7 \text{（min）}$$

而实际灭菌 F_0（即物理 F_0），根据式(2-16)：

$$F_0 = \Delta t \sum 10^{\frac{T-121}{10}}$$

$$= 1 \times \left(10^{\frac{100-121}{10}} + 10^{\frac{105-121}{10}} + 10^{\frac{110-121}{10}} + 10^{\frac{112-121}{10}} + 10^{\frac{114-121}{10}} + 10^{\frac{116-121}{10}} + 10^{\frac{118-121}{10}} + \right.$$

$$\left. 10^{\frac{120-121}{10}} \times 15 + 10^{\frac{115-121}{10}} + 10^{\frac{110-121}{10}} + 10^{\frac{105-121}{10}} + 10^{\frac{100-121}{10}} \right)$$

$$= 12.2 \text{（min）}$$

由上可知，物理灭菌时间大于无菌水平要求时间，即可认为该灭菌操作达到了无菌水平要求。

F_0 是任意温度湿热灭菌过程以 $Z=10\,^{\circ}\mathrm{C}$、理想灭菌温度（$121\,^{\circ}\mathrm{C}$）为参比标准的杀菌效率（以时间为单位）的量值，它包括了灭菌过程中升温、恒温、冷却三个阶段热能对微生物的总致死效果，所以，它不是时间的量值，仅是用时间作单位表示效果的量值。

国家食品药品监督管理局药品安全司药品认证中心编《药品生产验证指南》指出，有的文献把 $F_0 \geqslant 8\mathrm{min}$ 作为灭菌达标的数据，这是错误的。自 1995 年起，USP23〈1221〉药品的灭菌及灭菌保证中，不再提及 $F_0 \geqslant 8\mathrm{min}$，现行的欧洲药典及 BP 也删除了这个内容。废除 $F_0 \geqslant 8\mathrm{min}$，结束了自 1980 年以来，标准与手段共存的历史，消除了人们把 $F_0 \geqslant 8\mathrm{min}$ 当成灭菌达标的误解。事实上，在制药工业实践中，耐热性差的药品，在 $F_0 < 8\mathrm{min}$ 时，只要强化工艺控制手段，仍能达到灭菌的标准；相反，当工艺失控时，即使 $F_0 > 8\mathrm{min}$，也不一定能达到无菌要求。药品灭菌后微生物残存概率（microbial survivor probability）为 10^{-6}，是世界各国公认的唯一的无菌保证水平（sterility assurance level，SAL）。

2015 年版《中国药典》二部附录提出对热稳定的药品可以首选过度杀灭法，但不提 SAL 应 $\leqslant 10^{-12}$，对热不稳定性物品的 F 值还是提出一般不低于 $8\mathrm{min}$。

F 值也常用于干热灭菌，对于制备注射液的器具灭菌，可采用 F 值参数，其参比温度 T_0 为 $170\,^{\circ}\mathrm{C}$，生物指示剂为枯草杆菌亚种芽孢，其 Z 值为 $22\,^{\circ}\mathrm{C}$；如以大肠埃希菌内毒素为指示剂，则 Z 值为 $54\,^{\circ}\mathrm{C}$。其微生物检出概率要求为 10^{-12}。

对于干热灭菌的 F 值 2015 年版《中国药典》上没有定量的描述，只要求 $250\,^{\circ}\mathrm{C}$、大于或等于 $45\mathrm{min}$。原国家标准《安瓿杀菌干燥机》GB 11754.2—89 第 4.4 条"干燥机的箱体内高温区温度不低于 $300\,^{\circ}\mathrm{C}$，安瓿在高温区停留时间不得少于 $4\mathrm{min}$"，故没有一个统一的数值要求。

第二节 物理灭菌法

一、煮沸灭菌

煮沸灭菌就是把要灭菌的物品放入沸水中加热进行灭菌，通常需 $30 \sim 60\mathrm{min}$，若在高原地区，由于水的沸点降低，可在水中加入 $10 \sim 20\mathrm{g/L}$ 碳酸钠或 $50\mathrm{g/L}$ 苯酚，以提高水的沸点；也可用适当延长灭菌时间的方法来解决，一般每升高 300m 可延长灭菌时间 20%。本法灭菌效果差，若加入适当的抑菌剂，如三氯叔丁醇等，可杀死芽孢。此法可杀灭增殖性微生物，简便易行，无须特殊设备，适于基层医疗单位使用，小量的小针剂可以用煮沸灭菌。

二、流通蒸汽灭菌

流通蒸汽灭菌是在常压（100kPa）下，使用 100℃ 流通蒸汽加热 20～30min 灭菌的方法，现在小针大多数采用 100℃ 30min 进行灭菌，但国家食品药品监督管理局认证中心有对该灭菌程序不予认可的趋势，逐步向 115℃ 15min 热压灭菌靠拢。流通蒸汽灭菌法灭菌不能保证样品无菌，不能符合药典要求的保证无菌保证水平（微生物存活概率不得高于 10^{-6}）。2015 年版《中国药典》称流通蒸汽不能有效杀灭细菌芽孢，一般可作为不耐热无菌产品的辅助灭菌手段。操作时可以用热压灭菌器开启排气阀进行。

三、巴斯德灭菌

巴斯德灭菌也称巴氏灭菌（法语：Pasteurization），它是一种湿热灭菌法，系法国生物学家路易·巴斯德（Louis Pasteur）于 1862 年发明的消毒方法，主要用于牛奶灭菌，杀灭牛奶里含有的病菌而不影响牛奶本身的味道。巴氏灭菌的对象是病原微生物及其他生长态菌，对制药用水系统而言，巴氏灭菌常指低温灭菌。

巴氏灭菌对纯化水系统的微生物及热原的控制是有利的，在纯化水系统中活性炭过滤器是有机物、微生物、热原集中的地方，微生物在这里进行生长繁殖，采用巴氏灭菌程序，加热 80℃ 2h，由热交换器加热，用泵进行局部循环。80℃ 的热水不仅杀灭微生物，且解吸活性炭吸附的有机物及细菌内毒素。实践证明，巴氏灭菌对纯化水系统的微生物及热原控制是十分有益的。

巴氏灭菌也可用于纯化水的使用回路，即用 80℃ 的热水循环 1～2h。采用这一手段的纯化水系统，其微生物污染通常能有效地控制在低于 50cfu/mL 水平。由于巴氏灭菌能有效地控制系统的内源性微生物污染，一个前处理能力较好的水系统，细菌内毒素则可控制在 5eu/mL 的水平。

法国生产氨基酸-葡萄糖注射液，采用无菌操作工艺，在产品完成灌装后进行巴氏灭菌。

四、热压灭菌

热压灭菌法是在热压灭菌器内，利用高压蒸汽或过热水喷淋等手段使微生物菌体蛋白、核酸发生变性而杀灭微生物的方法。该法灭菌力强，为热力灭菌中最有效的灭菌方法。在 115.5℃ 温度灭菌 30min（表压 67.8kPa）的情况下，能杀死所有微生物繁殖体和芽孢。

（一）卧式热压灭菌器

热压灭菌器种类很多，最常用的是卧式热压灭菌器，见图 2-4。其结构主要有箱门或箱盖密封构成一个耐压的空室、排气口、安全阀、压力表和温度计等部件。用蒸汽、电热等加热。卧式热压灭菌器系全部用坚固的合金制成，有的带有夹层，顶部装有压力表两支，分别指示蒸汽夹层的压力和柜室内的压力。两压力表中间为温度表，底部装有排气口，在排气管上装有温度表，柜内备有带轨道的灭菌车，车上有活动的铁丝网格架。另有可推动的搬运

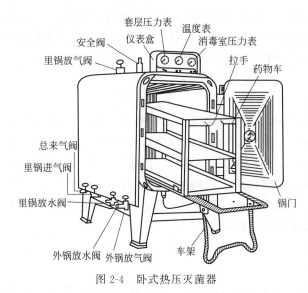

图 2-4　卧式热压灭菌器

车，可将灭菌车推至搬运车上送至装卸灭菌物品的地点。

1. 使用方法

使用前先做好柜内清理工作，然后开夹层蒸汽阀及回汽阀，使蒸汽通入夹套中加热，同时将待灭菌物品放置柜内，关闭柜门，旋紧门闩，此后应注意温度表，当温度上升至所需温度，即为灭菌开始时间。柜室压力表应固定在相应的压力，待灭菌时间到达后，先关闭总蒸汽阀和夹层进汽阀，再开始排气，待柜室压力降至"0"后 10～15min，再全部打开柜门。有时为了缩短时间，也可对灭菌柜内的盛有溶液的容器喷冷却水，使其迅速冷却。

2. 使用注意事项

（1）必须使用饱和水蒸气。

（2）必须将柜内的空气排净，否则压力表上所表示的压力是柜内蒸汽与空气两者的总压，而非单纯的蒸汽压力，温度不符合灭菌要求。

（3）灭菌时间必须从全部药液真正达到所要求的温度时算起。在开始升温时，要求一定的预热时间，遇到不易传热的包装、体积较大的物品或灭菌装量较多时，可适当延长灭菌时间，并应注意被灭菌物品在灭菌柜内的存放位置。

（4）灭菌完毕后，必须使压力表指针降到"0"后 10～15min，再打开柜门。

（5）为了确保灭菌效果，防止漏灭，在生产上常用适当灭菌温度指示剂，如利用某些熔点正好是灭菌所需温度的化学药品作指示剂，灭菌时将它熔封于安瓿中，分别放在灭菌柜前、中、后或上、中、下三层位置上，出现结晶熔化则表示温度已达到。常用的有安替比林（110～112℃）、升华硫（117℃）、苯甲酸（121～133℃）、碘仿（115℃），并可加着色剂如亚甲蓝、甲紫等以便观察，也可用留点温度计及碘淀粉温度指示剂。但上述指示剂并不能表明保持该温度的确切时间，目前生产上已采用灭菌温度和时间自动控制系统来监视和调节灭菌过程中的温度。

（6）灭菌后如果用冷却水进行冷却，要对冷却水的微生物污染进行监控，防止二次污染。

（二）水浴式灭菌柜

水浴式灭菌柜的工作原理是以去离子水为载热介质，对注射液进行升温、保温灭菌、降温。对去离子水的加热和冷却都是通过在柜体外的热交换完成的。水浴式灭菌柜由柜体、热水循环泵、换热器、微机控制柜组成，灭菌柜中，利用循环的热去离子水通过水浴式达到灭菌目的。水浴式灭菌柜示意图见图 2-5。水浴式灭菌柜代表设备有 SYS 系列和 SYG 系列。

回转水浴式灭菌柜由柜体、旋转内筒、减速传动机构、热水循环泵、热交换器等组成。其优点是注射液可随内筒转动，使瓶内药液不停旋转翻滚，药液传热快，温度均匀，不产生

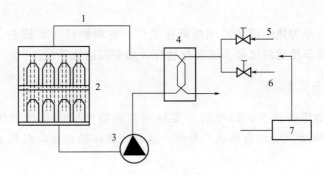

图 2-5 水浴式灭菌柜示意图

1—循环水；2—灭菌柜；3—热水循环泵；4—换热器；5—冷水；6—蒸汽；7—控制系统

分层或沉淀。

瑞士制造 GCB1424AR-2 灭菌柜，由 GE-灭菌柜和 PACS-A 控制系统构成。在整个灭菌过程中都有严格的保证体系，灭菌效果好，容量大，符合药品 GMP 要求。

（1）GE-灭菌柜 为双扉式，夹套和内层柜室分别装有蒸汽控制器，放置多个 Pt100 型快速电阻传感器测量灭菌柜内任一点的温度，灭菌柜为密封装溶液，采用蒸汽加热，循环水喷淋。在整个灭菌过程中，柜体内水不停地循环，水温均匀分布，通过喷嘴向被灭菌物喷洒。当完成灭菌设定的温度和时间后，循环水开始冷却并喷淋循环冷却水于被灭菌物品上，到达最后冷却温度后循环泵停止工作，并减低室内压力，排空冷却水。灭菌过程结束时，门上封闩条吸回凹槽，自动开门出料，杜绝混批现象。

（2）PACSS50A 控制系统 当接受信号和脉冲时，经电子计算机处理，将指令分配到各执行单元，使其相互配合形成一个按预定方式进行的自动过程。灭菌按灭菌可靠性参数 F_0 进行控制，F_0 直接显示，并可打印灭菌过程中温度、时间、压力及 F_0 值。随时可以检查灭菌效果，同进能自动完成对灭菌柜的加温、加压、恒温、恒压、定时等灭菌过程，根据汽源压力，自动调整制定最佳灭菌方案。如遇有故障，操作人员在显示器上打入一个错误码，并重新设置信号，以中止该过程，从而保障了产品灭菌的安全。

五、紫外线灭菌

紫外线灭菌是指用紫外线照射杀灭微生物的方法。紫外线是一种电磁波，它分为 A 波、B 波、C 波和真空紫外线，其中 C 波紫外线为杀菌紫外线。紫外线的电磁波波长小于微波而大于 γ 射线，常用于药物灭菌的几种电磁波波长如表 2-5。一般认为紫外线灭菌力最强的是波长 254nm 左右。

表 2-5 常用于药物灭菌的几种电磁波波长

电磁波名称	波长	电磁波名称	波长
微波	1mm～1m	C 波（远波）	200～275nm
紫外线：A 波（近波）	320～400nm	真空紫外线	10～200nm
B 波（中波）	275～320nm	γ 射线（辐射灭菌）	<0.01nm

（一）紫外线光源

紫外线光源品种规格较多，制药工业上主要用低压汞灯，它主要产生 253.7nm 波长紫外线。

按照阴极类型可分为热阴极和冷阴极低压汞灯，这两种灯功率较小，不超过30W，主要用于空气灭菌。近年使用的锑氖金属卤化物灯，功率可达数千瓦。

（二）紫外线杀灭机制

紫外线照射使微生物诱变，致死的主要原因是胸腺嘧啶的光化学转变，使得细胞的DNA链上相邻的胸腺嘧啶键结合形成二聚体。这种二聚体的存在，阻碍了DNA链的复制，导致细胞死亡。

紫外线不仅可以杀灭细菌，而且对病毒也有灭活作用。空气中的腺病毒、柯萨奇病毒、流感病毒、辛德比斯病毒及牛痘病毒，经紫外线照射后失活率大于99.9%。

微生物的存活率随紫外线的照射时间延长而减少，其关系式为：

$$N_t = N_0 e^{-KIt} \tag{2-17}$$

式中，N_t为照射t时后微生物的存活数；N_0为照射前微生物数；t为照射时间；I为照射强度；K为常数。

杀菌率与照射剂量有关。对大多数微生物紫外线的致死剂量范围是：$3000\sim20000$ $\mu W \cdot s/cm^2$。

几种微生物的紫外线致死剂量见表2-6。

表2-6　微生物的紫外线致死剂量

菌种	致死剂量/$(mW \cdot s/cm^2)$	菌种	致死剂量/$(mW \cdot s/cm^2)$
白色葡萄球菌	1.84	枯草杆菌	6.00
金黄色葡萄球菌	2.18	枯草杆菌芽孢	12.00
大肠埃希菌	3.00		

研究各种微生物受紫外线照射的致死时间如下：大肠埃希菌为12.48min，金黄色葡萄球菌为6.82min，铜绿假单胞菌为11.41min，枯草杆菌为20.74min。

（三）紫外线灭菌的应用

紫外线是直线传播，它杀菌谱广，对物品无损害，无残留毒性，使用方便、价廉、安全可靠。

1. 紫外线空气灭菌

紫外线可用于制药企业的无菌车间，洁净室新风和回风入口的空气灭菌。紫外线灭菌效果除了与紫外线波长有关外，与下列因素也有关系：

（1）温度　紫外线空气灭菌与环境温度有关，一般来说紫外光源在40℃时所辐射的杀菌紫外线最强，温度降低紫外线灯的输出减少。因此，过高和过低的温度对紫外线的消毒都不利。但一些杀菌试验证明，在5~37℃范围内，温度对杀菌效果影响不大。在低温下微生物变得对紫外线敏感，有研究表明，在-79℃下，芽孢对紫外线敏感性比在22℃下强2.5倍，而细菌繁殖体为5~8倍。

（2）相对湿度　空气相对湿度75%时，杀菌率比25%时降低约18.7%。相对湿度在60%最好。

（3）尘埃　空气中含尘量8.5×10^5个/L时，杀菌率比无尘时降低20%~30%。

（4）辐射强度与照射时间　紫外线照射剂量＝强度×时间。紫外线强度与被照射物至紫外线灯管距离有关,当距离<1/2灯管长度时,强度 I 与照射距离 L 成反比;当距离>1/2灯管长度时,I 与 L^2 成反比。

(5) 菌种、菌龄 各菌种对紫外线的耐受能力有较大差异。完全破坏微生物所需紫外线剂量($\mu W \cdot min/cm^2$)为:大肠埃希菌110,金黄色葡萄球菌110,铜绿假单胞杆菌175,枯草杆菌183。

(6) 电压 紫外线的辐射强度明显受电压的影响,同一个紫外线光源当电压不足时,辐射强度明显下降。

(7) 紫外线灯管的安装 用于空气灭菌的紫外线灯安装方式有吸顶式、悬挂式及壁灯式。安装灯的辐射方向分上照式和下照式:上照式用于房间较高、灭菌时有人操作的房间;下照式通常安装成悬挂式和吸顶式,用于辐射时无人操作的房间,制药工业一般采用这种方式。

一般紫外线灯的灭菌有效范围可达 1.5~2.0m 处,由于空气对流可使全室空气得到灭菌。由于紫外线灯对人体有害,若室内有人,则应设法改变照射方向,不能直射于人体。工作人员也勿直视紫外线光源。有人情况下室内空气灭菌,为防止损害人的健康,灯的功率平均每立方米不得超过1W,为防止臭氧产生过多,照射每次 2h,间隔 1h。无人情况下的空气灭菌,灯的功率可增加到 2.0~2.5W/m³。

2. 紫外线的水中灭菌

紫外线在液体中透过率很低,杀菌所用剂量要比空气大。在水中透过率比其他的液体要高。故可用于纯化水、蒸馏水及注射用水的生产中。

制备高纯水时,吸附床和高纯水贮罐在使用一段时间后,容易滋生杂菌,如采用紫外线将吸附床的水预先杀菌,可延长吸附床的使用时间和减少频繁复活(再生)的次数。同样,紫外线用于进入反渗透装置的原水,除去细菌和藻类,可减少反渗透膜孔的堵塞。

3. 紫外线的表面杀菌

由于紫外线穿透性差,仅能杀灭直接照射到的微生物,因此灭菌时必须使灭菌物品充分置于紫外线照射下,故只适用于表面较平的物体,若处理表面凹凸不平的物体则需多方照射,灯管的安装可采用固定吊装或移动式装置。在照射时灯管距污染表面不宜超过 1m,所需照射时间可视污染细菌种类、照射物的性质、污染强度而定。

在制药工业中,物料、容器、包装材料机械设备等表面可采用紫外线杀灭微生物。有些物品可置紫外线灭菌柜中灭菌,如设备零件、工具、物料容器等。

(四)紫外线灭菌的注意事项

① 普通玻璃可吸收紫外线,安瓿中的药品不能用此法灭菌。

② 对紫外线灭菌要进行监测。

a. 物理监测法 在电压 220V,普通 30W 直管型紫外线灯,在室温为 20~25℃的使用情况下,253.7nm 紫外线辐射强度(垂直 1m 处)应≥70$\mu W/cm^2$;高强度紫外线灯辐射强度(垂直 1m 处)应≥200$\mu W/cm^2$。照射剂量与辐射强度的关系为:

$$剂量(\mu W \cdot s/cm^2) = 强度(\mu W/cm^2) \times 时间(s)$$

灯管的紫外线强度测定用中心波长为 253.7nm 的紫外线强度仪(标定有效期内),在灯管垂直位置 1m 处进行测定。

在实际应用中消毒表面的照射强度应以灯管与消毒对象的实际距离测定。

表面消毒接受的照射剂量，应达到杀灭目标微生物指示剂所需。对大肠埃希菌，照射剂量应达到 $20000\mu W \cdot s/cm^2$；对枯草杆菌黑色变种芽孢应达到 $100000\mu W \cdot s/cm^2$。生物学检测方法参见 GB 15981—1995。对指示菌杀灭率≥99.9％为消毒合格；达物理学检测标准时，作为合格参考标准。

b. 化学测定法　若没有紫外线强度仪，可以用化学指示卡。测定紫外线灯辐射强度时，将指示卡置于离紫外线灯管处中央位置，照射 1min 后，根据指示卡变色深度，与标准色块比较，可知紫外线灯辐射强度是否达到要求。当紫外线灯使用时间超过 1000h 时应更换。虽然此时灯管还会亮，表面上看也很正常，但实际上消毒效果已经不可靠。紫外线灯管的平均寿命一般为 3000～4000h。

c. 其他　紫外线能促使易氧化的药物或油脂等氧化变质，因此生产此类药品时不宜采用紫外线灭菌。紫外线对人的皮肤、眼结膜有损害，要注意防护，例如可以在操作前开紫外线灯 1～2h 后，再进行操作。

六、辐射灭菌

辐射灭菌是以放射性同位素（^{60}Co 或 ^{137}Cs）放射的 γ 射线或适宜的电子加速器发生的电子束进行电离辐射而得以杀灭微生物的方法。其特点是可不升高产品的温度，穿透力强，所以适用于不耐热、不受辐射破坏药物的灭菌，如维生素、抗生素、激素、高分子材料等。《中国药典》自 2010 年版开始收载本法。

电离辐射可以直接作用于对生命有重要意义的大分子，如蛋白质、核酸、酶等，产生电离、激发或化学键断裂，引起分子发生变化。电离辐射也可产生间接作用，它作用于微生物体内的水分子，引起水的电离和激发，生成自由基，然后再作用于生物活性分子。两种作用理论相辅相成，一般来说，水在微生物体内含量较多，应以间接为主。

我国法定计量单位是以国际单位制（SI）为基础的，SI 的导出单位表 3《由于人类健康安全防护上的需要而确定的具有专门名称的 SI 导出单位》中，列出了"吸收剂量"这个量，它的 SI 导出单位名称是"戈[瑞]"，符号是 Gy，1Gy＝1J/kg。辐射灭菌的吸收剂量应采用 Gy 为单位，中国药典自 1985 年版一直使用 Gy 为单位，但有些国家药典及一些书刊采用"拉德"为单位，1Gy＝0.01rad。

下面是一些与辐射灭菌有关的单位：

（1）放射性活度　"贝可"在国家标准中是放射性活度单位，符号是"Bq"，它是某核素每秒钟内经历一次衰变的放射性同位素的量。应该用"贝可"代替旧单位"居里（Ci）"，$1Bq＝2.7\times10^{-11}Ci$；$1MCi＝3.7\times10^{10}Bq$。

（2）放射性比活度　某种核素的放射性比活度是指物质中的某种核素放射性活度除以该物质的质量而得的商，表达式：

$$C=\frac{A}{m}$$

式中，C 为放射性比活度，Bq/kg；A 为核素放射性活度，Bq；m 为物质的质量，kg。

（3）照射量　照射量是一种用来表示 X 射线或 γ 射线在空气中电离能力大小的物理量。国家标准中的单位为 C/kg（库仑/千克），与原来的使用单位"伦琴"（R）换算关系为：

$$1R=2.58\times10^{-4}C/kg$$

（4）剂量当量　在致电离辐射防护实践中发现，人体组织接受不同类型辐射时，尽管吸收剂量相同，所引起的生物学效应却因辐射类型而异。0.1Gy 的快中子吸收剂量产生的生物学损伤与 0.1Gy 的 γ 辐射吸收剂量产生的生物学损伤是不同的。因此，从辐射防护角度考虑，为对各种类型致电离辐射的生物效应有一可比尺度，定义了剂量当量这个量。

剂量当量的国际单位为 J/kg（焦耳/千克），名称是 Sievert（希沃特），符号为 Sv。

$$1Sv=1J/kg$$

采用辐射灭菌法灭菌的无菌产品其无菌保证水平 SAL 应≤10^{-6}。γ 射线辐射灭菌所控制的参数主要是辐射剂量（指灭菌物品的吸收剂量）。该剂量的制定应考虑灭菌物品的适应性及可能污染的微生物最大数量、敏感性及最强抗辐射力，所使用的剂量事先应验证其有效性及安全性。常用的辐射灭菌吸收剂量为 25kGy。

前已述及，辐射灭菌除了射线对细菌的直接作用外，水经过辐射产生的自由基是电离辐射对微生物的灭活作用的化学因子，所以液体药物比固体药物辐射灭菌的剂量要低。如同湿热灭菌比干热灭菌效果好一样，液体药物比固体药物辐射灭菌的效果要好。另一方面，水中的氧气也可因辐射而产生自由基，从而增加辐射灭菌效果。

有人研究发现，加入卤代酚可使辐射灭菌效应显著增加，且得到下面的规律：I＞Br＞Cl。取代卤素位置的次序是：对位＞间位＞邻位。若卤素原子数增加，灭菌效果也相应增加。

对最终产品、原料药、某些器材应尽可能采用低辐射剂量灭菌。灭菌前，应对被灭菌物品微生物污染的数量和抗辐射强度进行测定，以评价灭菌过程赋予该灭菌物品的无菌保证水平。

灭菌时，应采用适当的化学或物理方法对灭菌物品吸收的辐射剂量进行监控，以充分证实灭菌物品吸收的剂量是在规定的限度内。如采用与灭菌物品一起被辐射的放射性剂量计，剂量计要置于规定的部位。在初安装时，剂量计应用标准源进行校正，并定期进行再校正。

^{60}Co γ 射线辐射灭菌法验证时，除进行生物指示剂验证试验外，还应确认空载和装载时灭菌腔内的辐射剂量的分布图、灭菌物品的吸收剂量及最大和最小吸收剂量的分布、灭菌物品的均一性、灭菌腔内物品的装载方式等。常用的生物指示剂为短小芽孢杆菌芽孢（spores of *Bacillus pumilus*）。

辐射灭菌适用于注射用水、氯化钠、维生素 C 等注射液，也适用于抗生素类、激素类等药物；但对右旋糖酐、50g/L 葡萄糖、200g/L 甘露醇等输液不适用。

辐射灭菌设备费用高，某些药品经辐射后，有可能效力降低或产生毒性物质，且溶液不如固体稳定，操作时还须有安全防护措施。

七、微波灭菌法

微波灭菌法是指用微波照射产生的热去杀灭微生物的方法。微波是频率大于 300MHz 或波长短于 1m 的高频交流电。微波灭菌的原理是物质在外加电场作用下，产生分子极化现象，随着电压按高频率交替变换方向，正负电场方向也交替改变，极化分子随之不停地转动，结果有一部分能量转化为热运动的能量，分子运动加剧，分子相互摩擦生热，使物质温度升高。由于热是在被加热的物质中产生，所以加热很均匀，并且升温迅速。

微生物体内的酶是不耐高温的生物催化剂（酶在 70～100℃即失去活性），微波和热能可使酶失去活性，使蛋白质变性。此外，水分子可强烈吸收微波，微生物细胞内含水量较大

（75%～85%），水吸收微波后可干扰细菌各种生理活动。由于微波炉中物品受到四面八方的微波的辐射，并穿透到物品内部，导致物品内的微生物迅速死亡。

微波可以杀灭细菌繁殖体，也可杀灭真菌、病毒和细菌芽孢。

试验表明，一定强度的微波能在1min内杀灭所有大肠埃希菌；6min内杀灭志贺菌、葡萄球菌和鼠伤寒沙门菌。研究含菌量350万个大肠埃希菌的生理盐水，密封在1～2mL安瓿内，经3～5kW、2450MHz的微波作用15s以上，安瓿温度接近110℃左右时，可将细菌全部杀灭。枯草杆菌芽孢含量为6万～8万个时，液温必须达到140℃并保持20s以上，才能彻底杀灭。

经过微波灭菌的安痛定、维生素B₁、维生素C、速尿、卡那霉素注射液，除了维生素C有部分变黄外，其他几种药物的色泽、pH和主要成分含量都无明显变化。

进行微波灭菌时，要注意防护微波泄漏。国际标准规定，微波炉的微波泄漏量不得大于$5mW/cm^2$。微波在空间传播时，其衰减程度和离微波炉的距离平方成反比关系。即使有$10mW/cm^2$的泄漏，在1m以外的空间只有0.001mW的强度了，已不会对人体造成伤害。

微波灭菌的特点是节约能源、不污染环境、操作简单、易维护，适用于以水为溶剂的药液的灭菌，但存在灭菌不完全及劳动保护等问题。

八、干热灭菌

干热灭菌是利用干热空气或火焰使细菌的原生质凝固，并使细菌的酶系统破坏而杀死细菌的方法。多用于容器及用具的灭菌。

（一）火焰灭菌法

火焰灭菌法即以火焰的高温使微生物及其芽孢在短时间内死亡。一般是将需灭菌的物品加热10s以上。如白金等金属制的刀子、镊子、玻璃棒等在火焰中反复灼烧即达灭菌目的。搪瓷桶、盆和乳钵等可放入少量乙醇，振动使之沾满内壁，燃烧灭菌。

（二）干热空气灭菌法

干热空气灭菌法系利用热辐射和灭菌器内空气的对流来传递热量而使细菌的繁殖体因体内脱水而停止活动的一种方法。由于干热空气的穿透力弱且不均匀、比热容小、导热性差，故需长时间、高温度，才能达到灭菌目的。干热灭菌条件，各国药典规定不一样，一般需135～145℃ 3～5h、160～170℃ 2～4h、180～200℃ 0.5～1h。对盛装注射液的容器，需250℃ 30min或200℃以上至少45min才能保证完全除去热原。

本法适用于耐高温的玻璃、金属等用具，以及不允许湿气穿透的油脂类和耐高温的粉末化学药品如油、蜡及滑石粉等，但不适用于橡胶、塑料及大部分药品。注射剂容器安瓿、输液瓶、装滴眼液用玻璃瓶及注射用油宜用干热空气灭菌法灭菌。

采用干热灭菌时，被灭菌物品应有适当的包装和装载方式，保证灭菌的有效性和均一性。

干热灭菌法验证应进行热分布试验、热穿透试验、生物指示剂验证试验或细菌内毒素灭活验证试验，以确认灭菌柜中的温度分布符合设定的标准、确定最冷点位置、确认最冷点标准灭菌时间（F值）能达到设定标准并达到SAL要求。常用的生物指示剂为枯草芽孢杆菌芽孢（spores of *Bacillus subtilis*）。细菌内毒素灭活验证试验是证明除热原过程有效性的试验。一般将不小于1000单位的细菌内毒素加入待去热原的物品中，证明该去热原工艺能使内毒素至少下降3个对数单位。细菌内毒素灭活验证试验所用的细菌内毒素一般为大肠埃希菌内毒素（*Escherichia coli* endotoxin）。

常用设备有电热箱等，有空气自然对流和空气强制对流两种类型，后者装有鼓风机使热空气在灭菌物品周围循环，可缩短灭菌物品全部达到所需温度的时间，并减少烘箱内各部位温度差。

九、过滤除菌法

过滤除菌系利用细菌不能通过致密具孔滤材的原理以除去气体或液体中微生物的方法。过滤除菌一般不能截留病毒类分子型生物。其除菌效率取决于滤材的结构、特性、滤孔的大小和滤床的深浅层次等因素。

（一）过滤除菌的特点

① 过滤除菌适用于对热不稳定的药品溶液的除菌。如生化制剂、生物碱等将细菌和尸体一并滤除，减少药液中热原的产生。

② 过滤除菌也适用于空气过滤除菌，兼有滤除空气中尘粒的作用。常选用各种纤维制造的粗效、中效和高效滤材组合成的空气过滤器使用。

③ 过滤液体药物，加压、减压均可以，前者用得较多，因过滤设备如有漏隙，则往外泄漏，而不致使药液污染。对室温下易氧化、易挥发药物宜采用加压法过滤。

④ 药液可先粗滤，除去杂质，以提高过滤除菌的速度。滤液收集于无菌容器中，并尽快封装，以减少污染。

⑤ 过滤除菌应在无菌环境下进行操作。相关的设备、包装容器、塞子及其他物品应采用适当的方法进行灭菌，并防止再污染。

（二）液体药物过滤除菌的机制

1. 毛细管截留
滤材中有许多参差不齐的网状结构相互交叉排列，形成曲折狭窄的通道（毛细管），当液体通过时，微生物或杂质被截留于通道之中，称之为"深层过滤"。

2. 筛孔截留
滤材上的微孔可将活体中大于其孔径的微生物截留在表面。药品生产中采用的除菌滤膜孔径一般不超过 $0.22\mu m$。繁殖型细菌很少有小于 $1\mu m$ 的，芽孢约为 $0.5\mu m$ 或更小一些。因此，细菌和芽孢均可被孔径 $0.22\mu m$ 的滤膜截留，阻止其进入滤孔之内。

3. 静电吸附
通常微生物多带有负电荷，而滤材带有正电荷，利用静电吸附作用使液体中的微生物被截留。

事实上，各类滤器并不是单一作用，往往是以上述某一种为主的综合作用。

（三）滤器及过滤介质

详见第六章。

（四）过滤除菌的应用

1. 空气过滤

过滤除菌近年来较多地用于洁净空气，既滤除细菌又滤除尘埃，可以达到生物净化的目的。详见第三章。

2. 液体药物过滤

药品生产中采用的除菌滤膜除去药液中的细菌和微粒，滤膜孔径一般不超过 $0.22\mu m$。过滤器不应该对被滤成分有吸附作用，也不能释放物质，过滤器对滤液的吸附不得影响药品质量，不得有纤维脱落，药典规定禁用含石棉的过滤器。

滤器和滤膜在使用前应进行洁净处理，滤膜需先浸于 $70℃$ 的注射用水中 12h 以上，使其充分湿润，并洗去附着在滤膜表面上的微粒，用高压蒸汽进行灭菌。滤膜热压灭菌后，孔径收缩 $3.5\%\sim4.0\%$，但用注射用水浸泡后能恢复原状。更换品种和批次应先清洗滤器，再更换滤芯或滤膜或直接更换滤器。

微孔聚乙烯烧结滤器是以优质无毒、无味的聚乙烯（PE）为主要原料，与碳纤维经科学配方烧结而成的微孔滤器，其优点是具有多孔蜂窝型结构，纵横都有连续孔隙，毛细孔的孔径可控制得细而均匀。这种结构的比表面积大，截留能力强，过滤精度高，耐腐蚀性较好，可用压缩空气反吹再生，有一定机械强度，重量轻，不易损坏，是一类优秀的过滤介质。主要缺点是 $80℃$ 以上刚性下降，易变形。主要技术参数见表 2-7。

表 2-7 PE 微孔滤器的主要技术参数

型　　号	PE6	PE8	PE10	PE12	PE14	PE20
规格/mm	31×18×500（外径×内径×长度） 31×18×1000（外径×内径×长度）					
毛细孔平均孔径/μm	35～40	30～35	30～26	24～19	19～10	3～6
过滤精度/μm	1	1	0.5	0.5	0.5	0.3
工作压力/kPa	245.25	294.30	343.35	343.35	343.35	392.40
使用温度/℃	≤80℃					
特性	耐酸、碱及一般有机溶剂					

其他材质的微孔滤器见第六章第三节。

微孔 PE 滤器可以滤除杂质和一部分细菌，常作为过滤除菌的预过滤装置。

过滤过程中无菌保证与过滤液体的初始生物负荷及过滤器的对数下降值 LRV（log-reduction value）有关。LRV 系指规定条件下，被过滤液体过滤前的微生物数量与过滤后的微生物数量比的常用对数值。即：

$$LRV = \lg N_0 - \lg N$$

或

$$N = N_0 \times 10^{-LRV}$$

式中，N_0 为产品除菌前的微生物数量；N 为产品除菌后的微生物数量。

LRV 用于表示过滤器的过滤除菌效率，对孔径为 $0.22\mu m$ 的过滤器而言，要求每 $1cm^2$ 有效过滤面积的 LRV 应不小于 7。因此过滤除菌时，被过滤产品总的污染量应控制在规定的限度内。

进行挑战性试验来确认除菌滤器性能时，要求测定被灭菌物质在特定工艺条件下实现无菌的可能性，详见第四章第六节。

除菌过滤器的完整性检查，要检查气泡点、气体扩散和保压试验，详见第四章第六节。

过滤除菌法验证试验常用的生物指示剂为缺陷假单胞菌（*Pseudomonas diminuta*）。

第三节 化学灭菌法

一、气体灭菌

此法是指用化学药品的气体或蒸汽对需要灭菌的药品或材料进行灭菌。

（一）环氧乙烷

环氧乙烷是一种简单的环氧化合物，分子式 C_2H_4O，相对分子质量 44.05，常压和室温下为无色气体。嗅似乙醚。沸点为 10.8℃，沸点以下为无色透明液体。可以任何比例与水混合并能溶于常用的有机溶剂和油脂，其气体可被某些固体（如塑料、橡皮等）吸收。

环氧乙烷的蒸气压较大，有较强的扩散与穿透力，所以能穿透微孔而达到物品的深部。环氧乙烷气体灭菌作用快，为广谱杀菌剂，对细菌、芽孢、真菌、立克次体和病毒等均有杀灭作用，它可使菌体细胞的代谢产生不可逆性破坏，适用于对热敏感的固体药物、塑料容器、纸板、塑料包装的药物、橡胶制品、器械等物的灭菌。但需要有专用的环氧乙烷灭菌器，将待灭菌的物品置入后，密闭抽至真空，通入环氧乙烷，表压为 26.7kPa 时停止，密闭一定时间，然后开启，排尽残余环氧乙烷及分解产物后，再取出灭菌物品。

环氧乙烷易燃易爆，当空气中含量达体积分数 3%～80% 时，则形成爆炸性混合气体，遇明火时发生爆炸或燃烧，故应用时需混入一定量的惰性气体。表 2-8 是环氧乙烷混合气体（55℃，RH 60%）的灭菌质量浓度、压力与时间关系。

表 2-8 环氧乙烷混合气体（55℃，RH 60%）的灭菌质量浓度、压力与时间关系

混合气体	环氧乙烷质量浓度/(mg/L)	表压/kPa	最低灭菌时间/h
10%环氧乙烷			
90%二氧化碳	450	193.1	6
20%环氧乙烷	670	124.1	4
80%二氧化碳	920	206.9	3
11%环氧乙烷			
54%三氯氟甲烷	450	34.5	5
	850	124.1	4
35%二氯二氟甲烷			
12%环氧乙烷			
88%二氯二氟甲烷	650	48.3	4

由表 2-8 可以看出，环氧乙烷质量浓度大，所需灭菌时间短。

在使用环氧乙烷灭菌时，温度不应低于 20℃，否则灭菌作用减弱。最适宜的温度是 55～65℃。

灭菌最适宜的相对湿度是 30%～60%，小件物品 30%～50%，大件物品（0.15m³）60%～80%。若小于 20% 或大于 80% 时，效果减弱；在小于 25% 的条件下，对芽孢不起作用。

灭菌器内压力增大则灭菌作用增强。

2015 年版《中国药典》规定的温度是 54℃±10℃；相对湿度是 60%±10%；灭菌压力为 $8×10^5Pa$；灭菌时间是 90min。

不同的菌种敏感性不同，敏感性最差的是芽孢，最敏感的是酵母菌和霉菌。一般认为，菌龄较大细菌对环氧乙烷的敏感性要差。

环氧乙烷对人体有毒性，可损害皮肤及眼黏膜，产生水疱或结膜炎等应注意防护，灭菌成品应做残余量检查。

环氧乙烷灭菌的灭菌条件应进行验证，灭菌过程中，应严密监控腔室的温度、湿度、压力、环氧乙烷浓度及灭菌时间。必要时使用生物指示剂监控灭菌效果。灭菌后，应采取新鲜空气置换，使残留环氧乙烷和其他易挥发性残渣消散。并对环氧乙烷残留物和反应产物进行监控，以证明其不超过规定浓度，避免产生毒性。

环氧乙烷灭菌法验证时，应进行如下试验：泄漏试验，以确认灭菌腔室的密闭性；生物指示剂的验证试验，指示剂一般采用枯草芽孢杆菌芽孢（spores of *Bacillus subtilis*）；灭菌后换气次数的验证试验，确认环氧乙烷及相应的反应产物含量在限定的范围内。验证设计时，还应考虑物品包装材料和灭菌腔室中物品的排列方式对灭菌气体的扩散和渗透的影响。

除了环氧乙烷外，也可使用环氧丙烷和溴化甲烷进行灭菌。

（二）甲醛蒸气

甲醛蒸气主要用于室内空气灭菌剂。与环氧乙烷相比，甲醛蒸气的杀菌力更大，但穿透力差，只能用作无菌室内空气的杀菌。具体灭菌方法见本章第四节。

（三）丙二醇蒸气

使用时将丙二醇置蒸发器中加热，使蒸汽弥漫全室，待丙二醇气体下沉即可。用量为每 $1m^3$ 空间 1mL。本品灭菌效果比甲醛好，且对眼部、黏膜无刺激性。

（四）臭氧

臭氧是一种广谱杀菌剂，可杀灭细菌繁殖体和芽孢、病毒、真菌等。臭氧主要依靠其强大的氧化作用而杀菌。它能氧化分解细菌的葡萄糖氧化酶、脱氢氧化酶，导致细菌死亡。臭氧在水中杀菌速度较氯快 600~3000 倍。用臭氧进行空气消毒，相对湿度高则效果好，否则效果差。

（五）过氧乙酸

用于车间的室内灭菌，效力比相同浓度甲醛大两倍，用量为 200g/L 水溶液 30~50mL/m^3，室内暴露 2h 以上。

（六）乳酸

用量为 $2mL/m^3$，杀灭力不及甲醛，对人无害。用法同丙二醇。

（七）三甘醇

三甘醇为无色黏稠液体，沸点 285℃，能溶于水。

二、化学药物灭菌

（一）苯酚

常用质量浓度为 15～30g/L，用于揩擦门窗、墙壁、操作台及空气灭菌等。

（二）苯扎溴铵溶液

常用质量浓度为 1～2g/L，用于消毒手、皮肤及手术器械等。本品不宜与肥皂等阴离子型去污剂同时使用，否则能使杀菌力降低。

（三）其他

75%（体积分数）乙醇、20g/L 左右的酚或煤酚皂、氯胺 B、氯胺 T 等。

第四节　无菌操作法

无菌操作法在技术上并非是灭菌操作，因其与灭菌操作有密切联系，所以在这里讨论。

无菌操作法，是整个过程控制在无菌条件下进行的一种操作方法。某些药品加热灭菌后发生变质、变色或降低含量者可采用无菌操作法制备。此种无菌操作法，不仅用于注射剂，而且对眼用制剂等用于黏膜和创伤的制剂也均适用，医疗单位的静脉用药集中调配也需要采用无菌操作。无菌操作室或无菌操作所用的一切用具、材料以及环境，均须应用上面所述的灭菌法灭菌，操作须在无菌操作室或无菌操作柜内进行。

一、无菌操作室的灭菌

无菌操作室的灭菌多采用灭菌和除菌相结合的方式实施，对于流动空气采用过滤介质除菌法；对于静止环境的空气采用灭菌方法。常用空气灭菌方法有甲醛溶液加热熏蒸法，丙二醇、乳酸、三甘醇蒸气熏蒸法，紫外线空气灭菌法等。在《GMP 验证指南》消毒方法种类中推荐臭氧灭菌法，该法可以代替紫外线照射和化学药物熏蒸法。将臭氧发生器安装在中央空调净化系统送、回风总管道中，与被控制的洁净区采用循环形式灭菌。臭氧灭菌法有下列特点：

（1）不需要增加室内消毒设备。

（2）可以使臭氧迅速扩散到洁净室的每个角落，臭氧浓度分布均匀，因而对空气中的浮游菌及设备、建筑物表面的沉降菌都能进行消毒。

（3）对空气净化过滤系统滋生的霉菌和杂菌起到了杀灭作用。

（4）灭菌时间一般只需要 1h，操作简便，效果好。

药厂大型无菌操作，常用甲醛溶液加热熏蒸进行空气灭菌。将甲醛溶液放入瓶内，逐渐被吸收到蒸气夹层加热锅中，甲醛溶液被加热，甲醛蒸气经气出口送入总进风道，由鼓风机吹入无菌操作室，连续 3h 后，一般即可将鼓风机关闭。室温应保持在 25℃以上，以免室温过低甲醛蒸气聚合而附着于冷物体表面，相对湿度应保持在 60%以上，密闭熏蒸 12～24h 以后，再将体积分数 25%氨水加热（每 m³ 用 8～10mL），从总风道送入氨气约 15min，以吸收甲醛蒸气，然后开启总出口排风，并通入经处理过的无菌空气直到室内无臭气为止。

除用上述方法定期进行较彻底的灭菌外，还要对室内的空间、用具（桌椅等）、地面、墙壁等，用 3g/L 酚溶液、2%（体积分数）煤酚皂溶液、2g/L 苯扎溴铵或 75%（体积分数）酒精喷洒或擦拭。其他用具尽量用热压灭菌法或干热灭菌法灭菌。每天工作前开启紫外线灯 1h，中午休息时间也要开 0.5～1h，以保证操作环境的无菌状态。

二、无菌操作

操作人员进入操作之前要洗澡并换上已经灭菌的工作服、帽子和清洁的鞋子，以免造成污染。

（1）戴工作帽可防止头发上的灰尘及微生物落下造成污染。工作帽大小适宜，头发全部塞入帽内，不得外露。

（2）戴口罩可防止飞沫污染无菌物品。口罩应盖住口鼻，系带松紧适宜，不可用污染的手触及。不用时不宜挂于胸前，应将清洁面向内折叠后，放入干净衣袋内。口罩一旦潮湿，则病菌易于侵入，应及时更换。

（3）洗手，刷手，消毒手。

① 洗手　执行无菌操作、取用清洁物品之前，均应洗手。

［方法］用肥皂搓洗手掌、手背、指间、手指及关节，以环形动作搓擦，而后用流水冲洗双手，将皂沫全部冲净，必要时反复冲洗，最后用清洁小毛巾擦干双手。

② 刷手　刷手即利用机械及化学作用去除手上污物及微生物的方法，是做好消毒隔离、预防交叉感染的重要措施。

［方法］取无菌刷蘸肥皂乳（或肥皂块），先刷指尖，然后刷手、手腕，特别要刷净甲沟、指间、腕部，无遗漏地刷洗三遍，每遍 3min。刷洗毕，用无菌小毛巾依次拭干手、臂。手、臂不可触碰其他物品，如污染必须重新刷洗。

③ 消毒手　消毒液泡手能有效地去除手上的微生物。

［方法］刷洗后，双手伸入盛有消毒液的桶内，用无菌小毛巾轻轻擦洗皮肤 5min，手不可触及桶口。浸泡毕，拧干小毛巾，揩去手上消毒液，晾干。

小量无菌制剂的无菌操作制备，可在层流洁净工作台或无菌操作柜中进行，适合于医院无菌制剂的制备。

层流洁净工作台也称超净工作台，是最常用的局部净化装置，其工作原理是使洁净空气（经高效过滤器后）在操作台形成低速层流气流，直接覆盖整个操作台面，以获得 B 级的洁净环境。送风方式有水平层流和垂直层流。其特点是设备费用少，可移动，对操作人员的要求相对较少。

在无洁净工作台的情况下，无菌操作也可在无菌操作柜中进行。分小型无菌操作柜与联合无菌操作柜两种。小型无菌操作柜又称单人无菌柜，式样有单面式与双面式两种。操作柜的架子用木制，四周配以玻璃，前面操作装木板，挖两圆孔，孔内密接橡皮手套或袖套。药品及用具等由侧门送入柜内后关闭。操作时可完全与外界空气隔绝。柜内空气的灭菌，可在柜中央上方装一小型紫外线灯，使用前 1h 启灯灭菌，或用药液（如 30g/L 酚溶液）喷雾灭菌。联合无菌操作柜是由几个小型操作柜联合制成，以使整个操作全部在柜内进行。

参考文献 ....

[1]　薛广波主编. 现代消毒学［M］. 北京：人民军医出版社，2002：7.

[2] 高鸿慈，陈华庭主编. 实用药学计算 [M]. 北京：化学工业出版社，2007：66.

[3] 国家食品药品监督管理局药品安全监管司、药品认证管理中心编. 药品生产验证指南 [M]. 北京：化学工业出版社，2003：217.

[4] 张绪峤主编. 药物制剂设备与车间工艺设计 [M]. 北京：中国医药科技出版社，2000：216.

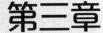

第三章 空气净化技术

第一节　概　　述

在 20 世纪 50 年代，美国开始将室内空气净化技术应用于宇宙空间科学技术的研究和电子工业的生产。医药工业设计采用此项技术，始于 20 世纪 70 年代中期。以大体积注射剂生产而言，因为当时英国药典和美国药典均已对每毫升大体积注射剂中所含微粒异物大小和数量给出了限度标准，大体积注射剂生产厂为了进一步提高产品质量，减少中大体积注射剂微粒，进而相继采用了这门技术。

空气净化技术是指以创造洁净的空气为主要目的的空气调节措施。根据不同行业的要求和洁净标准，可分为工业洁净和生物洁净两类。工业洁净系指除去空气中悬浮的尘埃；生物洁净系指不仅除去空气中的尘埃，而且除去细菌等以创造空气洁净的环境。药物制造行业中的空气净化需要生物洁净，净化的空气环境是防止药品受到污染、提高药品质量的重要措施之一。

空气净化技术是一项综合性措施。为了获得良好的洁净效果，不仅着重采取合理的空气净化措施，而且必须要求建筑、工艺和其他专业采取相应的措施和严格的维护管理。空气净化技术并非是一门独立的专业，必须在通风和空气调节等专业的配合下才能实现。

一、通风

为改善生产和生活环境以形成安全、卫生和舒适的条件而进行的换气称作通风。一般方法是送入新鲜空气，同时排出污浊空气。

（一）制药工业有害物的来源

1. 粉尘

在制药工业中，固体物料的机械粉碎和研磨，粉状物的混合、筛选、运输和包装，物质的燃烧等都可能产生大量的粉尘。

2. 有害蒸气和气体

在生产中，使用有害物质，可散发出有害蒸气和气体。室内空气的流动能造成有害蒸气和气体的加速扩散。

3. 余热和余湿

生产中各种加热设备、热物料等散发出的热量以及煎煮、洗涤等散发的蒸气是车间内产生余热和余湿的主要途径。余热和余湿直接影响到室内空气的温度和相对湿度。

4. 尘化作用

粉尘从静止状态变成悬浮于四周空气中的过程，称为尘化作用。使静止尘粒状态进入空间悬浮状态的气流称为一次尘化气流，其作用为一次尘化作用；使悬浮尘粒加速扩散的气流称为二次尘化气流，其作用为二次尘化作用。一次尘化作用造成局部空气污染，二次尘化作用造成整体空间空气污染。粉尘是依附于气流而运动的，通过控制室内局部或整体的气体的流动，就可以控制室内的粉尘污染。

（二）通风种类

按通风系统所需要的动力划分，可将通风划分为自然通风和机械通风。

1. 自然通风

充分利用自然通风是经济而有效的措施。在制药工业中，对空气无洁净度要求的一般车间及辅助车间都必须广泛利用有组织的自然通风来改善工作区的劳动条件。只有当自然通风不能满足要求时，才考虑机械通风。

2. 机械通风

机械通风是利用通风设备使室内通风换气。机械通风设备主要包括通风机、管道、通风柜、各种空气调节与净化装置和电子控制系统等。机械通风设备可单独在进气系统或排气系统中使用，亦可两者并用。机械通风又可分为局部通风、全面通风和事故通风。

（1）局部通风　将局部地点的污浊空气排至室外的过程称为局部排风；将新鲜空气送入室内局部地点的过程称为局部送风。局部通风需要的风量小，通风效果好。局部送风有两种形式：

① 系统式　利用局部送风系统，将空气冷却或加热处理用风机通过风管及喷头送到局部地点。从操作人员的前侧上方送风，使人体上部处于新鲜空气之中。

② 分散式　一般采用风扇以增加风速，帮助人体散热。但散发粉尘的车间不宜采用风扇，以免引起粉尘飞扬。

（2）全面通风　全面通风是不断向室内全面地供给新鲜空气，同时从室内排出污染空气，使空气中有害物浓度降低到最高允许含量以下。一般来说，在不能采用局部通风，或采用局部通风后室内空气中有害物含量仍然超过卫生标准时，可采用全面通风。

（3）事故通风　在生产设备发生事故后，有可能突然散发大量有害气体或有爆炸危险气体的车间，应该设置事故通风。事故通风应设置在有害物质可能发散的地点，通风开关应同时设置在室内和室外便于开启的地方。事故通风必须保证具有足够的换气量，排出的气体一般可不进行净化或其他处理，仅在非常必要时才加以化学中和。

二、空气调节

为了满足生产上的要求，改善劳动卫生条件，用人工的方法使室内空气的温度、相对湿度、空气洁净度和气流速度达到一定的要求。可以分为工艺性空调与舒适性空调。

工艺性空调：为保证生产和产品质量，按工艺技术的特殊要求，提出空气计算参数的同时考虑人体的卫生要求。

舒适性空调：以人体的舒适感为依据确定空气计算参数。

（一）室内空气参数的确定

室内空气参数包括温度、湿度、气流速度和洁净度等。关于洁净度在第二节讨论。

1. 温度

如果室内的空气温度高于人体的温度，则人体对空气和周围物体的对流和辐射散热将停止，人体会运用自身的调节机能加强汗腺的分泌。在高温与热辐射的影响下，人体所排出的汗液大部分从人体表面流下，而不是全部蒸发掉，因而使人产生不舒适的感觉。

2. 湿度

当室内空气中的水蒸气达到饱和时，从人体表面水分蒸发散热即停止。空气中相对湿度越大，人体汗液的蒸发量越少。高温与高湿使人感到闷热，低温而潮湿的空气具有较高的传热性能，很快地从人体吸收热量，而使人患感冒。对人体较为适宜的相对湿度为40%～60%之间。一般室温低时相对湿度大些，室温高时相对湿度小些，对人体较为适宜。

通常对于注射液剂灌封车间，由于工作人员身着洁净工作服，透气性一般比较差，温度和湿度宜采用以下条件：B级、C级洁净室（区）温度为20～24℃，相对湿度为50%～60%；D级洁净室（区）温度为18～26℃，相对湿度为45%～65%。

人员净化及生活用室的温度，冬季为16～20℃，夏季应为26～30℃。

3. 气流速度

空气流动速度是影响人体对流散热和水分蒸发的主要因素之一。如空气温度低于人体温度，则气流速度增加可加强人体散热；反之，则人体被加热。

4. 围护结构内表面及其他物体表面温度

在同样室内空气参数条件下，围护结构表面温度高，人体增加热感；反之，会增加冷感。

人体在工作中感到不适，不但有损于健康，且精神不易集中，使劳动生产率下降，并且容易发生事故。

（二）空气的热、湿处理

将空气送入空调房间，需要对空气进行热、湿处理，夏季需要对空气进行冷却减湿处理，冬季需要对空气进行加热加湿处理。

1. 直接接触式空气处理

直接接触式空气处理设备的特点是与空气进行热、湿交换的介质直接和被处理的空气接触，通常是将其喷淋到被处理的空气中去，例如在喷水室中喷淋不同温度的水，可以实现空气的加热、冷却、加湿和减湿等过程；利用蒸汽加湿器喷入蒸汽，可以实现空气的加湿过程；利用喷淋液体吸湿剂，可以实现减湿过程等。

图3-1为卧式单级喷水室。空气进入喷水室后，经过前挡水板，使空气均匀地流过整个断面，然后进入喷淋区，与从喷嘴喷出的水滴相接触，进行湿热交换，最后经后挡水板流出。后挡水板使夹在空气中的水滴分离出来，以减少空气带走的水分。喷嘴安装在排管上，通常设置1～3排喷嘴。喷嘴喷出的水滴最后落入底池中。

喷水室内所喷淋的水可来自天然冷源和人工冷源。天然冷源是用泵抽取地下水供使用。人工冷源是由制冷机所产生的冷冻水喷入喷水室。

2. 表面式空气处理

加热剂或冷却剂通过翅片散热器进行冷热交换的方法称为表面式空气处理。用这种方法来冷却空气的设备称为表面冷却器。这种装置与淋水式空气处理装置比较，设备小，供水系统简单，在小型空调中已被广泛采用。

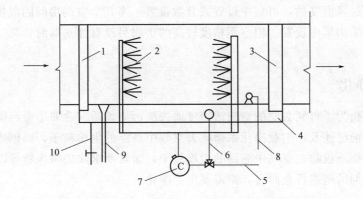

图 3-1　喷水室

1—前挡水板；2—喷嘴与排管；3—后挡水板；4—底池；5—冷水管；
6—循环水管；7—水泵；8—补水管；9—溢水管；10—泄水管

翅片散热器内夏季可通冷水或冷冻盐水，冬季可通蒸汽，使用时管内所供给的冷、热水应考虑低硬度的水。空气在进入翅片管前，应预先过滤，以免翅片积灰影响传热。

若一台空调器需数组翅片换热器，对空气流动方向来说，可以串联，也可并联，或串并联组合。一般而言，如需要升温或降温大的宜采用串联，空气量大时宜采用并联。

3. 卡萨巴空气处理系统

卡萨巴空气处理系统是用来吸湿或去湿的一种氯化锂（LiCl）水溶液，该溶液无毒、不沉淀。通过控制溶液温度和含量可以对空气进行加湿或去湿，经处理后的空气相对湿度范围可在 20％～90％。若溶液含量一定，较低温度溶液能冷却干燥空气；较高温度溶液能加热加湿空气。卡萨巴溶液对空气中大多数的生物体是一种杀菌剂和杀病毒剂，空气中的大肠埃希菌、霉菌和病毒通过调节器和再生器时可以被杀灭。

（三）空调系统的组成

空房间如果产生大量粉尘或有害气体等不能采用再循环，除此以外，均采用一部分回风与新风在喷水室前混合，称一次回风式；另一种是新风先与一部分回风在喷水室前混合，然后再与另一部分回风在喷水室后混合，称二次回风。

1. 空气再循环

（1）一次回风　在夏季，由于循环风较新风热焓低，采用循环风可降低空气减焓处理前的热焓，可节省能量。在冬季则相反，可节省第一次加热的热量。

（2）二次回风　除一部分回风在喷水室前混合已如前述外，另一部分回风在喷水处理后，再次混合，其特点为：一方面可减小喷水室所处理的风量，另一方面在喷水室后混入一部分回风可减少喷水后再加热的热量，特别在冬季更是如此，故有时二次回风比一次回风更经济。但空调间内散热量变化较大时，采用二次回风可能增加房间内湿度的波动，故不宜采用二次回风。

2. 空气加热

（1）第一次加热　用淋水室前的加热器加热空气称为第一次加热，仅在冬季使用，一方面可防喷水器冻结，另一方面可保证空气经喷水处理后的相对湿度。

（2）第二次加热　在喷水室后设置加热器以加热处理空气的，称为第二次加热。第二次加热是用来保证送风温度的，可集中设置或分散设置。当几个空调房间的散热情况和使用情况相差不多，可采用集中设置。但空调精度较高的房间另设有加热器时，第二次加热亦应集中设置。

三、空气净化

空气净化是指为了得到必要的空气洁净度而去除污染物质（含非生命污染物和有生命污染物）的过程。前已述及，工业净化系指除去空气中悬浮的尘埃粒子，以创造洁净的空气环境；生物净化系指不仅除去空气中悬浮的尘埃粒子，而且要求除去微生物等以创造洁净的空气环境。对注射剂的制造行业而言，则需要生物净化。

第二节　室内空气的净化标准与测定方法

一、洁净室的净化标准

目前国际上尚没有统一的洁净室净化标准。各国规定主要是涉及尘埃和细菌两个方面的因素。空气中的悬浮粒状物大多小于 $10\mu m$，且绝大部分粒度分布在 $4\mu m$ 附近及 $1\mu m$ 以下，因此将 $5\mu m$ 及 $0.5\mu m$ 作为划分洁净度等级的标准粒径。洁净区与非洁净区之间、不同级别洁净区之间的压差应当不低于 10Pa。必要时，相同洁净度级别的不同功能区域（操作间）之间也应当保持适当的压差梯度。洁净室的温度与湿度应与药品的生产工艺要求相适应，如无特殊要求，厂方应当有适当的照明、温度、湿度和通风，确保生产和贮存的产品质量以及相关设备性能不会直接或间接地受到影响。

（一）尘埃含量的表示方法

尘埃含量的表示方法有质量浓度与计数浓度。

1. 质量浓度

每立方米空气中所含尘埃的质量，即质量浓度，单位 mg/m^3。例如前苏联空气净化国家标准，就是采用质量浓度划分洁净度的级别。

2. 计数浓度

每升或每立方米空气中所含尘埃粒子个数即计数浓度，用 个/L、个/m^3 或粒/L、粒/m^3 表示。现在大多数国家采用计数浓度划分洁净度的级别，其原因是大气中小于和等于 $1.0\mu m$ 的尘粒数百分比很高（达98%），而所占的质量分数却很低（约3%）。

（二）常用的净化方法

一般空调中对净化标准没有做出具体规定。空气净化方法一般分为以下三种：

1. 一般净化

对于以温、湿度为主要指标的空气调节，通常不提出具体净化要求，采用粗效过滤器过滤即可，大多数空调属于这种情况。

2. 中等净化

对室内空气中含尘量有指标要求，如规定室内含尘浓度为 $0.15\sim0.25mg/m^3$，并应滤掉>$1\mu m$尘粒等。对这类空气净化采用粗、中效过滤器进行两级过滤即可。

3. 超净净化

对室内空气含尘量提出更严格的以颗粒计数为标准的要求，必须经过粗、中、高效过滤器三级过滤，才能达到要求的指标。

（三）空气净化中常用的标准

1.《空气洁净技术措施》

我国 1979 年 3 月国家建委科教局批准实施的《空气洁净技术措施》，是我国正式公布的第一个洁净技术方面文件，把洁净室的含尘浓度按每升环境空气中所含粒子数量分为 5 个级别，即 3 级、30 级、300 级、3000 级和 30000 级。各级分别是每升空气中含粒径 $\geq 0.5 \mu m$ 的尘粒平均数不超过 3 粒、30 粒、300 粒、3000 粒和 30000 粒。该技术措施正式公布后，由于与实践中通常采用的"美国联邦标准 209"在级别的表示方法上完全不同，使人们不习惯，所以它未被真正实施和推广。但我国一些版本药剂学、制药工程教材都采用了这一标准。

2.《药品生产质量管理规范》（GMP）

GMP 是适应保证药品生产质量管理的需要而产生的。我国《药品生产质量管理规范》（GMP，1998 年修订）是参照国家标准 GBJ 73—84，将洁净度划分为 4 个等级，并对微生物含量做了规定，见表 3-1。

表 3-1 洁净室（区）空气洁净度级别表

洁净度级别	尘粒最大允许数/（个/m³）（静态）		微生物最大允许数（静态）		换气次数
	$\geq 0.5 \mu m$	$\geq 5 \mu m$	浮游菌/（cfu/m³）	沉降菌/（cfu/皿）	
100 级	3500	0	5	1	附注 2
10000 级	350000	2000	100	3	≥ 20 次/h
100000 级	3500000	20000	500	10	≥ 15 次/h
300000 级	10500000	60000	—	15	≥ 10 次/h

注：1. 在静态条件下医药洁净室（区）的悬浮粒子数、浮游菌数或沉降菌数必须符合规定。测试方法应符合现行国家标准《医药工业洁净室（区）悬浮粒子测试方法》（GB/T 16292）、《医药工业洁净室（区）浮游菌测试方法》（GB/T 16293）和《医药工业洁净室（区）沉降菌测试方法》（GB/T 16294）的有关规定。

2. 空气洁净度 100 级医药洁净室（区）应对大于等于 $5 \mu m$ 尘粒的计数多次采样，当大于等于 $5 \mu m$ 尘粒多次出现时，可认为该测试数值是可靠的。

新版《药品生产质量管理规范（2010 年修订）》参照了 WHO 和欧盟的 GMP 标准，于 2011 年 3 月 1 日起施行，将药品的洁净室划分为 A、B、C、D 四个级别。

（1）A 级 高风险操作区，如灌装区、放置胶塞桶和与无菌制剂直接接触的敞口包装容器的区域及无菌装配或连接操作的区域，应当用单向流操作台（罩）维持该区的环境状态。单向流系统在其工作区域必须均匀送风。在密闭的隔离操作器或手套箱内，可使用较低的风速。

（2）B 级 指无菌配制和灌装等高风险操作 A 级洁净区所处的背景区域。

（3）C 级和 D 级 指无菌药品生产过程中重要程度较低操作步骤的洁净区。

各级别空气悬浮粒子的标准规定和洁净区微生物监控的动态标准见表 3-2 和表 3-3。

新版 GMP 将洁净区分为 A、B、C、D 四个等级，而 1998 年版 GMP 分为 100、1 万、10 万、30 万级，1998 年版 GMP 主要是针对静态环境下的监测，而新版 GMP 主要是动态监控，各区分为静态和动态的要求。尤其对 A 级和 B 级，要连续地监控、取样和限值报警，需要特别注意的是表中的"静态"尘粒限度,应在操作完成、人员撤离条件下,经过15～20min自净后达到此"静态",与原来1998年版"静态"的定义标准相差较大,难度增加了。A级的动态、静态以及B级的静态都相当于100级,但其含义不同,A级要求单向流,而B级则无此要求,B级与1998年版GMP中的相关规定相差很大,它分为静态百级和动态万级。对于百级区(A区)单向流的流速,新版GMP的规定是0.36～0.54m/s,1998年版GMP的规定是0.2～0.5m/s。表3-4为无菌药品生产操作环境。

表3-2   不同洁净区空气悬浮粒子的标准规定

洁净度级别	悬浮粒子最大允许数/(个/m³)			
	静态		动态	
	≥0.5μm	≥5.0μm	≥0.5μm	≥5.0μm
A级	3520	20	3520	20
B级	3520	29	352000	2900
C级	352000	2900	3520000	29000
D级	3520000	29000	不作规定	不作规定

表3-3   不同洁净区微生物监测的标准规定

洁净度级别	浮游菌 /(cfu/m²)	沉降菌(φ90mm) /(cfu/4h)	表面微生物	
			接触(φ55mm) /(cfu/碟)	五指手套 /(cfu/手套)
A级	<1	<1	<1	<1
B级	10	5	5	5
C级	100	50	25	—
D级	200	100	50	—

注:1. 表中各数值均为平均值。

2. 单个沉降碟的暴露时间可以少于4h,同一位置可使用多个沉降碟连续进行监测并累积计数。

表3-4   无菌药品生产操作环境

洁净度级别	最终灭菌产品生产操作示例
C级背景下的局部A级	高污染风险①的产品灌装(或灌封)
C级	①产品灌装(或灌封);②高污染风险②产品的配制和过滤;③眼用制剂、无菌软膏剂、无菌混悬剂等的配制和灌装(或灌封);④直接接触药品的包装材料和器具最终清洗后的处理
D级	①压盖;②灌装前物料的准备;③产品配制(指浓配或采用密闭系统的配制)和过滤;④直接接触药品的包装材料和器具的最终清洗
洁净度级别	非最终灭菌产品的无菌生产操作示例
B级背景下的局部A级	①处于未完全密封③状态下产品的操作和转运,如产品灌装(或灌封)、分装、压塞、压盖①等;②灌装前无法过滤除菌的药液或产品的配制;③直接接触药品的包装材料、器具灭菌后的装配以及处于未完全密封状态下的转运和存放;④无菌原料药的粉碎、过筛、混合、分装
B级	①处于未完全密封③状态下的产品置于完全密封容器内的转运;②直接接触药品的包装材料、器具灭菌后处于密闭容器内的转运和存放
C级	①灌装前可过滤除菌的药液或产品的配制;②产品的过滤
D级	直接接触药品的包装材料、器具的最终清洗、装配或包装、灭菌

① 此处的高污染风险是指产品容易长菌、灌装速度慢、灌装用容器为广口瓶、容器须暴露数秒后方可密封等状况。

② 此处的高污染风险是指产品容易长菌,配制后需等待较长时间方可灭菌或不在密闭系统中配制等状况。

③ 压盖前产品视为处于未完全密封状态。

④ 根据已压产品的密封性、压盖设备的设计、铝盖的特性等因素,压盖操作可选择在C或D级背景下的A级送风环境中进行。A级送风环境应至少符合A级区的静态要求。

3.《洁净厂房设计规范》

我国 2001 年根据国际标准化组织 ISO 关于空气净化制定了国际标准 ISO 14644-1：1999，公布了《洁净厂房设计规范》（GB 50073—2001），代替国家标准 GBJ 73—84。这个标准将洁净度划分为 9 个等级，等级整数之间的中间数，还可以按 0.1 为最小单位细分等级。2003 年国家卫生部公布的《保健食品 GMP 审查方法的评价准则》中，明确规定洁净室要采用新标准 GB 50073—2001。

4.《医药工业洁净厂房设计规范》

2008 年 11 月 12 日中华人民共和国住房和城乡建设部批准了《医药工业洁净厂房设计规范》国家标准，编号为 GB 50457—2008，规定自 2009 年 6 月 1 日起实施。一些条款是强制性条文，必须严格执行。

5.《高效空气过滤器》

2008 年 11 月 4 日中华人民共和国国家标准《高效空气过滤器》发布，标准编号为 GB/T 13554—2008，规定 2009 年 6 月 1 日实施。5.3 项下规定高效空气过滤器组装车间的空气洁净度为 ISO 8 级，超高效空气过滤器组装车间的空气洁净度为 ISO 7 级。

6. 美国联邦标准

世界上最早的洁净室标准系美国的 FS209A，于 1963 年 8 月颁布。后相继颁布了 FS209B（1973 年 4 月）、FS209C（1987 年 10 月）、FS209D（1988 年 6 月）、FS209 E（1992 年），各替代其前者。FS209 标准的内容范围限于洁净室浮游粒子洁净度的等级划分、命名、级限、检验和监测技术条件、评价和检测方法、术语和定义等，涉及浮游粒子污染控制，但不涉及微生物污染控制。

FS209E 标准与 FS209A～FS209C 不同，体积由英制"ft³"改为国际单位制（SI）"m³"，净化级别也有改动，仿照 pH 的对数原则（例如，直径 $0.5\mu m$ 尘粒每立方米有 10000 个，用无单位的纯数 10000 取对数是 4，所以为 4 级），简洁而明朗地分为 7 级，每一级前面冠以"M"，每两级之间设一个分数级，如 M1～M2 之间，设定一个 M1.5。M3.5 级相当于我国 1998 年版 GMP 的 100 级。

1967 年美国航空航天局（过去译为"国家航空及宇宙航行局"）（NASA）的标准（习惯简称宇航标准）中，出现了包括控制无生命微粒，也包括控制有生命微粒的要求，称之为生物洁净室。NASA 标准中 100 级、10000 级、100000 级无生命微粒限度和 FS209 相对应级别的微粒限度标准相同，另增加了有生命微粒控制的标准。此标准中控制生物粒子的要求，乃是国际上生物洁净室卫生标准的基准。

1978 年第 4 次国际污染控制协会曾经提出过生物洁净室国际标准（草案），其标准与 NASA 标准相同，但没有给出制定的说明。

1973 年修订的美国联邦标准 FS209B 中，没有单独指出控制有生命微粒的要求。只是提出空气中悬浮微生物是自然界的微粒，它们包括在空气洁净度级别的微粒总数中，因为细菌（大小为 $0.5\sim5\mu m$）、病毒（为 $0.03\sim0.5\mu m$）一般不以单体而是以群体存在，并大多数是附着在空气中的尘粒上形成"生物粒子"。在有尘粒存在的地方，就可能有微生物的存在，控制了空气中尘粒浓度，就除去了微生物依附的条件，从而得到无菌的空气。所以，美国 FS209A～FS209E 都没有规定"生物粒子"的标准。并提出空气洁净度级别和生物微粒之间没有建立起确定的关系，也都没有给出和微粒总数相对应的生物微粒数量的规定。

2001 年 11 月底美国宣布废除 FS209E 标准而代之以国际标准 ISO 14644-1。我国与 ISO

接轨的国家标准为 GB 50073—2001。

7. 国际标准化组织 ISO/TC209 的国际标准

ISO/TC209 是国际标准化组织关于"洁净室与有关受控环境"的标准化技术委员会，秘书处由美国国家标准学会（ANSI）承担。现在下设 9 个工作组。ISO/TC 209 主要负责国际标准化组织在控制受控环境中空气悬浮粒子、生物污染以及分子污染等方面的标准化工作，并在该领域与国际电工委员会（IEC）保持密切联系。

国际标准 ISO 14644-1:1999 是国际标准化组织 ISO/TC209 制定的一系列洁净室标准中的重点文件，把空气洁净度划分为 9 个等级，并指出如何通过测量来区分这些等级，为了细化这些等级，还附加有 72 个副等级。对于 ISO 1~9 级范围内的各等级之间，允许按 0.1 递增进行再细分，如 ISO 1.1、ISO 1.2、…、ISO 7.2、ISO 7.3 等。ISO 的 1 级最清洁，这样划分级别比较直观。5 级相当于原来美国联邦标准 FS209B 的 100 级，7 级相当于 1 万级。

ISO 14644-1 标准已经被美国和欧洲所有国家采用，欧盟 2008 年 4 月修订的第 5 版 GMP 附录中要求"洁净室和洁净空气设备应按欧盟/国际标准化组织 EN/ISO 14644-1 划分级别"（实际上仍按 A、B、C、D 分级）。我国也已经采用了 ISO 14644-1 标准，这个标准将逐渐被世界上其他各国所接受。

国际标准 ISO 14698-1 由洁净室及其相关控制环境技术委员会 ISO/TC209 编写。ISO 14698 的大标题为"洁净室及其相关控制环境"，其构成有以下内容：第 1 部分，临时标题，生物污染控制-总则；第 2 部分，临时标题，生物污染控制-生物污染数据的评价和说明；第 3 部分，临时标题，生物污染控制-载有生物污染的湿污物或生物膜之惰性表面的清洗和/或消毒效率测量方法。第 1~3 部分的标题是出版第 1 部分时采用的工作标题。如果其中一项或多项标准被从工作计划中删除，则需对其余的标题重新加以编号。

8. 日本国家标准

1989 年日本摆脱 FS209 的影响，颁布了日本的国家标准 JISB9920，将空气洁净度划分为 1~8 级的等级标准，改用较为合理的等级依据公式，ISO 14644-1 的等级公式就是采用它的公式。日本标准的洁净度 3~8 级相当于 FS209 中的 1 万~10 万级。

9. 世界卫生组织（WHO）和欧盟（EN）GMP

WHO、EN 的 GMP 空气净化级别分为 A、B、C、D 四级，表 3-5 是洁净区按空气悬浮粒子划分的分类系统对照表，供使用时参考。

表 3-5   洁净区空气悬浮粒子分类系统对照表

WHO(GMP)	美国（209E）	美国（习惯分类）	ISO 14644-1 和 GB 50073—2001	EEC(GMP)	我国 GMP（1998 年版）
A	M 3.5	100	5	A	
B	M 3.5	100	5	B	100
C	M 5.5	10000	7	C	10000
D	M 6.5	100000	8	D	100000

10. 一些国家和组织的洁净室浮游菌含量标准

中国、美国、日本、WHO 和欧盟规定达到制剂无菌灌封的洁净室浮游菌含量的标准，如表 3-6（我国和 WHO 均规定洁净室中浮游菌和沉降菌两个标准）。

表 3-6 制剂无菌灌封的洁净室浮游菌含量的标准

标　　准	10 万级浮游菌含量 /(cfu/L)	1 万级浮游菌含量 /(cfu/L)	100 级浮游菌含量 /(cfu/L)	10 级浮游菌含量 /(cfu/L)
中国 GMP(1992)（静态）	≤0.5	≤0.1	≤0.005	—
中国 GMP(1998)（静态）	0.15	0.05	0.005	—
无菌粉针灌封要求（动态）	—	—	0.01	—
中国兽药 GMP(2002)	0.15	0.05	0.005	—
美国 NASA	0.0884	0.0176	0.0035	0.0014
美国 LVP 的 GMP 提案	0.0884		0.0035	—
WHO 和欧盟 GMP（动态）	0.2	0.1	A 0.001	—
			B 0.005	
日本制药工业协会	0.15	0.02	0.005	—
日本医药 GMP 监督检查要点（静态）	0.0884	0.017	0.0035	

二、洁净室内含尘量及微生物的测定方法

（一）悬浮粒子测定

测定空气中悬浮粒子浓度和粒子大小的常用方法有：光散射法、滤膜显微镜法和比色法。粒子≥$0.5\mu m$ 用仪器测定；粒子≥$5\mu m$ 用滤膜显微镜计数法测定。可参见国家标准 GB/T 16292—1996《医药工业洁净室（区）悬浮粒子测定方法》。

1. 光散射式粒子计数法

当含尘粒空气以细流束通过强光照射的测量区时，空气中的每个尘粒将发生光散射，形成光脉冲信号，并转化为相应的电脉冲信号。测定时利用光电倍增管，接受尘粒反射的光，以测定其大小与数量，并加以分级累计及显示。

根据散射光的强度与尘粒表面积成正比，脉冲信号次数与尘粒个数相对应，最后由数码管显示粒径和粒子数目。

这类仪器的技术特性是：能测出最小粒径为 $0.1\mu m$，粒径的选择分挡为 $0.1\mu m$、$0.3\mu m$、$0.5\mu m$、$0.7\mu m$、$1\sim10\mu m$ 等，可测定尘粒浓度范围为 2.5 万个/L、3.5 万个/L、10 万个/L，计数时间为≤20min。一般细菌大小在 $0.3\sim1\mu m$ 都能被测知。

2. 滤膜显微镜计数法

采用微孔滤膜真空过滤含尘空气，捕集尘粒于微孔滤膜表面，用丙酮蒸气熏蒸至滤膜呈透明状，置显微镜下计数。滤膜之所以不透明是由于微孔中充满了空气，形成大量光学分界面，破坏了光线传播的方向。除了用丙酮蒸气熏蒸法使滤膜呈透明状外，也可采用向滤膜上滴加折射率和滤膜折射率相同的油，赶走膜孔内的空气，使其透明。

用下式计算含尘计数浓度（N）：

$$N(粒/L)=\left(\frac{c_1}{f_1}-c_0\right)\frac{f_0}{qt} \tag{3-1}$$

式中，c_0 表示滤膜基数密度（即滤膜上固有的尘粒密度），粒/mm^2；c_1 表示采样后计数的总粒数，粒/mm^2；f_0 表示滤膜有效采样总面积，mm^2；f_1 表示采样后计数的总面积，mm^2；q 表示采样（用转子流量计测得）体积流量，L/min；t 表示采样时间，min。

用该法测定时，必须先测出使用的同一批滤膜的基数密度，才能得到真正的采样密度。

该法可直接观察尘埃的形状、大小、色泽等物理性质，这对分析尘埃来源及污染途径具有较高的价值，但取样、计数较烦琐。

3. 光电比色计数法

采用滤纸真空过滤含尘粒空气，捕集尘粒于滤纸表面，测定过滤前后的光谱透射比（即旧称的透光度）。根据光谱透射比与积尘量成反比（假设尘埃的成分、大小和分布相同），计算含尘量。常用于中、高效过滤器的渗漏检查。

（二）微生物测定

测定空气中浮游菌和沉降菌。

1. 浮游菌

用空气采样器（如撞击式或离心式采样器）收集悬浮在空气中的活微生物粒子，通过专用的培养基，在适宜的生长条件下繁殖到可见的菌落数。具体方法参见国家标准 GB/T 16293—1996《医药工业洁净室（区）浮游菌的测试方法》。

2. 沉降菌

采用平板暴露法收集空气中的活微生物粒子，通过专用的培养基，在适宜的生长条件下繁殖到可见的菌落数。此方法应用较广泛，不需要特殊设备，操作简单。缺点是测定结果代表性差，因为它无法将单位体积空气中所有的微生物都捕集到。具体方法参见国家标准 GB/T 16294—1996《医药工业洁净室（区）沉降菌的测试方法》。

第三节　空气过滤

空气也可以称为"大气"，广义的大气是指包围地球的空气。大气中悬浮的尘埃习惯称大气尘。室外的大气尘也叫"大气污染"，一般室内称为"空气污染"。去除大气中的尘埃叫空气净化，通常采用空气过滤方法来净化空气，也可采用机械、洗涤、电力分离方法除去空气中的尘埃。

空气过滤过程属于介质过滤，分为表面过滤和深层过滤。

（1）表面过滤　过滤时尘粒被截留在介质的表面上，通常粒径必须大于过滤介质的孔径。常用的有醋酸纤维素、硝酸纤维素微孔滤膜，其孔径为 $0.1 \sim 10 \mu m$，孔隙率为 $70\% \sim 80\%$。这种过滤，主要用于要求高的无尘、无菌洁净室的末端过滤。

（2）深层过滤　过滤时尘粒被截留在介质的内部，此时尘粒粒径可能小于过滤介质的微孔。常用的介质有玻璃纤维、合成纤维、粒状活性炭、发泡性滤材。

一、空气过滤机理与影响因素

（一）空气过滤机理

制药企业的空气净化主要采用各种纤维素过滤器，其过滤机理有以下几种：

1. 惯性沉积

当含尘粒气体通过纤维时，其气流流线发生弯曲而产生离心作用，具有较大质量或较大速度的粒子由于惯性作用来不及随气流流线绕过纤维，因而脱离流线而径直前进，使与纤维碰撞而黏附。这一作用随气流速度和粒径（或质量）的增大而加大。

2. 扩散沉积

此系气体分子的布朗运动带动尘粒的作用。当尘粒围绕纤维表面做布朗运动时，因扩散作用，使与纤维接触而被黏附。在尘粒越小、过滤速度越低时，这一扩散作用就越明显。

3. 截留作用

当粒径大于纤维之间的缝隙时，或尘粒与纤维发生接触时，尘粒即被截留。

4. 静电沉积

当含尘粒气流通过纤维时，由于摩擦作用，尘粒和纤维都可能带上电荷，靠静点的作用尘粒沉积在纤维上。

5. 范德华力

当尘粒与纤维之间的距离很小时，分子间力可能引起尘粒的沉积。

6. 重力沉积

尘粒较大时，由于重力作用而沉积在纤维表面。

在空气过滤中，通常是多种机理同时起作用，但只是以一种或两三种机理起主要作用。

（二）影响空气过滤的因素

1. 粒径

尘粒粒径越大，撞击作用越大，过滤效果越高；粒径越小，则由布朗运动产生的过滤效果越明显。因此，对采用非常小的滤速（几厘米每秒）和非常细的纤维（直径为几微米）的高效过滤器来说，对捕集 $0.2 \sim 0.4 \mu m$ 的尘粒，惯性、扩散等作用的综合效果最差，成为这种滤料最难捕集的粒子，通常用 $0.3 \mu m$ 左右的尘粒来检测高效过滤器的效果。

2. 纤维的直径和密实性

在相同的密实条件下，滤料纤维越细则接触面积越大，从而使过滤效率提高。所以高效过滤器纤维的直径仅有零点几微米到几微米。此外，纤维越密实，过滤效率越高，但其阻力也越大。

3. 过滤风速

风速越大，惯性作用增强，但阻力也随之增高，风速过大时，可将附着的灰尘吹出，效率反而下降。对高效过滤器，一方面为了减少阻力，另一方面为了充分利用扩散作用滤尘，所以常用极小的风速。

4. 附尘作用

过滤器用久后，灰尘越积越多，使气流阻力增大，既不经济，又降低风量，有可能因阻力过高使气流冲破滤料，所以过滤器必须定期清洗。

二、空气过滤器与过滤器特性

（一）空气过滤器

1. 单元过滤器的结构

空气过滤器往往以单元形式制成，即把滤材装进金属或木材框架内组成一个单元过滤器。使用时，将单个或多个单元过滤器装到通风管或通风柜里的空气过滤箱内。单元过滤器的形式有如下几种：

（1）**板式空气过滤器**　把滤材装到框架内，两侧用金属网压紧形成平面状，框架采用木材、金属或塑料等制成。这是最简单而常用的过滤器。

（2）**楔式空气过滤器**　将平板状滤材交错摆放成楔状。常用于中效过滤。

（3）**袋式过滤器**　把滤材做成细长的袋子，然后装入框架上。常用于中效过滤。

（4）**折叠式空气过滤器**　将较薄的垫块状滤材折叠装入框架内，并且采用波纹形分隔板夹在褶状滤材之间，保持滤材褶与褶之间的间隙，支撑手风琴风箱状的滤材，防止滤材变形。该过滤器过滤面积大，可减少通过滤材的有效风速，微米级粉尘的捕集效率高，是经济而可靠的高效过滤设备，如图3-2。

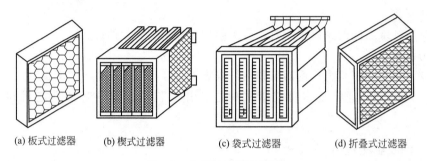

(a) 板式过滤器　　(b) 楔式过滤器　　(c) 袋式过滤器　　(d) 折叠式过滤器

图 3-2　空气过滤器示意图

2. 空气过滤器按效率的分类

国家标准 GB/T 14295—93 和高效空气过滤器 GB/T 13554—92 将空气过滤器分为 5 大类别，如表 3-7。

表 3-7　我国空气过滤器分类

性能指标 类别	额定风量下的效率 /%	20%额定风量下的效率 /%	额定风量下的初阻力/Pa	备注
粗效	粒径≥5μm,80>η≥20	—	≤50	
中效	粒径≥1μm,70>η≥20	—	≤80	效率为大气尘
高中效	粒径≥1μm,99>η≥70	—	≤100	计数效率
亚高效	粒径≥0.5μm,99.9>η≥95	—	≤120	
高效 A	≥99.9	—	≤190	A、B、C 三类效率为钠焰法效率；D 类效率为计数效率；C、D 类出厂要检漏
B	≥99.99	≥99.99	≤220	
C	≥99.999	≥99.999	≤250	
D	粒径≥0.1μm,≥99.999	粒径≥0.1μm,≥99.999	≤280	

（1）**初效过滤器**　粗效过滤器大多采用易于清洗的初、中孔泡沫塑料（如直径 20μm 的玻璃丝或各种人造纤维等）。

初效过滤器主要用于截留 5μm 以上的悬浮性微粒和 10μm 以上的沉降性微粒以及各种异物，防止其进入系统，所以粗效过滤器的效率以 5μm 为准。

初效过滤器的计数效率一般小于 20%（对粒径 0.3μm 的尘粒），推荐的滤速宜采用 0.4～1.2m/s。对含有酸、强碱、丙酮、二氯甲烷和三氯乙烯等有机溶剂蒸气的空气，不能使用泡沫塑料过滤器，可以考虑用其他滤料。初效过滤器一般 15～30 天就需要更换清洗。

（2）**中效过滤器**　中效过滤器主要滤除 1～10μm 的悬浮性尘粒，它的效率以过滤 1μm 为准。一般置于风机后高效过滤器之前，用以保护高效过滤器，延长其使用寿命。

滤材一般采用可清洗的中、细泡沫塑料、无纺布、玻璃纤维、天然纤维、化学纤维等材料。

中效过滤器的空气滤速一般为 0.2~0.4m/s，对粒径 0.3μm 的尘粒的过滤效率约20%~90%，容尘量为 300~800g/m³。通常 2~4 个月更换清洗。换下的泡沫塑料或无纺布可以用压缩空气反吹并拍打干净，然后用清水洗净晾干，忌用阳光暴晒。

（3）亚高效过滤器 亚高效过滤器既可作为洁净室末端过滤器使用，也可作为高效过滤器的预过滤器，进一步提高和确保送风洁净度，还可以作为新风的末端过滤，提高新风的品质。所以，和高效过滤器一样，它主要用于截留 1μm 以下的亚微米级的微粒，其效率即以过滤 0.5μm 为准。

（4）高效过滤器 高效过滤器简称 HEPA，它是洁净室最主要的末端过滤器，以实现0.5μm 的各洁净度级别为目的，但其效率习惯以过滤 0.3μm 为标准。如果进一步细分，若以实现 0.1μm 的洁净度级别为目的，则效率就以 0.1μm 为标准，习惯称为超高效过滤器。

国家标准《高效空气过滤器》GB 13554—2008 规定，高效过滤器按结构分为有隔板过滤器和无隔板过滤器，如图 3-3。若按过滤效率和阻力分类，可分为高效空气过滤器 A、B、C 三类和超高效空气过滤器 D、E、F 三类。滤材主要采用超细玻璃纤维滤纸或超细石棉纤维滤纸，纤维直径大部分小于 1μm。用于注射剂洁净室的高效过滤器应该采用金属或塑料框、铝箔分隔板、喷胶处理过的滤纸，因为注射剂洁净室湿度大，高效过滤器容易长霉。

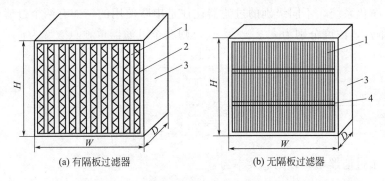

(a) 有隔板过滤器 (b) 无隔板过滤器

图 3-3 有隔板过滤器和无隔板过滤器
1—滤料；2—分隔板；3—框架；4—分隔物

高效过滤器的特点是效率高，阻力大，一般 2~3 年更换一次。高效过滤器的滤材虽然可以在温度小于 60℃、相对湿度小于 80% 条件下运转，但应考虑在注射剂车间使用时，空气中尘粒含有营养物质可作为细菌赖以生存的营养成分，当室内湿度很大、温度高时，尘粒吸附在滤器上，细菌就在滤器上生长繁殖。国外开发了具有杀菌作用的 HEPA（杀菌酵素过滤器），采取从生物体中提取的天然酵素（固定在纤维纸上，达到分子级的结合水平）将细菌的细胞壁溶解以达到杀菌的目的，是一种安全的灭菌措施，它防止了过滤器上微生物增殖所产生的二次污染。

高效过滤器对细菌（1μm）的穿透率为 0.0001%，对病毒（0.03μm）的穿透率为0.0036%，所以高效过滤器对细菌的过滤效率基本上是 100%，也就是说通过高效过滤器时空气可以视为无菌。

为了减小阻力并增加对尘粒的扩散沉积作用。必须采用较低的滤速，一般在 0.01~0.03m/s，对粒径 0.3μm 尘粒的过滤效率在 99.97% 以上。在额定流量条件下，使用初期的最大压力损失（通风阻力）为 245Pa（25mmH$_2$O）。

（二）过滤器的特性

1. 面速与滤速

面速是指过滤器断面上通过气流的速度（m/s），反映过滤器通过气体的能力，在一定风量下，面速大，需要的面积小。

滤速是指滤料面积上通过气流的速度，单位是 L/(cm^2·min) 或 cm/s，反映滤料通过气体的能力。

2. 过滤效率

在额定风量下，过滤前后空气含尘浓度之差与过滤前空气含尘浓度之比称为过滤效率，用 η 表示：

$$\eta = \frac{c_1 - c_2}{c_1} = 1 - \frac{c_2}{c_1} \tag{3-2}$$

式中，c_1 为过滤前的空气中含尘浓度；c_2 为过滤后的空气中含尘浓度。

当含尘浓度以质量浓度（mg/m^3）表示时，为计重效率；含尘浓度以大于等于某一粒径的颗粒数（个/L）表示时，为计数效率；含尘浓度以某一粒径范围的颗粒数（粒/L）表示时，为分组计数效率。

对于空气净化系统，不同级别的过滤器往往是串联使用的，如有两个过滤器串联，其效率分别为 η_1 和 η_2，浓度分别为 c_1、c_2 及 c_3，则两个过滤器单独总效率为：

$$\eta = \frac{c_1 - c_3}{c_1} \tag{3-3}$$

由于 $c_2 = c_1(1-\eta_1)$，$c_3 = c_2(1-\eta_2)$，故：

$$\eta = \frac{c_1 - c_1(1-\eta_1)(1-\eta_2)}{c_1} = 1 - (1-\eta_1)(1-\eta_2) \tag{3-4}$$

如果有 n 个过滤器串联，则总效率为：

$$\eta = 1 - (1-\eta_1)(1-\eta_2)\cdots(1-\eta_n) \tag{3-5}$$

必须指出，当两个滤材相同的过滤器串联时，特性是高效过滤器在经过第一级过滤后，空气中尘粒的分散度有了改变，所以对第二级来说效率必然有所下降，这是由于滤材对尘粒的选择性所引起的，但一般认为这一影响很小。

3. 穿透率与净化系数

穿透率是指过滤后空气含尘浓度与过滤前空气含尘浓度之比，即：

$$k = \frac{c_2}{c_1} \tag{3-6}$$

或

$$k = 1 - \eta \tag{3-7}$$

穿透率的倒数称为净化系数，即：

$$k_c = \frac{1}{k} \tag{3-8}$$

穿透率的意义在于它明确表示过滤后的空气含尘量。例如两台过滤器，其过滤效率分别为 99.99% 和 99.98%，看起来过滤性能很接近，但用穿透率来看，一个是 0.01%，另一个是 0.02%，两者相差一倍；净化系数一个是 10^4，另一个是 5×10^3，各表示过滤前后含尘浓度相差 10000 倍和 5000 倍，因此高效过滤器常用穿透率来评价其性能。

4. 过滤器阻力

过滤器阻力是由过滤器进、出口压力差决定的，即气流通过过滤器时的压力损失。压力损失由滤材的阻力和过滤器结构的阻力所造成，即：

$$\Delta p = \Delta p_滤 + \Delta p_结 \tag{3-9}$$

式中，Δp 为全阻力，Pa；$\Delta p_滤$ 为滤材阻力，Pa；$\Delta p_结$ 为过滤器结构阻力，Pa。

滤材阻力表示气流通过滤材时的阻力；结构阻力表示气流通过过滤器框架、波纹板等结构时克服的阻力。过滤器中没有积尘时的阻力为初阻力，最初过滤器的全阻力可用下式计算：

$$\Delta p = c u^m \tag{3-10}$$

式中，u 为滤速，cm/s；c 为阻力系数。

国产高效过滤器，阻力系数 c 在 $3 \sim 10$ 之间，m 在 $1.35 \sim 1.36$ 之间。过滤器的阻力随着过滤器中容尘量的增加而增大，一般将初阻力增加一倍的阻力作为需要更换或清洗过滤器的阻力，此称为终阻力。如果风机压力损失的风量多，也可在压力损失达初始阻力的 3 倍以上时更换。

5. 容尘量

容尘量是指过滤器上允许的最大沾尘量，超过此量值后，会使过滤器阻力太大，过滤效率下降。因此，容尘量就是在一定风量下，因积尘而阻力达到规定值（一般为初阻力的 $2 \sim 4$ 倍）时的积尘量。

过滤器沉积灰尘后阻力的增加程度与固体尘粒的大小有关，如质量相同，沾有小尘粒的阻力远大于大尘粒的阻力。

尘粒在过滤器上沉积后，增加了接触阻留的效能。同时，尘粒由于某些电荷作用，还可以在已阻留的尘粒上积集起来，从而使过滤器的过滤效率得到提高。但在灰尘沉积到一定极限后，积集的尘粒可再飞散，或由于滤料两侧压力差过大，而使滤料局部破损，反而使其效率下降。

第四节　洁净室的设计

制药工业各种制剂生产厂房必须符合 GMP 的要求，合理地划分区域，即一般生产区、控制区、洁净区及无菌区。

（1）一般生产区　无洁净度要求的车间或岗位。如注射液的灯检、包装岗位等。根据产品的吸湿性和操作人员的服装以及设备的热负荷等情况，需要作温湿度管理；对局部产尘突出部位，通常采用吸尘罩或小室式吸尘罩。

（2）控制区　洁净度要求为 D 级工作区。如原料的称量、配制和过滤（指浓配或采用密闭系统的稀配）洗涤岗位等。

（3）洁净区　洁净度要求为 C 级的一般无菌工作区。如注射液的灌装、封口岗位等。

（4）无菌区　洁净度要求为 B 级工作区。一般在 C 级的作业区内再设置层流式洁净罩。下面以洁净度 C 级为例，介绍洁净室的设计。

一、洁净室的布置

洁净区的结构一般由洁净室、（空）气闸、风淋、亚污染区、厕所、洗澡间、更衣室等组成。但《医药洁净厂房设计规范》GB 50457—2008 规定洁净区内不设浴室和厕所，可在人员净化室设厕所，要求厕所前有缓冲室。图 3-4 为设计形式之一。各部门的布置必须根据生产工艺要求，并在明确人流、物流和空气流向的前提下进行，以保证洁净室的洁净度要求，洁净厂房的设计，既要满足当前产品生产的工艺要求，也应适当考虑今后生产发展和工艺改进的需要。

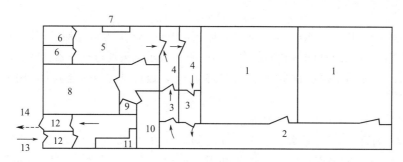

图 3-4 洁净室平面布置图

1—洁净室；2—走廊；3—风淋（气闸）；4—非污染区；5—亚污染区；6—厕所；7—水洗；
8—休息室；9—擦脚；10—管理室；11—更衣；12—气闸；13—进口；14—出口

为了降低费用，洁净室内设备布置应尽量紧凑，以减少洁净室面积；洁净室级别相同的房间尽可能组合在一起，以便通风布置合理化；不同级别的洁净室应设隔门，并应由低级别向高级别安排，彼此相连的房间按洁净等级设计相应的压差，空气洁净级别不同的相邻房间之间的静压差应大于5Pa（欧盟 GMP2008 年第 5 版要求 10～15Pa 压差），洁净室（区）与室外大气的静压差应大于10Pa（9.81Pa），并应有指示压差的装置。门的开启方向应朝洁净度级别高的房间；洁净车间根据工艺性质开设安全出口，开启方向应朝操作人员安全疏散方向。洁净室的门是控制环境污染的一个重要环节，因此要求密闭，人、物进出口处装有气锁

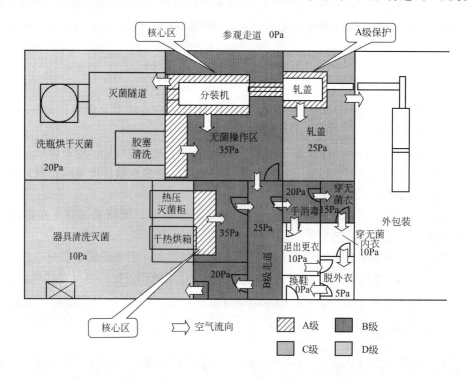

图 3-5 无菌生产核心区的洁净梯度、压差梯度、气流流向示意图

或叫气闸（air-lock）。在有窗的厂房中，洁净室不宜临窗布置，尽量布置于厂房的内侧或中心部位，或窗与洁净室之间隔以封闭式外走廊缓冲。我国新版 GMP 设计的基本原则是洁净室内的设备布局尽量紧凑，尽量减少面积；同级别的洁净室尽可能相邻；不同级别的洁净室由低级向高级安排，彼此相连的房间之间应设隔离门，隔离门应向洁净度高的方向开启，洁净区与非洁净区各级洁净室之间的正压差不低于 10Pa，光照大于 300lx。图 3-5 是无菌生产核心区的洁净梯度、压差梯度、气流流向示意图。

二、洁净室的建筑要求

中华人民共和国行业标准洁净室施工及验收规范 JGJ 7190 是中国建筑科学研究院起草、中华人民共和国建设部批准的规范，适用于新建和改建的工业洁净室和一般生物洁净室，对洁净室建筑的要求很详细而具体。

（一）地板

地面建筑对洁净度的影响比较大。在洁净室的内部构造中，地板是关键，对地板的要求是选择有弹性而光滑的地板材料为好，缺乏弹性的地板材料往往产生缺口或微小的凹凸不平而容易积尘。此外，地面与墙壁的交界处宜成弧形或采取其他措施，以减少灰尘积聚和便于清扫。

常用的地面材料有：

（1）水磨石地面　整体性好，光滑且不易起尘，易擦洗清洁，耐腐蚀，但易产生静电，因此宜用可防止静电的镶嵌金属网格并可靠接地的水磨石地面。

（2）格栅地板　用于垂直层流洁净室，是作为回风口使用的地板。所用的材料可选用铝、塑料、硬木等。

（3）涂布型地板　在水泥砂浆表面涂覆环氧树脂和氨基甲酸乙酯（聚氨酯）等，表面很光滑，清扫方便，但搬运重物时易损害涂面。

（4）粘贴型地板　乙烯树脂卷材贴面，面板湿了太滑，且搬运重物易受损；聚氯乙烯材料防滑性能好，而且强度高，是一种优质地板材料。

（二）内墙

内墙面对室内洁净度的影响较小，不必选用很高级的材料。对于较大面积的洁净室，可选用高密度块材砌成，表面贴上瓷砖或外蒙上水泥并涂刷涂料以形成坚实的表面，使其光滑无隙。常用的涂料有聚氨基甲酸乙酯、过氧化乙烯漆、乳胶漆、普通瓷漆等。对较小面积的洁净室可用塑料板、彩钢板、铝板等作为隔墙。

（三）顶棚

各种管道，如水管、风管、高效过滤器和照明设施（包括紫外线灯）都装嵌在天花板吊顶内。

吊顶分硬吊顶和软吊顶，硬吊顶即混凝土吊顶，这种形式最大的优点是在技术夹层内安装、维修较方便，吊顶无变形开裂。软吊顶即悬挂式吊顶，常用的是钢骨架-钢丝网抹灰吊顶和彩钢板吊顶。

吊顶材料必须是非燃烧体，其耐火极限不宜小于 0.25h。天花板采用镶板、混凝土及其类似的材料，施工后不应有尘埃下落。天花板最好用隔音板包于塑料薄膜内，以减少噪声。

（四）门窗

门窗的材料宜选用耐火性好、变形性小的材料。安全疏散门应向疏散方向开启，且不得采用吊门、转门、推拉门及电控自动门。

上述地面、墙面、顶棚各表面材料的光反射系数要求为：顶棚和墙面为 0.60～0.80，地面为 0.15～0.35。

三、洁净室对人、物净化要求

洁净室的设计和施工即使很完善，也会因维护和使用管理不当而达不到要求。有人认为对产品的污染控制效果，设备占 50%，管理占 50%，特别是对人和物的净化管理更为重要。

（一）对人的净化

在洁净室内，人是粉尘和细菌的主要发生源，人的皮肤和头发中剥落下来的皮屑、呼吸和说话时喷出的飞沫，衣服中脱落下来的纤维都成为污染物质。特别是人的一举一动更使污染加剧，例如：人打一次喷嚏能使周围空气中微粒增加 5～20 倍；人手上携带的细菌数为 10^2～$10^3/cm^2$，额上为 10^3～$10^5/cm^2$。当然，由于在洁净室内不断地进行空气净化，所以，室内实际尘粒数不会增加很多。但为了控制污染源，应尽量减少操作的人员数，而且希望将尘埃和细菌尽量少带进洁净室，以减少其发尘量。

操作人员在进入洁净室之前，必须用水洗手、洗脸、淋浴等，更换衣、鞋、帽和空气吹淋（风淋）等措施。水洗时必须使用杀菌皂与无菌手巾，不允许用粉、头发喷雾剂和指甲油之类的化妆品。

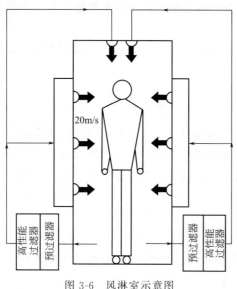

图 3-6　风淋室示意图

操作人员需穿着专用工作服，工作服尽量能盖罩全身，减少皮肤外露。衣料应限制使用棉织物，宜采用发尘少、难于吸附、不易脱落的紧密的尼龙、涤纶等织物。洗涤工作服时可用抗静电剂处理，洗净的衣服必须在层流空气中晾干。用无尘工作服代替普通工作服（棉质），发尘量将减少很多。有人统计，穿分套型洁净工作服时工作人员的发尘量为穿普通工作服的 24%，穿全套型洁净工作服时的发尘量为穿普通工作服的 3%，进入洁净室之前，可使用一种经灭菌和抗静电处理的黏性表面地垫，可除去脚上的尘粒。

风淋室是工作人员在穿上无菌工作服进入洁净室之前先经过空气吹淋进行人身净化的地方。风淋室设在洁净室入口处。图 3-6 为风淋室示意图，吹淋间底部为站人转盘，旋转周期为 14s，吹淋风速为 20～30m/s，以保证人在吹淋过程中受到均匀的射流作用，同时由于射流强弱不等的作用使工作服产生抖动，使灰尘被除掉。灰尘随气流进入到中、高效过滤器滤除，洁净室空气再进入到吹淋间，循环使用。

对要求不高的洁净室入口，有时可以用气闸室代替风淋室。气闸通向外界的门和通向洁净室的门不同时打开，使室内保持正压，以使人、物进出洁净室时能控制污染空气进入洁净室。

（二）对物的净化

在洁净室中生产使用的原辅料、仪器、设备等物料，在进入洁净室前均需给予清洁处理，按一次通过方式，送入洁净室。

物料的净化应在物料净化室（包括包装清理室、传递窗或气闸室）拆除外包装，装入洁净容器内备用。外包装不能拆除的应去除或擦拭外包装上的污物。清理后的物料经传递窗或气闸室送入洁净室，这时应增加洁净室内的正压，以防止尘埃进入；也可以在入口处设置紫外线灯灭菌。

传递窗两边的传递门，应有安全联缩装置防止同时被打开。传送带由于其自身的"沾尘带菌"和带动空气易造成洁净室污染，所以穿越不同洁净级别的洁净室，必须进行切换，将一边传送带上的物料转移到另一边传送带上。

四、洁净室的空气净化系统

空气净化系统按洁净区范围可分为局部净化和全面净化。局部净化投资和动力消耗少，因此在满足工艺要求的前提下应采用局部净化，当局部净化不能满足要求时可采用局部与全面相结合的方式或采用全面净化方式。

（一）空气净化的气流流型

气流流型是指空气流动的形态和分布状态。空气净化的气流流型有几种表示方法，如层流和乱流、稳定流和不稳定流、渐变流和突变流、均匀流和非均匀流。这里仅介绍层流、乱流和辐流。如果流层与流层之间没有流体质点交换的流动，此称为层流，否则称为乱流；辐流是高效空气过滤器的出风口形成半圆形、扇形和半球形射流，流线不发生交叉。

1. 层流

层流也称平行流，它是指具有一定的均匀断面速度的空气流，室内的一切悬浮粒子都在一条直线上，保持在层流层中运动，由于层流的流线为单一方向并相互平行，各流线间的尘粒很少能从一条流线扩散到另一条流线上去，即使气流遇到人、物等发尘部位，也很少扩散到全室，而随平行气流迅速流出室外。层流常用于 B 级（相当于 GB 50073—2001 中 5 级）洁净度净化室。

层流分为垂直层流与水平层流。

（1）垂直层流　层流的气流为垂直向下称之为垂直层流。这种洁净室以高效过滤器为送风口布满顶棚，地板全部做成回风口，使气流自上而下地流动，见图3-7。图3-8为垂直单向流洁净室

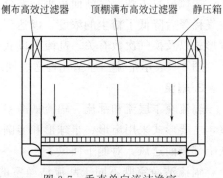

图 3-7　垂直单向流洁净室

透视。只要过滤器送风口和工作面之间不存在发尘源，在工作面上始终能够得到洁净的一次空气（由高效过滤器直接送出来的洁净空气）。垂直层流的高效过滤器除设于顶棚以外，也

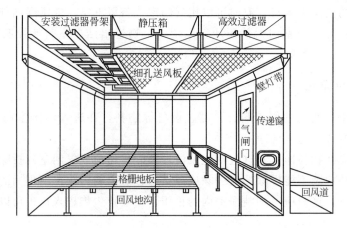

图 3-8　垂直单向流洁净室透视

可设在侧部，但气流的下送采用顶棚布置的阻尼层，保证气流由上而下的层流状态。

还有一种垂直层流洁净室，它把回风设在墙壁下端。这种方式常用于地面负载较大的洁净室，地板可采用一般结构。

垂直层流流过房间的截面速度应不小于 0.25m/s，换气次数大约 300～500 次/h。

垂直层流的自净能力强，尘埃移动少，可简化人、物的净化设施；缺点是造价高，操作费用和维修费用比较高，灯具布置困难，格栅地板的清扫麻烦等。

（2）水平层流　层流的气流为水平方向称之为水平层流，这种洁净室墙的一侧壁面分布高效过滤器，对应壁面为回风墙，由于气流从侧面连续吹向工作面，上气流侧的污染影响到下气流侧的工作面上，因而空气在流动过程中含尘量逐渐增加，这与垂直层流气流大不相同（垂直层流中的气流与工作面只是一次接触）。

为了克服尘粒的重力沉降，需采用较高的风速，一般不应小于 0.35m/s，换气次数为 300～500 次/h。

水平层流适用于较小的洁净室或工艺过程有多种洁净度要求的房间，工作面布置应合理。水平层流克服了垂直层流照明设备安装不便的缺点，而且造价较低。

2. 乱流

乱流也称紊流，它是指空气流线呈不规则状态，各流线间的尘粒易互相扩散。这种流动，送风口只占洁净室断面很小一部分，送入的洁净空气很快扩散到全室，含尘空气被洁净空气稀释后降低了粉尘的浓度，以达到空气净化的目的。因此，室内洁净度与送、回风的布置形式以及换气次数有关。乱流可以获得 C、D 级洁净度的洁净空气。

图 3-9 表示乱流洁净室几种送、回风示意图。

3. 辐流

辐流晚于层流和乱流，辐流洁净室（图 3-10）是国外采用的具有节能意义的新型洁净室，主要形式采用扇形、半球形和半圆形高效过滤器形成扇形、半球形和半圆形辐射风口，从上部侧面送风，对侧下回风。

辐流洁净室既不同于乱流洁净室的混掺稀释作用，也不同于单向流洁净室的"活塞"作用。它的流线既不单向也不平行，这一点和乱流洁净室相同；但不同的是流线不发生交叉，因此不是靠混掺作用，仍然靠推出作用，只是不同于单向流的"平推"，而是"斜推"。

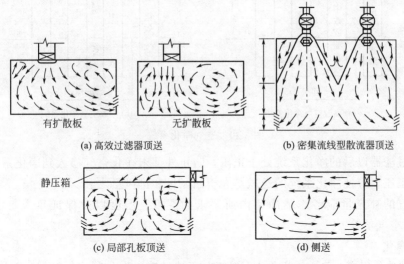

图 3-9 乱流洁净室几种送、回风示意图

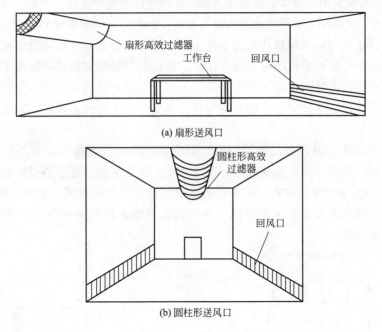

图 3-10 辐流洁净室

(二) 空气洁净技术

1. 各级过滤器的组合

污染空气中所含尘粒的粒度范围非常广，不宜只用一种过滤器同时滤掉所有粒度范围的尘粒，因此在洁净技术中通常使用三级过滤，即粗效过滤、中效过滤、高效过滤。各级过滤器滤除不同范围的尘粒，以提高过滤效率和保证末级过滤后空气的洁净度符合要求。

根据各级过滤器的组合装配不同，其净化效果不同。图 3-11(a) 的组合方式为高效空气净化系统，图 3-11(b) 的组合方式为中效空气净化系统。

组合方式使空气由粗效经由高效通过，逐渐净化。中效过滤器应安装在风机的出口处，

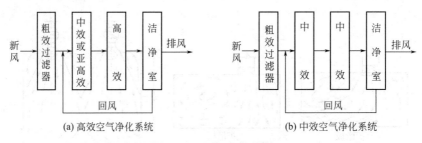

图 3-11　空气净化系统

以保证中效过滤器以后的净化系统处于正压，防止外部未净化空气渗入到净化系统中。为保证洁净室的正压，应使净化系统的送风量大于回风量和排风量之和。

新鲜空气的补充量应考虑洁净室内所要求的温度、湿度以及保证每人每小时不少于 $30m^3$ 的新鲜空气量等。

2. 局部净化

洁净室的造价很高，且室内操作人员的动作无法彻底消除人为污染，然而对注射剂的灌封等局部区域要求有较高的洁净度，常通过局部净化环境的措施解决这一问题。如使用超净工作台、生物安全柜、无菌小室等设施使室内的局部工作区或特定的局部空间成为洁净空气环境。

当要求在洁净室内局部区域达到高洁净度时，可将过滤器送风口布置在局部工作区的顶部或侧部。使洁净气流首先流经并笼罩工作区，以达到局部区域的洁净度要求。

规模不大的物品需要在洁净环境中处理时，比较经济有效的方法是采用洁净工作台。洁净工作台一般设置在洁净室中。工作台的安装位置应设在气流的上风侧，以保证工作台的洁净度。

洁净工作台的工作原理是使通过高效过滤器的洁净空气在操作台内部形成低速层流气流，直接覆盖整个操作台面，以获得局部洁净环境。气流通过速度不能过快也不能过慢，一般采用 0.4～0.6m/s 的风速为宜。操作台的洁净度应达到我国 B 级，故亦称超净工作台。

洁净工作台的送风方式有水平层流（图 3-12）和垂直层流（图 3-13）两种，水平层流型的应用似乎更方便。

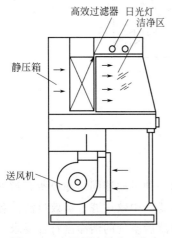

图 3-12　水平层流洁净工作台

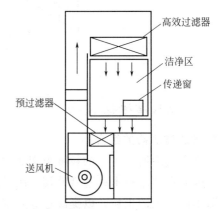

图 3-13　垂直层流洁净工作台

洁净工作台的特点是：①设备费用少；②可以移动；③几台洁净工作台拆下侧板之后可以互相连接起来，只要接缝衔接严密不漏风就能组成流水生产线；④对操作人员的要求条件少。

实践证明，在洁净室内加设局部层流装置是提高操作区域洁净度的行之有效而且较经济的方法之一。

（三）洁净室的空调净化系统

净化和空调是两个不同的概念。空调主要是调节室内温度和湿度，使人感到舒适。要求空调的房间不一定要求净化。但要求净化的房间一定要求有空调配合，否则不易达到洁净室净化设计要求。因此送入洁净室的空气，除了对空气进行滤除尘粒净化外，还需要加热、冷却、加湿、去湿的处理。这套处理系统称之为"空调净化系统"。空调净化系统空气处理流程多种多样，设计时应根据具体空调净化系统条件进行综合分析，图 3-14 为适用于注射液车间的系统基本流程。

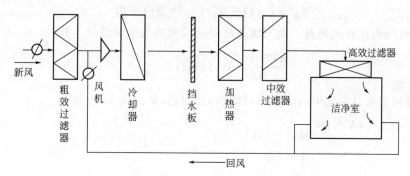

图 3-14 空调净化系统流程

（四）洁净室的计算

按图 3-15 乱流洁净室模型进行计算。

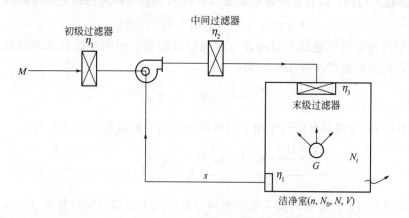

图 3-15 乱流洁净室模型

图中各符号意义如下：

N_t 为某时间 t（min）的室内含尘浓度（粒/L）；N 为室内稳定含尘浓度（粒/L）；

N_0 为室内原始含尘浓度，即 $t=0$ 时的含尘浓度（粒/L）；V 为洁净室容积（m³）；

n 为换气次数（次/h）；G 为室内单位容积发尘量 [粒/(m³·min)]；

M 为大气含尘浓度（粒/L）；s 为回风量对送风量之比；

η_1 为初级过滤器（或新风过滤器组合）效率（计数效率，用小数表示，下同）；

η_2 为中间过滤器效率；η_3 为末级过滤器效率

1. 含尘浓度公式的推导

根据图 3-15 的乱流洁净室基本模型，进出洁净室的尘粒由以下几部分组成：

（1）进入室内的尘粒　由三部分组成：

① 由新风带入室内的尘粒　设室内的换气次数为 n，房间体积为 V，则室内单位时间所需要的总风量（L/min）为：

$$\frac{nV\times10^3}{60}$$

设回风比为 s，则 $(1-s)$ 为新风比例。单位时间的新风量（L/min）为：

$$\frac{nV\times10^3}{60}(1-s)$$

设 M 为大气含尘浓度（粒/L），$\eta_{新}$ 为新风通路过滤器的总效率：

$$\eta_{新}=1-(1-\eta_1)(1-\eta_2)(1-\eta_3) \tag{3-11}$$

则单位时间内经新风通路上的三级过滤器进入室内的尘粒数量（粒/min）为：

$$\frac{nV\times10^3}{60}M(1-s)(1-\eta_{新}) \tag{3-12}$$

在 dt 时间内每升空气中由于新风而增加的尘粒数量（粒/L）为：

$$\frac{\frac{nV\times10^3}{60}M(1-s)(1-\eta_{新})}{V\times10^3}dt=\frac{Mn(1-s)(1-\eta_{新})}{60}dt \tag{3-13}$$

② 由回风带进室内的灰尘　单位时间的回风量（L/min）为：

$$\frac{nVs\times10^3}{60}$$

设 N_t 为任一时间 t 时的室内含尘浓度（粒/L），$\eta_{回}$ 为回风通路上过滤器的效率：

$$\eta_{回}=1-(1-\eta_1)(1-\eta_2)(1-\eta_3) \tag{3-14}$$

则单位时间内经回风通路上过滤器（回风口过滤器、中间过滤器和末级过滤器）过滤后，进入室内的尘粒数量（粒/min）为：

$$\frac{nV\times10^3}{60}sN_t(1-\eta_{回})$$

在 dt 时间内，室内每升空气中由于回风而增加的尘粒数量（粒/L）为：

$$\frac{\frac{nV\times10^3}{60}sN_t(1-\eta_{回})}{V\times10^3}dt=\frac{N_tns}{60}(1-\eta_{回})dt \tag{3-15}$$

③ 在 dt 时间内，由于室内发尘而使室内每升空气中增加的尘粒数量（粒/L）为：

$$G\times10^{-3}dt$$

式中，G 为单位室内体积发尘量，粒/(m³·min)。

（2）由室内排出的尘粒　由室内排出的尘粒包括有组织的回风（有的还有排风）排出的尘粒和无组织的换气排出（压出）的灰尘。

单位时间通风换气量（L/min）为：

$$\frac{nV\times10^3}{60}$$

在 dt 时间内室内每升空气由通风换气所排出的尘粒数量（粒/min）为：

$$\frac{\dfrac{nV\times10^3}{60}N_t}{V\times10^3}dt = \frac{N_t n\,dt}{60} \tag{3-16}$$

根据进出洁净室的尘粒数量，则在 dt 时间内洁净室内含尘浓度的变化为：

dN_t =（进入的含尘浓度）－（排出的含尘浓度）

$$= \frac{N_t ns(1-\eta_{回})dt}{60} + \frac{Mn(1-s)(1-\eta_{新})dt}{60} + G\times10^{-3}dt - \frac{N_t n\,dt}{60} \tag{3-17}$$

移项整理得：

$$\frac{dN_t}{dt} = \frac{60G\times10^{-3}+Mn(1-s)(1-\eta_{新})}{60}\left\{1 - \frac{N_t n[1-s(1-\eta_{回})]}{60G\times10^{-3}+Mn(1-s)(1-\eta_{新})}\right\} \tag{3-18}$$

将上式分离变量并积分，得：

$$-\frac{60G\times10^{-3}+Mn(1-s)(1-\eta_{新})}{n[1-s(1-\eta_{回})]}\ln\left\{1 - \frac{n[1-s(1-\eta_{回})]N_t}{60G\times10^{-3}+Mn(1-s)(1-\eta_{新})}\right\}$$

$$= \frac{60G\times10^{-3}+Mn(1-s)(1-\eta_{新})}{60}t + C$$

$$\tag{3-19}$$

式中，C 为积分常数，它由积分初始条件所决定，当 $t=0$ 时，$N_t=N_0$ 代入上式，得：

$$C = \frac{60G\times10^{-3}+Mn(1-s)(1-\eta_{新})}{n[1-s(1-\eta_{回})]}\ln\left\{1 - \frac{n[1-s(1-\eta_{回})]N_0}{60G\times10^{-3}+Mn(1-s)(1-\eta_{新})}\right\} \tag{3-20}$$

将 C 代入原式，得：

$$\ln\left\{1 - \frac{n[1-s(1-\eta_{回})]N_t}{60G\times10^{-3}+Mn(1-s)(1-\eta_{新})}\right\} - \ln\left\{1 - \frac{n[1-s(1-\eta_{回})]N_0}{60G\times10^{-3}+Mn(1-s)(1-\eta_{新})}\right\}$$

$$= \frac{-n[1-s(1-\eta_{回})]t}{60} \tag{3-21}$$

即

$$\frac{1-\dfrac{n[1-s(1-\eta_{回})]N_t}{60G\times10^{-3}+Mn(1-s)(1-\eta_{新})}}{1-\dfrac{n[1-s(1-\eta_{回})]N_0}{60G\times10^{-3}+Mn(1-s)(1-\eta_{新})}} = \exp\frac{-n[1-s(1-\eta_{回})]t}{60} \tag{3-22}$$

任意时间洁净室内含尘浓度为：

$$N_t = \frac{60G\times10^{-3}+Mn(1-s)(1-\eta_{新})}{n[1-s(1-\eta_{回})]}\left(1 - \left\{1 - \frac{n[1-s(1-\eta_{回})]N_0}{60G\times10^{-3}+Mn(1-s)(1-\eta_{新})}\right\}\times\right.$$

$$\left.\exp\frac{-n[1-s(1-\eta_{回})]t}{60}\right) \tag{3-23}$$

当 $t\to\infty$ 时，稳定的含尘浓度（粒/L）为：

$$N = \frac{60G\times10^{-3}+Mn(1-s)(1-\eta_{新})}{n[1-s(1-\eta_{回})]} \tag{3-24}$$

或换气次数（次/h）为：

$$n = \frac{60G\times10^{-3}}{N[1-s(1-\eta_{回})]-M(1-s)(1-\eta_{新})} \tag{3-25}$$

式(3-24) 及式(3-25) 为洁净室内空气中含尘浓度及换气次数公式，利用这两个公式可以得出：

① 当已知室内含尘量的换气次数，可利用式(3-24)计算室内含尘浓度；

② 当已知室内含尘浓度，可利用式(3-25)计算所需的换气次数。

使用这两个公式时应注意：

① 仅适用于乱流洁净室；

② 所计算的值为理论值。

2. 参数的确定

（1）大气含尘浓度 M　如有当地实测数据，可根据实测数据确定。如无实测数据可按下列洁净室所在地区确定：

工业城市内　　　　　　　$M=3\times10^5$（粒/L）

工业城市郊区　　　　　　$M=2\times10^5$（粒/L）

非工业区或农村　　　　　$M=1\times10^5$（粒/L）

（2）单位容积发尘量 G　在洁净室正常的维护管理和一般操作强度条件下，由人在静止状态所散发的尘粒数按 10×10^4［粒/(人·min)］计算，地面上的表面发尘量按 1.25×10^4［粒/(m²·min)］计算，如洁净室净高按 2.5m 计算，再考虑到其他因素，则室内单位容积发尘量 G［粒/(m³·min)］可按下式计算：

$$G=(20q+0.5)\times10^4$$

式中，q 为洁净室内人员密度，人/m²。

（3）过滤器效率 η　新风通路上过滤效率：

$$\eta_{新}=1-(1-\eta_{初})(1-\eta_{中})(1-\eta_{末}) \tag{3-26}$$

回风通路上过滤效率：

$$\eta_{回}=1-(1-\eta_{中})(1-\eta_{末}) \tag{3-27}$$

对于高效过滤器，可按 $\eta=0.99999$；对于玻璃纤维中效过滤器，可按 $\eta=0.4\sim0.5$；对于中细孔泡沫塑料中效过滤器，可按 $\eta=0.3\sim0.4$；对于粗孔泡沫塑料初效过滤器，可按 $\eta=0.1\sim0.2$。

【例3-1】　某乱流洁净室面积 10m²，3 人操作，采用新风比为 25%。若要求达到室内含尘浓度 220 粒/L，求需要的换气次数。

【解】　洁净室人员密度 $q=\dfrac{3}{10}=0.3$（人/m²）

室内发尘量：

$$\begin{aligned}G&=(20q+0.5)\times10^4\\&=(20\times0.3+0.5)\times10^4\\&=6.5\times10^4\,［粒/(人·min)］\end{aligned}$$

如取大气含尘浓度 $M=10^6$ 粒/L

过滤器效率：

$$\eta_{初}=0.1$$

$$\eta_{中}=0.45$$

$$\eta_{末}=0.99999$$

则：

$$\eta_{回}=1-(1-\eta_{中})(1-\eta_{末})=0.9999945$$

$$\eta_{新}=1-(1-\eta_{初})(1-\eta_{中})(1-\eta_{末})=0.9999945$$

利用式(3-25)计算换气次数：

$$n=\frac{60G\times10^{-3}}{N[1-s(1-\eta_{回})]-M(1-s)(1-\eta_{新})}$$

$$=\frac{60\times6.5\times10^{4}\times10^{-3}}{220[1-0.25(1-0.9999945)]-10^{6}(1-0.25)(1-0.999995)}$$

$$=18\ (次/h)$$

通常乱流洁净室，我国洁净度 C 级换气次数是≥25 次/h，D 级是≥15 次/h。

（五）洁净室的管理

1. 空气过滤器清洗及测试

新风口的初效过滤器一般每周清洗一次，中效过滤器每月清洗一次。高效过滤器应每月测试风速及尘粒数目，当高效过滤器的风量为原来的70%时，应进行更换。

2. 洁净室的清洁消毒

洁净室应每周进行彻底的消毒（如用甲醛蒸气）。每日用消毒清洁剂（种类应当多于一种）对门窗、墙面、地面、室内用具及设备外壁进行清洁，并开启紫外线灯消毒。具体内容参阅无菌操作法。必要时可采用熏蒸的方法降低洁净区内卫生死角的微生物污染。洁净室还应按规定监测温度、湿度、空气压力、风速、尘粒数及菌落数等。

3. 对进入洁净室人与物的要求

洁净室在正常状态下污染来源主要为操作者。尘粒检查表明仅手与头动作即可散发大于 $0.3\mu m$ 的尘粒数目为 50 万/min，如以 3.2km/h 的速度走动，尘粒数目可达 500 万/min 之多，因此进入洁净区的人员应经淋浴、更衣、风淋后才能进入。进入洁净室的人员要尽量避免不必要的讲话、动作及走动。工作服及其质量应当与生产操作的要求及操作区的洁净度级别相适应，其式样和穿着方式应当能够满足保护产品和人员的要求。各洁净区的着装要求规定如下：

（1）D 级洁净区　应当将头发、胡须等相关部位遮盖。应当穿合适的工作服和鞋子或鞋套。应当采取适当措施，以避免带入洁净区外的污染物。

（2）C 级洁净区　应当将头发、胡须等相关部位遮盖，应当戴口罩。应当穿手腕处可收紧的连体服或衣裤分开的工作服，并穿适当的鞋子或鞋套。工作服应当不脱落纤维或微粒。

（3）A/B 级洁净区　应当用头罩将所有头发以及胡须等相关部位全部遮盖，头罩应当塞进衣领内，应当戴口罩以防散发飞沫，必要时戴防护目镜。应当戴经灭菌且无颗粒物（如滑石粉）散发的橡胶或塑料手套，穿经灭菌或消毒的脚套，裤腿应当塞进脚套内，袖口应当塞进手套内。工作服应为灭菌的连体工作服，不脱落纤维或微粒，并能滞留身体散发的微粒。进入洁净室的各种物料及运送工具也应视为污染源，需进行清洁灭菌才能进入洁净室。人员和物料进出洁净区和无菌操作区的程序示意图如图 3-16。

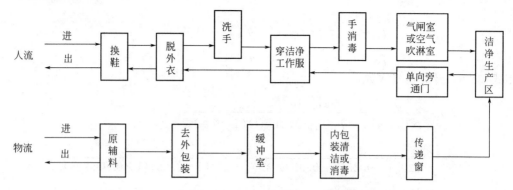

(a) 人员和物料进出洁净生产区的程序示意图

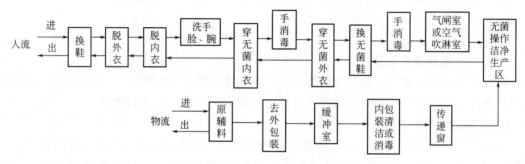

(b) 人员和物料进出无菌操作洁净生产区的程序示意图

图 3-16　人员和物料进出洁净区和无菌操作区的程序示意图

参考文献

[1]　杨一心 . 卡萨巴空气处理系统 [J] . 医药工程设计，1997，（2）：9.

[2]　严德隆 . ISO 14641-1 洁净室空气洁净度等级标准的特点 [J] . 洁净与空调技术，2003，（2）：8.

[3]　张绪峤主编 . 药物制剂设备与车间工艺设计 [M] . 北京：中国医药科技出版社，2003：455.

[4]　许仲麟 . 药厂洁净室设计、运行与 GMP 认证 [M] . 上海：同济大学出版社，2002.

[5]　潘卫三 . 工业药剂学 [M] . 第 3 版 . 北京：中国医药科技出版社，2015：158.

[6]　方亮 . 药剂学 [M] . 第 8 版 . 北京：人民卫生出版社，2016：129.

[7]　王晋 . 新版 GMP 要求下制药厂洁净空调使用与设计分析 [J] . 医药工程设计，2011，32（6）：29.

第四章

注射剂GMP要求及认证

药品生产质量管理规范 GMP 是英文名 Good Manufacturing Practices for Drugs 或者 Good Practice in the Manufacturing and Quality Control of Drugs 的缩写。我国原卫生部负责组织实施的《保健食品良好生产规范》（GB 17405）也简称 GMP，它是 Good Manufacture Practice for Health Food 的缩写。为避免混淆，应将其分别简称为药品 GMP 和保健食品 GMP，以示区别。本书中 GMP 主要是指药品 GMP。

GMP 是国际通行的药品生产和质量管理必须遵循的基本准则，特别是近年来，国际上药品 GMP 还在不断发展，WHO 对其药品 GMP 进行了修订，提高了技术标准；美国药品 GMP 在现场检查中又引入了风险管理理念；欧盟不断丰富其条款内容。为适应国际药品 GMP 发展趋势。2010 年修订的 GMP 注重借鉴和吸收世界发达国家和地区的先进经验，并充分考虑中国国情，坚持从实际出发，总结借鉴与适度前瞻相结合，体现质量风险管理和药品生产全程管理的理念，强化了管理方面的要求，明确要求企业建立药品质量管理体系，以保证药品 GMP 的有效执行。

第一节 原　则

注射剂的生产须满足其质量和预定用途的要求，应当最大限度降低微生物、各种微粒和热原的污染。生产人员的技能、所接受的培训及其工作态度是达到上述目标的关键因素，注射剂的生产必须严格按照精心设计并经验证的方法及规程进行，产品的无菌或其他质量特性绝不能只依赖于任何形式的最终处理或成品检验（包括无菌检查）。

注射剂按生产工艺可分为两类：采用最终灭菌工艺的为最终灭菌产品；部分或全部工序采用无菌生产工艺的为非最终灭菌产品。

注射剂生产的人员、设备和物料应通过气锁间进入洁净区，采用机械连续传输物料的，应当用正压气流保护并监测压差。物料准备、产品配制和灌装或分装等操作必须在洁净区内分区域（室）进行。

应当根据产品特性、工艺和设备等因素，确定注射剂生产用洁净区的级别。每一步生产操作的环境都应当达到适当的动态洁净度标准，尽可能降低产品或所处理的物料被微粒或微生物污染的风险。

第二节 厂 房

一、选址

2010 年版 GMP 第三十八条规定：厂房的选址、设计、布局、建造、改造和维护必须符合药品生产要求，应当能够最大限度地避免污染、交叉污染、混淆和差错，便于清洁、操作和维护。第三十九条称：应当根据厂方及生产防护措施综合考虑选址，厂房所处的环境应当能够最大限度地降低物料或产品遭受污染的风险。根据这两条规定，注射剂的建厂首先要考虑的是厂房选址，通常制剂厂的选址要求是外环境幽静、空气含尘量少、含菌浓度低、没有有害气体的区域，其面积大小要与生产规模相适应。所选定的区域要求远离铁路、码头、机场、交通要道以及散发大量粉尘和有害气体的工厂、仓储、堆场等严重空气污染、水质污染、振动或噪声干扰的区域。如不能远离严重空气污染区域时，则应位于全年最大频率风向的上风侧。厂区与交通频繁的道路之间距离不宜小于 50m。厂区所处的环境，应能最大限度降低物料或药品遭受污染的风险。在国外，药厂一般建在城镇郊外，生产注射剂的工厂其绿化面积较大，有的甚至超过工厂占地面积 70% 之多。厂区内做到泥土不外露，杜绝尘土飞扬。

二、布局

注射剂生产环境的要求比较高，所以注射剂制造车间应设置在厂区内环境清洁、人流物流不穿越或少穿越的地段，并考虑产品工艺特点和防止生产时的交叉污染。厂区内生产、行政、生活和辅助区的总体布局应合理，不得互相妨碍。车间周围应铺植草坪，可种植不产生花絮的树木，不宜种花，以防花粉污染，凡是露土部分全用草皮覆盖，即使树根处的土地也要用碎石或草皮覆盖，另外厂区内设立喷水池也是吸收尘粒的好措施，而且还能够美化环境。厂区内的道路应选用坚固、起尘少的覆面材料，如沥青、混凝土等。三废处理、锅炉房等有严重污染的区域，应置于厂区全年最大频率风向的下风侧。兼有原料药生产的生产区域应置于注射剂生产区全年最大频率风向的下风侧。

工艺布局取决于人流物流的合理性、工艺流程和所要求的空气洁净度级别。专业化布局模式适用于专用流水线生产的产品，生产节奏平稳，物料单向移动，工序步骤划分明确。模块式布局适用于生产多品种产品，在同一生产厂房内既有单一品种的生产车间，又有按剂型组织的工艺布局车间。

仓库面积应与生产规模相适应，采光、通风适当，干燥整洁，尽量接近生产车间，以便储运。

动物房的设置应符合《实验动物环境及设施》等有关规定，并有专用排污和空调设施，与其他区域严格分开。

三、车间设计

车间设计的合理性很重要，在一定程度上给生产管理、产品质量、质量检验等工作带来方便和保证。目前不少中小型制剂厂都采用大块式组合式布置，厂区内各建筑物组合得好，则能满足方便生产、方便管理的要求，减少污染，提高工效，减少能耗。组合式布置还能缩短生产工序的路线，节约用地，并能将零星的间隙地合并成较大面积的绿化区。

目前制剂车间以单层、大跨度、大面积为多，因为这样可以省去物料、产品的上下输送。有的是单层，有的是双层或单层和双层相结合，主要根据工艺流程的需要综合考虑占地和工程造价而具体选用。如果由于占地面积所限，只能考虑采用多层厂房，但需要保证一定的绿化面积和仓库面积。

厂房的高度主要决定于工艺、安装和检修要求，也要考虑采光、通风和安全要求。各车间无论是单层或多层，车间底层的室内标高应高出室外地坪 0.5～1.5m，生产车间层高 2.5～3.8m，技术层净高不得低于 0.8m，库房层高为 4.5～6m。一般来说，楼地面承重生产车间应大于 1000kg/m²，库房应大于 1500kg/m²，实验室大于 600kg/m²。如果有地下室，可将冷热管道、动力设备、冷库设置在地下室内。

车间采用全面空调和照明，外窗的设置视要求而定。各种管路（如风管，水、汽、压缩空气管路，真空管路等）和电缆均安装在吊顶内，保证车间内整洁。

根据生产要求将厂房划分不同等级的洁净区，各区有不同洁净度标准，用作不同生产的需要。车间内大多设置有参观走廊，有的参观走廊位置高出被参观室。实验室也全部安装空调。

人员、物料通道与生产通道要求分别设置，人流、物流一定要分开，以免发生交叉污染。净化室的设施要求与生产区的空气净化级别相适应。洁净室应只布置必要的工艺设备和设施，紧凑合理，易造成污染的工艺设备应布置在靠近回风口处。室内保持正压，只允许洁净度高的空气流向洁净度较低的房间。

称量室宜靠近原辅料室，其空气洁净度级别与配料室相同。双层或多层车间，输送人员和物料的电梯宜分开。电梯不宜设在洁净区内。

无菌生产的 A/B 级洁净区内禁止设置水池和地漏。在其他洁净区内，水池或地漏应当有适当的设计、布局和维护，并安装易于清洁且带有空气阻断功能的装置，以防倒灌。所采用的同外部排水系统连接的方式应当能够防止微生物的侵入，按照气锁方式设计更衣室，使更衣的不同阶段分开，尽可能避免工作服被微生物和微粒污染。更衣室应当有足够的换气次数，更衣室后段的静态级别应当与其相应洁净区的级别相同，必要时，可将进入和离开洁净区的更衣间分开设置。一般情况下，洗手设施只能安装在更衣的第一阶段，气锁间两侧的门不得同时打开。可采用连锁系统或光学或（和）声学的报警系统防止两侧的门同时打开，应保护已清洁的与产品直接接触的包装材料和器具及产品直接暴露的操作区域。当使用或生产某些致病性、剧毒、放射性或活病毒、活细菌的物料与产品时，应当适当调整空气净化系统的送风和压差，防止有害物质外溢。必要时，生产操作的设备及该区域的排风应当作去污染处理（如排风口安装过滤器）。

应设送风机组故障的报警系统，在压差十分重要的相邻级别区之间安装压差表。压盖会产生大量微粒，应当设置单独的压盖区域并设置适当的抽风装置，不单独设置压盖区域的，应能够证明压盖操作对产品质量没有不利影响。需要在洁净区内清洗的设备及器具，应设置清洗室，其空气洁净度级别宜与本区域相同，但对 B、C 级洁净区的设备及容器宜在本区域内进行外清洗，其清洗室的空气洁净度不应低于 D 级。

清洁工具洗涤、存放室宜设置在洁净区域外，如果需要设置在洁净区内，其空气洁净度级别应与本区域相同。洁净工作服的洗涤、干燥室，其空气洁净度级别可低于生产区一个级别。无菌工作服的整理、灭菌，其空气洁净度级别宜与生产区域相同。

四、车间平面布置

车间平面布置应符合工艺要求，简洁、紧凑、整齐、美观。车间应按生产工艺和产品质量的要求划分一般生产区、控制区和洁净区。洁净区内洁净度相同的工房应相对集中。工房建筑多趋向采用框架结构大跨度，全无窗或局部无窗，以利于工作场地的空气净化和空调的设计。

一般生产区是指无洁净度要求的生产区域和辅助房间。控制区是指对洁净度或菌落数有一定要求的工作间及辅助工序。洁净区是指有较高洁净度或菌落要求的关键工作区。工作间洁净度高，微粒尘埃就少，菌落数必然随之减少。但要确定微粒和菌落之间相对限值的关系并不容易，至今还没有一个通用的标准。一般的许可范围是：在控制区内规定每立方米的空气中菌落数应在 20～30 个之间，在洁净区内规定每立方米的空气中菌落数应在 3～6 个之间。

注射液工艺流程的平面设计，究竟应该怎样才算完美合理，要对它进行评估是有困难的，因为有的是单层，有的是双层或多层，即使都是单层大跨度的车间，也会因为面积的大小不同而平面布置有所不同。图 4-1 为小容量注射剂生产平面布置示意图，图 4-2 为非最终灭菌的无菌分装注射剂生产平面布置示意图。

五、人员和物料的净化

人员与物料进入洁净室会把外部污染物带入室内，特别是人员本身就是一个重要的污染源。国外有关资料报道，洁净室中的来源于人员因素的占 35％。对洁净室空气进行抽样分析也发现，主要的污染物有人的皮肤微屑、衣服织物的纤维与室外大气中同样性质的微粒。由此可见，要获得生产环境所需要的空气洁净度，人员与物料的净化是十分必要的。

从事动物组织加工处理的人员或者从事与当前生产无关的微生物培养的工作人员通常不得进入无菌药品生产区，不可避免时，应当严格执行相关的人员净化操作规程。从事注射剂生产的员工由于健康状况可能导致微生物污染风险增大时，应当由指定的人员采取适当的措施。应当按照操作规程更衣和洗手，尽可能减少对洁净区的污染或将污染物带入洁净区。

D 级洁净区：应当将头发、胡须等相关部位遮盖；应当穿合适的工作服和鞋子或鞋套；应当采取适当措施，以避免带入洁净区外的污染物。C 级洁净区：应当将头发、胡须等相关部位遮盖，戴口罩；应当穿手腕处可收紧的连体服或衣裤分开的工作服，并穿适当的鞋子或鞋套；工作服应当不脱落纤维或微粒。A/B 级洁净区：应当用头罩将所有头发以及胡须等相关部位全部遮盖；头罩应当塞进衣领内；应当戴口罩以防散发飞沫；必要时戴防护目镜；应当戴经灭菌且无颗粒物（如滑石粉）散发的橡胶或塑料手套，穿经灭菌或消毒的脚套，裤腿应当塞进脚套内，袖口应当塞进手套内；工作服应为灭菌的连体工作服，不脱落纤维或微粒，并能滞留身体散发的微粒；个人外衣不得带入通向 B 级或 C 级洁净区的更衣室；每次进入 A/B 级洁净区，应当更换无菌工作服，或每班至少更换一次，但应当用监测结果证明这种方法的可行性；操作期间应当经常消毒手套，并在必要时更换口罩和手套。

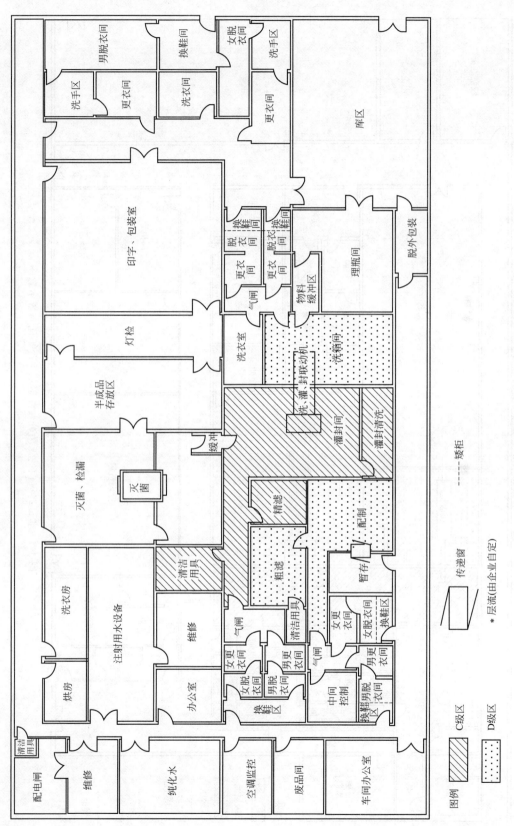

图 4-1 最终灭菌小容量注射剂平面布置示意图

图例

C级区

D级区

传速窗

* 层流(由企业自定)

----- 矮柜

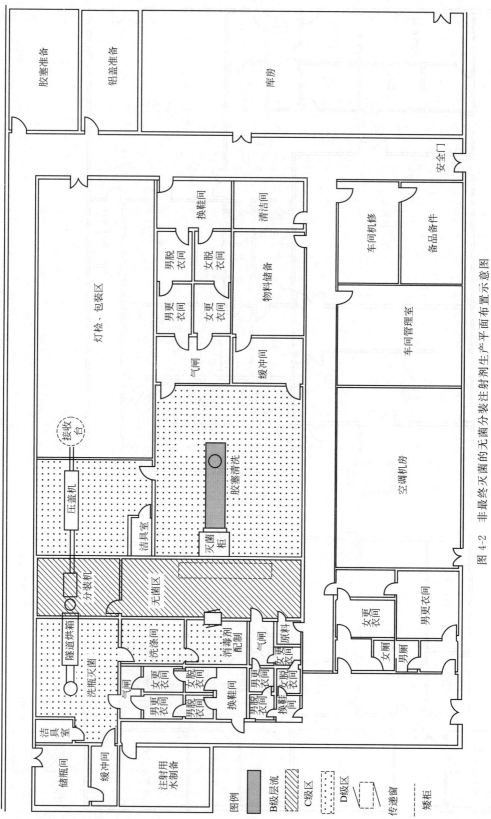

图 4-2 非最终灭菌的无菌分装注射剂生产平面布置示意图

第三节 设 备

一、传动设备

（1）为防止润滑油、冷却剂等泄漏对原料、半成品、成品、包装容器和材料的污染，设备的传动部件密封程度应良好。

（2）由传动设备产生的压缩空气、惰性气体等与半成品、成品接触前均应设净化装置，经净化处理后，使气体所含微粒和微生物符合规定的洁净度要求。

（3）为防止交叉污染，用于物料传递的传送带不宜穿越不同洁净区，应在隔墙两侧分段传递。

（4）为防止传动设备产生的噪声、振动，应分别设置消声、防振装置，以改善生产环境。

（5）除传送带本身能连续灭菌（如隧道式灭菌设备）外，传送带不得在 A/B 级洁净区与低级别洁净区之间穿越。

二、管道

在注射剂生产中，水、配制好的液体、蒸汽等通常采用管道来输送，布局是否合理，与生产、管理、安全和操作密切相关。

（1）主要工艺管道应符合下列条件：

① 干燥的管道不宜采用软性管道。不得采用铸铁、陶瓷、玻璃等脆性材料。当采用塑性较差的材料时，应有加固和保护措施。

② 有空气洁净要求的区域，工艺管道的干燥管道宜敷设在技术夹层、技术夹道或技术吊顶中。

③ 干管系统应设置必要的吹扫口、放净口和取样口。

④ 技术夹层、技术夹道中干燥管道的连接，宜采用焊接。

（2）洁净室中的管道应符合下列条件：

① 与洁净室无关的管道不宜穿越洁净室。

② 管材宜采用不锈钢材质。阀门及管件除满足工艺要求外，应采用拆装方便、易于清洗、便于检修的结构。

③ 穿越洁净室的墙、楼板、顶棚的管道，应敷设套管，套管内的管段不应有焊接、螺纹和法兰。管道与套管之间应有可靠的密封措施。

④ 洁净室内应尽量减少敷设管道，必要的管道应排列整齐，尽量减少阀门、管件和管道。

三、给水排水装置

（1）给水、排水装置必须符合生产要求，保证各工序的用水量、水质要求。排水设备必须符合规定要求，不得造成积水现象。排水以地漏"S"形为宜。

（2）人员净化用的盥洗室内宜供热水，即应敷设有热水管道。

（3）工艺用水中注射用水管道系统应符合下列要求：

① 管道材质宜采用优质低碳不锈钢，尽量采用焊接或法兰连接，法兰垫片材料宜采用聚四氟乙烯。

② 管道宜采用连续循环的密闭系统，管道内维持适宜的温度，并不宜与其他管道系统相连。

③ 应尽量减少弯管和其他能引起长期滞留的支管或"盲管"。

④ 输水管道应设有清洗消毒灭菌设施。

（4）洁净室内的排水设备以及与重力回水管道相连的设备，必须在其排出口以下部位设水封装置。

（5）我国空气净化 C 级洁净室内少设地漏。如果设置，要求质材不易腐蚀、内表光洁、不易结垢、有密封盖、开启方便、能防止倒灌、必要时可消毒灭菌。排水竖管不宜穿过洁净室；如果必须穿过时，竖管上不得设置检查口。

四、注射剂生产车间(室)的常用设备

（1）衡器常用磅秤及托盘天平（上皿天平）。称量 100g 和 1000g 的上皿天平，构造粗糙，灵敏度低，不适用于称取小量药物，但操作方便，可供一般称量用。称量 1kg 以上的物料用磅秤。

（2）电子天平工作时称量数据自动显示在光电显示器上，使用准确、方便，适用于称取小量贵重药品。

（3）玻璃、搪瓷制品及不锈钢器具如量杯、量筒、玻璃烧杯、不锈钢配料桶、搪瓷配料桶。

（4）搅拌设备如玻璃搅拌棒、不锈钢搅拌棒、电动搅拌器。

（5）各种滤器、滤纸、微孔滤膜。

（6）多效蒸馏水器、纯化水制备系统、高压灭菌器、电热鼓风干燥箱、生化培养箱、霉菌培养箱、安瓿洗涤装置、过滤装置、灌装封口装置、印字贴标签机、包装机械等。

第四节　人　　员

与药品生产、质量有关的所有人员都应经过培训，培训的内容应与每个岗位的要求相适应。除 GMP 理论和实践的基础培训外，还应有相关法规、相应岗位的职责、技能培训和继续培训，继续培训的实际效果应定期评估。

对于高污染风险区（如高活性、高毒性、传染性、高致敏性物料的生产区）工作的人员应接受专门的培训。

在培训过程中，应对质量保证的概念以及所有有利于理解和执行质量保证的措施充分进行讨论。

人员的培训包括培训内容、培训考核、培训管理三个环节。

一、培训内容

培训内容要根据不同岗位职责来定。具体见表 4-1 和表 4-2。

表 4-1 无菌操作岗位人员培训要求

序号	培训课题	主要培训内容
1	有关法规、规定、制度	药品管理法,药品生产质量管理规范(GMP)及其实施指南,环境保护法,水污染防治法,企业规章制度,无菌操作有关制度、规定、工艺规程及岗位操作法等。混装制剂类制药工业水污染物排放标准,中药类制药工业水污染物排放标准
2	无菌基本概念	无菌产品定义,污染物及污染源(微生物、微粒)
3	无菌控制方法要点	环境控制及监测方法,空气净化技术,水的净化,物料进入无菌区的要求和程序,人员进入无菌区的要求和程序,消毒剂及消毒方法等。
4	岗位标准操作程序	各种岗位标准操作程序(SOP)的训练,如各种容器胶塞等的洗涤操作,设备清洗方法,场地清洗方法,无菌灌装岗位的操作(包括无菌操作程序及技巧,无菌工作服穿着要求,天平使用规则等)。
5	组长岗位职责	人员管理,无菌操作的准备程序,组织清场、换批、复核计量,生产记录检查等
6	机修人员无菌概念的培训	生产工艺和设备的无菌要求,生产流水线的准备及故障排除、试车、保养、维修等
7	无菌操作岗位的文件	物料清单,无菌记录,清洁记录,设备运行维修记录,生产管理指令单,各岗位操作记录,批生产记录等

表 4-2 各类管理人员的培训内容

培训内容	管理人员类别							
	产品开发	制造工艺	采购供应	营销	质量控制	一般管理人员	中级管理人员	高级管理人员
药品管理法	√	√	√	√		√	√	√
药品生产质量管理规范	√	√	√	√	√	√	√	√
药品生产质量管理规范实施	√	√	√	√	√	√	√	√
指南质量概念	√	√	√	√	√	√	√	√
质量职能					√	√	√	√
市场研究	√							√
产品开发	√							√
采购供应	√	√	√			√	√	√
生产准备	√	√				√	√	√
生产制造	√	√				√	√	√
检验					√			√
营销				√				√
标准化	√	√	√			√	√	√
质量审核					√	√	√	√
质量成本	√	√	√		√	√	√	√
质量信息	√	√	√	√	√	√	√	√
目标管理	√	√	√	√	√	√	√	√
健康、安全和环境	√	√	√	√	√	√	√	√

注:"√"为必须培训项目。

二、培训考核

(1) 培训教育应建立考核制度。企业要依据GMP培训的计划,对各级受训人员进行定期考核。

(2) 企业人事部门应根据岗位要求,使职工做到培训考核合格后,方可取得"上岗证"

并持证上岗。

（3）各种类型、方式的 GMP 培训，每次结束后，对参加培训的全体人员均应有培训效果的评价考核。

三、培训管理

（1）企业应对照 GMP 的要求，对全体人员制订教育培训计划，由企业主要管理培训部门负责组织实施和考核。

（2）分管培训工作的领导应定期检查培训计划的实施、考核及效果评价情况。

第五节　生产管理

注射剂在生产管理上的 GMP 要求，涉及生产的全过程，这也是企业实施 GMP 的重点。生产管理的基本要求是必须严格按照明确的规程进行生产操作，所有药品的生产和包装应由称职的人员按照生产工艺规程和书面规程执行，以确保药品达到规定的质量标准。

掌握注射剂生产管理的 GMP 要求，重点是把握以下关键工序：

一、配制工序

（一）称量

（1）称量前按生产处方核对原辅料品名、规格、批号、生产厂及数量，并应具有检验报告单，无生产许可证企业生产的原辅料不得使用。进口原料药应符合《药品进口管理办法》的规定。调换原辅料生产厂时，还需要有小样试制合格报告。

（2）原辅料投料量的计算、称量必须复核，操作人及复核人均应在原始记录上签名。

（3）剩余的原辅料应封口贮存，在容器外标注品名、批号、日期、剩余量及使用人签名。

（4）天平、磅秤每次使用前均应校正，并定期由计量部门专业人员检验，检验证和检验记录要求存档。

（二）配料

（1）每个配料容器须标明配制液的全称、规格和生产批号。

（2）滤器及接触药液的器材，使用前后都必须用注射用水洗涤。

（3）滤器按品种专用，终端过滤选用孔径 $0.22 \sim 0.8 \mu m$ 滤膜进行过滤。

（4）使用微孔滤膜时先用注射用水漂洗至无异物脱落，并在使用前后做起泡点测试。

（5）药液经含量、pH 检验合格后方可精滤。调整含量须重新测定。精滤药液经澄明度检查合格后才能灌封。

（6）使用的注射用水贮存时间不宜超过 12h。

（7）直接接触药液的气体，使用前需经净化处理。其含微粒量经鉴定符合洁净度要求后方能使用。

二、洗涤与干燥工序

（1）领取经质量部门批准使用的安瓿。核对规格、批号、生产厂家，数量，然后清理。

（2）洗涤用水及压缩空气系统经验证后方可投入使用。

（3）不论何种洗涤安瓿洗涤方式，安瓿外壁应冲洗，内壁至少用纯化水洗二次，每次必须充分除去残水，最后用孔径为 $0.45\mu m$ 滤膜（或其他相应过滤介质）过滤的注射用水洗净、干燥、灭菌、冷却。

（4）灭菌后的安瓿宜立即使用或清洁存放。超过 2 天，需要重新灭菌或洗涤灭菌。

三、灌封

（1）灌装管道、针头等使用前用注射用水洗净并煮沸灭菌，必要时应干燥灭菌。软管应选用不脱微粒者。

（2）盛装药液的容器应密闭，置换进入的空气必须过滤。

（3）需充填惰性气体的品种在灌封操作过程中要注意气体压力变化，保证充填足够的惰性气体。

（4）灌封后应及时抽取少量半成品检查装量、不溶性异物（即澄明度）和封口等质量情况。

（5）半成品盛器内应标明产品名称、规格、批号、日期、灌装机及顺序号、操作者姓名，并在 4h 内进行灭菌。

（6）容器、管道、工具等清洁要求同配制工序。

四、灭菌工序

（1）灭菌柜应有温度、压力和 F_0 的自动记录和时间等监控装置。使用前应进行温度均匀性和灭菌效果的验证，并有记录。

（2）灭菌方法的选择，按每个品种操作规程项下要求进行。

（3）灭菌前应对灭菌场地、灭菌柜进行检查，不得有上一批号的产品遗漏。

（4）不同品种、规格产品的灭菌程序应予以验证。验证后的灭菌条件不得任意更改。

（5）每批产品灭菌前，应核对品名、批号、数量，按规定的灭菌 SOP 操作。

（6）灭菌时应及时做好详细记录。

（7）产品灭菌后应检漏，其真空度应在 $-80kPa$ 以上。

（8）灭菌后进行无菌试验并作好记录。

（9）灭菌柜定期进行再验证以确保灭菌效果。

五、灯检工序

（1）用灯检法按规定逐一检查注射液中的不溶性异物（即澄明度检查）。

（2）灯检法检查人员的远距离和近距离视力测验，均应为 4.9 或 4.9 以上；应无色盲。并要求每年体检一次，健康记录要存档。

（3）经检查的半成品应注明检查者姓名代号并有标识。该岗位有专人检查，不符合要求时，应重新返工重检。

（4）检出的合格品和不合格品，应分类存放，并作好记录，不合格品的标识，应包括品名、规格、批号。

六、印字（贴签）、包装

（1）印字（贴签）、包装前应核对成品的名称、规格、批号、数量，应与领用的包装材料、标签相符。印字（贴签）、包装要求整理包装批记录。

（2）印字（贴签）、包装及装箱过程中应随时检查品名、规格、批号是否正确。

（3）有效期规定的品种必须在在标签上标明。

（4）包装结束，经检验合格后，凭成品检验合格报告单入成品库。

第六节　质量管理

按照 GMP 要求，质量管理的基本要求是药品生产企业应建立质量目标，将药品注册中有关安全、有效和质量的所有要求系统地贯彻到药品生产、控制及产品放行发放的全过程中，确保所生产的药品适用于预定的用途，符合药品注册批准的要求和质量标准，不让患者承受安全、疗效和质量的风险。注射剂质量管理内容主要是质量标准、质量检验、质量控制和实验动物管理四个方面。

一、质量标准

（一）质量标准的制定

（1）企业除执行药品的法定标准外，还应分别制定成品、半成品（中间体）、原辅料、包装材料、工艺用水等企业内控质量技术标准及其他与质量管理有关的管理标准。

（2）质量标准由技术部门会同质量管理部门制定，按有关程序经审查、批准后按文件程序下达，并应规定执行日期。

（3）质量标准一般每 3～5 年由制定部门组织复审或修订。审查、批准和执行办法与制定时相同。

（4）在修订期限内确实需要修改质量标准时，可向有关部门提出申请，修改后的质量标准的审查、批准和执行办法与制定时相同。

（二）质量标准的内容

（1）成品、半成品等技术标准主要包括代号、品名、规格、性状、鉴别、检查、含量测定、用途、标准依据等。

（2）包装材料质量标准的主要内容包括材质、外观、尺寸、规格和理化检验项目。直接接触药品的包装材料、容器的质量标准中还应包括符合药品要求的卫生学指标。

（3）质量管理标准内容要具体，应具有可操作性，主要包括专任者、适用范围、管理程序等。

二、质量检验

（一）检验操作规程

（1）原辅料、半成品（中间体）、成品、包装材料及工艺用水的检验操作规程，均应根据其质量标准来制定，按文件制定程序经有关人员审查、批准后按规定日期执行。

（2）检验操作规程内容包括检品名称、代号、结构式、分子式、相对分子质量、性状、鉴别、检查项目与限度、含量测定和检验操作方法等。检验操作方法必须规定检验使用的试剂、设备、仪器、操作原理及方法、计算公式和测量不确定度的计算等。

（3）检验操作规程一般每3～5年复审、修订一次，审查、批准和执行办法与制定标准时程序相同。在修订期内确实需要修改时，应向有关部门提出申请，修改后的检验操作规程其审查、批准和执行办法与制定时相同。

（4）滴定用标准溶液、指示剂、试剂的配制及酸碱度等检验操作方法，可参阅有关规定，编入检验操作规程附录。

（二）检验操作记录

（1）检验操作记录为检验过程中所得数据及运算的原始资料。

（2）检验报告单应由检验人签字、专业技术负责人复核。

（3）检验操作记录及报告单，应经质量管理部门负责人审查、签字后，按批号分类建立检验台账，并保存3年或药品有效期的后1年。

三、质量控制

质量控制涉及取样、质量标准、检验、组织机构、文件以及物料或药品的放行，它确保完成必要及相关的检验，确保只有符合质量要求的物料方可投入使用，符合质量要求的成品方可发放销售。基本要求是应配备适当的设施、仪器、设备和经过培训的人员，有效、可靠地完成所有质量控制的相关活动。

（一）质量控制制度

（1）质量责任制 企业应明确各级人员在质量管理中的具体任务、职责、权限并做到奖罚分明。制定的质量责任应体现质量否决权的作用。

（2）质量分析制 企业应定期召开质量分析会。厂级质量分析会由法人代表或质量负责人主持，各职能部门参加，每季度不少于一次。车间级质量分析会，由车间主任主持、各工序负责人参加，每月不少于一次。各级质量分析会应重在研究分析质量情况，制定改进和提高质量的措施。每次质量分析会议，应该有记录存档。

（3）用户访问制 企业应重视用户对产品质量的意见，定期开展用户访问活动，指派专人办理用户来信、来电、来访反映的质量问题，其处理意见应有详细的记录并存档。

（4）重大事故报告制度 企业凡发生重大质量事故，应引起企业法人代表的高度重视，积极向上级主管部门报告，寻求主管部门的支持，配合主管部门制定相应的措施，以杜绝重大事故的再次发生。

（二）生产规程质量监控

对生产过程的关键工序应选择质量控制要点进行重点监控。监控的内容见表4-3。

表 4-3 最终灭菌小容量注射剂质量控制要点

工序	质量控制点	质量控制项目	频次①
制水	纯化水	电导率	1次/2h
		《中国药典》全项	1次/周
	注射用水	pH、氯化物、铵盐	1次/2h
		《中国药典》全项	1次/周
理瓶	原包装安瓿	检查报告单、清洁度	定时/班
洗瓶	隧道烘箱	温度	定时/班
	洗净后安瓿	清洁度	定时/班
	烘干后安瓿	清洁与干燥程度	定时/班
配药	药液	批号划分与编制、主药含量、pH、澄明度、色泽、过滤器材的检查（如起泡点等）	每批
灌封	烘干安瓿	清洁度	随时/班
	药液	色泽	随时/班
		澄明度	随时/班
	封口	长度、外观	随时/班
	灌封后半成品	药液装量、澄明度	随时/班
灭菌	灭菌柜	标记、装量、温度、时间、记录、真空度	每锅
	灭菌前后半成品	外观清洁度、标记、存放区	每批
灯检	灯检品	抽查澄明度	定时/班
		每盘标记、灯检者代号、存放区	随时/班
包装	在包装品	每盘标记、灯检者代号	每盘
	印字	批号、内容、字迹	随时/班
	装盒	数量、说明书、标签	随时/班
	标签	内容、数量、使用记录	每批
	装箱	数量、装箱单、印刷内容、装箱者代号	每箱

① 根据验证及监控结果进行调整。

四、实验动物管理

2015 年版《中国药典》四部要求注射剂应进行相应的安全性检查，如异常毒性、过敏反应、溶血与凝聚、降压物质等。必须对实验动物进行管理。

（一）动物房的设置和管理

动物房的设置应符合国家标准《实验动物环境和实施》GB/T 14925—2001 等有关规定。

（1）按不同种类和不同级别实验动物的需要，应建立有相应设施的动物房。动物房宜选建在能保持安静、清洁、无不良外界影响的地方。

（2）动物房必须光线充足、通风良好、地面整洁、不积水；顶棚、墙壁要易于清洁、消毒；外墙、屋顶、顶棚、门窗及通往外面的管道要杜绝外界动物、蚊蝇及其他害虫的钻入。

（3）动物房室内温度宜控制在 18～29℃，相对湿度宜控制在 40%～70%，噪声宜控制在 60dB 以内。室内氨浓度在 15mg/m³ 以下。

（4）动物房应有专用的排污、排水设施，其各种笼具要定期清洗、消毒，垫料要经常更换，以防病原菌的扩散。

（二）实验动物的饲养和管理

（1）对不同种类和不同级别的实验动物要制定相应的饲养规程。在饲养规程中应对动物的健康标准、饲喂方法、繁殖、疾病预防措施及管理方法等有明确的规定。

（2）对实验动物的饲养、繁殖和使用有规范的记录账目，动物在使用前应观察检查，使用后要立即妥善处理。供试动物使用和重复使用均应符合药典规定。

（3）应建立严格的卫生管理制度。凡进入饲养、实验区的人员和物品，必须按不同的要求进行消毒处理。非本区饲养、实验人员，未经允许和采取相应的措施，不得入内。

第七节　注射剂的生产验证

验证（validation）是 GMP 法规的要求，是制药企业质量保证体系的一部分。验证能够确保制药企业有关操作的关键要素得到有效控制，确保产品质量符合规定，从而确保患者的生命安全。

注射剂中小容量注射剂是非肠道给药中一个相当重要的组成部分，由于是直接注入人体，所以有无菌、无热原以及澄明度、pH、稳定性等方面的特殊要求。

小容量注射剂存在的主要问题是许多品种的热稳定性差，因而不得不采用流通蒸汽30min 或 15min 的灭菌程序，产品的无菌保证存在风险，所以要采取各种措施保证产品的安全性。因而在注射剂生产过程中需要进行验证工作。

最终灭菌小容量注射剂验证要点如表 4-4。

表 4-4　最终灭菌小容量注射剂验证要点

类别　　内容	项目	控制标准	方法
洁净区空调净化系统	压差（相邻房间之间）	≥5Pa(0.5mmH₂O)	倾斜式微压计
	压差（与室外大气之间）	≥10Pa(1mmH₂O)	U 形管、微压表
洁净区空调净化系统	温度	18～28℃	温度计
	相对湿度（RH）	45%～65%	温度计
	悬浮粒子（B级）	≥0.5μm 粒子：≤350000 个/m³ ≥5μm 粒子：≤2000 个/m³	按 GB/T 16292—1996 方法
	活微生物数（B级）	浮游菌≤100 个/m³	按 GB/T 16293—1996 方法
	换气次数	≥25 次/h	风速计
注射用水系统	按《中国药典》规定项目与标准进行验证		
药液过滤系统	滤器的完整性	孔径 0.45μm：≥0.24MPa 孔径 0.22μm：≥0.34MPa	起泡点试验
	澄明度	部颁《澄明度检查细则及判断标准》	灯检法

续表

类别 ＼ 内容	项　目	控制标准	方　法
药液过滤系统	细菌内毒素	≤0.25eu/mL	按《中国药典》方法
	微生物指标	≤100cfu/100mL	按《中国药典》方法
容器管道清洁验证	残留清洗剂	pH5～7	pH 计（与注射用水对照）
	细菌内毒素	≤0.25eu/mL	按《中国药典》方法
	微生物指标	≤10cfu/100mL	按《中国药典》方法
内包装器清洗效果验证	澄明度	无可见异物	灯检法
	酸碱度	pH5～7	pH 计（与注射用水对照）
	细菌内毒素	≤0.25eu/mL	按《中国药典》方法
	微生物指标	≤10cfu/100mL	按《中国药典》方法
灌封系统验证	灌封机	药液灌装量	装量差异检查符合要求
		灌装速度	药渣无溅壁现象
		封口完好	无漏气、顶端圆整光滑，无歪头、尖头、泡头、瘪头、焦头
	惰性气体	纯度	含量 99.9% 以上
	安瓿空间充惰性气体	残氧量	符合工艺要求
热压蒸汽灭菌柜验证	热分布试验	最冷点与平均温度差小于 2.5℃	模拟生产状态、温度记录
	热穿透试验		
	生物指示剂试验	无菌保证值大于 6	用嗜热脂肪杆菌芽孢无菌培养检查

一、验证的内涵

国家标准 GB 50457—2008 对验证的定义是：证明任何程序、生产过程、设备、物料、活动或系统确实能达到预期效果的有文件证明的一系列活动。

验证（validation）一词出现在制药行业，始于 1976 年 6 月 1 日美国公布的《大容量注射剂 GMP 规程（草案）》，它将"验证"一词以文件形式写入 GMP。其指导思想是通过验证确立控制生产过程的运行标准，通过对已验证状态的监控，控制整个工艺过程，确保产品的质量。现在世界上各个国家的制药企业均对各种剂型实施生产工艺验证。

与"验证"同时出现的术语还有"确认"（qualification）和"校准"（calibration）。中国 GMP 2010 年版对"确认"的定义为"证明厂房、设施、设备能正确运行并可达到预期结果的一系列活动"。验证和确认的不同之处在于一般情况下对设备、厂房、设施等"硬件"的确认称为"确认"；而对工艺、分析等"软件"的确认称为"验证"。

校准是将仪器（表）用标准器或标准样品进行测试/比较，确认其测量不确定度在规定限度以内的相关活动。

验证是药品生产和质量管理中一个全方位的质量活动，它是实施 GMP 的基础。

注射剂的生产验证主要是计量仪器的校准与检验方法的验证；厂房与设施验证；设备及生产工艺验证。

注射剂生产企业的验证，是在本单位验证总负责人和验证主管部门的统一安排下，根据注射剂生产涉及的不同的验证内容立项，经批准的验证项目，应建立由各有关部门专业人员参加的验证小组，并制订验证方案和总的计划。内容包括验证要求、质量标准、所需条件、测试方法以及时间进度等。经批准后即可组织实施。

二、计量仪器的校准与检验方法的验证

（一）仪器、仪表的校准与检定

进行生产工艺验证时，要进行各种常规试验、监控、确认及挑战性试验，校准、检定所使用的仪器、仪表是首要任务。

仪器是用于检查、测量、计算或发信号的器具（工具）或设备；仪表是仪器的一种，用于测定各种自然力如温度、压力、速度等的计量器具。

校准（calibration）是在规定条件下，为确定测量仪器或测量系统所指示的量值，或实物量具或参考物质所代表的量值，与对应的由标准所复现的量值之间关系的一组操作。

校准和检定是两个不同的概念，但两者之间有密切的联系。校准一般是用比被校准计量器具精度高的计量器具（称为标准器）与被校计量器具进行比较，以确定被校计量器具的示值误差，有时也包括部分计量性能，但往往进行校准的计量器具只需确定示值误差。如果校准是检定工作中示值误差的检定内容，那么可以说是检定工作中的一部分，但校准不能视为检定，况且校准对条件的要求亦不如检定那么严格，校准工作可在生产现场进行，而检定则须在检定室内进行。

1. 仪器、仪表的周期校准与检定

仪器、仪表属计量器具，我国计量法规定："凡企业最高计量标准器，用于贸易结算、医疗卫生、安全防护和环境监测并列入强制检定计量器具目录的计量器具，都属于强制检定范围。"企业应登记造册向政府技术监督部门申报，并由指定的技术机构执行强制检定。

对非强制检定的计量器具，企业也应制定相应的管理文件对其检定（校准）周期做出明确规定，并按程序进行周期检定（校准）。

（1）计量器具的分类

① A类计量器具　A类计量器具是国家强制检定的计量器具和公司内最高计量标准和计量标准器具，由国家计量部门校准。强制检定的计量器具必须按规定登记造册，报当地人民政府计量行政部门备案，并向其指定的检定机构申请周期检定。

② B类计量器具　B类计量器具是对产品质量和工艺控制有严格要求的计量器具，这类计量器具可以是有资质的人员自行校准。

③ C类计量器具　C类计量器具是一次性检定后可连续使用直到报废的计量器具，这类计量器具可以是有资质的人员自行校准。

（2）仪器仪表的周期校准和检定　仪器仪表的周期校准是保证这些计量器具在检定周期的有效期限内处于合格状态的一项基本措施，但是这并不等于检定合格的仪器仪表在有效期内准确度始终保持不变，恰好相反，由于生产上仪器仪表使用频繁，其准确度是随着不断使用而变化的，因此需要定期校准，以减少因测量误差对产品质量的影响。

企业应按仪器仪表的可靠性和使用设备的重要程度确定分类和校准周期。对所有的仪器仪表按规定周期进行校准。送检或自检不合格的仪器仪表，不准许用于生产工艺和质量检验。

周期校准用周检率和周检合格率来考核：

$$周检率(\%)=\frac{实际检定数}{周期内应受检数}\times100\% \quad (4\text{-}1)$$

$$周检合格率(\%)=\frac{一次检定合格数}{周期内应受检数}\times100\% \quad (4\text{-}2)$$

校准合格的仪器、仪表应贴上校准合格的标志。A、B类仪器仪表标志应包括以下内容：仪器仪表编号、校准日期、校准人员姓名、下次校准日期。C类仪器仪表应包括以下内容：仪器仪表编号、校准日期、校准人员姓名，并注明"仅供参考"。

校准不合格的仪器、仪表应贴上校准不合格的红色标志，注明"校准不合格，使用前必须再校准"，并通知有使用权部门禁止使用。

（3）校准和检定应满足的基本要求

① 环境条件　校准如在检定（校准）室进行，则环境条件应满足实验室要求的温度、湿度等规定；校准如在现场进行，则环境条件以能满足仪表现场使用的条件为准。

② 仪器　作为校准用的标准仪器，其误差应是被校仪器误差的1/3～1/10。

（4）校准和检定的内容

① 性能测试　每台仪器都依据检定规程或仪器手册中的程序进行全部的校准和测试。如仪器仪表的分辨率、准确度、重现性、误差、潜在的高耐久性、可维护性等。

② 溯源　所有的标准仪器都经过正确的校准，能有效地溯源到国家/国际标准、NIM of China（中国计量科学研究院）、NIST of US（美国标准与技术研究院）、NPL of UK（英国国家标准实验室）、JEMIC of Japan（日本电器计量检定所）等。

③ 超差的调整　如果仪器超差，将会尽可能把它调整回合格的状态。

④ 校准证书　包括数据报告。

⑤ 环境条件　校准证书会注明校准时的温度和相对湿度。

⑥ 校准合格证　注明有校准日期、校准有效期等。

⑦ 清洁　进行基本的清洁。

（5）外单位检定与自检

① 外单位检定　A类计量器具是国家强制检定的计量器具，必须请国家实验室认可委员会（CNACL）认可的校准实验室或当地人民政府计量行政部门指定的检定机构检定。他们被请来按照检定程序进行检定和维修。

② 自检　进行自检的校准人员，必须经过有效的培训考核并取得相应的合格证书，只有持有证书的人员方可出具校准证书和校准报告，也只有这种证书和报告才认为是有效的。有些校准工作需要请生产厂家前来参加。

2. 注射制剂用的仪器、仪表

仪器、仪表分为两类：一类是测量用仪器、仪表，它只有测量功能，不涉及分析过程，如pH计、天平、黏度计等，检验室计量用的滴定管、容量瓶、移液管也归入此类；另一类是分析仪器，它不仅进行测量，还有一分析过程。如HPLC系统，先对样品组分进行分离，然后才用HPLC中的检测器进行测量。

（1）工艺设备相关的仪表

① 灭菌设备用的温度计（含记录仪）；压力表（含记录仪）；灭菌设备的计时器。

② 连续式干燥灭菌设备的驱动速度计。

③ 称量器具。

④ 其他影响验证结果的计量测试仪器。

（2）试验、监测用的仪表

① 检测温度分布用的温度计（热电偶）。

② 记录仪。

③ 检测环境用的粒子计数仪。

④ 湿度计。

⑤ pH 计、紫外-可见分光光度计、HPLC 等仪器。

⑥ 高效过滤器送风口测试风速用的风速仪。

⑦ 试验用的恒温箱、湿度计等。

⑧ 秒表等计时器。

⑨ 水质测试用的电导率仪。

⑩ 水处理系统用的压力表、流量计。

除上述仪表外，使用生物指示剂进行验证时，对生物指示剂的 D 值、Z 值进行测定，也属于校准范畴。

上述仪表的校准应遵循批准的书面规程进行。校准时，应按相关规程要求进行记录并将记录归档，因为记录是验证文件的重要组成。

3. 检定、校准与确认

前述测量仪表只需进行安装确认和校准，无需进行其他确认步骤。分析仪器的确认一般分为安装确认、运行确认、性能确认、预防性维修和再确认五个方面。

（1）安装确认　指资料检查归档、备件验收入库、检查安装是否符合设计和安装要求的记录文件等一系列活动。如同工艺生产设备一样，仪器的安装确认的主要内容包括下列几点：

① 按订货合同核对所到货物正确与否，并登记仪器代号、名称、型号、生产厂商名称、生产厂商的编号、生产日期、公司内部固定资产设备登记号及安装地点。

② 检查并确保有该仪器的使用说明书、维修保养手册和备件清单，并收集、汇编和翻译仪器的使用说明书和维修保养手册。

③ 检查安装是否恰当，气、电及管路连接是否符合供货商的要求。

④ 制定使用规程和维修保养规程，建立使用日记和维修记录。

⑤ 制定清洗规程。

⑥ 明确仪器设备技术资料（图、手册、备件清单、各种指南及与该设备有关的其他文件）的专管人员和存放地点。

除上述外，应有一份仪器性能、用途概述并记录维修服务单位名称、联系人电话、传真、银行账号，以利以后维修保养活动，这对大型仪器尤为重要。

安装确认完成后，应有一份文件形式的报告，说明安装确认是否符合要求。

（2）运行确认　安装确认符合要求后，方可进行运行确认。

运行确认即空载试验，它是在不使用样品情况下，确认仪器是否能达到设计要求。确认前应确定校验方法和限度，校验方法和限度可参照生产厂家推荐的方法和限度，也可参照使用者的要求。现在许多大型仪器运行确认都由仪器生产厂家派技术人员前来进行，此时只需将他们的测试数据记录下来即可，没有必要再单独重复进行一次运行确认。

（3）性能确认　主要考察仪器运行的可靠性、主要运行参数的稳定性和结果的重现性。通常取某一样品按给定方法进行试验，考察方法是否符合设定的要求，性能确认一般与具体分析方法相联系，如系统适应性试验即属于性能确认范畴。

（4）预防性维修　是为了确保仪器处于良好的使用状态，根据仪器的类别、确认的经验制订维修计划。它可以减少由于仪器故障而引起实验失败的次数。预防性维修的频率取决于仪器的使用情况，一般刚开始时定为一年，而后根据实际情况延长或缩短。预防性维修的内容是对仪器主要的性能参数进行检查，确定其在设定范围内，实际上是进行一次运行确认。对于不符合规定的元件，则进行修理和更换，使其达到要求。

（5）再确认　一般在仪器经过较大的变更后进行，如仪器经过修理或其中的元件被更换后等，其目的是在于证实已确认的状态没有发生漂移。再确认只需要进行运行确认和性能确认即可。

每件仪器在确认前都应有确认计划，按确认计划进行确认。确认结束后应有仪器确认报告，记录确认过程和原始数据。仪器确认报告应归档保存，以便查阅。

4. 测量不确定度

测量不确定度是仪器和仪表校准的一个重要参数，这个参数有国家标准和规范，但这一参数《中国药典》（包括 2015 年版）一直没有采用，而在各计量部门广为使用，国际标准化组织已经认可。

不确定度是指由于测量误差的存在而对被测量值不能肯定的程度，其表征对被测量值的真值所处的量值范围。它是测量结果所携带的一个必要的参数，以表征待测量值的分散性、准确性和可靠程度。

一切测量结果都不可避免地具有不确定度。测量不确定度涉及各个行业，各个学科。不确定度的概念是误差理论的应用和拓展，它与误差既有联系又有区别。例如 pH 计说明书给出的示值误差为 ± 0.01pH 单位，按照均匀分布，其标准不确定度为 $0.01/\sqrt{3} = 0.006$pH 单位。

按照国际标准化组织起草、7 个国际组织（其中包括 IUPAC）联合发布的《测量不确定度表示指南》（Guide to the Expression of Uncertainty in Measurement）规定，中国计量科学研究院起草了中华人民共和国国家计量技术规范 JJF 1059—1999《测量不确定度评定与表示》，经国家质量技术监督局批准自 1999 年 5 月 1 日起施行。该规范明确提出代替 JJF 1027—1991《测量误差及数据处理》中的测量误差部分。

（二）化学检验方法的验证

药品检验方法的验证是证明采用的方法适合于相应的检测要求。在起草药品质量标准时，分析方法需要经过验证；在药物生产方法变更、制剂的组分变更、原分析方法进行修订时，则质量标准分析方法也需要进行验证。方法验证过程和结果均应记载在药品标准起草或修订说明中。

需验证的分析项目有：鉴别试验，杂质定量或限度检查，原料药或制剂中有效成分含量测定，以及制剂中其他成分（如降解产物、防腐剂等）的测定。

验证内容有：准确度、专属性、检测限、定量限、线性、范围和耐用性。视具体方法拟订验证的内容。

ICH 的方法验证有 8 个内容：准确度（accuracy）、精密度（precision）〔包括重复性

（repeatability）、中间精密度（intermediate precision）和重现性（reproducibility）]、专属性（specificity）、检测限（detection limit）、定量限（quantitation limit）、线性（linearity）、范围（range）、耐用性（robustness）。

1. 准确度

国家标准 GB/T 6379.1—2004《测量方法与结果的准确度（正确度与精密度）第一部分：总则与定义》引言中称，"GB/T 6379 用两个术语'正确度'与'精密度'来描述一种测量方法的准确度"。2015 年版《中国药典》四部药品质量标准分析方法验证指导原则项下称："验证指标有准确度、精密度……"，此与 ICH 规定是一致的，把"准确度"与"精密度"并列，但与 GB/T 6379.1—2004 不同，似应以国家标准为准，因为国家标准是与国际标准接轨的。

国标定义准确度为"测试结果与接受参照值间的一致程度"，"当用于一组测试结果时，由随机误差分量和系统误差即偏倚分量组成"。

准确度曾被称为"平均数的准确度"，不推荐这种用法。国家计量技术规范"测量不确定度评定与表示"（JJF 1059—1999）中明确指出："准确度是一个定性概念。例如：可以说准确度高低、准确度为 0.25 级、准确度为 3 等及准确度符合××标准；尽量不使用如下表示：准确度为 0.25%、16mg、≤16mg 及 ±16mg""不要用术语'精密度'代替'准确度'"。

（1）正确度 指大量测试结果的（算术）平均值与真值或接受参照值之间的一致程度。正确度的度量通常用术语偏倚表示。偏倚是测试结果的期望与接受参照值之差。偏倚是系统误差的总和。一般以回收率（%）表示正确度。药物分析中通常采用加标回收率，即：

$$回收率=\frac{加标试样测定值-试样测定值}{加标量}\times100\%　\hspace{2cm}(4\text{-}3)$$

正确度应在规定的范围内建立。

① 含量测定方法的正确度 可用已知纯度的对照品或样品测定原料药，或用本法所得结果与已建立正确度的另一方法测定的结果进行比较。

制剂可用含已知量被测物的各组分混合物进行测定。如不能得到制剂的全部组分，可向制剂中加入已知量的被测物进行测定，或用本法所得结果与已知正确度的另一个方法测定结果进行比较。

如该法已建立了精密度、线性和专属性，有时也能推算出来正确度，这一项可不必再做。

② 杂质定量测定的正确度 可向原料药或制剂中加入已知量杂质进行测定。如果不能得到杂质或降解产物，可用本法测定结果与另一成熟的方法进行比较，如药典标准方法或经过验证的方法。如不能测得杂质或降解产物的相对响应因子，则可用原料药的响应因子。应明确证明单个杂质和杂质总量相当于主成分的质（重）量比（%）或面积比（%）。

③ 数据要求 含量测定验证时一般要求分别配制浓度为 80%、100% 和 120% 的供试品溶液各三份，分别测定其含量，将实测值与理论值比较，计算回收率。

可接受的标准为：各浓度下的平均回收率均应在 98.0%～102.0% 之间，9 个回收率数据的相对标准差（RSD）应不大于 2.0%。

应报告已知加入量的回收率（%），或测定结果平均值与真实值之差及其可信限。

（2）精密度 是在规定条件下独立测试结果间的一致程度。精密度的度量通常以不精密度表达。精密度仅仅依赖于随机误差的分布而与真值或规定值无关。精密度量值一般用标准差或相对标准差表示。

在相同条件下，由一个分析人员测定所得结果的精密度称为重复性；在同一个实验室，不同时间由不同分析人员用不同设备测定结果的精密度，称为中间精密度；在不同实验室，由不同分析人员测定结果的精密度，称为重现性。

含量测定和杂质定量测定应考虑方法的精密度。

① 重复性　在规定范围内，至少用 9 次测定结果进行评价，如制备 3 个不同浓度的样品，各测定 3 次，或把被测物浓度当作 100%，用至少测定 6 次的结果进行评价。配制 6 份相同浓度的供试品溶液，由一个分析人员在尽可能相同的条件下进行测试，所得 6 份供试液含量的相对标准差应不大于 2.0%。

② 中间精密度　为考察随机变动因素对精密度的影响，应设计方案进行中间精密度试验。变动因素为不同日期、不同分析人员、不同设备。配制 6 份相同浓度的供试品溶液，分别由两个分析人员使用不同的仪器与试剂进行测试，所得 12 个含量数据的相对标准差应不大于 2.0%。

③ 重现性　当分析方法将被法定标准采用时，应进行重现性试验。如建立药典分析方法时通过协同检验得出重现性结果，协同检验的过程、重现性结果均应记录在起草说明中。

2. 专属性

专属性系指在其他成分（如杂质、降解产物、辅料等）可能存在下，采用的方法能准确测定出被测物的特性。鉴别反应、杂质检查、含量测定方法，均应考察其专属性。如方法不够专属，应采用多个方法予以补充。

（1）鉴别反应　应能与可能共存的物质或结构相似化合物区分。不含被测成分的样品，以及结构相似或组分中的有关化合物，均应呈负反应。

（2）含量测定和杂质测定　色谱法和其他分离方法，应附有代表性图谱，以说明专属性。图中应该标明诸成分的位置。色谱法中的分离度应符合要求。

在杂质可获得的情况下，对于含量测定，试样中可加入杂质或辅料，考察测定结果是否受干扰，并可与未加杂质和辅料的试样比较测定结果。对于杂质测定，也可向试样中加入一定量的杂质，考察杂质能否得到分离。

在杂质或降解产物不能获得的情况下，可将含有杂质或降解产物的试样进行测定，与另一个经过验证了的或药典方法比较结果。用强光照射、高温、高湿、酸（碱）水解或氧化的方法进行加速破坏，以研究降解产物。含量测定方法应比对二法的结果，杂质测定应比对检出的杂质个数，必要时可采用光二极管阵列检测和质谱检测进行纯度检查。

可接受的标准为：空白对照应无干扰，主成分与各有关物质应能完全分离，分离度不得小于 2.0。以二极管阵列检测器进行纯度分析时，主峰的纯度因子应大于 980。

（3）检测限　系指试样中被测物能被检测出的最低量。常用的方法如下：

① 非仪器分析目视法　用已知浓度的被测物，试验出能被可靠地检测出的最低浓度或量。

② 信噪比法　用于能显示基线噪声的分析方法，即把已知低浓度试样测出的信号与空白样品测出的信号进行比较，算出能被可靠地检测出的最低浓度或量。一般以信噪比为 3∶1

或 2：1 时相应浓度或注入仪器的量确定检测限。

③ 数据要求　应附测试图谱，说明测试过程和检测限结果。

3. 定量限

定量限系指样品中被测物能被定量测定的最低量，其测定结果应具一定正确度和精密度。杂质和降解产物用定量测定方法研究时，应确定定量限。

常用信噪比法确定定量限。一般以信噪比为 10：1 时相应的浓度或注入仪器的量进行确定。另外，配制 6 份最低定量限浓度的溶液，所测 6 份溶液主峰的保留时间的相对标准差应不大于 2.0％。

4. 线性

线性系指在设计的范围内，测试结果与试样中被测物浓度之间成正比关系的程度。

应在规定的范围内测定线性关系。可用一种贮备液经精密稀释，或分别精密称样，制备一系列供试样品的方法进行测定，至少制备 5 份供试样品。以测得的响应信号作为被测物浓度的函数作图，观察是否呈线性，再用最小二乘法进行线性回归。必要时，响应信号可经数学转换，再进行线性回归计算。

数据要求：应列出回归方程、决定系数（或相关系数）和线性图。

例如，在 80％～120％的浓度范围内配制 6 份浓度不同的供试液，分别测定其主峰的面积，计算相应的含量。以含量为横坐标（x）、峰面积为纵坐标（y），进行线性回归分析。

可接受的标准为：回归线的决定系数 R 不得小于 0.996〔相关系数（r）不得小于 0.998〕，y 轴截距应在 100％响应值的 2％以内，响应因子的相对标准差应不大于 2.0％。

5. 范围

范围系指能达到一定精密度、正确度和线性，测试方法适用的高低限浓度或量的区间。范围应根据分析方法的具体应用和线性、正确度、精密度结果和要求确定。原料药和制剂含量测定，范围应为测试浓度的 80％～120％；杂质测定应为测试浓度的 50％～120％；如果含量测定与杂质检查同时进行，用百分归一化法，则线性范围应为杂质规定限度的－20％至含量限度（或上限）的＋20％。

6. 耐用性

耐用性系指在测定条件有小的变动时，测定结果不受影响的承受程度，为常规检验提供依据。为使其方法可用于提供常规检验依据。开始研究分析方法时，就应考虑其耐用性。如果测试条件要求苛刻，则应在方法中写明。典型的变动因素有：被测溶液的稳定性，样品提取次数、时间等。液相色谱法中变动因素有：流动相的组成和 pH，不同厂牌或不同批的同类型色谱柱，柱温，体积流量等。气相色谱法变动因素有：不同厂牌或批号的色谱柱、固定相，不同类型的担体、柱温，进样口和检测器温度等。

例如，考察流动相比例变化±5％、流动相 pH 变化±0.2、柱温变化±5℃、体积流量相对值变化±20％时，仪器色谱行为的变化，每个条件下各测试两次。可接受的标准为：主峰的拖尾因子不得大于 2.0，主峰与杂质峰必须达到基线分离；各条件下的含量数据（$n=6$）的相对标准差应不大于 2.0％。

7. 系统适应性

配制 6 份相同浓度的供试品溶液进行分析，主峰峰面积的相对标准差应不大于 2.0％，主峰保留时间的相对标准差应不大于 1.0％。另外，主峰的拖尾因子不得大于 2.0，主峰与杂质峰必须达到基线分离，主峰的理论塔板数应符合质量标准的规定。

经试验，应说明小的变动能否通过设计的系统适用性试验，以确保方法有效。

（三）微生物检验的验证试验

2015 年版《中国药典》无菌检查法要求对检验方法进行验证，这是我国药品微生物学检查方法与先进国家药典接轨、符合国际人用药品注册技术要求协调会（ICH）的要求、迈向科学化、合理化的一个重要标志。

对所用的检验方法进行验证，是分析测量科学的基本要求，通过验证试验，可对每种药品的具体检验方法的可靠性及结果的准确性予以确认，从而形成标准化的操作。这是促进药品无菌、微生物限度检查走向标准化的重要途径。

微生物检验的验证试验可概括描述为：在采用的检验方法和过程中，通过分别加入规定量的代表性微生物，以试验的供试品是否在规定的检验量、在所采用的检验条件下无抑菌性，或已充分消除了抑菌性（供试品本身的以及操作系统中可能对微生物生长有影响的各种因素），并且所用方法对微生物生长无不良影响，从而确认检验方法的有效性，保证检验结果的准确可靠。因此，整个实验过程中的每一个环节均应有合理的证明，保证其对结果判断没有影响。按样品的检验流程，验证的重点环节分布如图 4-3。

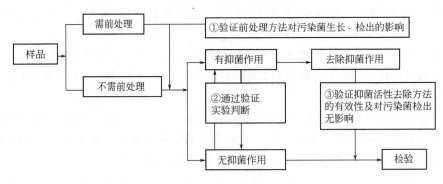

图 4-3　验证的重点环节

1. 影响微生物检验的因素

（1）药品本身的抑菌性。

（2）药品中抑菌剂的抑菌性。

（3）培养基促菌生长能力。

（4）培养条件（温度、湿度、有氧或无氧）。

（5）系统的材质。

2. 消除抑菌性的方法

（1）化学中和法　选用适当的化学中和剂，消除其药品或组分的抑菌作用是消除抑菌性方法中的首选方法，常用的化学中和剂如表 4-5。

表 4-5　抑菌剂常用的化学中和剂

中和剂	抑菌剂的类别	中和剂的抑制对象
重硫酸盐	戊二醛、汞类	非芽孢类细菌
稀释液	酚类、醇类、山梨醇酯、醛类	—
甘氨酸	醛类化合物	生长态细胞

续表

中和剂	抑菌剂的类别	中和剂的抑制对象
卵磷脂	季铵盐类化合物、羟苯酯类、二重双胍类	细菌
钙或镁离子	依地酸二钠	—
聚山梨酯	季铵盐类化合物、羟苯酯类、碘酊	—
巯基乙酸	汞类	—
硫代硫酸盐	汞类、醛类、卤酸类	葡萄球菌类及芽孢葡萄球菌类
硫酸锰	喹诺酮类	—

抗菌类药物在无菌检查和微生物限度检查中，应根据不同的品种采用不同的物质将抗菌类药物破坏（如 β-内酰胺酶灭活 β-内酰胺类抗生素、对氨基苯甲酸灭活磺胺类抗菌药物）后，方能进行检验。这类方法须验证。

（2）稀释法　化学抑菌剂的浓度与其抑菌效果有关，稀释法可以降低抑菌剂浓度消除药品的抑菌性。对某一抑菌剂来说，抑菌浓度与抑菌效率符合下式：

$$c^\eta t = k \tag{4-4}$$

式中，c 为抑菌剂的浓度；t 表示杀灭标准菌株所需的时间；k 为常数；η 为 $\lg t$ 对 $\lg c$ 作图所得直线的斜率，抑菌剂 η 越高，越易通过稀释法消除检品的抑菌性，反之亦然。

（3）薄膜过滤法　在药品微生物学检验中，尤其是无菌检查，常用薄膜过滤法来消除药品的抑菌性。其原理是当抑菌性药品通过滤膜时，微生物被截留在滤膜上，具有抑菌作用的检品被滤除。过滤后，将滤膜置于规定量（通常为 100mL）的特定培养基内，在适当的条件下培养，观察是否有微生物生长。

残留在滤膜上的抑菌剂，仍有一定的抑菌作用，因此要选用低吸附性的滤膜（如聚偏四氟乙烯），以减少抑菌作用；此外，可通过稀释防腐剂或淋洗滤膜的方法进一步消除滤除残留物的抑菌作用，所用的稀释液或淋洗液应比较温和，如 1g/L 蛋白胨水溶液。当淋洗中需添加化学中和剂时，要保证滤膜上的残留物对截留在滤膜上所有微生物的生长无不良影响。

3. 用生长比较法验证微生物的检查方法

微生物检查方法的验证关键是对抑菌性因素的有效消除，而验证其有效抑菌性消除通常用生长比较法。

（1）方法简介

① 试验方法　试验分 3 组：

a. 检品组　按常规检品的微生物检验法进行，加入化学中和剂，最后接入已知量的菌株（少于 100 个菌），培养计数，看该试验条件下能否生长。

b. 对照组　接入有试验菌株的缓冲液试验组，用蛋白胨代替检品，即 1g/L 蛋白胨溶液作供试品，菌株接种操作同 a。

c. 菌种活性检查组　不含检品或中和剂的空白试验组，不加中和剂，将试验菌株直接接种培养。

② 合格标准　在确定药品抑菌性消除方法的验证合格标准时，需兼顾中和剂的效力和中和剂的毒性两个方面，验证试验的数据应能证明所采用的中和法能有效消除药品的抑菌力（中和剂的效力），与此同时，它对微生物的正常生长无不良影响（中和剂的毒性）。达到了这两方面的要求，微生物检验方法即通过了验证。

③ 判断结果　若检品组与对照组微生物计数相似，表明所用中和剂（类别和用量）具有足够的中和效力；如对照组与菌种活性检查组生长数量相似，表明所用中和剂的毒性不影

响微生物的生长。

验证试验必须证明检品经适当的中和法处理后，不会抑制较少量（少于 100 个菌）的微生物生长，即对照组、检品组、菌种活性检查组的微生物计数接近。

在比较检品组与菌种活性检查组的微生物生长结果时，如果检品组的生长与菌种活性检查组——空白对照组不同，则应考虑中和法中所设定条件不适合微生物的生长，该微生物检查方法不能通过验证，须继续摸索条件，进一步进行验证试验。

（2）不同检查法的操作要点

① 平皿菌落计数法   美国药典 2007 年第 30 版在药品防腐剂效力测定试验和微生物限度试验中，采用平皿菌落（琼脂培养基）计数法，来检查存活的试验菌。检品中微生物能否完全恢复生长，能否在适当的培养条件下，于规定时间内便于观察和计数，这与培养基选用及其质量有关。因此，在用对比生长法进行验证时，应综合考虑各种因素，设计好验证方案。

验证试验次数至少要重复进行 3 次，合格的标准是：检品组的平均菌检计数结果不得低于空白对照组的 70%。每次试验均应达标。

② 膜滤计数法   该法广泛用于无菌检查法和微生物限度检查法，过滤膜的材质、孔径（不得大于 $0.45\mu m$）以及与检品的相容性是影响实验的关键因素，也是微生物检验方法验证的关键因素。过滤膜的材质会影响检品的过滤速度以及对检品的吸附性。各国药典均规定用于微生物检查的滤膜孔径不得大于 $0.45\mu m$，并能有效截留微生物。欧洲药典在"无菌检查"一节中规定，应根据供试品的性质选用不同材质的滤膜，如硝酸纤维素滤膜适用于水溶性、油性和低乙醇含量的溶液；醋酸纤维素滤膜适用于乙醇含量高的溶液。对于特殊检品如抗生素，则需要特定的滤膜。

a. 无菌检查   按无菌检查操作程序，在同一型号的每个过滤器或过滤筒内过滤规定量（指容器数及每个容器的过滤体积）的检品，必要时，可再淋洗滤膜 3 次，每次淋洗液用量为 100mL，在最后一次淋洗液中接入验证用的菌种，接种量应小于 100cfu；另取一滤器或滤筒，不过滤检品，重复以上淋洗操作，作为阳性对照。视具体方法，将整张滤膜或半张滤膜转移至 100mL 的指定培养基内，或将培养基加到装有滤膜的滤筒内，对表 4-6 中各菌种和相应的培养基逐一进行验证，并将容器置于适当的温度下培养，培养时间不超过 7 天。

表 4-6   试验用微生物及培养基

菌种名称	培养基	培养温度/℃
金黄色葡萄球菌（Staphylococcus aureus）	硫乙醇酸盐	32±2.5
铜绿假单胞菌（Pseudomonas aeruginosa）		32±2.5
生孢梭菌（Clostridium sporogenes）		32±2.5
枯草芽孢杆菌（Bacillus subtilis）		22±2.5
白色念珠球菌（Candida albicans）	改良马丁培养基	22±2.5
黑曲霉菌（Aspergillus niger）		22±2.5

如果检品培养基容器内的培养结果显见微生物生长，且与阳性对照容器内的结果相似，则验证通过。如果与阳性对照相比，检品容器内微生物生长现象不明显，则说明该检验量在此检验条件下有抑菌作用，需增加淋洗次数，或通过更换滤膜、加入中和剂等方法，重复以上操作，直到符合要求为止。

b. 微生物限度检查   与微生物检查相同，供试品过滤后，用稀释中和液淋洗滤膜两次，每次 100mL。第二次淋洗后，在另一 100mL 淋洗液中接入对照菌株（不超过 100 个菌），对滤膜进行第三次淋洗，将滤膜转移至适当的琼脂培养基上培养，作为检品组；另一组以 1g/L 蛋白胨溶液作为供试品液，重复上述操作，用作阳性对照组；再将与上述接种量相等的菌液直接接种于固体培养基上，作为菌种活性检查组。

通过阳性对照组的微生物生长结果与活性检查组结果比较，就能得出过滤法本身所导致的微生物减少程度；通过检品组与阳性对照组的结果比较，就会得出检品抑制性的消除或中和效果资料。

验证试验至少应重复 3 次，合格标准是检品组的微生物生长结果与阳性对照组生长结果相似。

③ 液体培养基法　如无菌检查中的"直接接种法"所用培养基能使所用的微生物生长，那么，它证明微生物检查用肉汤培养基能同时起到消除抑菌性和促菌性生长作用。在此条件下，可根据检品特性及培养基种类，确定合理的中和方法，用平皿菌落计数法（琼脂培养基）中所述各试验组完成方法验证。

各试验组的培养基中，如果在 7 天内所有微生物生长情况均相同，则方法通过验证。

在上述各试验中，所用挑战微生物均未与抑菌剂接触，没有受到伤害，但在防腐效力测定时或对抑菌性药品进行无菌检查时，微生物均与抑菌剂接触并受到伤害。由于在这两种情况下，微生物状态不同，因此，有时需要考虑更新培养基，以取得更能反映实际的菌检计数结果。为验证培养基变更对受伤微生物恢复生长的影响，可先将微生物接种于产品内一段时间，并将其接种于代替培养基上生长，再将未与产品接触过的微生物接种于原方法中规定的培养基上生长，比较两者的生长情况。在微生物死亡速率太快时，试验没有意义。如微生物与产品的接触后，只是受伤，在一定的培养条件下，仍能恢复生长，此时，可将浓度小于 100cfu/mL 的微生物与产品按两个不同时间的接触，分别培养，观察结果，以验证培养基变更的影响。

验证至少进行 3 次。如果所选用的培养基上的微生物数量与原方法规定的培养基上生长数量之差每次平均小于 0.5 个对数单位，则所选用的培养基符合要求。

三、厂房与设施验证

（一）厂房的验证

根据 GMP 要求，厂房验证主要是查看厂房设计，厂区是否按生产、行政、生活和辅助区进行划区布局，厂房周围环境、卫生条件、大气含尘量、厂区或车间外道路是否符合要求，生产车间、洁净区（室）、质量检验室、仓库等内部装修是否符合规定要求，人流、物流是否分开，地面和墙面等是否平整，无缝隙，易清洁等内容。

（1）验证所需的文件包括：

① 施工图纸：产品工艺设备流程图；车间平面布置及人、物流向图。

② 工程质量检验评定资料：水、电、管线及土建工程质量评定记录，建筑材料质量证明。

（2）验证厂房平面布局及工艺合理性包括：

① 降低人为差错的确认。

② 防止药品交叉污染的确认。

③ 产品质量保证体系的确认。

④ 建筑材料和设备供应商的确认。

（3）验证电力供应系统、照明系统包括：

① 安装测试。

② 照度测定确认。

（4）验证卫生设施包括：

① 生产人员出入车间路线按 GMP 要求设计和施工。

② 生产工器具设有专门的清洁房间。

③ 清洁工具有专门的清洗消毒房间。

④ 工作服的洗涤按 GMP 要求设计和施工。

（5）消防及安全设施。

（6）再验证周期：厂房改建更换时全部验证。

（7）验证报告。

（二）洁净设施的验证

验证洁净设施的验证应主要放在空气洁净度上，其他的验证参数还包括：温度和相对湿度、新鲜空气量、压差、照度、噪声级。验证可供参考的规范有：①国家标准 GB 50073—2001《洁净厂房设计规范》；②国家标准 GB 50457—2008《医药工业洁净厂房设计规范》；③国际标准 ISO 14644-1；④国际标准 ISO 14698-1；⑤欧盟 GMP（2008 第 5 版）附录（欧盟/国际标准化组织 EN/ISO 14644-1）；⑥美国 FDA 颁布的 CGMP；⑦各企业的 SOP。

注射剂洁净厂房验证标准见表 4-7。

表 4-7　注射剂洁净厂房验证标准

项　目	控制标准	测试方法或仪器
温度	18～26℃	温度计
相对湿度	45%～65%	湿度计
噪声:动态	不大于 75dB	声强计
静态:乱流	不大于 60dB	声级计
层流	不大于 65dB	声级计
压差	≥10Pa	微压计 U 形管
B 级悬浮粒子	$\phi \geq 0.5\mu m$　≤352000 个/m³（动态）	尘埃粒子计数器
	$\phi \geq 0.5\mu m$　≤3520 个/m³（静态）	尘埃粒子计数器
	$\phi \geq 5\mu m$　≤2900 个/m³（动态）	尘埃粒子计数器
	$\phi \geq 5\mu m$　≤29 个/m³（静态）	尘埃粒子计数器
B 级活微生物	浮游菌≤10 个/m³	狭缝法、转盘法等采样器
	沉降菌≤5 个/m³	采用 90mm 玻璃培养皿法,4h
B 级换气次数	≥20 次/h	风速仪
C 级悬浮粒子	$\phi \geq 0.5\mu m$　≤3520000 个/m³（动态）	尘埃粒子计数器
	$\phi \geq 0.5\mu m$　≤352000 个/m³（静态）	尘埃粒子计数器
	$\phi \geq 5\mu m$　≤29000 个/m³（动态）	尘埃粒子计数器
	$\phi \geq 5\mu m$　≤2900 个/m³（静态）	尘埃粒子计数器
C 级活微生物	浮游菌≤100 个/m³	狭缝法、转盘法等采样器
	沉降菌≤50 个/m³	采用 90mm 玻璃培养皿法,4h
C 级换气次数	≥15 次/h	风速仪

洁净设施的验证首先也要进行仪表校准，包括温度计、湿度计、压力表、风速仪、照度

计、声级计、尘埃粒子计数器、细菌采样仪、检漏仪、电工仪表。

空气洁净度C级及高于C级的空气净化处理，应采用粗效、中效、高效空气过滤器三级过滤，其中C级空气净化处理，也可采用亚高效空气过滤代替高效空气过滤器。粗效过滤器不应选用浸油式过滤器，高效空气过滤器或亚高效空气过滤器宜设置在净化空气调节系统的终端。高效或亚高效空气过滤器必须进行检漏试验。

1. 检漏试验

检漏试验是检查过滤器质量和安装连接处是否有裂缝，以保证洁净室的净化效果。

检漏试验有两种方法：一种是计数扫描检漏试验；另一种是光度计扫描检漏试验。这两种试验法均系 GB/T 13554—2008 附录 B 和 C 规定使用的规范性操作方法。用气溶胶邻苯二甲酸二辛酯（DOP）和癸二酸二辛酯（DEHS）为尘源进行检漏试验。光度计扫描检漏试验适用于检测高效过滤器的泄漏和密封情况。试验装置包括气溶胶发生器、风机、管道、风量调节装置、静压箱和光度计等。使用线性或对数刻度光度计进行扫描检漏试验。其示意图见图4-4。

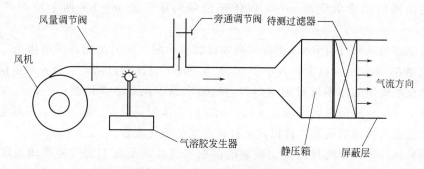

图 4-4 光度计扫描检漏示意图

高效过滤器检漏试验主要是检查过滤介质的小针孔和框架、垫圈密封程度等。当光度计显示透过率超标（高效过滤器应小于 0.01%，亚高效过滤器应小于 5%）时，则判过滤器不合格，需要修补或更换。高效过滤器的密封处的泄漏率应为 0。高效过滤器滤料泄漏处允许用专用硅胶胶水修补，但是单个泄漏处的面积不可大于总面积的 1%，全部泄漏处的面积不得大于总面积的 5%，否则必须更换。高效过滤器修理和更换重装后都必须重新进行测试检漏。

2. 洁净度的测定

（1）悬浮粒子 悬浮粒子测定可参照国家标准 GB/T 16292—1996《医药工业洁净室（区）悬浮粒子测定方法》进行。常用的有光散射式粒子计数法、光电比色计数法和滤膜显微镜计数法。

悬浮粒子采样点，对于一般高效过滤器装在末端（天花板）的空气净化系统和层流罩，只需在工作区（离地面 0.7～1m 处）设监测点；但高效过滤器装在空调器内及末端为亚高效过滤器（效率为 95%）的空气净化系统，除在工作区设监测点外，还需要在每一个送风口处（离开风口约 0.3m）设一个监测点。

我国 GMP 附录规定，洁净室静态条件下检测的粒子数应符合规定，并且应定期动态监控。静态测试是指洁净室（区）净化空气调节系统（空气净化系统）已处于正常运转状态，工艺设备已安装，在洁净室内没有生产人员的情况下进行测试；动态测试是指洁净室（区）已处于正常生产状态下进行测试。这里引入动静比概念：

$$动静比=\frac{工作时动态含尘浓度}{测定时静态含尘浓度} \tag{4-5}$$

一般验证时可取动静比 3～5 之间。

（2）微生物　微生物测定的目的是确定浮游的生物微粒浓度和生物微粒沉降密度，以此来判定洁净室是否达到规定的洁净度。

细菌通常肉眼看不见，可将它们采集或沉降到培养基中培养然后计算菌落数。细菌培养时，由一个或几个细菌繁殖而成的一个细菌团称为菌落形成单元数（cfu），也称菌落数。

浮游菌用计数浓度表示（cfu/L 或 cfu/m³），沉降菌用沉降浓度表示［cfu/（皿·min）］。测定空气中浮游菌和沉降菌可参照国家标准 GB/T 16293—1996《医药工业洁净室（区）浮游菌测试方法》和国家标准 GB/T 16294—1996《医药工业洁净室（区）沉降菌测试方法》进行。

3. 高效过滤器送风速度、体积流量测定及洁净室内换气次数计算

高效过滤器的风速单位是 m/s，风体积流量的单位是 m³/h。两个量均可用风速仪测定。

高效过滤器的风速可与 PAO 检漏（高效过滤器检漏）同时测定，风速指出口处的面风速，一般控制在≥0.3m/s 以上，若小于 0.3m/s，说明过滤器已堵塞，应及时更换。

空气净化系统风的体积流量测定内容包括测定总送风量、新风量、一次/二次回风量、排风量、各干（支）风道内风量和送（回）风口的风体积流量等。验证所需要测定的是房间的风量，也就是送风口的风量，并以此来计算房间的换气次数。

送（回）风口风体积流量由测定截面的面积与流经该截面上的气流平均速度相乘而求得，即：

$$送(回)风口风体积流量=截面积\times气流平均速度 \tag{4-6}$$

$$换气次数(次/h)=\frac{房间各送风口的风体积流量(m^3/h)}{房间面积(m^2)\times房间高度(m)} \tag{4-7}$$

4. 温度、湿度、压差的测定

洁净室（区）内的温度、相对湿度，室内外及不同级别洁净室之间的压差用已校准的仪表按标准进行验证。

（三）制药用水系统的验证

制药用水的水质对注射剂产品质量影响很大，因此，要十分重视水处理系统的验证。

制药用水系统验证的目的是考验该水处理系统在未来可能发生的情况下，有能力稳定地供应规定数量和质量的合格用水，验证就意味着要提供这方面文字性的证据。要完成这一任务，就需要对系统在不同运行条件下的状况进行抽样试验。

1. GMP 对工艺用水的要求

制药工艺用水主要指注射剂生产中洗安瓿、配料、洗涤容器和用具等工序用水。2015年版《中国药典》收载了纯化水、注射用水、灭菌注射用水，三者的质量标准参见《中国药典》。

（1）饮用水　饮用水用于容器、设备初洗和纯化水水源，要求符合国家标准 GB 5749—2006。

（2）纯化水 纯化水用于制备注射用水的水源，用具的初洗用水。纯化水制备的纯蒸汽可作为物料、容器、培养基的灭菌。

（3）注射用水 注射用水用于注射剂配料和洗涤安瓿、配料用具的精洗用水。

（4）灭菌注射用水 即经灭菌的注射用水。

2. 纯化水系统的验证

用作溶剂、冲洗剂。新建和改建后的纯化水制备系统，必须进行验证。

（1）纯化水系统安装确认

① 制备装置安装确认 纯化水制备装置包括电渗析器、离子交换柱、机械过滤装置等，对照设计图纸等资料，检查仪表、电气、连接管道、供水、过滤装置等安装是否符合设计要求。

② 管道安装确认 管道应为不锈钢材质，内壁光滑易清洗消毒，采用隔膜阀门，氩弧热熔焊接，试压无渗漏。管道采用纯化水、碱液清洗，硝酸、氢氟酸钝化，蒸汽消毒。

③ 仪器、仪表校准 测定水质的电导率仪、pH计等仪器和纯化水处理装置上的压力表、流量计等仪表，要定期校准。

（2）纯化水系统运行确认 纯化水系统运行确认是为了证明该系统是否能达到设计要求和生产工艺要求而进行的实际运行试验。所有设备逐个检查，通过检测各种参数确认是否合格。

（3）纯化水系统的监控（验证）纯化水系统按设计要求安装、调试、运转正常，记录各种参数后，即可开始进行验证。

① 取样 取样前先冲洗出水口，采集贮水罐、总送水口、总回水口、各使用点的水样。

② 化验 纯化水水质化验主要有化学指标、物理（电导率等）指标、微生物指标。测试方法和标准按中国药典和企业标准执行，国内制药企业有的用电导率或电阻率测定来随时监控纯化水质量，比较方便。如果某一取样点化验水质不合格，需要再取样化验，重测这个指标必须合格。

3. 注射用水制备系统的验证

（1）注射用水制备系统安装的确认 新建和改建后的注射用水制备系统，必须进行验证。

① 制备装置安装确认 注射用水制备装置安装确认主要是根据生产要求，检查水处理设备和管道系统的安装是否合格，检查仪表的校准和操作、维修规程的编写。制水装置包括蒸馏水器、电渗析器、离子交换柱、机械过滤装置等，对照设计图纸等资料，检查仪表、电气、蒸汽管道、连接管道、供水、过滤装置等安装是否符合设计要求。

② 管道安装确认 管道应为316L不锈钢材质，内壁光滑，易清洗消毒，采用隔膜阀门，氩弧热熔焊接，试压无渗漏。管道采用纯化水、碱液清洗，硝酸、氢氟酸钝化，蒸汽消毒。

③ 仪器、仪表校准 测定水质的电导率仪、pH计等仪器和纯化水处理装置上的压力表、流量计等仪表，要定期校准。

（2）注射用水系统运行确认 注射用水系统运行确认是为了证明该系统是否能达到设计要求和生产工艺要求而进行的实际运行试验。所有设备逐个检查，通过检测各种参数确认是否合格。

（3）注射用水系统的监控（验证） 注射用水系统按设计要求安装、调试、运转正常，记录各种参数后，即可开始进行验证。

① 取样　取样前先冲洗出水口，采集贮水罐、总送水口、总回水口、各使用点的水样。

② 化验　注射用水水质化验主要有化学指标、物理（电导率等）指标、微生物和细菌内毒素指标。测试方法和标准按中国药典和企业标准执行。国内制药企业有的用电导率或电阻率测定来随时监控注射用水质量，比较方便。如果某一取样点化验水质不合格，需要再取样化验，重测这个指标必须合格。

4. 氮气系统的验证

氮气主要用于注射用水储罐和成品的充氮保护，进入车间前的氮气管可以用镀锌管道，但进入车间的输送氮气管必须是不锈钢管道，且入口处需安装 $0.2\mu m$ 的气体过滤器。氮气系统主要确认其生产能力能够符合生产需要，使用前验证、检查氮气的纯度和微生物指标。

四、设备验证

注射剂的设备验证有预确认、安装确认、运行确认和性能确认，但老设备的再验证一般仅是运行确认和性能确认。安装确认和运行确认相当于过去的安装与调试，但不同的是后者只重视设备最后的调试结果，缺少一份调试报告来记录原始数据，这不符合 GMP 认证的文件标准化和格式化要求。

（一）预确认

预确认即设计确认，主要审查：

（1）设备选型　是否符合国家现行的政策法规；是否执行了药品 GMP 要求，并能保证药品生产质量；功能设计上是否考虑到设备的净化功能和清洗功能；操作上是否安全、可靠、便于维修保养；是否运用了机、电、仪一体化和激光、微波、红外线等先进技术；是否具有在线检测、监控功能；对易燃、易爆设备是否考虑了有效的安全防爆装置；对设备在运行中可能发生的非正常情况是否有过载、超压报警、保护措施；设备是否满足上、下道生产工序的接口需求。

（2）设备性能　参数是否符合国家、行业或企业标准；性能参数是否先进、合理并具有明显的技术优势；结构设计是否合理，这里主要表现在：

① 与药物接触的部位设计应平整、光滑、无棱角、凹槽，不粘、不积灰，易于清洗。

② 润滑密封装置设计合理、安全，不会对药物造成污染。

③ 对设备运行时的噪声、振动、散热、散湿等现象应有有效的解决措施。

④ 对与药物接触的原材料和其他元件的选择应符合不对药品性质、纯度和质量产生影响的要求。

⑤ 设备的原料、包装材料和成品进出口及废、次品的剔除口的设计应区分明显，不会相互混淆。

⑥ 设备的外观设计应美观、简洁，易于操作、观察、检修。

（3）技术文件制定　是否具有完整的、符合国家标准的、能指导生产制造的技术文件。这里所指的是技术图样、工艺资料、设计资格证明等文件。

（4）设备采购文件和相关的原材料及各类物资是否符合采购文件及质量要求。特别是与物料直接接触部位的材料，包括金属材料和非金属材料以及标准件、紧固件应符合 GMP 规定的要求，必要时应出具材料质量保证书或化学分析报告。

（5）是否依据技术文件和相关标准进行零件制造、装配和调试，并且符合技术要求。对压力容器的制造和焊接，应具有国家有关劳动部门认可的压力容器制造许可资格和压力容器焊接人员资格证书。

（6）查看制造商质量检验部门是否依据技术文件、性能参数及相关标准进行检验并符合出厂条件，对那些直接关系到药品生产质量和操作安全的隐患是否采取质量否决制。对电气安全性能检查要出示设备的保护接地电路的连续性、绝缘电阻、耐压等的测试报告；对压力容器的制造质量要出具焊接 X 光无损探伤报告，液压和气压的密封试验报告；对直接接触药物的管壁零件，如水处理设备的管道、蒸馏水设备的蒸馏塔、筒体、管道等金属零部件要出具相关的酸洗钝化、电抛光报告。

（二）安装确认

（1）检查设备是否适应所安装的环境，并符合药品生产的要求。药品 GMP 第Ⅲ章规定了不同种类的设备所处的厂房的洁净度级别、温度和相对湿度要求，通风和除尘要求，可以根据这些要求来验证设备安装环境的合适性，还需检查设备使用中所排放废弃物、有毒有害气体是否符合环保要求等。

（2）检查辅助配套设施是否完备，能否支持设备的正常运行，相互之间的接口是否良好。

① 在设备空运转或试运转中观察运转是否平稳；有无异常噪声和跑、冒、滴、漏现象；各机构动作是否协调、可靠；能否按设计要求调节、控制；仪器、仪表工作是否可靠、安全。

② 查看设备制造商与用户协商制定的设备实物生产的性能确认方案能否满足设计性能参数和相关标准，符合药品生产工艺的条件和最佳运行状态，如物料的原始状态、设备的运转速度、物料进料量和成品出料速度、浆液的喷洒时间和间隔要求、成品的质量评定规则等。

（3）运行及性能确认。

① 在设备模拟生产运行或实物生产运行中观察实物运行的质量，验证设备功能的适应性、连续性和可靠性。

② 检查设备实物运行的成品质量，验证各项性能参数的符合性。

③ 检查设备安全保护功能的可靠性，如：自动剔废，异物剔除，超压、超载报警，卡阻停机，无瓶止灌，缺损示警等。

④ 查看设备操作维护情况，检查设备的操作是否方便、灵活；是否适应人的自然动作；机构装拆（换品种和清洗时）是否方便；操作安全性能是否良好；急停按钮、安全阀操作是否灵敏。

⑤ 观察设备清洗功能使用情况，检查设备清洗是否简便、快速；清洗是否彻底；是否影响其他环节；是否渗漏。

（三）注射剂的生产设备

注射剂生产的主要设备有安瓿洗涤系统、过滤装置、灌装封口装置、灭菌设备等。

1. 安瓿洗涤设备

安瓿洗涤设备的选材和设计必须符合 GMP 有关要求，使用 304L、316L 或质量相当的不锈钢材料制造，要求表面光洁并能耐高温水的腐蚀。

安瓿洗涤设备有 3 种：①喷淋式安瓿洗瓶机组；②气水喷射安瓿洗瓶机组；③超声波安瓿洗瓶机组。

无论是哪一种安瓿洗瓶机组，对操作和维修的方便性、合理性要进行再确认，也要对安全性进行再确认，对电气和仪表监控进行再确认。确认清洗后的安瓿清洁度是否能符合要求。

2. 过滤器

WHO 的 GMP 要求最终灭菌产品在灌封前，应用过滤系统降低产品污染水平（生物负荷）。注射剂的过滤一般用垂熔玻璃滤器、砂滤棒、钛棒滤器、微孔滤膜滤器、板框滤器等，主要用于过滤注射剂中不溶性异物和微生物。

WHO 的 GMP 对过滤器要求进行验证：

① 不得使用有纤维脱落的过滤器，严禁使用含有石棉的过滤器。

② 过滤器不得滤除药液的组分，或向药液释放物质。

应用适当的检查方法进行过滤器的完整（好）性试验，如在每次使用的前后用起泡点试验进行检查，也可比较简便地在使用前进行光亮点检查。

如果是针对热稳定性较差而采用过滤除菌系统工艺，则应检查过滤系统除菌能力，用微生物进行挑战实验，选用缺陷假单胞菌 *P. diminuta*（ATCC19146）为生物指示剂，以 9g/L 氯化钠注射液或蛋白胨作阳性对照，含菌液经过滤后培养，如有菌生长，显示过滤系统不合格（需要做阴性对照）。

3. 安瓿灌封设备

将洁净的药液定量地灌入安瓿并加以封口的过程称为灌封。验证安瓿的灌封设备是检查传送安瓿机构、灌液机构、拉丝封口机构机械的性能，在连续工作中是否会出现：

（1）冲液和束液　冲液是指在灌注药液过程中，药液从安瓿中冲溅到瓶颈上方或冲出瓶外；束液是指在灌注结束时，因灌注系统束液不好，针尖上留有剩余的液滴。如果出现冲液和束液，能否有措施解决。

（2）封口　是否会出现焦头、泡头、平头、尖头。

4. 灭菌柜

灭菌柜是注射剂生产中的重要设备，种类很多，其灭菌程序为：

装载→升温、进蒸汽置换空气→灭菌→排气→冷却→卸载

灭菌柜及灭菌程序的验证是调查确定灭菌过程中冷点的位置，设定灭菌程序的有关参数，用试验来证实灭菌运行的可靠性和灭菌程序的重现性，以确保灭菌后产品的污染概率低于 10^{-6}。

灭菌柜的验证也和其他设备验证一样，包括预确认、安装确认、校验、运行确认和灭菌程序验证、验证报告（结果和评价）及最终结果的批准。

在灭菌过程中，柜内不同部位的灭菌温度是不同的，湿热灭菌柜灭菌是柜内上面温度高于下面的温度。实验表明，对 50g/L 葡萄糖注射液，采用 115℃ 30min 灭菌，当灭菌柜进气口高温点已达到 115℃ 时，但在灭菌前 10min 低温点的平均温度只有 113℃，灭菌的第二个 10min 平均温度为 114℃，最后 10min 平均温度为 114.5℃。灭菌结束时，只有一部分达到灭菌的要求，要使另一部分也达到灭菌要求，必须适时延长灭菌时间。

验证主要是验证灭菌器的热分布和热穿透。热分布试验是检查灭菌柜内不同位置的温差情况，用热电偶或热电阻作温度探头，对空载和装载进行热分布试验，要求最冷点和柜内平均温度之差不超过±2.5℃。有文献指出：《药品生产验证指南》中要求的根据空载热分布测得的"冷点"指导满载热分布测试，使最"冷点"也达到灭菌温度要求的说法是缺少科学依据的，因而湿热蒸汽灭菌设备不必做空载热分布测试。

热穿透试验和热分布试验大体相同，差异在于热穿透试验要求探头插入灭菌产品中，放置在灭菌柜内不同位置，要求灭菌达到灭菌程序规定的 F_0 后，微生物存活的概率不大于 10^{-6}。

灭菌柜要求定期用生物 F_0 去验证物理 F_0，选择的生物指示剂是非致病性嗜热脂肪杆菌芽孢菌，它的抗热能力是所有微生物（包括芽孢）中最强的，煮沸 100℃ 死亡时间是 300min；压力蒸汽 121℃ 是 12min，130℃ 为 2min；干热 160℃ 为 30min，180℃ 为 5min。这种芽孢对人不致病。在 56℃ 环境下生长良好，可在溴甲酚紫葡萄糖培养基上生长。

溴甲酚紫蛋白胨水培养基配制：蛋白胨 10.0g，葡萄糖 5.0g，溶于 1000mL 蒸馏水中，调 pH 至 7.0～7.2，然后再加 20g/L 溴甲酚紫乙醇溶液（取溴甲酚紫 2.0g，溶于 100mL 体积分数为 95% 的乙醇中）0.6mL，摇匀后，按 5mL/管，分装包口，置于压力蒸汽灭菌器中，在 115℃ 灭菌 40min 后备用。

现在市场上商品有的是以纸条作为生物指示剂载体，有的是将生物指示剂和溴甲酚紫蛋白胨培养基同置一支安瓿中。后者验证时，将安瓿和被灭菌物品一起放置在灭菌器不同部位。二层灭菌器设三个点，上层中央一个点，下层前后部位各一个点；三层灭菌器设五个点，上层、中层的中央部位各设一个点，下层前、中、后各设一个点，每个点上放置两支生物指示剂。当灭菌达到规定 F_0 后，取出指示剂直接置于 50～60℃ 培养 24～48h（有的长达 1 周），并另取一支未经灭菌的生物指示剂一起培养，作为阳性对照。根据颜色判定灭菌效果，培养后全部保持紫色为灭菌合格；若由紫色变为黄色判为不合格。对照管应紫色变黄色为该指示剂有效。

五、生产工艺验证

凡能对产品质量产生差异和影响的关键生产工艺都应经过验证。生产工艺验证是指证明生产工艺的可靠性和重现性的验证。在完成厂房、设备、设施的鉴定与质控、计量部门的验证后，对生产线所在生产环境及装备的局部或整体功能、质量控制方法及工艺条件的验证，确证该生产过程是有效的，而且具有重现性。

验证方案应当明确关键的工艺步骤及检验标准，以及将要进行的验证类型（即回顾性验证、前瞻性验证和同步验证）和工艺运转次数。

工艺验证是在符合 GMP 车间内按照生产规模，对工艺的关键参数、工艺的耐用性以及过程控制点进行全面的检验，通过对样品生产的过程控制和对样品的质量检验，全面评价工艺是否具有较好的重现性以及产品质量的稳定性。

注射剂制备工艺验证包括工艺研究阶段的验证及放大生产阶段对工艺的验证。工艺研究阶段的验证是通过对多批样品制备过程的分析，以及对制剂中间产品及终产品质量的分析，对工艺过程本身是否稳定，是否易于控制进行验证和评价。

放大生产对工艺的验证主要是考察所采用的制备工艺在规模化生产时的可行性，对工艺是否适合大生产进行验证和评价。应至少在确定的工艺条件下制备三批中试规模以上（批量为实际生产批量的 1/10 以上）的产品，对其制备过程的工艺控制进行评价，并对产品的质量及质量均一性进行评价。中试生产的设备应与大生产一致。实际生产中若采用的工艺设备与中试规模不同，应重新进行工艺验证。

生产工艺验证主要项目、标准、方法如下：

（1）洁净区空气净化系统见表 4-7。

（2）注射用水系统按《中国药典》规定项目与标准进行验证。

（3）安瓿清洗灭菌效果验证：安瓿清洗灭菌效果验证方法及控制标准见表 4-8。

表 4-8　安瓿清洗灭菌效果验证方法及控制标准

项　　目	控制标准	方　　法
澄明度	≥99%	灯检法
细菌内毒素	≤0.25eu/mL	按《中国药典》
微生物指标	≤10 个/100mL	按《中国药典》

（4）在线清洗、消毒效果验证方法及控制标准见表 4-9。

表 4-9　在线清洗、消毒效果验证方法及控制标准

项　　目	控制标准	方　　法
残留清洗剂	pH 5～7	pH 计(与注射用水对照)
细菌内毒素	≤0.25eu/mL	按《中国药典》
微生物指标	≤2 个/100mL	按《中国药典》

（5）灌封系统验证方法及控制标准见表 4-10。

表 4-10　灌封系统验证方法及控制标准

项　　目	控制标准	方　　法
澄明度	≥99%	灯检法
封口合格率	≥99%	灯检法
细菌内毒素	≤0.25eu/mL	按《中国药典》
微生物指标	≤2 个/100mL	按《中国药典》
残氧量	≤2%	测氧仪

六、注射剂灭菌工艺及其验证

为保证注射剂灭菌的可靠性，灭菌工艺应进行验证并提供完整系统的工艺验证资料。工艺的验证包括对生产环境、设备条件是否符合设计要求的验证，以及对采用的灭菌工艺是否可确保制剂的无菌保证水平的验证。对于直接接触药品的包装材料及容器生产设备等的灭菌亦应进行验证。

对于无菌分装工艺，质量保证主要依赖于无菌生产线的基本条件和对生产工艺各环节的严格的质量控制。

另外，工艺验证中还应加强对灭菌前药品的染菌水平、所染菌耐热性等的密切监控，提供相关研究及验证资料。

注射剂的灭菌是保证制剂质量和用药安全的重要工艺步骤。为保证灭菌的有效性和制剂的无菌保证水平，小容量注射剂和粉针剂灭菌工艺的选择及验证应符合以下原则：

（一）小容量注射剂

（1）应首选终端灭菌工艺，保证产品灭菌后的 SAL 不大于 10^{-6}。

（2）如有充分的依据证明不能采用终端灭菌工艺，且为临床必须注射给药的品种，可考虑采用无菌生产工艺，相关技术要求同冻干粉针剂。

（3）对于过滤除菌工艺同时采用了流通蒸汽辅助灭菌的品种，可以修改为终端灭菌工艺；对确实无法采用终端灭菌工艺的品种，应修改为无菌生产工艺，技术要求同冻干粉针剂。

（二）粉针剂

粉针剂一般通过无菌系统环境下的过滤除菌或直接分装工艺，来保证粉针剂的无菌保证水平。采用无菌生产工艺的粉针剂，应能保证 SAL 不大于 10^{-3}。这主要依赖于无菌生产工艺是否严格按照药品生产质量管理规范（GMP）的要求进行生产与验证。

1. 冻干粉针剂

冻干粉针剂无菌生产工艺验证中的设备验证、环境监测是冻干粉针剂生产线 GMP 要求的常规内容；培养基灌装验证是对设备、环境以及人员操作的一种系统验证，是判断无菌保证水平的关键手段。

常规的工艺验证试验包括：

（1）培养基模拟灌装验证试验　至少在线灌装三批，每批的批量详见表 4-11，每瓶产品均应进行无菌检查，判断该试验是否合格的标准见表 4-11。

（2）除菌过滤系统适应性验证试验　包括过滤系统相容性测试、过滤前后滤膜完整性测试，必要时尚需进行滤膜的微生物截留量测试。

表 4-11　培养基灌装试验的批量与判断合格的标准

批量/瓶	3000	4750	6300	7760
允许染菌的数量/瓶	0	≤1	≤2	≤3

2. 无菌分装粉针剂

无菌分装粉针剂的质量保证主要依赖于无菌生产线的基本条件和对生产工艺各环节严格的质量控制。生产工艺的控制和验证要求对不同的无菌分装产品是一致的。严格执行 GMP 的有关要求，是无菌粉针剂生产的重要质量保证。

工艺验证工作主要为培养基灌装验证试验。

对于采用无菌生产工艺生产的小容量注射剂，生产线的验证应结合无菌生产工艺进行。

注射剂生产过程中，应采用各种措施降低微生物污染水平，确保终产品达到无菌保证要求。此外，为判断灭菌工艺对产品质量的影响，应进行灭菌前后的质量对比研究，考察项目需全面，相关方法需验证。

（三）湿热灭菌工艺验证

灭菌产品的无菌保证不能依赖于最终产品的无菌检验，而是取决于生产过程中采用合格的热压灭菌工艺、严格的 GMP 管理和良好的无菌保证体系。热压灭菌工艺的验证是无菌保证的必要条件。只有湿热灭菌工艺经过验证后，才能正式用于生产。

所有灭菌工艺验证都要经过以下四个步骤：①选择能抵抗灭菌工艺的生物指示剂；②考察各种变量对生物指示剂耐受性的影响（例如，生物指示剂的繁殖，生物指示剂与被灭菌物质之间的相互影响）；③建立生物指示剂在灭菌过程中破坏的定量指标；④测定被灭菌物质在特定工艺条件下实现无菌的可能性。

实际上，每一种灭菌工艺都要经过生物指示剂验证。除过滤法外，常规使用的生物指示剂是芽孢，因为在不利的环境中，芽孢比一般细菌的生存能力强。湿热、干热、辐射灭菌都用革兰阳性菌的芽孢作生物指示剂。过滤除菌生物指示剂为缺陷假单胞菌，用于滤膜孔径为 $0.22\mu m$ 的滤器；黏质沙雷菌用于滤膜孔径为 $0.45\mu m$ 的滤器。

在灭菌过程中，尽管可通过灭菌过程某些参数的监控来评估灭菌效果，但生物指示剂的被杀灭程度，则是评价一个灭菌程序有效性最直观的指标。可以使用市售的标准生物指示剂，也可使用由日常生产污染菌监控中分离的耐受性最强的微生物制备的芽孢。在生物指示剂验证试验中，需确定芽孢在实际灭菌条件下的耐受性，并测定芽孢的纯度和数量。验证时，生物指示剂的用量应比日常生产中检出的微生物污染量大、耐热性强，以保证灭菌程度有更大的安全性。在最终灭菌法中，生物指示剂应放在灭菌柜的不同部位，按设定的条件灭菌后取出，分别置培养基中培养，确定生物指示剂中的芽孢是否被完全杀灭。

过度杀灭产品灭菌验证一般不考虑生物污染水平，可使用市售的生物指示剂。对灭菌手段耐受性差的产品，设计灭菌程序时，根据经验估计在该生产工艺中产品微生物污染的水平，选择生物指示剂的菌种和芽孢数量。这类产品的无菌保证应通过监测每批灭菌前的微生物污染的数量、耐受性和灭菌程序验证所获得的数据进行评估。

湿热灭菌最常用的是生物指示剂是嗜热脂肪芽孢杆菌芽孢（如 NCTC10007、NCIMB8157、ATCC7953）。D 值为 $1.5\sim3.0min$，每片（或每瓶）活芽孢数 $5\times10^5\sim5\times10^6$ 个，在 121℃、19min 状况下应被完全被杀灭。

国家标准 GB 15981—1995《消毒与灭菌效果的评价方法与标准》对嗜热脂肪芽孢杆菌芽孢规定 D 值为 $1.3\sim1.9min$，且规定了存活时间（ST）$\geqslant3.9min$。灭活时间（KT）中国药典与国家标准规定相同，均为 19min。

用生物指示剂验证湿热灭菌效果时，对市售嗜热脂肪芽孢杆菌芽孢菌片要进行 D 值重新标定，有的市售嗜热脂肪芽孢杆菌芽孢生物指示剂没有给出 D 值，两者验证前均需要测定 D 值。如果用阴性分数法估算 D 值实验，每组至少需要 10 个样品，将其置于预定温度下，设置不同的暴热时间，但暴热时间间隔相同。热处理后，将样品取出，放入无菌液体培养基中，于适宜温度下培养，培养结束时，记录每组中没有微生物生长的样品数，详细测算方法参见第二章灭菌法中第一节。

重新测出 D 值之后，可以计算存活时间 ST，其计算公式为：

$$ST(min)=D\times(\lg 每个菌片上平均芽孢数-2)$$

要求生物指示剂的 ST 值不低于此式计算的结果。

灭活时间 KT 值的计算也可用 D 值和生物指示剂上平均芽孢数估算：

$$KT(min)=D\times(\lg 每个菌片上平均芽孢数+4)$$

要求 KT 值不大于此式计算的结果。

ST 值、KT 值的参数测定可参阅文献。

2005 年版《中国药典》二部附录灭菌法中指出："如产品的稳定性很差时，可允许湿热

灭菌的 F_0 低于 8，此情况下，应在生产全过程中，对产品中污染的微生物严加监控，并采取各种措施降低微生物污染水平，确保被灭菌产品达到无菌保证要求"；但 2015 年版《中国药典》四部修改为"热不稳定性物品的 F_0 值一般不低于 8 分钟"。过滤除菌就是降低微生物污染水平的重要措施之一。

现举"湿热灭菌的 F_0 低于 8"的例子，计算生物指示剂的用量。今有某产品选用 115.5℃、20min 的灭菌程序，要求灭菌后污染菌存活概率小于 10^{-6}。假定产品灭菌前污染菌水平是 10^3 cfu/包装单位，污染菌耐热性（D_{121}）不超过 0.6min，当选用 D_{121} 为 0.8min 的梭状芽孢杆菌为生物指示剂时，计算每瓶产品中需加的芽孢数。

计算生物指示剂用量通常采用以下公式：

$$F_0 = D_污(\lg N_污 + 6) = D_{Bi}(\lg N_{Bi} + 1)$$

式中，$D_污$ 为污染菌的 D_{121} 值；$N_污$ 为灭菌前污染菌的数量；D_{Bi} 为生物指示剂 D_{121} 值；N_{Bi} 为生物指示剂的数量。

示例中因产品稳定性问题，研发部门确定了 115.5℃、20min 的灭菌程序，因此，只能以此作为 F_0 的上限。式中 $D_污(\lg N_污 + 6)$ 所表达的含义是：根据产品 F_0 及无菌保证要求来确立监控标准 $D_污$，是日常监控中发现耐热性最强的细菌 D 值，通常由实验获得，不可随意设定。污染菌最大 $D_污$ 是客观存在的，不是人们可以凭主观改变的，但其污染水平是可以设法控制的。

式中 $D_{Bi}(\lg N_{Bi} + 1)$ 所表达的含义是：生物指示剂的选择应满足的条件。D_{Bi} 为市售生物指示剂 D_{121} 值，也可以是实际生产中分离得到的耐热性最强的菌株。如取市售品，D_{Bi} 应比 $D_污$ 略大，不宜采用小于 $D_污$ 的标准菌，否则会影响到生物指示剂试验的挑战性。

上式中 F_0 应能使生物指示剂杀灭至 10^0 后，再降一个对数单位，所以括号中加 1。

实际计算如下：

（1）按选定物理灭菌程序计算 F_0 由式(2-9)知：

$$L = \frac{D_{121}}{D_{115.5}} = 10^{\frac{115.5-121}{10}} = 0.282; \quad F_0 = 0.282 \times 20 = 5.64 \text{min}$$

（2）在耐热菌污染条件下应控制的污染菌数

$$F_0 = D_污(\lg N_污 + 6)$$

将 $F_0 = 5.64$ 和 $D_污 = 0.6$ 代入，得：

$$\lg N_污 = (5.64 - 0.6 \times 6)/0.6 = 3.4$$

所以 $N_污 = 2.5 \times 10^3$

（3）D_{121} 值为 0.8 的梭状芽孢杆菌作为生物指示剂时，有：

$$F_0 = D_{Bi}(\lg N_{Bi} + 1)$$

将 $F_0 = 5.64$ 和 $D_{Bi} = 0.8$ 代入，得：

$$\lg N_{Bi} = \frac{5.64 - 0.8}{0.8} = 6.05$$

所以：

$$N_{Bi} = 1.1 \times 10^6$$

即每瓶产品中需加的芽孢为 1.1×10^6。

再举例计算无菌保证值和残存微生物污染的概率。今有某企业注射液产品，采用 110℃ 30min 的灭菌程序，起始污染微生物为 100cfu/瓶，D 值为 0.5min，试计算无菌保证值

（SAL）和残存微生物污染的概率。

$$SAL=F_0/D-\lg N_0=L_{110}\times t/D-\lg 100=0.08\times 30/0.5-2=2.8$$

残存微生物的概率为 $10^{-2.8}=0.158\%$

通过无菌检查的概率为：

$$（1-染菌样的概率）^{10}=（1-0.158\%）^{10}=98.4\%$$

注：批出厂产品无菌检查的取样量，2015 年版《中国药典》规定体积＞100mL 的注射液批产量＞500 个，最少检验数量为 10。

对于湿热灭菌工艺，美国 FDA 规定热稳定性不很好的产品采用残存概率法灭菌，其灭菌过程是 $8\min\leqslant F_0<12\min$，要求通过控制工艺过程的微生物污染和灭菌工艺参数使产品无菌保证值不小于 6。对热稳定性好的产品，要求采用过度杀灭法，其灭菌工艺 F_0 不低于 12min，以彻底杀灭任何污染的微生物。对热稳定性很差的产品，其 F_0 值低于 8 的灭菌工艺，以无菌生产工艺为基础，将灭菌作为提高无菌保证水平的辅助手段，而不计算 F_0 值，污染概率不大于 0.1%。除血液制品外，发达国家这类大体积注射液几乎没有，小容量注射剂也少见。

美国非肠道药物协会（PDA）《参数放行》-1999-10-21 文件中指出：如果产品在最终灭菌前采取无菌灌装，那么该产品的灭菌工艺可以采用较小的 F_0 值（如 $F_0\leqslant 8\min$）。此提法和欧盟 GMP 无菌药品附录是一致的。这主要是对热稳定性差的产品采用的方法。这一原则还没有被我国制药行业所认可，我国企业只认可流通蒸汽作为非最终灭菌的物品补充性灭菌，却忽视了无菌制造工艺的关键要求。

经过验证后，日常生产中可使用生物指示剂作为监控手段。将市售已知 D 值的生物指示剂与产品一起灭菌，当培养无阳性结果时，而灭菌前生物负荷检查中又未检查出耐热芽孢，那么，生物指示剂培养的结果，便为产品的无菌提供了实验依据。

对高压蒸汽灭菌柜要进行真空状态下灭菌腔室内泄漏试验和蒸汽性质的确认。

（四）干热灭菌验证

干热灭菌在制药工业上用于耐热物品的灭菌和除热原。对干热灭菌的常用的生物指示剂是枯草芽孢杆菌芽孢（如 ATCC9372、NCIMB8058），对于除热原的验证时是使用大肠埃希菌内毒素，加量不小于 1000 细菌内毒素单位。在不同温度下灭菌或除热原均可采用第二章的式(2-12) 计算：

$$F=\int_0^t 10^{\frac{T-T_0}{Z}}\mathrm{d}t$$

式中，F 值是参比温度 T_0 为 170℃干热灭菌时间；灭菌生物指示剂为枯草芽孢杆菌时 Z 值为 20℃，若是枯草杆菌亚种芽孢，Z 值为 22℃；除热原用的大肠埃希菌内毒素为指示剂，Z 值为 54℃。

干热灭菌的标准是微生物检出概率要求小于 10^{-6}，有的说要求为 10^{-12}；除热原的标准是内毒素含量下降 3 个对数单位。

1. 空载热分布测试

测试的目的是检查灭菌腔内热分布情况，确定可能存在的冷点。通常是选择 10 个热电偶或热电阻作为温度探头，编号放入灭菌腔内不同位置，按实际生产运行操作，记录腔内温度变化。至少重复 3 次试验，腔内各点的温度偏差不大于±5℃。

《药品生产验证指南》中没有给出或建议干热灭菌器空载测试的温差合格标准，有的认为以灭菌柜内空载温度达到180℃时高低点温差≤10℃，作为对干热灭菌器性能评价的一个指标。

2. 装载热穿透试验

在空载热分布试验的基础上，确定装载中的最冷点，并确定该点在灭菌时间内能取得可靠的灭菌保证值，测温探头应置于被灭菌的中间部位。当被灭菌物品满载时，柜内空气流型因装载物的堆积而改变，"冷点"亦随之改变，空载检测出的"冷点"对满载检测时不再有指导意义。当试验结果微生物检出概率小于 10^{-6} 时，装载热穿透试验符合规定。

3. 细菌内毒素挑战试验

将 1000 单位或 1000 单位以上的内毒素标准品接种到待除热原物品中，除热原前后分别用鲎试剂进行检查，如除热原后内毒素下降了 3 个单位对数值，则符合标准。

（五）过滤除菌验证

注射剂的过滤器主要用于过滤药液滤除不溶性异物和降低微生物污染水平，这里主要讨论后者。

WHO 的 GMP（1992 年版）规定，应尽可能降低产品在灭菌前微生物污染的程度。应制定产品灭菌前微生物污染的控制标准，这一标准与所采用（灭菌）方法的有效性及热原污染的风险相关。如可能的话，所有药液（尤其是注射剂）应在灌装前使用除菌过滤器进行过滤。在其无菌产品附则第 17.40 条中规定，在 95% 的置信度下，无菌灌装产品允许的染菌水平不得大于 0.1%。

过滤除菌是通过过滤介质吸附或筛滤去除微生物的方法，对于热敏感的药液尤为重要。过滤除菌不像热压灭菌那样有灭菌参数（压力、温度、时间）可以全程监控，对于滤膜的完好性、孔径大小及分布等参数不可能进行全过程监控。只能用指示菌进行破坏性的挑战性试验来验证除菌能力。但采用物理测试方法可以间接地测定，如起泡点等。

1. 过滤除菌前微生物的监控

① 监控所有原料药的微生物状况：过滤除菌前要求进行菌检，确定原料药污染水平，以便制定生物负荷允许范围，然后定期进行验证。

② 监测工艺用水的微生物状况。

③ 监测容器的微生物的状况：对刚购入或刚生产出的容器进行微生物污染状况调查，以便选择洗涤和灭菌方法。

2. 生产环境的管理

（1）环境监测计划及标准 各岗位操作室应分别制定环境监测计划及标准，定期对洁净区内不同的操作点进行测试。洁净度可以通过测定浮游尘埃数量、浮游菌数量、沉降菌数量及附着菌数量进行确认。

（2）消毒方法 为保持操作室的无菌状态，要制定清洁、消毒方法按计划实施清洁消毒。清扫效果的验证方法可与洁净度验证方法相同。

（3）无菌区域出入规则 进入无菌区域从事无菌操作的人员越少越好，穿无菌服应覆盖全身，无菌服质地应选择长纤维、不脱落异物、易清洗的适当材料。操作人员进入洁净室应洗手消毒并戴手套，定期进行体格检查。

3. 过滤除菌和使用条件

（1）除菌滤器性能的确认　用指示菌进行过滤除菌试验，一般每平方厘米用 10^7 个以上的指示菌进行挑战性试验判断性能。评价结果用对数减少值（LRV）表示，LRV（log reduction value）系指规定条件下，被过滤前的微生物数量与过滤后的微生物数量比的常用对数值。即：

$$LRV = \lg N_0 - \lg N \qquad (4\text{-}8)$$

或

$$N = N_0 \cdot 10^{-LRV}$$

式中，N_0 为产品过滤除菌前的微生物数量；N 为产品过滤除菌后的微生物数量。

LRV 用于表示过滤器的过滤除菌效率，对孔径为 $0.22\mu m$ 的过滤器而言，要求每 $1cm^2$ 有效过滤面积 LRV 应不小于 7。因此过滤除菌时，被过滤产品总的污染量应控制在规定限度内。

假设滤器有效过滤面积为 $500cm^2$，挑战菌数为 5×10^9。

① 滤液无菌时

$$LRV = \lg\text{挑战菌菌数} - \lg\text{滤液中菌数} = \lg\frac{5 \times 10^9}{1^0} = \lg 5 \times 10^9$$

$$LRV \geqslant 9.7$$

滤液无菌时，分母以 1 代入，其结果可用"等于或大于 LRV 计算值"形式报告之。

② 滤液非无菌时

假设有 100 个菌通过滤器：

$$LRV = \lg\frac{5 \times 10^9}{10^2} = \lg 5 \times 10^7$$

$$LRV = 7.69$$

影响过滤除菌效果的因素很多，如微生物种类、过滤前药液中含菌量、药液的 pH、药液的黏度等。进行挑战性试验时，要求测定被灭菌物质在特定工艺条件下实现无菌的可能性。

（2）除菌过滤器的完整性检查

① 起（气）泡点试验　将微孔滤膜湿润后装在过滤器中，并在滤膜上覆盖一层水，通入氮气，以每分钟压力升高 34.3Pa 的速度加压，水从微孔中逐渐被排出。当压力升高至一定值时，水层中开始有连续气泡逸出，产生第一个气泡的压力即为该滤膜的起泡点，见图 4-5。

② 气体扩散试验　用适当的液体将滤材充分湿润，用适当的气体施加起泡点以下压力时，用流量计测定因扩散从另一侧逸出气体的量，以确认滤器的完整性，见图 4-5。

③ 保压试验　用适当的液体将滤材充分湿润，用适当的气体加压后，阻断气体供应，测定在规定时间内的压力下降情况，以确认滤器的完好性，见图 4-5。

（3）其他　除了过滤器的完好性检查外，还应检查确定过滤一定量药液所需时间及过滤器两侧的压差；正常生产中，应记录时间或压差的任何明显偏差并进行调查。检查结果应归入批记录。同一只过滤器的使用不得超过一个工作日，除非经过验证。过滤器的灭菌是将滤芯安装在滤罩或座架上后，用高压蒸汽或干热灭菌。

此外，生产厂家对过滤器的最大允许压力差会有明确规定，并对过滤材料与药品相容性做出说明，使用时应注意这些说明。另外企业对产品的一些特殊要求，如不溶性微粒、易氧

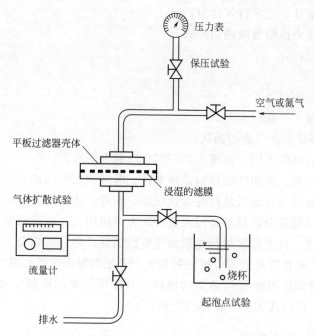

图 4-5 过滤器完整性试验示意图

化物等，均应通过验证确立在企业设定的标准中。

（4）过滤除菌 过滤除菌对控制注射液灭菌前生物污染是极其重要一个环节，WHO 及欧盟都要求灭菌前微生物污染水平为 100mL 不超过 100 个污染菌，且规定污染菌耐热性不导致产品灭菌后微生物污染的概率大于 10^{-6}。监控的方法是：

① 取样 从每批过滤后灌装开始、中间和结尾各取一瓶灌封好的产品做灭菌前微生物检查。取样瓶应事先灭菌并标记。

② 污染水平检查 选用灭菌的 50g/L 聚山梨酯湿润 0.45μm 滤膜，然后定量过滤药液，将此滤膜移至营养琼脂培养平板上，在 30～35℃培养 3～7 天，计数。

③ 耐热性检查 另取一张 0.45μm 滤膜，用经灭菌的 50g/L 聚山梨酯湿润，过滤生物负荷检查所剩余的药液样品，将此滤膜转移入装有无菌的待检测产品的试管中，在沸水中煮沸 30min，然后在 30～35℃下在硫乙醇酸盐肉汤中培养，观察是否有耐热菌生长。

（5）过滤除去不溶性异物 注射液的过滤系统是除去微生物和不溶性微粒提高产品质量的关键工艺。要减少微粒，除了认真清洗安瓿、容器、灌装系统外，过滤系统开始过滤的滤液要回滤，直至澄明度检查合格为止。在整个灌装过程中要经常检测半成品的澄明度。

4. 过滤系统的工艺设定和管理

（1）一般条件 在使用过滤系统时，应对滤器的整个系统的组成和性能有充分的了解，熟悉操作方法，并按相关的 SOP 规程进行操作。

对厂房建筑、设备构造、无菌制剂的生产环境及整个生产过程，都应按 GMP 要求严格管理。

（2）过滤系统的构成

① 滤材（滤芯）；

② 滤罩或座架；

③ 配管；

④ 压力计、流量计、记录仪等计量器具；

⑤ 流量控制、压力控制及流路切换阀等；

⑥ 泵或加压罐等；

⑦ 贮罐；

⑧ 完整性试验装置；

⑨ 相关试验装置。

（3）滤材的安装及系统功能的确认

① 安装要根据滤材的不同，参考生产厂家介绍的方法进行。

② 要通过检查外观、密闭性和控制系统来防止泄漏和二次污染。

③ 应在系统过滤前及过滤后进行可靠性试验，参考上述方法进行完整性试验。

④ 对系统中所用管道及容器等要经灭菌处理方可使用，并将灭菌方法标准化。

⑤ 过滤后的清洗。过滤后要进行滤膜的完整性试验，并分解装置、清洗内部。

与过滤验证相关的管理规范，应按品种在生产开始前制定出来，并定期补充、修改。如生产有变更，要通过验证对规程作必要的修订。验证所需要的资料，可参考生产厂家说明书，由企业研究开发部门或工艺开发部门提供。

（六）甲醛气体熏蒸灭菌

无菌制剂要求在无菌环境下操作，在批次生产的间隔时间，要求对无菌环境予以消毒/灭菌，以控制微生物污染，此处以甲醛气体熏蒸灭菌的验证进行讨论。

1. 灭菌方法

见第二章第四节中无菌操作法项下。

2. 灭菌效果验证

（1）用生物指示剂进行细菌挑战性试验　生物指示剂可选用枯草芽孢杆菌，要先测定其初始菌的数量，应不少于 $5×10^5 \sim 5×10^6$ 个/载体。

在进行甲醛气体熏蒸灭菌前，将装有生物指示剂的玻璃皿置于无菌室内中央地面，灭菌前打开玻璃皿，灭菌结束后，回收生物指示剂，放入大豆蛋白胨液体培养基中，在 37℃ 下培养 7 天，应无菌生长。

（2）擦拭试验　甲醛气体熏蒸灭菌后，可对无菌室内的机械表面、内部及缝隙间、墙壁、窗台、试验台等表面的一定面积，用事先经过灭菌的生理盐水、纯化水或缓冲液（例如磷酸缓冲生理盐水）湿润适当大小的纱布或灭菌脱脂棉充分擦拭，然后放入广口瓶，加一定量浸出液振摇，再对浸出液进行细菌培养，不应有细菌生长。

（3）熏蒸灭菌后室内环境中甲醛残留量的验证　用甲醛熏蒸灭菌后，应通入无菌空气使室内甲醛排尽，当残留浓度<0.05mg/L（嗅不出臭味）或至少<0.1mg/L（对眼睛无刺激）时，才算符合标准。

（4）甲醛残留量测定　测定甲醛残留量有仪器法和化学分析法，前者比较简便且灵敏度也比较高。下面介绍分光光度测定法：

① 取样　在各需要测定的室内，用 30mL 塑料袋收集室内空气，转移到由吸收瓶、泵、气体流量计组成的装置吸收液中（样本数应≥3）。

② 供试液的配制　取 5g/L 硼酸溶液 20mL 作为吸收溶液，用溶液吸收法，以 1L/min 的流量分别让各取样场所的空气通过 10min，然后将吸收液移至 25mL 容量瓶中，加水至刻

度即得。

③ 试验操作

a. 取供试液 2.0mL 至试管中，加 5mol/L 氢氧化钠溶液 2.0mL 及 AHMT（4-amino-3-hydrazino-5-mercapto-1,2,4-triazole，4-氨基-3-肼-5-巯基-1,2,4-三唑）溶液 2.0mL，轻摇数次混匀后，室温放置 20min。然后加高碘酸钾溶液 2.0mL，摇 2~5min 至无气泡为止，同时用水 2.0mL 同法制成对照液，在波长 550nm 附近测定最大的光密度（旧称吸光度、吸收度）。

b. 分别取甲醛标准溶液 0mL、0.5mL、1.0mL、1.5mL、2.0mL，加水使成 2.0mL，然后按 a 操作，测定光密度，制出甲醛浓度（μg/mL）与光密度的关系检量线。用下式计算甲醛的质量分数：

$$甲醛的质量分数(\times 10^{-6}) = \alpha \times \frac{22.4}{30.03 \times 1000} \times \frac{25}{1000} \times \frac{1}{V \times \frac{273}{273+t}}$$

式中，α 为供试液中甲醛质量浓度，mg/L；V 为采样气体量，L；t 为采样平均温度；22.4 为 1mol 气体在 273.15K 和 101.325kPa 时的摩尔体积，L/mol；30.03 为甲醛的摩尔质量，g/mol；25 为供试液全量，mL。

④ 试液准备

a. 甲醛标准溶液

ⅰ. 甲醛稀释液　精取甲醛溶液 1mL，加水准确至 200mL 作为甲醛稀释液。精取该液 10mL 至碘瓶内，准确加 0.1mol/L 碘液 50mL，再加 1mol/L 氢氧化钾溶液 20mL，避光放置 15min 后，加 15mL 100g/L 硫酸，用硫代硫酸钠（0.1mol/L）溶液滴定。另用水 10mL 进行空白试验。

$$甲醛稀释液中的甲醛浓度(mg/mL) = \frac{(V_B - V_A) \times 1.5013}{10}$$

式中，V_A 为甲醛稀释液消耗 0.1mol/L 硫代硫酸钠溶液的体积，mL；V_B 为空白试液消耗 0.1mol/L 硫代硫酸钠溶液的体积，mL；1.5013 为与 1mL 碘液（0.1mol/L）相当的甲醛的量，mg/mL；10 为甲醛稀释液取样量，mL。

ⅱ. 甲醛标准溶液　精取甲醛稀释液，准确用水稀释 1000 倍得（μg/mL）。

b. AHMT 溶液　取 4-氨基-3-肼-5-巯基-1,2,4-三唑 0.5g，加 0.2mol/L 盐酸 100mL 溶解，避光保存。

（七）配液混合均匀性的确认

为保证配液混合均匀，在搅拌方式确定的前提下，须用模拟液进行混合时间的验证，以确定不同产品的配液所需的混合时间。

1. 模拟预试验

进行预试验前，关键是要确定模拟液。模拟液的条件主要应具有与实际产品相类似的物理特性，一般考虑以下因素：黏度、表面张力、密度、温度。

最简单的方法是用 9g/L 氯化钠溶液作为模拟液，按正常生产操作方法配制药液，然后，设不同的混合取样时间，根据含量测定值即可初步确定混合均匀并保持稳定的混合所需时间。

2. 正式试验

根据预试验结果，按适当间隔，前后分别增设混合取样点（不同混合时间），然后按正常操作，在各取样时间分别取样进行含量测定，最终确定配液混合均匀所需时间。

（八）清洁验证

在药品生产结束后，必须采用有效的清洁剂和清洗方法将制药设备中的残留物和微生物清除，防止交叉污染。清洁验证是检验清洗措施是否有效的重要手段，也是我国 GMP 规定要执行的内容之一。

注射剂生产过程中的清洁验证包括安瓿洗涤设备、配液装置、过滤装置、灌装融封装置、送液管道等设备的清洗。清洗效果不好会直接影响产品的质量，所以清洁验证是对清洗效果的确认。

1. 清洗方法的制定

（1）清洗方式　清洗方式分为手工清洗、自动清洗和半自动清洗。手工清洗指由操作人员用擦洗或用高压软管喷水进行的清洗；自动清洗指由自动控制进行洗刷直至干燥的清洗；半自动清洗是结合以上两者的清洗过程。

（2）清洗要点

① 拆卸　如灌装机几乎要完全拆卸清洗。

② 预洗　用饮用水去除可见的残留物。

③ 清洗　用饮用水或纯化水按一定程序洗涤设备上看不见的残留物，必要时使用清洁剂。

④ 淋洗　用纯化水以固定的方法和固定的时间淋洗设备的表面，除去已溶解的低浓度残留物。

⑤ 干燥　根据需要决定是否要干燥。

⑥ 检查　检查清洗是否符合要求。

⑦ 装配与贮存　被拆卸的装置重新装配、贮存。

（3）清洁剂的选择　选择能有效溶解残留物、不腐蚀设备、不污染环境、本身易被清洗的洗涤剂。可以通过化学方法和物理方法对清洁剂的有效性和对设备材质的腐蚀程度进行评价。

清洁剂的性质不同，选用的清洗方法也不同。清洗设备的常用方法有在线清洗（CIP）、非在线清洗、手工擦洗、压力喷淋、浸泡等。对碱性较强的清洁剂，最好采用在线清洗，这样可避免清洗人员与清洁剂或其溶液直接接触。手工清洗操作人员必须使用中性或弱碱性（pH7～10）清洁剂，这样即使清洁剂溅到眼睛中或皮肤上也不会造成严重的伤害。对泡沫类清洁剂，宜将其溶液倒在待清洁设备表面上进行手工清洗。

为保护环境，应选用磷含量低，中性、弱酸性或弱碱性的清洁剂。如果必须使用强酸（或强碱）进行清洗，则需统一收集清洗液后用碱（或酸）调节其 pH 至规定范围内才可排放。详见第十一章"注射剂生产企业的'三废'防治"。

2. 清洁验证方案的准备

（1）残留参照物的选择　注射液由主药和附加剂组成，选择的参照物应为具有生物活性或难溶性的组分。

（2）最难清洗部位和取样点的确定　清洗是通过溶剂（清洗液）对残留物的溶解和流

动，使附着在设备表面的残留物进入溶剂中，清洗液与残留物的相对运动有垂直方向和水平方向的运动。垂直方向的运动可将已溶解的物质带离溶质的表面，而水平方向的运动分层流和湍流，层流的流体在导管中流动时，所有质点均沿着与管轴平行的方向流动，在管道轴心处流速最大，从轴心至管壁速度逐渐减小，以致使管壁残留物溶解液被清洗的效率降低。湍流形式运动中的质点，有一部分是垂直于管壁运动，对管壁残留物溶解液被清洗效率较高。所以在清洗过程中，保持清洗液湍流的运动形式很重要。

流体以何种形式流动取决于流体雷诺数 Re 的大小。

$$Re = dw\rho/\eta \tag{4-9}$$

式中，d 为管道直径，m；w 为流速，m/s；ρ 为流体的密度，kg/m³；η 为流体的黏度，Pa·s。

当 $Re < 2300$ 时，为层流；$Re > 10000$ 时，为湍流；当 $2300 < Re < 10000$ 时，为层流和湍流的过渡阶段。Re 越大，表面湍流越剧烈，即质点运动的方向和速率变化越大，残留物溶解的速度越快。

在已确定清洁剂和淋洗液的情况下，Re 正比于管径和流速的乘积：

$$Re \propto dw$$

比较普遍的在线清洗过程都有清洁剂在泵的驱动下在设备与管道中循环的步骤，对已确定的系统，清洗剂的流量 V 是固定的。根据液体的不可压缩特性。在没有平行管道和分叉的情况下，不论管径如何变化，管内各质点的流量必然相同。

因 $V = wS = w\pi r^2 = \pi/4 w d^2$，所以：

$$w = 4/\pi \times V/d^2 \tag{4-10}$$

式中，r 为管道半径，S 为管道截面积。

则 $Re \propto V/d$。

如 V 为定值，则 $Re \propto 1/d$。

由此可知，在系统中，管径较大的部位或管径由小变大的部位 Re 变小，相对容易发生层流，较难被清洗。

对于很多平行管道尤其是管径不同的系统，因各管道流速的变化、流量分配各不相同，通常将这些部位列为较难清洗的部位。

显然，取样点应包括各类最难清洗的部位。

（3）残留物限度的确定　目前无统一的标准，只提企业可接受的标准。

① 分析方法客观能达到的能力，如浓度限度——10×10^{-6}，一般 HPLC、紫外-可见分光光度计、薄层色谱等灵敏度均可达到。

② 生物活性的限度，如正常治疗剂量的 1/1000。

③ 以目检为依据的限度，如不得有可见的残留物。

对输液制剂生产企业①和③条均适用。

（4）微生物控制的标准化　微生物污染水平的制定应满足生产和质量控制的要求，一般要求输液药液在过滤前，其带菌量应 ≤100 个/mL。

微生物在一定环境下会迅速繁殖，繁殖速率可以用下式表示：

$$N_t = 2^{gt} \tag{4-11}$$

式中，t 为繁殖时间，h，N_t 为 th 后的微生物数，g 为每小时微生物繁殖的世代数。

空气中的微生物会通过各种途径污染已清洁的设备，从式（4-11）可以看出，设备清洗后放置时间越长，污染越严重。如果设备清洗后立即投入生产，则要求微生物污染水平必须足够低，例如管道清洗后，要求微生物≤10cfu/100mL。

企业可根据生产实际情况和需求，自行制定微生物控制标准。

（5）验证方案及实施

① 验证方案

a. 目的：明确待验证的设备和清洁方法。

b. 清洁规程：清洁规程应该在验证开始前确定下来，在验证方案中列出清洁规程以表明清洁规程已经制定。

c. 参加验证人员名单。

d. 确定参照物和限度标准。

e. 检验方法学：说明取样方法、工具、仪器及取样和检验方法的验证。

f. 判断标准：验证试验至少要做3次，判断是否符合限度标准。

② 验证的实施　当验证方案获得批准，所有准备工作进行完毕后，即可按方案实施。本阶段的关键在于清洁规程的执行和数据的采集，取样与化验。验证实施后写出验证报告。

七、再验证

再验证是指一项工艺、一个过程、一个系统、一个设备或一种材料经过验证并在使用一个阶段以后，旨在证实已验证状态没有发生漂移而进行的验证。

（一）变更时的再验证

当与产品质量相关的标准、生产工序发生变更，有可能影响产品质量时，需要进行再验证。变更时的再验证和最初验证一样，应将影响质量的工作和设备作为验证对象。

（1）原料的变更　不同原料的密度、黏度等物理性质的变更有可能影响机械的性能。

（2）材料的变更　例如将玻璃瓶改为塑料瓶包装，是否会对有效期产生影响。

（3）工艺的变更　混合时间等的变更，是否会对后工序及药品质量产生影响。

（4）仪器、仪表的变更　仪器、仪表的变更可能影响工艺和药品质量。

（5）生产区域及辅助系统的变更　例如，改变空调换气等环境条件时，尤其是对无菌制剂，有必要对生产环境是否适合产品质量要求进行再验证。

（6）未能预测的变更　此变更多发生在自检自查或对工艺数据进行定期分析的时候。

（二）定期再验证

每隔一段时间进行的定期再验证，是要看原来已验证的状态有没有发生漂移。再验证时注意以下几点：

① 产品处方、生产方法、批次规模等有无变更，是否评价了对产品的影响；

② 是否按计划适时进行了校准；

③ 是否按计划进行了维修保养；

④ 标准操作规程是否有适当的更新；

⑤ 是否遵守了标准操作规程；

⑥ 是否遵循了清洗及生产卫生的有关文件。

（三）异常情况再验证

在生产工艺、产品质量或验证活动中有异常情况发生，应按 Plan（计划）、Do（实施）、Check（检查）、Action（措施的实施）的标准化 PDCA 循环进行再验证。

八、回顾性再验证

回顾性再验证不要求有事先制定的验证方案，但要求有说明产品质量及系统稳定的数据资料，查企业产品及系统（如水系统、空调净化系统即 HVAC 等）的日常监控数据的年度总结报告，查偏差调查处理报告。通过收集的资料、数据、报告等进行统计分析，可发现工艺和质量出现的不良趋势，以便及时采取必要的改进措施。

九、产品验证与验证文件

（一）产品验证

按生产工艺规程试生产即是产品验证。产品验证是对以往所作的各种验证项目的考验，如对生产环境、公用工程、设备制订一个产品验证计划，对影响输液质量的一些关键问题进行考察，确认生产设备和生产工艺及保证体系的可靠性。应详细记录验证中的有关工艺参数及条件，并进行半成品抽样检验，对成品做规格检验和稳定性考察。

（二）验证文件

验证文件是记录验证活动全过程的技术资料，应包括验证组织机构及其人员、验证方案、验证过程及各项原始数据、验证结果出现的偏差的调查结论以及对生产标准操作规程的修订内容、验证工作各阶段性报告和最后的验证报告等，都应有准确、详细的记录并存档。验证合格证书等文件，还应发至生产单位各有关部门。

十、注射剂验证应注意的一些问题

（1）验证工作涉及生产单位内的动力、设备、计量、质检、生产、供应等许多部门，不是一个部门能做得了的，因此必须在验证总负责人领导下，由负责验证工作的职能部门统一组织、实施、协调和监督这项工作。

（2）验证工作是一项专业性、技术性很强的工作，凡参加这项工作的人员必须是训练有素的专业技术人员。验证数据必须真实、可靠，经过科学处理，符合实际情况。

（3）验证方案及其实施，既要符合 GMP 的原则要求，又要结合实际，做到切实可行，因地制宜。重点在关键部位，而各个生产单位又都有自己的特点和情况，所以切忌形而上学，照搬照抄国内外其他生产单位的做法。

参考文献

[1] 张可畏，刘晔，王鹏等.热力灭菌效果的验证 [J].中国生物制品学杂志，2005，18（2）：162.

[2] 沈春莹.嗜热脂肪芽孢杆菌指示剂的参数测定 [J].苏州医学院学报，1999，19（6）：625.

[3] 国家食品药品监督管理局药品安全司，药品认证中心编.药品生产验证指南 [M].北京：化学工业出版社，2003.

[4] 国家食品药品监督管理局.药品质量管理规范全集 [M].北京：中国医药科技出版社，2011.

[5] 沈红宾.浅谈 2010 版 GMP 对小容量注射剂生产带来的影响 [J].北方药学，2013，10（7）：106.

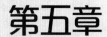

第五章

注射剂的溶剂与附加剂

第一节 工艺用水

制药工艺用水因其使用的范围不同而分为饮用水、纯化水、注射用水和灭菌注射用水。制药工艺用水的制备从生产设计、材质选择、制备过程、贮存、分配和使用，均应符合药品生产质量管理规范的要求。

制水系统应经过验证，并建立日常监控、检测和报告制度，有完善的原始记录备查。贮水容器和管道应采用适宜方法定期清洗和消毒。

一、原水的预处理

制药工艺用水的水源，有自来水和天然水，后者包括井水、深井水及江河湖泊水。无论选用哪一种水源，其质量标准必须符合卫生部和国家标准化管理委员会联合发布新的强制性国家标准《生活饮用水卫生标准》（GB 5749—2006）。各种水源的水质受到自然界地理环境的影响，以及三废排放、生活污水的大量增加，导致水源污染日趋严重，往往含有悬浮杂质、有机物、细菌、热原、各种无机盐及溶解于水的各种气体等有害物质。水处理就是根据各种工艺用水的水质要求，采取有效措施，除去相关的有害物质，制备符合标准的各种工艺用水。

纯化水的制备由三部分构成：①预处理；②脱盐（如电渗析、反渗透、离子交换等）；③后处理（如蒸馏等）。在制水生产中，由于存在各种污染的可能性，因此对各个生产装置，要特别注意是否有微生物污染，对各生产部门及其流出的水应经常进行监测。

原水预处理的目的是全部或部分去除原水中的悬浮物、微生物、胶体、溶解气体及部分有机物等杂质，为脱盐及后处理工序创造条件，达到电渗析、反渗透、离子交换器等的进水水质要求。预处理包括加入凝聚剂和机械过滤。

（一）加凝聚剂

1. 常用的凝聚剂

原水中含有的悬浮物和胶体物质，其表面带有负电荷，必须经电性中和后才能凝聚去除。因此常加入高价的阳离子或高分子聚合物，经过螺旋式管道混合器混合，再通过多介质过滤器接触凝聚变大，经过滤可去除大部分。目前推荐使用碱式氯化铝（PAC）及 ST 高效絮凝剂。

（1）碱式氯化铝（即聚合氯化铝，PAC） PAC 是一种介于三氯化铝和氢氧化铝之间的水解产物，有医药、电子行业用规格的 PAC，系白色固体粉末（三氧化铝含量≥270g/kg）

或无色至淡黄色透明液（三氧化铝含量≥100g/L），适合于超纯水、纯化水的预处理，其净水效果为硫酸铝的3～5倍，三氯化铁的2～5倍，絮凝体形成快，絮块比较大，沉降速度快，另外还有除臭、灭菌、脱色等作用，但用量大，一般浑浊水每100t投加药剂0.5～2.0kg，原水浊度高时，投药量适当增加，浊度低时，投药量可以适当减少。

（2）ST高效絮凝剂 ST高效絮凝剂是一种新型的高分子聚阳离子季铵盐电解质，系无色或浅黄色黏稠液体，含量≥300g/kg，由于ST絮凝剂的大分子链上所带的正电荷密度高，产物的水溶性好，相对分子质量适中，因此具有絮凝和消毒的双重性能，具有投加量少、水温影响小、凝聚力强、沉降速度快、水质好等特点，是一种理想的新型净水剂。ST絮凝剂单独使用时，其加药量范围为0.2～10mg/L。

其他常见的无机和有机絮凝剂如表5-1、表5-2。

表5-1 常用无机絮凝剂

混凝剂名称	分子式	相对分子质量	主要成分及含量	形状	适用pH
硫酸铝	$Al_2(SO_4)_3 \cdot 18H_2O$	666	Al_2O_3,15%	块、粒、粉状	6～7.8
明矾	$Al_2(SO_4)_3 \cdot K_2SO_4 \cdot 24H_2O$	949	Al_2O_3,10%	结晶块状	6～8
铝酸钠	$Na_2Al_2O_4$	164	Al_2O_3,55% Na_2O,35%	结晶	
聚合铝(PAC)	$[Al_2(OH)_nC_{6-n}]_m$		Al_2O_3,10%	液体	7～8
硫酸亚铁 (绿矾)	$FeSO_4 \cdot 7H_2O$	278	$FeSO_4$,55% Fe,20%	结晶粒状	5～11
硫酸铁	$Fe_2(SO_4)_3 \cdot 9H_2O$	562	$Fe_2(SO_4)_3$,70%	粉末状	5～11
氯化铁	$FeCl_3 \cdot 6H_2O$		$FeCl_3$,60%	结晶	8.5～11
铵矾	$(NH_4)_2SO_4 \cdot Al_2(SO_4)_3 \cdot 24H_2O$	906.6	Al_2O_3,11%	块状粉末	10
聚合铁	$[Fe(OH)_n(SO_4)_{3-n/2}]_m$ $n<2,m=f(n)$		$Fe_2(SO_4)_3$	液体固体粉末	7～8

表5-2 常用的有机絮凝剂

型别	名称	适用pH	型别	名称	适用pH
阴离子型聚合电解质	聚丙烯酸钠	最佳8.5	阳离子型聚合电解质	聚乙烯吡啶类	>6
	顺丁二烯共聚物	>6		水溶性甲苯胺树脂	
	藻朊酸钠	>6		多乙胺	
	聚丙烯酰胺部分水解盐	最佳6.5	非离子型聚合物	聚丙烯酰胺	5～10
	纤维素钠	>6		聚氧化乙烯	>8
	聚苯乙烯磺酸盐(PPS)	>6		水溶性脲树脂	

2. 投加方式

目前推荐的是用计量泵投加，然后经管道式混合器的方法混合。该装置能精确地加入各种药剂（如絮凝剂、盐酸等），使药剂迅速与水混合，从而为设备的正常运行提供保障。计量泵有两种：J-X型柱塞式计量泵和进口计量泵，预处理水量分别为$1～5m^3/h$和$4～50m^3/h$。对PAC来讲，也可将加药设在泵前，利用泵的叶轮达到混合。ST剂是一种高分子絮凝剂，高速搅拌下会被切断分子链从而降低絮凝性能，因此不宜用高速离心泵进行搅拌。

（二）机械过滤

采用机械过滤器进行过滤去除杂质的操作称为机械过滤。机械过滤器主要有多介质过滤器、除铁过滤器、活性炭吸附器、软化器、保安过滤器等。它们结构相同，操作类似，仅内部装填物料不同。

1. 多介质过滤器

多介质过滤器主要用于去除水中的悬浮杂质，设备外壳为优质碳素钢（含磷、硫较低）制成，衬天然橡胶或其他防腐层，体内配有布水器，内装介质一般采用双层滤料，上层为无烟煤；为防止滤料透过滤水帽，最下层为粒径。1.6～3.2nm 石英砂垫层，其上是 0.4～0.6nm 粒径的细石英砂。大规格设备具有气体冲刷功能，能最大限度地清除介质上及床层中的污垢，提高出水水质，延长工作周期，并能与计量泵加药装置组合成更高效的过滤系统。

多介质过滤器的操作包括：

（1）滤料清洗　装料后按反洗方式清洗滤料。打开上排阀，再打开进水阀进水，进水量 $15m^3/(h \cdot m^2)$，大型规格还可打开进气阀门同时送入压缩空气或氮气，以提高反洗效果，进气量 $5L/(s \cdot m^2)$，气压为 0.1MPa 左右。此过程一般需要几个小时，直至出水澄清，清洗时须密切注意排水中不得有大量正常颗粒的滤料出现，否则应立即关小进气阀，以防止滤料冲出。

（2）正洗和运行　滤料清洗干净后，打开下排阀、进水阀，关闭反洗阀、上排阀，进入正洗状态。正洗时进水控制在滤速 6～8m/s，时间 15～30min，当出水水质达到要求后，打开出水阀，关闭下排阀，进入正常运行。

（3）反洗　过滤器工作一段时间后，由于大量悬浮物的残留，使过滤器进出水压差逐渐增大，当此压差为 0.08MPa 时，必须对过滤器进行反洗。打开上排阀，再关闭出水阀、进水阀，然后打开反洗阀进水（大型规格尚需送气），反洗强度与滤料清洗时完全相同，时间约 10min。

2. 除铁过滤器

除铁过滤器系采用锰砂代替无烟煤，除具有多介质过滤器的作用外，还能把水中少量的铁离子吸附除去，适合于含铁离子的原水预处理，如有特殊要求，外壳也可用塑料或不锈钢制成。

除铁过滤器的操作同多介质过滤器。

3. 活性炭吸附器

活性炭吸附器下层用石英砂垫层，其余均为 $\Phi 2mm \times 5mm$ 颗粒活性炭。因为装填有巨大比表面积和很强吸附力的活性炭，可吸附水中的游离氯，对有机物及色素也有较高的去除率，一般与多介质过滤器组合使用。

活性炭吸附器的操作包括：

（1）活性炭预处理　颗粒活性炭进入过滤器前应先在清水中浸泡、冲洗去除污物，内衬胶的即可装入过滤器，用 1.4mol/L HCl 及 1mol/L NaOH 交替动态处理一次，流速 10m/h，用量约为活性炭体积的 3 倍左右，处理后淋洗到中性。不衬胶的此过程宜在敞开的水箱中进行。

（2）正常运行　打开上排阀、进水阀，待上排阀有水排出后，打开出水阀，关闭上排阀。

（3）反洗　活性炭吸附过滤器工作一段时间后，由于悬浮物的截留，使其进出压差逐渐增大，当此压差为 0.08MPa 时，必须对其进行反洗；打开上排阀，关闭进水阀、出水阀，缓慢打开反洗阀进水，由于活性炭密度小，故进水量控制在 $10m^3/(h \cdot m^2)$（大型规格还可打开进气阀同时送入压缩空气或氮气，以提高反洗效果），进气量 2L/（s·m²），气压 0.1MPa。反洗时，需要密切注意排出水中不得有大量颗粒活性炭出现，否则应立即关小送气阀。

（4）正洗 刚经过反洗投入使用的活性炭过滤器，开始的出水必须排放，即关闭反洗阀，再打开进水阀、下排阀，然后关闭上排阀。正洗流速可控制在 6～8m/h。待出水合格后，打开出水阀，关闭下排阀，即可进入正常运行。

（5）更换活性炭 活性炭一般用来吸附余氯、有机物等，经过一定时间后（在一般设计中考虑到使用寿命为半年左右），活性炭吸附量快达到饱和（可以由出水水质判断）后，此时应更换活性炭，方法是打开上部入孔和下部手孔，对活性炭全部进行更换。

4. 软化器

软化器由软化罐填充钠型阳离子交换树脂而成。软化过程中，水中的钙、镁离子被树脂中的钠离子置换出来，以防在后续水管道和设备中结垢。

软化器使用一段时间后，需进行复活（再生）处理，复活液为 40～50g/L 氯化钠溶液。复活结束后，需用纯化水冲洗树脂中残存的复活液，冲洗 40min 后，再用原水冲洗至符合用水的要求，然后可以继续产水。对原水硬度较高的预处理，需加软化工序。

5. 保安过滤器

保安过滤器又称精密过滤器，是原水进入反渗透膜的最后一道过滤装置，可以截留粒径大于 5μm 的一切物质，包括由前处理系统流失的滤料，如活性炭粉末等。以满足反渗透的进水要求，从而有效保护反渗透膜不受或少受污染。

二、制药用水的制备

对制药工艺用水制备装置的 GMP 要求：①结构设计应简单、可靠、拆装简便；②为便于拆装、更换、清洗零件，尽量采用标准化、通用化、系统化零部件；③设备内外壁表面要求光滑平整、无死角，容易清洗、灭菌。零件表面应做镀铬等表面处理，以耐腐蚀，防止生锈。设备外面避免用油漆，以防剥落。

（一）纯化水

纯化水为经过预处理的原水经蒸馏法、离子交换法、反渗透法或其他适宜的方法制得的不含任何附加剂的制药用水，采用离子交换法、反渗透法、超滤法等非热处理制备的纯化水一般又称去离子水。纯化水的质量应符合 2015 年版《中国药典》纯化水项下的规定。纯化水可作为注射剂的洗涤用水、中药注射剂的药材提取溶剂等，不可作为配制注射液的溶剂。由于各国药典对纯化水质量标准要求不一样，其用途也不一样。

自 2002 年 6 月起，欧洲药典认可了一种高纯水级别的制药用水，各项理化参数指标，除电导率一项要求低于注射用水外，其余都与注射用水一样。

1. 离子交换法

离子交换的树脂几乎能完全除去水中溶解的 0.2～0.8nm 大小的无机盐类和溶解的气体（SO_2、H_2S、NH_3），并能除去水中微量的残留氯，但不能完全除去细菌、热原和悬浮物。同时由于水源污染程度不一，去离子水质量也不稳定，不能单独作为制造注射用水的方法。由于它设备简单，操作方便，耗能少，去离子水的化学纯度高，比电阻（即电阻率）可达 18MΩ·cm，在蒸馏法生产注射用水时，是原水去离子有效而可靠的方法。如果原水中含盐量超过0.5g/L，则用电渗析或反渗透法进行前处理，可减少树脂复活（也叫再生）次数，节约酸碱用量。

离子交换法制备纯水是用阴、阳离子交换树脂除去原水中的阴、阳离子的一种化学交换法。所制备的交换水，有的叫去离子水。离子交换树脂为化学合成的多孔性高分子聚合物，性能稳定，不溶于水、酸、碱和有机溶剂。离子交换树脂使用后，可以通过复活（再生）处理恢复其交换能力，所以成本低廉。离子交换树脂由交换基团和非交换基团组成，交换基团可在水中进行离子交换，进行阳离子交换的树脂简称阳树脂，进行阴离子交换的树脂简称阴树脂。

（1）常用的交换树脂　常用的交换树脂有两种：一种是 732 型苯乙烯强酸型阳离子交换树脂，其极性（交换）基团是磺酸基，可用 $RSO_3^- H^+$ 和 $RSO_3^- Na^+$ 表示，前者为氢型，后者为钠型。钠型是稳定型，进行水处理时需转变成氢型，其交换反应为：

$$RSO_3H^+ + \begin{cases} K^+ \\ Na^+ \\ \frac{1}{2}Ca^{2+} \\ \frac{1}{2}Mg^{2+} \end{cases} \begin{cases} \frac{1}{2}SO_4^{2-} \\ Cl^- \\ HCO_3^- \\ HSiO_3^- \end{cases} \rightleftharpoons RSO_3^- \begin{cases} K^+ \\ Na^+ \\ \frac{1}{2}Ca^{2+} \\ Mg^{2+} \end{cases} + H^+ \begin{cases} \frac{1}{2}SO_4^{2-} \\ Cl^- \\ HCO_3^- \\ HSiO_3^- \end{cases}$$

另一种是 717 型苯乙烯强碱型阴离子交换树脂，其极性（交换）基团为季铵基团，可用 $RN^+(CH_3)_3OH^-$ 和 $RN^+(CH_3)_3Cl^-$ 表示，前者为氢氧型，后者为氯型，水处理时常用氢氧型。其交换反应为：

$$RN^+(CH_3)_3OH^- + H^+ \begin{cases} \frac{1}{2}SO_4^{2-} \\ Cl^- \\ HCO_3^- \\ HSiO_3^- \end{cases} \rightleftharpoons R-N^+(CH_3)_3 \begin{cases} \frac{1}{2}SO_4^{2-} \\ Cl^- \\ HCO_3^- + H_2O \\ HSiO_3^- \end{cases}$$

（2）离子交换树脂参数与性能

① 湿真密度　湿真密度是树脂在水中充分膨胀后测得，通常为 $1.04 \sim 1.30 g/mL$，一般阳树脂比阴树脂湿真密度大。湿真密度的定义为：

$$湿真密度 = \frac{树脂湿重}{湿树脂本身所占体积}$$

② 湿视密度　湿视密度是树脂在水中充分膨胀后测得的堆密度，一般为 $0.60 \sim 0.85 g/mL$。常用湿视密度计算交换柱一定体积树脂层所需填装湿树脂的质量。湿视密度定义为：

$$湿视密度 = \frac{树脂湿重}{湿树脂体积}$$

湿树脂体积包括树脂颗粒本身的体积和树脂颗粒之间空隙在内的总体积。

③ 交换容量

a. 全交换容量　表示单位质量树脂中的交换基团可全部被离子交换的物质的量。单位为 "mmol/g"。全交换容量可用滴定法测定。

b. 工作交换容量　树脂在动态工作状态下的交换容量。即离子交换树脂在当地的工作条件下所能发挥的作用。由于影响它的条件太多，均在当地工作时测定较为准确。单位为

"mmol/mL"。

c. 有效交换容量 即工作交换容量减去因为再生洗涤而损失的交换容量。单位为"mmol/mL"。

常用的 732 型阳树脂，其全交换容量≥4.5mmol/g，工作交换容量为 1.1～1.5mmol/mL；湿真密度 1.24～1.29g/mL。

常用的 717 型阴树脂，其全交换容量≥3mmol/g，工作交换容量为 0.3～0.35mmol/mL；湿真密度 1.06～1.11g/mL。

④ 吸附选择性 在离子交换过程中，离子交换树脂对不同离子的吸附性能不一样。有的离子被吸附后难以置换；而有一些离子容易被置换，但不容易被吸附。这就形成了离子的可选择性。阴、阳离子交换树脂均按照一定的顺序，对水中的离子进行交换选择。

阴离子交换树脂对水中的阴离子的选择顺序：

$SO_4^{2-}>NO_3^->Cl^->HCO_3^->HSiO_3^-$

OH^- 的位置也与树脂的交换基团有关，强碱性阴离子交换树脂 OH^- 的位置为：

$SO_4^{2-}>NO_3^->Cl^->OH^->HCO_3^->HSiO_3^-$

弱碱性阴离子树脂的选择性顺序为：

$OH^->SO_4^{2-}>NO_3^->Cl^->HCO_3^-$

阴离子树脂对硅酸类几乎不交换。

阳离子交换树脂对水中的阳离子选择顺序：

$Fe^{3+}>Al^{3+}>Ca^{2+}>Mg^{2+}>K^+\approx NH_4^+>Na^+$

（3）离子交换柱 盛装树脂的容器称交换柱或交换床。该容器的材料必须耐酸、碱，并能耐受一定的压力。通常采用硬质玻璃、有机玻璃、聚乙烯或聚氯乙烯等材料制作，也有用钢衬胶柱体。交换柱的直径与高度之比为 1:4 至 1:5 为宜。

交换柱的组合形式有下列几种：

① 复合床式 复合床式系由一柱阳树脂和一柱阴树脂串联组成。此床制得的去离子水纯度较低，一般只能将比电阻降至 5～50MΩ·cm。

② 单管混合床式 单管混合床式系阳、阴树脂以一定比例（一般为 1:2，以便阳、阴树脂同时达到交换终点而同时复活）混合均匀后装于同一柱内，它像是无数的阳、阴树脂串联起来一样，在混合床中，由于水中的阳、阴离子分别与阳、阴树脂交错进行交换，同时又立即起中和作用，有利于反应向交换方向进行。因此，混合床出水纯度较高，但该床复活操作麻烦。

③ 联合床式 联合床式为复合床与混合床串联组成。该床出水质量高，故纯化水制备的组合形式多采用联合床。因交换时绝大多数离子已被复合床除去，混合床只交换少数残存的离子，这样可使混合床再生次数减少，比较经济合理。

原水中的碳酸氢根（HCO_3^-）经阳树脂交换后有二氧化碳放出，在阳树脂床后需设置一个脱气塔，以除去二氧化碳，如图 5-1。

④ 其他床式 视原水水质情况而定，例如原水中阴离子含量多，可用一柱阳树脂二柱阴树脂串联组成，这种阳-阴-阴的交换床式，也可得到纯度较高的纯化水。

树脂床的组合形式如图 5-2。

（4）新树脂的转型处理 新树脂常混有一些可溶性低聚物及其他杂质，在使用前需进行处理和转型，其操作程序如下：

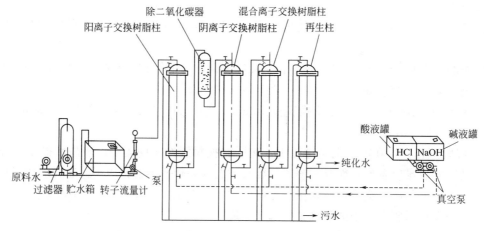

图 5-1　具脱气塔的成套离子交换器

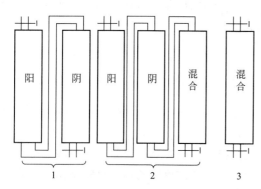

图 5-2　离子交换树脂装置组合形式示意图
1—复合床式；2—联合床式；3—单管混合床式

对阳、阴新树脂分别投入适宜的容器内，加饮用水以淹没表面为度，浸泡并时加搅拌，放置 1～2 天后，洗去色素、水溶性杂质、灰砂等。将水排尽，加 95%（体积分数）乙醇至完全淹没树脂，浸泡 24h，除去乙醇，用饮用水冲洗至无醇味。

① 阳树脂处理　将水、醇处理过的阳树脂，按比例要求装入交换柱中，加入 2mol/L 氢氧化钠溶液浸泡 24h，以饮用水冲洗至中性，再用 2mol/L 盐酸溶液反冲并浸泡 24h，除去酸液，以纯化水或蒸馏水冲洗至 pH3.0～4.0 即得。

② 阴树脂处理　将水、醇处理过的阴树脂按比例要求装入交换柱中，加入 2mol/L 盐酸溶液浸泡 24h，以饮用水冲洗至氯化物的含量与水相同。再用 2mol/L 氢氧化钠溶液反冲并浸泡 24h，除去氢氧化钠液，以纯化水或蒸馏水冲洗至 pH8.0～9.0，即得。

如新树脂按上法处理得不到合格的纯化水，可再次反复处理。

（5）测定离子交换柱交换终点　经常监测出水水质，以便于检出离子交换终点，具体方法如下：

① 阳床　当水质要求较高时，应以出水酸度降低（即 pH 升高）作为交换终点；当水质要求较低时，尤其出水中允许少量 Na^+ 的存在时，常以出水漏 Na^+ 为交换终点。

② 阴床　当水质要求较高时，应以出水酸度增大 pH 减小为交换终点。当水质要求一般时，可使用电导率仪，用测定出水电导率值的方法来控制交换终点；当水质要求不高时，尤其是出水中允许少量 Cl^- 存在时，又常以出水漏 Cl^- 为交换终点。

③ 混合床　混合床控制交换终点的通用办法是利用电导率仪测定最后出水水质的电导率值。这种办法既省事又迅速，也最准确。

（6）离子交换树脂的复活（再生）处理　监测出离子交换柱达到交换终点后，要进行离子交换树脂的复活处理。

在纯化水制备过程中，氢型阳树脂和氢氧型阴树脂与水中阴、阳离子不断交换，树脂上可交换的 H^+ 和 OH^- 也逐渐减少，以致失去与水进行离子交换的能力，此时称为树脂老化或失效。要恢复其原有功能，就需要进行交换的逆反应——复活。复活是使老化的树脂成为氢型阳树脂和氢氧型阴树脂。

树脂的复活处理是利用酸、碱溶液中的 H^+ 和 OH^- 分别与已老化的树脂相互作用，将其吸附的阴、阳离子置换下来。复活反应如下：

$$RSO_3^-\begin{Bmatrix}K^+\\Na^+\\\frac{1}{2}Ca^{2+}\\\frac{1}{2}Mg^{2+}\end{Bmatrix}+HCl \longrightarrow RSO_3^-\,H^+ + \begin{Bmatrix}K^+\\Na^+\\\frac{1}{2}Ca^{2+}\\\frac{1}{2}Mg^{2+}\end{Bmatrix}Cl^-$$

上式为阳树脂复活反应式，下式为阴树脂复活反应式：

$$RN^+(CH_3)_3\begin{Bmatrix}\frac{1}{2}SO_4^{2-}\\Cl^-\\HCO_3^-\\HSiO_3^-\end{Bmatrix}+NaOH \longrightarrow RN^+(CH_3)_3OH^- + Na^+\begin{Bmatrix}\frac{1}{2}SO_4^{2-}\\Cl^-\\HCO_3^-\\HSiO_3^-\end{Bmatrix}$$

使已老化树脂复活的酸、碱溶液称复活剂。单树脂床的复活是先用水反冲，使树脂在柱内完全疏松，排出脏物直至流出的水清洁为止，将水放落，以下按新树脂转型操作处理。混合床复活也要先用水反冲，由于两种树脂的湿真密度不同，阳树脂湿真密度大而下沉，阴树脂湿真密度小而上浮，从而使阴、阳树脂达到分层的目的。然后将阴树脂移出柱外，分别用酸、碱按新树脂转型操作处理，合格后混匀即得。也可采用混合床同步复活法，详见下述操作。

现在，可以用"体外电复活器"使失效的离子交换树脂实现体外电复活，它是靠电离产生的 H^+ 和 OH^- 来复活树脂。只要将失效树脂从体外电复活器进口送入，在直流电场的作用下，就有复活好的树脂从出口流出，这就代替了原来离子交换器复活所用的酸、碱复活系统，既无污染，又经济。

① 树脂复活时机的选择

a. 同时复活　当树脂装填数量恰当，所有交换柱几乎同时失效且生产上允许有较长时间的停顿时（如有备用的交换柱），可将树脂的交换能力用尽，直至最后出水接近指标终点时，将所有的交换柱依次复活，此法一次可复活全部柱子，但花费时间较长。

b. 随时复活　一般情况下交换柱并不同时失效，若仅以最后出水是否合格来决定复活，将导致某些柱在未失效的情况下被复活，使交换柱的交换能力没有合理利用，浪费酸、碱，相对来说，使复活周期缩短。另外，由于需要较长时间的复活，可能会造成停产。为此，建议采用随时复活法。即发现哪个柱失效，立即复活哪个柱，这样，虽然复活次数多了，但一次复活花费时间短，在有一定产品水储存的情况下，不会发生停产。尤其合算的是，此法可大大延长混合床（柱）的使用时间，因为阳、阴床时刻保持合格的话，混合床的负担就轻，使用时间就长，减少了混合床复活次数。而混合床复活花费时间最长，酸、碱耗量最大，再生成本相对高于阳床或阴床，且复活工艺相对较复杂。采用随时再生法须经常检测每个柱是否失效，检测方法前面已经述及，这里再介绍一种简易方法：

每隔 1~2h，阳、阴柱各取样 10mL、混合柱取样 2 份各 10mL，然后按下述加入指示液：

ⅰ．阳柱：加甲基红 2 滴，呈红色表示合格，黄色失效。

ⅱ．阴柱：加草酚蓝 2 滴，呈蓝色表示合格，黄色失效。

ⅲ．混合柱：一支试管内加 2 滴甲基红，另一支试管加 2 滴草酚蓝，须全部呈黄色表示合格（另可检查出水的电导率）。

② 阴、阳单床的复活操作

a. 反洗　反洗不需要每次都做，其间隔时间与进水浊度等因素有关。一般隔 10~20 个运行周期，在复活前进行一次反洗，较彻底清除树脂层截留的污物及松动的树脂层。阳床流速为 10~15m/h，阴床流速为 8~10m/h，时间为 10~15min，也可以树脂层膨胀高度作为反洗流速的控制指标，以排水清晰透明为清洗终点。每次反洗后复活，需适当加大复活剂的使用量。

b. 排除积水　打开排气阀、下排阀，排除柱内积水，以避免复活液的再稀释。

c. 进复活液　关闭下排阀，打开进酸（或碱）阀，将计算好或查得的定量复活剂引入交换器内，为得到好的复活效果，应严格控制复活条件，即复活液浓度、复活剂量和进液时间，一般只需控制稀释水的流量，及时将所需的复活剂在要求时间内均匀吸完即可。

d. 置换清洗　进完复活液后，再适当吸入清水，仍以 5m/h 的流速冲去管道及柱体残留的复活液。置换终点为阳床出水 pH2.30~2.52，阴床出水 pH10~11。

e. 正洗　关闭进酸（或碱）阀，打开进水阀，待排气管出水后，打开下排阀，关闭排气阀，以 10~15m/h 的流速进行正洗，以出水水质符合运行控制指标为终点（转入运行）。这一步应注意，因为柱体正常时的出水，阳床呈酸性（pH<3.4），且电导率增大约 1 倍，阴床呈微碱性（pH7~8），故不必出水冲至 pH7，否则将浪费大量的时间及用水。

③ 混合床的复活操作（采用同步复活法）

a. 反洗分层　反洗流速 10m/h，反洗时间 15min，一般用树脂层的膨胀率控制反洗流量，反洗结束时应缓慢关闭反洗阀，使树脂颗粒逐步沉降，以沉降后阳、阴树脂层界面是否清晰判别分层效果。如一次操作未达要求，可重复操作，以获得满意的分层效果。

b. 排除积水　将柱内积水排至树脂层面以上 50~100mm 处，避免不必要的再稀释。

c. 进复活液　关闭下排阀，打开进酸阀、进碱阀、中排阀，以相同的复活流量（具体数据经计算或查表）同时在下部进酸，上部进碱，再生残液由中排阀排出，复活流速 4m/h，将所需的酸碱均匀吸入，并控制中排阀的开启程度使柱内液面保持不动。

d. 置换清洗　复活液吸完后，可再吸入清水，仍以 5m/h 的流速上下进入清水，由中排阀排出，以冲去管道中残留的复活液。然后关闭进酸、碱阀，用与混合床进水水质相当的水冲洗，一般以阴床出水冲洗，由流量计及进水阀、反洗阀控制，分别从上、下同时进入等量的清水，由中排阀排出，清洗，以排水达到规定的酸碱度为终点。一般 pH 达到 7~8 即可。

e. 混合　树脂清洗合格后，反冲一下使树脂层松动，然后将柱内积水排至树脂层面以上 100~150mm 处，使树脂层有充分的活动空间。再从底部进入氮气（也可用压缩空气、氧气、真空抽气等）进行混合，进气压力 0.1~0.15MPa，进气量 2.5~3.0m³/(m²·min)，混合时间一般为 5~10min，以柱内树脂充分混合为终点。混合结束后要用最快的速度从上部进水，从下部排水，使树脂迅速沉降，防止树脂在沉降过程中重新分离。同时要防止树脂露出水面，否则树脂间会产生气泡，影响出水水质。

f. 正洗　可用相当于混合床进水的水质进行正洗，以排水符合出水水质指标为终点，正洗流速一般为 15~30m/h。

④ 复活过程中可能会产生的问题及对策

a. 水射器吸不上酸（碱），甚至倒流　水射器堵塞（清除堵塞杂质），进水压力太小（关小或关闭再生泵回流阀），进水流量不够（适当加大流量，此时使复活液浓度降低，一般不影响再生效果），进酸（碱）阀、上排阀、中排阀未打开（打开阀门）。

b. 混合床阳、阴树脂分层困难　一般完全失效的混合床比较容易分层，故直接用自来水反冲有利于分层，因其可加速柱内树脂的失效，若反复几次还分层不理想，可加 80~100g/L 的氢氧化钠溶液，以加速阳树脂失效及增加阴、阳树脂湿密度差，情况将会明显好转。

c. 混合后树脂之间有气泡　这主要是由于混合后排水太快，进水不及时，树脂脱水之故。它使水流经过树脂层后产生"短路"，影响出水水质，可将柱内积水由下排阀排掉，打开排气阀，然后以很低的流速（使树脂层不动）以反洗的方式从柱体下部进水。当水反向进入柱体时，气泡被驱赶出来，当液面淹没全部树脂时，马上停止进水，以免阳树脂浮起再分层。然后改用正洗方式再进行冲洗。

（7）离子交换树脂的毒化处理　离子交换树脂经长期使用，或因使用不当，其色泽变深，交换能力显著下降或失去交换能力，即使使用酸、碱溶液多次处理或再生，其交换能力也不能恢复至正常时，该现象称为树脂的毒化。凡有毒化现象者，需要进行处理。毒化的原因是微生物、有机物、钙、镁盐沉淀、硅酸根的污染和树脂本身裂解等，遇有此情况必须进行特殊处理或更新。

现将树脂毒化原因与处理办法简介如下：

① 微生物污染　由于树脂表面常吸附一些胶体物质等，混有大量的微生物，以致污染树脂，降低出水量，因此，可将树脂进行灭菌，用 2.5g/L 甲醛溶液浸泡数小时，用饮用水洗净后，进行复活处理。

② 有机物污染　原水中可能含有一些大分子的有机物（如油脂、腐植酸等），在交换过程中，逐渐由树脂表面进入树脂结构内部，堵塞了树脂的微孔，从而降低或失去交换能力，必须定期处理。如树脂被油脂污染而发黑，可用 75%（体积分数）的药用乙醇浸泡数小时，用饮用水洗净后，进行再生处理；也可用每升中含 120g 氯化钠与 60g 氢氧化钠的混合溶液浸泡数小时，再用饮用水洗净；或用饱和氯化钠的 75%（体积分数）乙醇溶液浸泡该树脂 48~60h 后，用饮用水洗净，再进行再生处理。

③ 重金属污染　阴树脂被铁及氧化物或铅等污染时，可变成棕黑色的树脂，用 3.43mol/L 盐酸溶液浸泡 12~24h，可除去树脂的棕黑色。用饮用水洗净后，再进行复活。亦可用 3%~5%（质量分数）的硝酸溶液浸泡阴树脂数小时，除铅效果较好，但注意所用的硝酸不能太浓，其处理次数也不宜太多，否则对阴树脂有损害。

④ 硅酸根污染　阴树脂吸附硅酸根（SiO_3^{2-}）后，不易复活。如硅酸根含量增高，则可降低阴树脂交换能力，宜采用质量浓度为 2~3g/L 的氢氧化钠溶液浸泡数小时，可将硅酸根除去，再用饮用水洗涤，并进行复活。

（8）离子交换树脂制备纯化水的有关计算

① 原水中含盐量的计算　原水中含盐量不仅与树脂的交换周期有关，而且直接影响出水质量。含盐量的多少，可通过测定比电阻，近似地按经验式求算：

$$M = \frac{0.695 \times 10^6}{\rho_{18}} \tag{5-1}$$

式中，M 为含盐量，mg/L；ρ_{18} 为原水在 18℃时的比电阻，$\Omega \cdot$ cm。

例如原水在 18℃时测得比电阻值为 1000$\Omega \cdot$ cm，含盐量为：

$$M = \frac{0.695 \times 10^6}{1000} = 695 \text{（mg/L）}$$

② 混合柱阴、阳树脂的配比　阴阳树脂的用量比例可按下式计算：

$$V_阳 \times m_阳 = V_阴 \times m_阴$$

即：

$$\frac{m_阳}{m_阴} = \frac{V_阴}{V_阳} \tag{5-2}$$

式中，$V_阳$ 为阳离子交换树脂交换容量，mmol/g；$V_阴$ 为阴离子交换树脂交换容量，mmol/g；$m_阳$ 为阳离子交换树脂用量，g；$m_阴$ 为阴离子交换树脂用量，g。

【例 5-1】　732 型阳树脂的交换容量为 4.5mmol/g，717 型阴树脂的交换容量为 3mmol/g。阴阳树脂的用量比是多少？

【解】

$$\frac{m_阳}{m_阴} = \frac{3}{4.5} = \frac{1}{1.5}$$

即：阴、阳树脂的用量比是 1.5：1。

③ 三床一塔组合的离子交换柱的设计和树脂用量的计算　当原水中碳酸氢盐碱度＞50mg/L 时，可用三床一塔（即阳-脱气塔-阴-混合）的组合形式，三床一塔组合的设计计算如下：

a. 树脂体积

$$阳树脂体积 = \frac{[M^+] \times W}{c_阳} \tag{5-3}$$

$$阴树脂体积 = \frac{([M^-] - [HCO_3^-]) \times W}{c_阴} \tag{5-4}$$

式中，W 为每一交换周期产水量，L；$[M^+]$ 为原水中阳离子浓度，mmol/L；$[M^-]$ 为原水中阴离子浓度，mmol/L；$[HCO_3^-]$ 为原水中碳酸氢根离子浓度，mmol/L；c 为树脂交换容量，mmol/mL。

原水经三床一塔组合阳离子树脂交换柱后，相应的碳酸氢根（HCO_3^-）变成二氧化碳，再经脱气塔除去，所以进入阴树脂柱前的原水中阴离子总量为 $[M^-] - [HCO_3^-]$。

b. 交换柱高度（H）

$$H = h \times (1 + \alpha) \tag{5-5}$$

式中，α 表示树脂层反洗时的体积膨胀率；h 表示欲装树脂高度。

c. 交换柱直径（d_1）

$$装柱体积(V) = \pi \left(\frac{d_1}{2}\right)^2 h = \frac{\pi d_1^2 h}{4}$$

所以：

$$d_1 = \sqrt{\frac{4V}{\pi h}} \tag{5-6}$$

d. 实际使用树脂体积　算出柱直径 d_1 后，选择实际直径为 d（近似于 d_1）的交换柱，使用装柱高度不变，则树脂用量略有变化。

$$实际应用树脂体积 = \pi R^2 h = \pi \left(\frac{d}{2}\right)^2 h = \frac{\pi d^2 h}{4} \tag{5-7}$$

e. 应用树脂质量

$$应用树脂质量 = 实际应用体积 \times 湿视密度 \tag{5-8}$$

f. 交换柱流速

$$流速 = \frac{体积/小时}{面积} = \frac{V}{\pi R^2} = \frac{V}{\pi \left(\frac{d}{2}\right)^2} = \frac{V}{\frac{\pi d^2}{4}}$$

$$交流柱流速 = \frac{4V}{\pi d^2} \tag{5-9}$$

式中，V 为每小时产水体积。

混合床的柱选择同复床柱。混合床的阴离子与阳离子用量比为 2:1。

【例 5-2】　某厂拟用三床一塔（阳-脱气塔-阴-混合）组合的水处理系统制备纯水，每小时产水量为 5.0m³，每一交换周期产水量为 100m³，已测得原水中总阳离子为 3.2mmol/L，总阴离子为 3.2mmol/L，其中碳酸氢根为 1.7mmol/L，离子交换树脂用 732 型和 717 型。732 型阳树脂工作交换容量为 1.2mmol/mL，717 型阴树脂工作交换容量为 0.35mmol/mL，试计算离子交换树脂用量、柱的规格以及交换流速。

【解】　① 阳离子树脂交换柱

阳树脂需用体积由式（5-3）计算得：

$$\frac{3.2 \times 100 \times 1000}{1.2 \times 1000} = 267 \ (L) = 0.267 \ (m^3)$$

装柱高度取 1.5m，树脂层反洗时体积膨胀率为 50%，则选择柱的高度可根据式（5-5）计算，应为：

$$H = 1.5 \times (1 + 50\%) = 2.25 \ (m)$$

交换柱直径由式（5-6）计算得：

$$d_1 = \sqrt{\frac{4 \times 0.267}{3.14 \times 1.5}} = 0.48 \ (m)$$

可选择直径约为 0.5m 的交换柱。

实际应用阳树脂体积由式（5-7）计算得：

$$\frac{3.14 \times 0.5^2 \times 1.5}{4} = 0.2944 \ (m^3) = 294.4 \ (L)$$

阳树脂的湿视密度为 0.8g/mL，代入式（5-8）得：

$$阳树脂实际应用质量 = 294.4 \times 0.8 = 236 \ (kg)$$

阳树脂柱流速按式（5-9）计算得：

$$流速 = \frac{4 \times 5}{3.14 \times (0.5)^2} = 25.5 \ (m/h)$$

② 阴离子树脂交换柱

阴树脂需用体积由式(5-4) 计算得:

$$\frac{(3.2-1.7)\times100\times1000}{0.35\times1000}=429\ (L)=0.429\ (m^3)$$

装柱高度取 1.5m，树脂层反洗时体积膨胀率取 50%，代入式(5-5)，则选择柱的高度为:

$$H=1.5\times(1+50\%)=2.25\ (m)$$

交换柱直径由式(5-6) 计算得:

$$d_1=\sqrt{\frac{4\times0.429}{3.14\times1.5}}=0.604\ (m)$$

则可选择直径为 0.6m 的交换柱。

实际应用阴树脂体积由式(5-7) 计算得:

$$\frac{3.14\times0.6^2\times1.5}{4}=0.424\ (m^3)=424\ (L)$$

阴树脂的湿视密度为 0.7g/mL，代入式(5-8) 得:

$$阴树脂实际应用质量=424\times0.7=296.8\ (kg)$$

将已知数据代入式(5-9) 计算得:

$$流速=\frac{4\times5}{3.14\times(0.6)^2}=17.7\ (m/h)$$

③ 混合床

柱高与直径可与阳树脂柱相同，直径可取 0.5m，柱高可取 2.5m。

$$阳树脂用量=294.4\times0.8\times\frac{1}{3}=78.5\ (kg)$$

$$阴树脂用量=294.4\times0.7\times\frac{2}{3}=137.4\ (kg)$$

根据上述计算可以确定:

阳树脂柱可取柱高 2.5m，柱直径 0.5m，732 型阳树脂用量为 236kg。

阴树脂柱可取柱高 2.5m，柱直径 0.6m，717 型阴树脂用量为 296.8kg。

混合树脂柱柱高 2.5m，柱直径 0.5m，732 型阳树脂用量 78.5kg，717 型阴树脂用量 137.4kg。

流速应在 17.7~25.5m/h，取 10~30m/h 为宜。

2. 电渗析法

用电渗析法制备纯化水，较离子交换法经济，节约酸、碱，效率较高，特别当原水含盐量在 3000mg/L 以上时，离子交换法已不适用，可采用电渗析法来处理。但此法制得的水比电阻较低，一般在 $10^5\Omega\cdot cm$ 左右，所以多用于原水的预处理。

(1) 电渗析法制备纯水原理 电渗析是在直流电场作用下离子作定向迁移，利用离子交换膜的透过选择性，把电解质从水中分离出来的过程，如图 5-3。电渗析器由许多只允许阳离子通过的阳离子交换膜和只允许阴离子通过的阴离子交换膜组成，交换膜的技术指标如表 5-3。这两种交换膜相间地平行排列在正负电极板之间，形成许多隔室。最初，在所有隔室内，阳离子和阴离子的浓度都均匀一致，且成电平衡状态。当加上电压以后，在直流电场作用下，各隔室中离子浓度便产生变化，离子浓度增加的隔室称浓水室，离子浓度降低的隔室

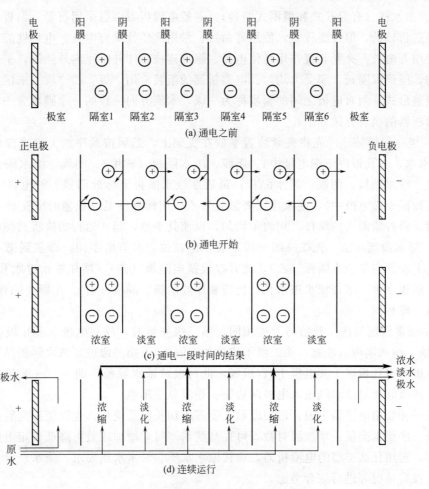

图 5-3 电渗析制备纯水原理示意图

表 5-3 离子交换膜的技术指标

项目	阳膜		阴膜	
	均相膜	异相膜	均相膜	异相膜
含水率/%	25～40	35～50	22～40	30～45
交换容量(干)/(mol/kg)	≥1.8	≥2.0	≥1.5	≥1.8
膜面电阻/(Ω·cm²)	≤6	≤12	≤10	≤13
选择透过率/%	≥90	≥92	≥85	≥90

称淡水室。淡水室中的全部阳离子趋向阴极，在通过阳膜之后，被浓水室中的阴膜所阻挡，留在浓水室中，而淡水室中的全部阴离子趋向阳极，在通过阴膜之后，被浓水室的阳膜所阻挡，也被留在浓水室中，于是淡水室中的电解质浓度逐渐下降，而浓水室中的电解质浓度则逐渐上升。将淡水室并联起来，就可获得淡（纯）水。这就是电渗析器工作原理。

电渗析器进水要求：浊度 1mg/L，锰含量 0.1mg/L，化学耗氧量 3mg/L（高锰酸钾法），水温 5～40℃，游离性余氯 0.3mg/L，铁含量 0.3mg/L 等。

（2）电渗析器的组装 电渗析器一般由膜堆、电极、夹紧装置三大部件组装而成。膜堆是一对电极之间所有的膜对之和。膜对则主要由下列零件组成：阴阳离子交换膜、隔板（分有回路隔板、无回路隔板及换向隔板三种，一般采用厚度为 0.85mm 及 0.5mm 的聚丙烯材质隔板）、布水槽（有启开式和填网式两种）。一般电渗析器电极采用石墨、铅板、不锈钢等材料，虽造价较低，但性能较差，使用寿命短。采用优质钛涂钌电极，电化性能好，耐腐蚀性强，使用寿命长。夹紧装置作用是使电极、膜堆连成整体并防止内外泄漏，采用钢板槽钢加固结构，能确保隔板、膜受力均匀。电渗析器的组装常用"级"和"段"来区分电渗析器的不同组装形式，两对电极之间的膜堆称为一级，水流方向一致的一个膜堆为一段。

电渗析器的组装方法如下：

① 一级一段组装法　先将夹紧装置平放在支架上，然后按顺序放上绝缘橡皮、端电极（带有配水框，多孔板嵌于端电极中）、阳膜、浓水隔板（称甲）、阴膜、淡水隔板（称乙）；然后阳膜、浓水隔板、阴膜、淡水隔板；最后在淡水隔板上再放阳膜、端电极（带有配水框，多孔板嵌于端电极中），绝缘橡皮夹紧装置乙，用螺杆锁紧。锁紧时应先将夹紧装置的中间拧紧，再拧紧两边的螺杆，用力须均匀，以使其平整，竖式运行的应将其翻转90°。

② 一级多段组装法　先按一级一段组装，但在改向时有所不同，即装到第一段所需膜对数时，上面原应是淡水隔板（乙），此时改成换向隔板（乙），堵住浓水进水孔，放阳膜，再放改向隔板（甲）堵住淡水进水孔，仍按顺序放阴膜、隔板（乙）、阳膜、隔板（甲），结尾与一级一段相同。

③ 多级多段组装法　开始与上述相同，第二级安装时，放共电极（多孔板嵌于共电极中）、极膜、淡水隔板（注意：第二级不应放浓水隔板），第二级应以浓水隔板结束，第三级时放共电极（多孔板嵌于共电极中）、极膜，此时改放浓水隔板，即一、三级起始是浓水隔板、二、四级起始是淡水隔板，电极两边第一张膜总是阳膜。

对某一种规格电渗器来说，增加段数，就等于加长脱盐流程，也就能提高脱盐效率，但同时降低一些淡水产量；增加膜对数，可提高淡水产量，增加级数可降低额定电压，便于整流器选型。选用什么类型的电渗析器，应视原水水质、淡水水质要求、淡水产量、水温、安装场地、投资情况等进行综合考虑。

（3）电渗析器操作注意事项

① 开车时先通水后通电，停车时先停电后停水。

② 开车或停车时，要同时缓缓开启或关闭浓、淡、极水阀门，以保证膜两侧受压均匀。

③ 淡水压可略高于极水压力（一般高于0.01～0.02MPa）。

④ 要缓缓开、闭阀门，防止突然升高或降压，致使膜堆变形。

⑤ 化学清洗（酸洗或碱洗）绝对不能开整流器，其过程详见"维修与保养"项下。

⑥ 电渗析通电后膜上有电，切勿碰、摸膜堆，以免触电或损坏膜堆。

⑦ 进电渗析器水的压力不得大于0.3MPa。

（4）维修与保养　电渗析器在运行中，由于各种因素的影响，即使不超极限电流运行，膜表面也会产生一定程度的极化。局部极化使水流不畅，而水流不畅又加深局部极化，这样会影响电渗析器的正常运行，使操作电流和出水水质降低，故应采取下列措施：

① 定时倒换电极，一般4～8h倒换一次电极。

② 定期化学清洗，在水质和电流下降、压差增大的情况下需要酸洗，酸洗时切断整流器电源，用0.5mol/L盐酸溶液打入浓、淡、极室，循环2h左右，待pH稳定后，再用清水冲洗，至出水的pH与原水相等时方可投入运行；某些情况下须采用0.5mol/L氢氧化钠进行碱洗。

③ 当上述措施不见效时应拆机检查，发现破裂的膜与隔板应更换，结垢严重的应在

0.5mol/L 盐酸溶液里浸泡 1～2h，再冲洗干净，然后重新组装调试。新电渗析器进厂安装前，要放在适当的地方，不可暴晒，防止膜堆干燥、变形；冬季谨防冻坏，为此应尽快创造安装条件，迅速投入运行。电渗析器运行一段时间后，停止运行时如停车时间不超过 2 个月，则每周需通 2 次水防止膜堆干燥变形，如停车时间较长，要采取上述维修与保养措施；整流器和电表要防尘、防潮、防腐。

操作人员自开机后不能离开操作岗位，应随时观察水压、流量、电流、电压值，若有波动须及时调节，在正常情况下要求每 2～4h 作一次全面记录，内容包括日期、时间、水温、进水压力、流量操作、电压、电流、原水电导率及出水电导率等。

3. 电法去离子

电法去离子也是一种离子交换系统，它使用一个填充在电池膜堆中的混合树脂床，采用选择性渗透膜及电极，以保证制水过程的连续进行和树脂的连续复活（再生）。当饮用水通过树脂时，通过离子交换而成为去离子水，在电位差的作用下，被树脂捕获的阳离子或阴离子通过渗透膜向阴极或阳极方向移动，最终进入浓缩室脱除；与此同时，随着脱盐量的增多，脱盐室的电阻率随之升高，电离分解生成 H^+ 和 OH^-，使脱盐室内的树脂始终处于连续复活状态，为高速连续脱盐创造了条件。

电法去离子装置的特点是脱盐率高，树脂无需使用酸碱复活。该装置效率高于电渗析法，且克服了普通离子交换树脂需用腐蚀性很强的复活剂、需要有备用离子交换设备的缺点。当进水的电导率低于 $40\mu S/cm$ 时，出水的电阻率一般超过 $17.5～18M\Omega \cdot cm$（25℃），具有较高的出水质量。电法去离子技术已在制水系统中得到广泛的应用。

4. 反渗透法

反渗透是利用反渗透膜选择性地只能透过溶剂而截留离子物质的性质，以膜两侧静压差为推动力，使溶剂通过反渗透膜而实现对液体中无机物、有机物和微生物进行分离、提取纯水的过程，反渗透操作的压差一般为 1.0～10.0MPa，截留组分为 $1\times10^{-10}～10\times10^{-10}$ m 小分子溶质。

由于反渗透法制备纯化水没有相的转变，能量损失较少，其操作成本为蒸馏法制水的 25%，且体积小，设备及操作简单，产水量也高，适宜于大规模生产，因此 USP19 版规定反渗透法也可用于制备注射用水。

（1）反渗透法制备纯化水 理解反渗透的操作原理必须从理解 Van't Hoff 的渗透压定律开始。如图 5-4(a) 所示，当用半透膜（能够让溶液中一种或几种组分通过而其他组分不能通过的选择性膜）隔开纯溶剂和溶液的时候，纯溶剂则通过半透膜向溶液一侧自发地流动，这一现象叫渗透。渗透的结果溶液侧的液柱上升，直到溶液的液柱升到一定高度并保持不变，两侧的静压差就等于纯溶剂与溶液之间的渗透压力，此时溶剂不再流入溶液中，系统达到平衡，即称渗透平衡，如图 5-4(b)。若在溶液侧施加压力，就会减少溶剂向溶液的渗透，当增加的压力高于渗透压时，便可使溶液中的溶剂向纯溶剂侧流动，如图 5-4(c)，即溶剂将从溶质浓度高的一侧向浓度低的一侧流动，这就是反渗透的原理。

用反渗透制备纯化水的膜有醋酸纤维素膜（如三醋酸纤维素膜）和聚酰胺膜。它们阻止离子或分子（如有机物）通过而仅允许水分子通过。这些膜的透过机理，因膜的类型不同而异，至今尚无公认的解释。但一般认为对荷电粒子的排除，可用选择性吸附-毛细管流动机制解释，对有机物的排除是机械过筛作用。根据 Gibbs 吸附公式，在恒温下有：

$$\Gamma = \frac{-\alpha}{RT}\left[\frac{\mathrm{d}\sigma}{\mathrm{d}\alpha}\right] \tag{5-10}$$

式中，Γ 为溶质在界面上的吸附量；σ 为溶液的表面张力；α 为溶质的活度；R 为摩尔气体常数；T 为热力学温度。

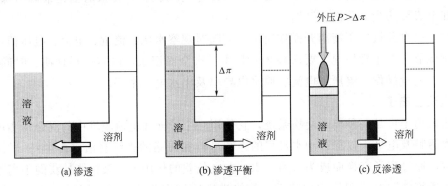

图 5-4 反渗透制备纯化水示意图

水有一定的表面张力，且随溶质浓度的不同而有显著的变化。假如溶质能提高水的表面张力，即 $\mathrm{d}\sigma/\mathrm{d}\alpha > 0$，则 $\Gamma < 0$，就叫负吸附，这表明表面层溶质浓度要比溶液内部为小。据此，溶液与空气接触的界面上就可形成一个纯水层。

根据上述概念，若多孔性膜的化学结构适宜，使得它能在同盐水接触时，于膜表面选择吸附水分子而排斥溶质，这样在膜溶液界面上将形成一层纯水层，其厚度视界面性质而异，或为单分子层，或为多分子层，有人计算出该纯水层为 1～2 个分子的厚度。在加压的情况下，界面上纯水层的纯水便不断通过毛细管而渗出，这就是纯水从盐溶液中被分离的过程，对有机物等杂质的排除是靠机械的过筛作用。

在膜的表层具有一定大小的孔隙（1～2nm），如果孔隙的有效直径为纯水层厚度的两倍，则可达到最大有效的分离。

通常一级反渗透装置能除去一价离子 90%～95%，二价离子 98%～99%，但除去氯离子的能力达不到药典要求，只有二级反渗透装置才能较彻底地除去氯离子。

（2）反渗透装置　反渗透装置主要有螺旋式及中空纤维式，图 5-5 为螺旋式及中空纤维式反渗透装置示意图。此外还有板框式、管式（管束式）类型。对装置的共同要求是：对膜能提供合适的机械支撑；能将高压盐水和纯水较好地分隔开；在能量消耗较小的情况下，维持高压盐水在膜面上均匀分布和良好流动状态，以减少浓差极化；单位体积中膜的有效面积要大；便于膜的装拆；装置牢固，安全可靠；价格低廉，制造维修方便。

下面简介中空纤维式反渗透装置结构和性能。该装置是将醋酸纤维素或尼龙做成空心纤维管，这种空心纤维管状的反渗透膜不需要多孔性材料的支撑管支撑。空心纤维外径为20～50μm，内径为 25～42μm，将许多 U 形空心纤维管装于圆柱形耐压容器内，纤维管束的开口端埋于环氧树脂管板中。高压原水从装置一端进入，浓缩盐水从另一端排出，高压含盐原水在空心纤维管外壁流动，纯水透过管壁（即膜）渗入管内，通过管板从一端引出。在直径为 350mm 钢管内，可装 2500 万根尼龙空心纤维管，这种装置大大提高了单位体积内膜的有效面积（可达到 9180m²/m³），从而提高了单位体积透水流量。如 CS 系列一体化一级反渗透装置、CS 系列一体化二级反渗透装置系选用低压复合膜超低压复合膜两种，工作压力分别为 1.5MPa 和 1.05MPa。可除去水中 97%～99% 的盐分，且能除去水中可溶性矿物

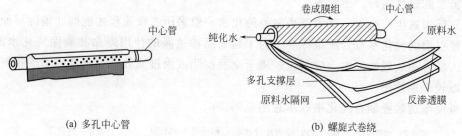

(a) 多孔中心管

(b) 螺旋式卷绕

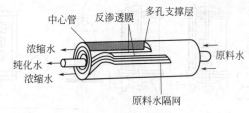

(1) 螺旋式反渗透组件

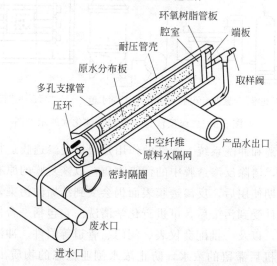

(2) 中空纤维式反渗透组件

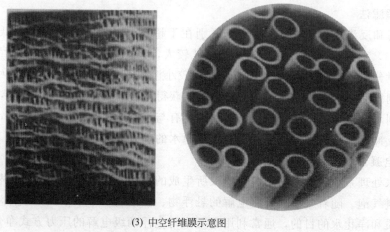

(3) 中空纤维膜示意图

(c) 组件

图 5-5 反渗透装置示意图

质、细菌、滤过性病毒、热原等。

（3）反渗透生产流程　反渗透法制备纯化水一般采用二级流程才能彻底地除尽原水中的杂质，使引出的纯化水符合质量标准。为了延长反渗透膜的使用寿命和确保纯化水的质量，对于进入反渗透装置的原水，应预先经离子交换树脂或膜过滤处理，只要原水质量好，这种装置可以较长期使用。

二级反渗透装置制备纯化水的示意图见图 5-6。

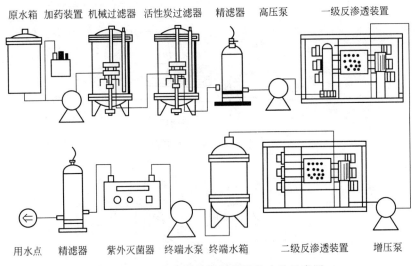

图 5-6　二级反渗透装置制备纯化水的示意图

（4）反渗透的清洗和冲洗系统　清洗的作用是根据反渗透膜运行污染的情况，配制一定浓度的特定清洗溶液，清除反渗透膜中的污染物质，以恢复膜的原有特性。无论预处理如何彻底，反渗透经过长期使用后，反渗透膜表面仍会受到结垢的污染，所以必须设置一套反渗透清洗系统，当膜组件受到污染后，可进行化学清洗。它包括一台保安过滤器，一台不锈钢清洗泵，一台清洗箱，以及一批配套仪表、阀门、管道等附件。冲洗的作用是用反渗透产的水置换反渗透膜中停机后滞留的浓水，防止浓水侧亚稳态的物质出现结垢，以保护反渗透膜。本系统中冲洗水泵与清洗水泵共用。

5. 超滤法

超滤和反渗透法制备纯水的主要区别在于超滤所采用的操作压力较低，一般为 98.1～343.4kPa，有时达 686.7kPa，所用的膜孔较大，在 0.2～10nm，故能截留溶液中大分子溶质（相对分子质量 1200～2000000），而让较小溶质（无机盐等）通过。因而选择适当孔径的膜能制得无菌、无热原的超滤水，但不能获得符合药典规定的注射用水，如和离子交换树脂组合制水，则可制得纯水和超纯水。它具有与反渗透法制水相同的优点，同时其工作压力低，能反冲复活再利用，广泛用于蒸馏法原水的前处理和制备洗涤用水。

6. 电凝聚器作纯化水的预处理

该水处理系在原水中利用正负电极所生成的初生态氧气和氢气，在阳极产生氧气泡，阴极产生氢气泡。随着气泡上升将电解的悬浮物、固溶物质带至水面形成浮渣层，达到分离原水内杂质和净化水的目的，通常利用电凝聚与电浮两级电解的压力方式净化工艺结构。该设备可有效地除去水中悬浮物、重金属及降低色度，对细菌有杀灭、滤除作用。出水的浊度＜1mg/L，可除去 50%～70% 的铁、锰、氟化物、有机物等，对原水无特殊要求，一般作纯化水的预处理。

7. 水处理方法的选择

通常根据含盐量、碱度、强酸性阴离子含量等来选择合适的水处理方法。

（1）进水含盐量在 500mg/L 以下时，一般采用普通离子交换树脂法除盐。

（2）对含盐量为 500～1000mg/L 的原水，当原水中强酸性阴离子含量超过 100mg/L 时，在上述系统中再增加弱碱性离子交换柱。

（3）含盐量为 1000～3000mg/L 的苦咸水，采用反渗透法先将含盐量降至 500mg/L，再用离子交换法脱盐。

（4）含盐量为 3000mg/L 以上的原水，采用电渗析法除盐。

（5）当原水碱度大于 500mg/L 时，系统应考虑设脱气装置。

（二）注射用水

注射用水是用蒸馏法制备，它是以纯化水作为原水，经特殊设计的蒸馏器蒸馏，冷凝冷却后所得的水，该水应符合细菌内毒素试验要求。注射用水可以作为配制输液剂的溶剂，以保证输液剂的质量。

中国药典规定用蒸馏法制备注射用水，欧洲药典也采用蒸馏法制备注射用水，美国药典从 19 版开始收载反渗透法为制备注射用水的方法之一。

为了提高注射用水的质量，普遍采用综合法制备纯化水和注射用水，如图 5-7 和图 5-8。组合工艺流程有多种，现介绍几种流程如下：

（1）离子交换树脂法

自来水→多介质滤器→阳离子树脂床→阴离子树脂床→混合树脂床→膜滤→多效蒸馏水器或气压蒸馏水机→热贮水器（80℃）→注射用水

（2）电渗析-离子交换树脂法

自来水→砂滤器→活性炭过滤器→细过滤器（膜滤）→电渗析装置→阳离子树脂床→脱

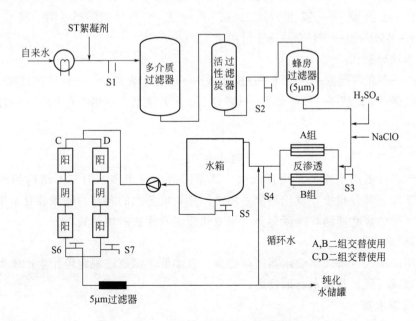

图 5-7　纯化水系统流程示意图

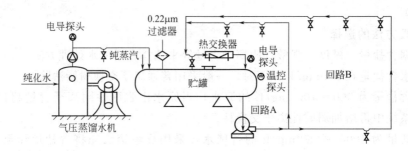

图 5-8　注射用水系统流程示意图

气塔→阴离子树脂床→混合树脂床→多效蒸馏水器或气压蒸馏水机→热贮水器（80℃）→注射用水

（3）反渗透-离子交换树脂法

自来水→多介质滤器→膜滤→反渗透装置→阳离子树脂床→阴离子树脂床→混合树脂床→膜滤→UV杀菌→贮水桶→多效蒸馏水器或气压蒸馏水机→热贮水器（80℃）→注射用水

一些国外注射剂厂制造注射用水组合工艺举例如下：

（1）美国 Abbott 药厂

新鲜水——炭滤——去离子——脱二氧化碳——贮存——气压式蒸馏——热贮存——注射用水

去离子水

（2）美国 Barnstead 制水设备公司

自来水——多介质预滤——炭滤——混合床去离子——UV 消毒——膜滤（0.45～0.2μm）——缓冲贮存——多效蒸馏——热贮存——注射用水

（3）德国某药厂

饮用水——预滤——膜滤（0.22μm）——去离子（阳—阳—阴—混）——膜滤（0.22μm）——多效蒸馏——贮存——注射用水

（4）日本扶桑制药厂

自来水——多介质预滤——膜滤——反渗透——混合床去离子——烧结棒过滤——UV 杀菌——缓冲贮存——超滤——UV 灭菌——贮存——多效蒸馏——热贮存 90℃——注射用水

超滤水

大规模制造注射用水主要是用蒸馏法，其蒸馏器型号很多，但基本结构相同，均由气化、隔沫和冷凝三部分组成。气化部分系用来加热生成蒸汽的容器，隔沫装置系用来阻挡与除去蒸汽中夹带的雾状液滴，冷凝部分采用冷却使蒸汽变成液体的装置。

1. 传统蒸馏水器

传统沿用的亭式、塔式蒸馏水器因耗能高、效率低，国家已规定停止生产该类产品，用多效蒸馏水器或气压式蒸馏水器取代之。

2. 多效蒸馏水器

多效蒸馏水器具有水质好、产量高、节能的特点。蒸馏塔可以是三效、四效、五效或六效。其主要结构是由圆柱形蒸馏塔、冷凝器及一些控制元件组成。主要流程可用图 5-9 表示，此为列管式（水平串接）三效蒸馏水器示意图。纯化水先进入冷凝器预热，再进入一效塔内，经高压蒸汽加热（达 130℃）而蒸发。蒸汽经拉西环填料（隔膜装置）进入二效塔内，供作二效塔热源，经热交换后汇集于冷凝器，冷却成蒸馏水。二效塔内的纯化水经一效塔内过来的蒸汽加热（达 120℃）蒸发成蒸汽进入三效塔，以同样的方式进行热交换与蒸发，蒸汽经拉西环填料后汇集于冷凝器（废气由冷凝器废气排出管排出），冷却成蒸馏水。效数更高的蒸馏器可依次类推，原理相同。

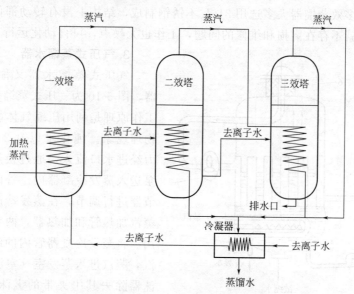

图 5-9　列管式三效蒸馏水器示意图

多效蒸馏水器的所有热交换器（蒸发器、冷凝器）均由 316L 或 304L 不锈钢管制成。整个设备材料的内外表面都经过保护和钝化处理，不锈钢管线和阀门等都经过机械＋电抛光镜面处理，设备管道的连接全部采用自动轨迹 TIG 焊接，设备内部使用的垫圈应采用符合相应法规要求的、无毒、无析出物、无微生物和杂质滞留的卫生级材料制造。蒸发器、预加热器和最终冷凝器等受热部件的外表面，从安全、卫生、节能耗诸方面考虑，应覆盖大于 30mm 厚的矿棉保温层，保温层的外部还应覆盖一层 304 不锈钢抛光薄板。

多效蒸馏水器应根据中国压力容器标准规范制造并按该标准安装验收，上面安装的仪表应能确保设备的全自动运行。

多效蒸馏水器的性能取决于加热蒸汽的压力和效数，压力越大，产量越大；效数越多，热的利用率越高。从出水质量、能源消耗、维修等因素考虑，选用四效以上的蒸馏水器较为合理。

"SM"型四效蒸馏水器，系水平串接式多效蒸馏水器，加热蒸汽压力为 490.5kPa，温度 158℃，出水流量为 140～13500L/h，出水温度为 80℃以上，有利于蒸馏水保存。质量符合药典规定，特别是电导率比塔式蒸馏水器制得的蒸馏水有明显下降，充分利用热能，因而被广泛采用。

美国 Barnstead 多效蒸馏水器采用蒸发器为列管式自然回流循环装置，冷凝器全用无缝 316L（超低碳钢）不锈钢管制成，双管板设计可保证冷却水不渗漏，直管式冷却可用自来水作冷却水，结垢后用化学或机械方法原位清洗，抑滴板采用 Q 挡板设计，蒸汽反复多次改变方向（180°），迫使小滴退回到旋风分离器部位，水汽完全分离，得到无热原的纯蒸汽。

芬兰的 Finn-Aqua 采用快速降膜蒸发并利用气流强大的离心力把含热原的液滴分离。

除了列管式多效蒸馏水器外，还有盘管（垂直串接）式多效蒸馏水器，其原理与列管式多效蒸馏水器相同。

与传统蒸馏器相比，一台三效蒸发器将节省蒸汽 65％，五效蒸发器则可节省 80％，同时可大大节约冷凝水，六效蒸发器几乎不耗用冷凝水。多效蒸馏器由于蒸发速度快，故产水量大，体积小，产量最大可达 10t/h，而占地面积则为相同产量的传统蒸馏器的 1/4，它又是在高温条件下制备蒸馏水的，质量更有保证。

此外，由于多效蒸馏器大多选用 316L 不锈钢制成，结构上没有转动部件，只要不让硬水进入蒸馏器，就不存在磨损和维修的问题，工作也无噪声，可自动化运行。

3. 气压式蒸馏水器

气压式蒸馏水器又称热压式蒸馏水器，图 5-10 为气压式蒸馏水器示意图。其工作原理是利用压缩气体能增加其温度的物理现象。纯化水以 0.2～0.3MPa 的压力经进水口流入，通过换热器预热后，用泵送入蒸发冷凝器内。管内水位由液动调节器进行调节，在蒸发冷凝器下部，设有蒸汽加热管和加热器，两者作为辅助加热用。将蒸发冷凝器管内的纯化水加热成蒸汽，蒸汽进入蒸发室（室温 105℃），经除沫器除去其中夹带的雾沫、液滴和杂质，而后进入蒸汽压缩机压缩，其温度升高到 120℃。把该高温压缩蒸汽送入蒸发冷凝器管间，放出潜热后，蒸发冷凝管内的水受热变为蒸汽，该蒸汽又进入蒸发室重复前面的过程。管间的高温压缩蒸汽冷凝所生成的冷凝水即为蒸馏水，经不凝性气体排出器，除去其中的不凝性气体 CO_2、NH_3 等。纯净的蒸馏水泵入热交换器，回

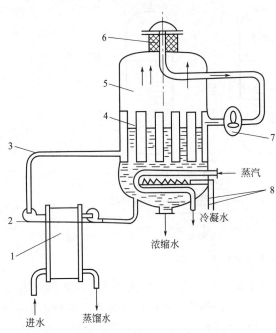

图 5-10　气压式蒸馏水器示意图
1—换热器（预加热器）；2—泵；3—蒸汽冷凝管；
4—蒸发冷凝管；5—蒸发室；6—捕雾器；
7—压缩机；8—电加热器

收余热，最后由蒸馏水出口排出。气压式蒸馏水器约 90％ 的能量返回到系统内，整个生产过程不需要冷却水，无需蒸汽锅炉，进水质量要求低，产量大（最高可达 10t/h），能达到无菌、无热原要求。但是，电能消耗比较大。国内气压式蒸馏水器已有生产，使用方便，效果较好。

三、制药用水的污染及控制

（一）制药用水的污染

制药用水系统的污染可分为外源性和内源性污染。

1. 外源性污染

制药用水系统的外源性污染是指系统外部原因所致的污染。制药用水系统存在若干外源

性污染源，如贮罐的排气无保护措施或使用了劣质气体过滤器；用于混合床阴阳离子交换树脂的压缩空气中存在污染菌；更换活性炭和离子交换树脂带来的外源性污染等。

2. 内源性污染

内源性污染是指制药用水系统运行过程中所致的污染。它与制水系统的设计、选材、运行、维护、贮存使用等因素有关。内源性污染物包括微生物、细菌内毒素、有机物和微粒。

水系统的组成单元均可能成为微生物内源性污染源，原水中的微生物被吸附或滞留于活性炭、离子交换树脂、过滤膜和其他设备的表面上，并开始形成生物膜，一般的消毒难以将它杀灭。如果其中一些微生物从生物膜上脱落并被冲往水系统的其他区域时，那么在它的下游就形成了菌落。

另一个内源性污染源存在于分配系统，当管路中用水量严重偏离设计参数时，在实际使用中管道的某些部位流量很低，甚至可能出现间歇性停水现象，此时微生物易在这些部位的管道表面、阀门和其他区域生成菌落并在那里大量繁殖，从而成为污染源。

（二）制药用水污染的警戒与纠偏

在对纯化水和注射用水进行微生物限度检查时，即使采用现代化的微生物检测技术至少也要48h才能获得检查结果，将检验合格的水放置到微生物检测结果出来时，或许微生物污染状况已经发生明显的变化，成为不合格水。因而在输液生产企业实际生产运作中，不能等待水样的微生物检测结论再投入生产。从药品监督管理法规的角度来看，水是制药企业使用最广泛的原料，水的微生物检验项目如出现"超标"，将与"不合格物料不得投入使用"的原则相矛盾。

为了有效地控制制药用水系统的运行状态，作为系统运行状态的控制依据，可制定出"警戒水平"和"纠偏限度"。

1. 警戒水平（Alert levels）

警戒水平是指微生物污染的某一水平，监控结果超过它时，表明制药用水系统有偏离正常运行条件的趋势。警戒水平的含义是报警，通常属于企业的内控标准，尚不要求采取特别的纠偏措施。

2. 纠偏限度（action limit）

纠偏限度是指微生物污染的某一限度，监控结果超过此限度时，表明制药用水系统已经较为严重地偏离了正常的运行条件，应当采取纠偏措施，使系统回到正常的运行状态。

一般情况下，纯化水的微生物纠偏限度为好氧菌总数<100cfu/mL，注射用水的微生物纠偏限度为好氧菌总数<10cfu/mL。欧洲药典2000年增补版和美国药典第30版对纯化水的微生物纠偏限度均为<100cfu/mL。

制药企业为了适应每个特定的生产过程或产品，应对通用的标准做一些补充性规定，建立适当的内控标准。设定企业内控警戒水平和纠偏限度时，应同时考虑本企业产品的特殊性质及制药用水系统的能力。

四、制药用水的输送与贮存

（一）输送

① 制药用水宜采用易拆卸清洗、消毒的不锈钢泵输送。在需用压缩空气或氮气压送的

纯化水和注射用水的场合,压缩空气和氮气须净化处理。

② 纯化水宜采用循环管路输送。管路设计应简洁,应避免盲管和死角。管路应采用不锈钢管或经验证无毒、耐腐蚀、不渗出污染离子的其他管材。阀门宜采用无死角的卫生级阀门,输送纯化水应标明流向。

③ 制药用水系统应定期进行清洗与消毒,消毒可以采用热处理或化学处理等方法。采用的消毒方法以及化学处理后消毒剂的去除应经过验证。验证合格后方可投入使用。

(二) 贮存

① 贮存注射用水的材料必须是优质低碳不锈钢(例如 316L 不锈钢)或其他经验证不对水质产生污染的材料。不锈钢采用氩弧焊接,接触注射用水的表面全部抛光,其底部为圆形或漏斗形,并配备循环泵使水循环流动。

《中国药典》(2010 年版)对注射用水要求 80℃保温,70℃以上保温循环或 4℃以下的状态下存放。美国 FDA 推荐 80℃贮存。《药品 GMP 认证检查评定标准》(2008 年版)称"注射用水的保温循环为 65℃以上"。

保温贮存虽然效果可靠,但耗能大、成本高,有的采用紫外线照射灭菌,操作方便,成本低,但灭菌效果易受灭菌照射时间、水中杂质、灯管老化等因素影响。

贮罐的通气口应安装不脱落纤维的疏水性除菌滤器,管道的设计和安装应避免死角、盲管。

② 纯化水贮存周期不宜大于 24h,其贮罐宜采用不锈钢材料或经验证无毒、耐腐蚀、不渗出污染离子的其他材料制作。保护其通气口应安装不脱落纤维的疏水性除菌滤器。贮罐内壁应光滑,接管和焊缝不应有死角和沙眼。应采用不会形成滞水污染的显示液面、温度压力等参数的传感器。对贮罐要定期清洗、消毒灭菌,并对清洗、灭菌效果进行验证。

五、制药用水的质量要求

制药用水包括:饮用水、纯化水、注射用水。饮用水必须符合国家《生活饮用水水质标准》(GB 5749—2006)。纯化水、注射用水必须符合《中国药典》标准(2015 年版),详见表 5-4~表 5-6。我国药典的制药用水标准与欧美药典不完全相同,《中国药典》(2015 年版)尚没有对纯化水的细菌内毒素加以控制;就注射用水而言,内毒素控制标准与欧美药典相同,化学项目基本相同,但监控的方法有所不同。

(一) 饮用水

饮用水的质量标准如表 5-4

表 5-4 饮用水水质常规指标及限值(GB 5749—2006)

指 标	限 值
1. 微生物指标[①]	
总大肠菌群/(MPN/100mL)(或 cfu/100mL)	不得检出
耐热大肠菌群/(MPN/100mL)(或 cfu/100mL)	不得检出
大肠埃希菌/(MPN/100mL)(或 cfu/100mL)	不得检出
菌落总数/(cfu/mL)	100
2. 毒理指标	
砷/(mg/L)	0.01

续表

指　　标	限　　值
镉/(mg/L)	0.005
铬(六价)/(mg/L)	0.05
铅/(mg/L)	0.01
汞/(mg/L)	0.001
硒/(mg/L)	0.01
氰化物/(mg/L)	0.05
氟化物/(mg/L)	1.0
硝酸盐(以 N 计)/(mg/L)	10 地下水源限制时为 20
三氯甲烷/(mg/L)	0.06
四氯化碳/(mg/L)	0.002
溴酸盐(使用臭氧时)/(mg/L)	0.01
甲醛(使用臭氧时)/(mg/L)	0.9
亚氯酸盐(使用二氧化氯消毒时)/(mg/L)	0.7
氯酸盐(使用复合二氧化氯消毒时)/(mg/L)	0.7
3. 感官性状和一般化学指标	
色度(铂钴色度单位)	15
浑浊度(NTU-散射浊度单位)	1 水源与净水技术条件限制时为 3
臭和味	无异臭、异味
肉眼可见物	无
pH	不小于 6.5 且不大于 8.5
铝/(mg/L)	0.2
铁/(mg/L)	0.3
锰/(mg/L)	0.1
铜/(mg/L)	1.0
锌/(mg/L)	1.0
氯化物/(mg/L)	250
硫酸盐/(mg/L)	250
溶解性总固体/(mg/L)	1000
总硬度(以 $CaCO_3$ 计)/(mg/L)	450
耗氧量(COD_{Mn}法，以 O_2 计)/(mg/L)	3 水源限制，原水耗氧量＞6mg/L 时为 5
挥发酚类(以苯酚计)/(mg/L)	0.002
阴离子合成洗涤剂/(mg/L)	0.3
4. 放射性指标[②]	指导值
总 α 放射性/(Bq/L)	0.5
总 β 放射性/(Bq/L)	1

① MPN 表示最可能数；cfu 表示菌落形成单位。当水样检出总大肠菌群时，应进一步检验大肠埃希菌或耐热大肠菌群；水样未检出总大肠菌群，不必检验大肠埃希菌或耐热大肠菌群。

② 放射性指标超过指导值，应进行核素分析和评价，判定能否饮用。

（二）纯化水

纯化水质量标准及与欧、美药典规定的对比如表 5-5。

表 5-5 纯化水的质量标准与欧、美药典规定对比

项目	中国药典(2015年版)	欧洲药典(2000增补版)	美国药典(第30版)
来源	本品为蒸馏法、离子交换法、反渗透法或其他适宜方法制得	由符合法定标准的饮用水经蒸馏、离子交换或其他适宜方法制得	由符合美国环境保护协会或欧共体或日本法定要求的饮用水经适宜方法制得
性状	无色澄明液体,无臭,无味	无色澄明液体,无臭,无味	
酸碱度	符合规定		
氨	0.3mg/L		
亚硝酸盐、不挥发物	符合规定		
硝酸盐、	0.06mg/L	0.2mg/L	
重金属	0.1mg/L	0.1mg/L	
铝盐		用于生产渗析液时方控制此项目	
易氧化物	符合规定	符合规定	
总有机碳	0.5mg/L	0.5mg/L	0.5mg/L
电导率	4.3μS/cm(20℃)	4.3μS/cm	1.3μS/cm(25℃)
细菌内毒素		0.25eu	
无菌检查			符合规定(用于制备无菌制剂时控制)
微生物纠偏限度(action limit)		100cfu/mL	100cfu/mL

(三)注射用水

注射用水的质量标准及于欧、美药典规定的比较如表5-6。

表 5-6 注射用水的中国、欧、美药典规定对比

项目	中国药典(2015年版)	欧洲药典(2000年增补版)	美国药典(第30版)
来源	本品为纯化水蒸馏所得的水	为符合法定标准的饮用水或纯水经适当方法蒸馏而得	由符合美国环境保护协会或欧共体或日本法定要求的饮用水经蒸馏或反渗透纯化而得
性状	无色澄明液体;无臭,无味	无色澄明液体;无臭,无味	
pH	5.0~7.0		
氨	0.2mg/L		
氯化物、硫酸盐与钙盐、硝酸盐与亚硝酸盐、二氧化碳、易氧化物、不挥发物	符合规定		
硝酸盐		0.2mg/L	
重金属	符合规定	0.1mg/L	
铝盐		用于生产渗析液时方控制此项	
电导率	1.1μS/cm(20℃)	1.1μS/cm(20℃)	1.3μS/cm(20℃)

续表

项目	中国药典（2015 年版）	欧洲药典（2000 年增补版）	美国药典（第 30 版）
易氧化物	符合规定	符合规定	
总有机碳（TOC）	0.5mg/L	0.5mg/L	0.5mg/L
细菌内毒素	0.25eu/mL	0.25eu/mL	0.25eu/mL
微生物纠偏限度（action limit）		10 个/100mL	10 个/100mL

药典标准的注射用水可以认为是低标准的，一些先进的制药企业都有内控质量标准，其内控标准均高于药典标准，如日本某企业规定注射用水的比电阻 $> 100 \times 10^4 \Omega \cdot cm$；浓缩 30 倍检查热原应为阴性；活菌数 <1 个/L；氯化物 $<100\mu g/L$；硝酸盐 $<100\mu g/L$；二氧化硅 $<100\mu g/L$。

六、制药用水的检验

制药用水包括饮用水、纯化水、注射用水、灭菌注射用水。饮用水按国家标准 GB 5750—2006《生活饮用水标准检验方法》进行检验，纯化水、注射用水、灭菌注射用水按照《中国药典》（2015 年版）进行检验。

（一）制药用水中总有机碳

2015 年版《中国药典》四部通则 0682 载有"制药用水中总有机碳测定法"，总有机碳的监控，在一定的意义上说是水污染的宏观调控项目，各种有机污染物、微生物及细菌内毒素经过催化氧化后变成二氧化碳，进而改变水的电导，电导的数据又转换成总有机碳的量，如果总有机碳控制在一个低的水平上，意味着水中有机物、微生物及细菌内毒素的污染处于一个较好的受控状态。

中国药典规定注射用水总有机碳极限值为 0.50mg/L，此与美国药典第 36 版、欧洲药典第 4 版等同。

1. 概述

水中总有机碳测定法是检查水样中所含有机碳的总量，进而间接控制其有机物含量的一种测定方法。

水样中有机物质一般来自于水源水和供水系统（包括净化、储存和输送系统）等水系统污染和菌膜的生长。总有机碳的检测也可以用于对水的纯化和输送系统效能的过程监控。

由于有机碳种类很多，直接测定有机碳含量比较困难。因此，需要将有机碳氧化成无机碳才能测定。

测定总有机碳的原理是把水中的有机物质分子完全氧化为二氧化碳（CO_2），检测所产生的二氧化碳的量，利用 CO_2 与总有机碳间碳含量的对应关系，从而对水溶液中总有机碳进行定量测定。水样中存在无机碳和有机碳两种形式的碳，无机碳的来源可能是水源中溶解的二氧化碳和碳酸氢盐。

测定总有机碳的方法通常有两种：一种方法是从测定的总碳减去所测得的无机碳，得总有机碳含量；第二种则是在氧化过程之前先除去无机碳，直接测定总有机碳的含量。去除无机碳的方法通常是调整水样 pH 至 3.0 以下，使水中的无机碳转化为二氧化碳，通过气体挥发除去水中的二氧化碳，但在挥发过程中可能夹带水中挥发性有机物，会引起测定误差。

通常采用蔗糖作为易氧化的有机物、1,4-对苯醌作为难氧化的有机物，按规定配制其对照品溶液，在总有机碳测定仪上分别测定相应的响应值，以考察仪器的氧化能力和系统的适用性。

2. 仪器

总有机碳测定仪主要由进样器、氧化单元、二氧化碳测定单元、控制系统和数据显示系统等部分组成。

（1）进样器　一般采用蠕动泵，可避免进样过程中的污染。

（2）氧化单元　根据氧化方法的不同，设有不同的结构。氧化方法有燃烧氧化法、过氧化物氧化法、紫外氧化法等。紫外氧化法的原理是通过紫外光照射在供试液上，液体样能连续不断地生成氧化剂，将有机物完全氧化。由于紫外氧化对高浓度（总有机碳质量浓度大于2.5mg/L）的样品和含有难氧化物的供试液的氧化效率低，因此，对总有机碳含量高的供试品不能仅用紫外氧化法。

紫外光氧化测定水和废水中的总有机碳已列为 ISO 标准和德国、美国、日本等国的标准方法。

（3）二氧化碳检测单元　通常采用红外光吸收法、直接电导率法、薄膜电导法等。

3. 试剂

（1）总有机碳检查用水　应采用含总有机碳＜0.10mg/L、电导率＜1.0μS/cm（25℃）的高纯水。所有总有机碳检查用水与配制对照品溶液及系统适用性试验溶液用水，应是同一容器所盛之水。

（2）蔗糖对照品溶液　除另有规定外，取105℃干燥至恒重的蔗糖对照品适量，精密称定，加总有机碳检查用水溶解并定量稀释制成每1L中约含1.20mg的溶液（相当于含碳0.50mg/L）。应临用新制。

（3）1,4-对苯醌对照品溶液　除另有规定外，取1,4-对苯醌对照品适量，精密称定，加总有机碳检查用水溶解并定量稀释制成0.75mg/L的溶液（相当于含碳0.50mg/L）。应临用新制。

4. 系统适用性试验

按仪器的使用要求，取总有机碳检查用水、蔗糖对照品溶液和1,4-对苯醌对照品溶液分别测定，依次记录仪器总有机碳响应值。按下式计算，仪器的响应效率以百分数表示，应为85%～115%：

$$响应效率(\%) = 100 \times \frac{r_{ss} - r_w}{r_s - r_w}$$

式中，r_w 为总有机碳检查用水的空白响应值；r_s 为蔗糖对照品溶液的响应值；r_{ss} 为1,4-对苯醌对照品溶液的响应值。

所用的仪器应经过校正，并按规定的方法用对照品溶液定期对仪器的适用性进行试验。要求其最低碳检出限为0.05mg/L或更低。

5. 供试品测定和结果判定

取水样适量，按仪器规定方法进行测定。记录仪器的响应值 r_u，除另有规定外，供制药用水响应值 r_u 应小于 $r_s - r_w$，即总有机碳的浓度应不超过0.5mg/L。

6. 注意事项

① 由于有机物的污染和二氧化碳的吸收都会影响测定结果的正确性。所以，测定的各

个环节都应注意避免污染。取样时应采用密闭容器，容器顶空应尽量小，取样后，应立即测试，以减少塞子和容器带来的有机物污染。

② 所使用的玻璃器皿必须严格清除有机残留物，并必须用总有机碳检查用水做最后的漂洗。

③ 此方法也可用于预先校正、标化及系统适用性试验的在线仪器操作。这种在线测定的水的质量取决于仪器放置在水系统中的位置。应注意仪器安放的位置必须能真实反映所用水的质量。

(二) 导电性

制药用水的导电性用电导率或电阻率表示。电导率是以数字表示溶液传导电流的能力。美国药典第 36 版、欧洲药典第 4 版对纯化水、注射用水导电性作了规定。美国药典 36 版规定纯化水 25℃时电导率为 $1.3\mu S/cm$，注射用水 20℃时电导率为 $1.3\mu S/cm$；欧洲药典 4 版规定纯化水及高纯水 20℃时电导率为 $4.3\mu S/cm$，注射用水 20℃时电导率为 $1.1\mu S/cm$。2015 年版《中国药典》四部收载了制药用水电导率测定法。

水的电导率与水的纯度密切相关，水的纯度越高，电导率越小，反之亦然。当空气中的二氧化碳等气体溶于水并与水相互作用后，便可形成相应的离子，从而使水的电导率增高。当然，水中含有其他杂质离子时，也会使电导率增高。另外，水的电导率还与水的 pH 与温度有关。

1. 电导率和电阻率

"电阻"量的符号为 R，单位是 Ω（欧姆）；"电导"量的符号为 L，单位是 S（西门子），两个量互为倒数的关系，即：

$$L=1/R \tag{5-11}$$

根据欧姆定律，溶液电阻 R 与两电极板间距离 l 成正比，而与浸入溶液中电极面积 A 成反比，因此，当两个电极（通常为铂电极或铂黑电极）插入溶液中，可以测出两电极间的电阻，即：

$$R=\rho l/A=\rho c \tag{5-12}$$

式中，由于电极面积 A 与间距 l 都是固定不变的，故 l/A 称为电导池常数（c）；比例系数 ρ 称电阻率或比电阻，单位是 $\Omega \cdot cm$，它的倒数（$1/\rho$）称电导率或比电导，以符号 κ 表示：

$$\kappa=1/\rho=1/R \cdot l/A=Lc \tag{5-13}$$

κ 的单位为 S/m，其意义是在一定温度下，边长为 1m 的立方体水柱相对两侧面间的电导值。

电阻率换算为电导率是：$1M\Omega \cdot cm=1\mu S/cm$

电导率的标准单位是 S/m，一般实际使用单位为 mS/m，常用单位 $\mu S/cm$。单位间的换算关系为 $1mS/m=0.01mS/cm=10\mu S/cm$

2. 电导率仪表

水样的电导率受温度影响很大，纯度愈高影响愈大。为了进行比较，一般以 25℃为标准。目前水样检测采用以下三种仪表：

(1) 电导仪　电导仪只能读出所测水温下的电导值或电阻，需经电导池常数修正后，才能得到所测温度的电导率或电阻率。这种仪表如国内生产的 DDS-11 电导仪，不适于测量高纯度水。

(2) 电导率仪　电导率仪本身带有电导池常数修正，可直接读出所测水温下的电导率，如国产 DDS-11A 电导率仪。

(3) 温度补偿型电导率仪　温度补偿型电导率仪可直接读出 25℃ 电导率或电阻率，如美国 THORNON 公司的 911 型。对高纯水测量应采用流动密闭测量，选择电导池常数为 0.1 的电极。

在制水工艺中通常采用在线检测水样的电阻率的大小，来反映水中各种离子的浓度。制药行业的纯化水的电阻率通常应≥0.5MΩ·cm（25℃），对于注射剂、滴眼液容器冲洗用的纯化水的电阻率应≥1MΩ·cm（25℃）。

3. 电导率测定

电解质溶液中的离子，在电场的作用下离子的移动具有导电作用。水样的电导随离子含量的增加而升高，而电阻则降低。只要测定水样的 R（Ω）或 L（μS），即可得出电导率（κ）。

(1) 试剂　氯化钾标准溶液 [c(KCl)＝0.01000mol/L]：称取 0.7455g 在 105℃ 烘干 2h 并冷却的优级纯氯化钾，溶于新煮沸的冷蒸馏水中（电导率小于 1μS/cm），于 25℃ 时在容量瓶中稀释至 1000mL。此溶液 25℃ 时的电导率为 1408.8μS/cm。溶液贮存在塑料瓶中。

(2) 仪器　电导仪、恒温水浴。

(3) 分析步骤

① 将氯化钾标准溶液注入 4 支试管，再把水样注入 2 支试管中。把 6 支试管同时放入 25℃±0.1℃ 恒温水浴中，加热 30min，使管内溶液温度达到 25℃。

② 用其中 3 管氯化钾溶液依次冲洗电导电极和电导池，然后将第 4 管氯化钾溶液倒入电导池中，插入电导电极测量氯化钾的电导 L_{KCl} 或电阻 R_{KCl}。

③ 用 1 管水样充分冲洗电极，测量另一管水样的电导 L_S 或电阻 R_S。

依次测量其他水样。如测定过程中，温度变化＜0.2℃，氯化钾标准溶液电导或电阻就不必再次测定。但在不同批（日）测量时，应重做氯化钾溶液电导或电阻的测量。

(4) 计算

① 电导池常数 c　等于氯化钾标准溶液的电导率（1408.8μS/cm）除以测得的氯化钾标准溶液的电导。测定时温度应为 25℃±0.1℃，则：

$$c = 1408.8/L_{KCl}$$

② 水样在 25℃±0.1℃ 时，电导率 κ 等于电导池常数 c 乘以测得的水样的电导（μS），或除以在 25℃±0.1℃ 时测得水样的电阻（Ω）。

电导率 κ 的单位以 μS/cm 表示：

$$\kappa = c \times L_S = \frac{c}{R_S} \times 10^4$$

③ 如果水样的温度不是 25℃，测定数值也可按下式换算：

$$\kappa(25℃) = \frac{Lc}{1 + \beta(T - 25)}$$

式中，κ 为换算成 25℃ 时水样的电导率；L 为水温为 T℃ 时测得的电导；c 为电导池常数；β 为温度校正系数（通常情况下 β 近似等于 0.02）；T 为测定时的水样温度，℃。

4. 2015 年版《中国药典》收载的纯化水、注射用水、灭菌注射用水的电导率测定法

(1) 纯化水　可使用在线或离线电导率仪完成，记录测定温度。在表 5-7 中测定温度对

表 5-7　温度和电导率的限度表（纯化水）

温度/℃	电导率/(μS/cm)	温度/℃	电导率/(μS/cm)
0	2.4	60	8.1
10	3.6	70	9.1
20	4.3	75	9.7
25	5.1	80	9.7
30	5.4	90	9.7
40	6.5	100	10.2
50	7.1		

应的电导率值即为限度值。如测定温度未在表中列出，则采用线性内插法计算得到限度值。如测定的电导率值不大于限度值，则判为符合规定；如测定的电导率值大于限度值，则判为不符合规定。

内插法的计算公式为：

$$\kappa = \left(\frac{T-T_0}{T_1-T_0}\right) \times (\kappa_1 - \kappa_0) + \kappa_0$$

式中，κ 为测定温度下的电导率限度值；κ_1 为表 5-7 中高于测定温度的最接近温度对应的电导率限度值；κ_0 为表中低于测定温度的最接近温度对应的电导率限度值；T 为测定温度；T_1 为表中高于测定温度的最接近温度；T_0 为表中低于测定温度的最接近温度。

（2）注射用水

① 可使用在线或离线电导率仪完成。在表 5-8 中，不大于测定温度的最接近温度值，对应的电导率值即为限度值。如测定的电导率值不大于限度值，则判为符合规定；如测定的电导率值大于限度值，则继续按②进行下一步测定。

表 5-8　温度和电导率的限度表（注射用水）

温度/℃	电导率/(μS/cm)	温度/℃	电导率/(μS/cm)
0	0.6	55	2.1
5	0.8	60	2.2
10	0.9	65	2.4
15	1.0	70	2.5
20	1.1	75	2.7
25	1.3	80	2.7
30	1.4	85	2.7
35	1.5	90	2.7
40	1.7	95	2.9
45	1.8	100	3.1
50	1.9		

② 取足够量的水样（不少于 100mL）置适当的容器中，搅拌，调节温度至 25℃，剧烈搅拌，每隔 5min 测定电导率，当电导率值的变化小于 0.1μS/cm 时，记录电导率值。如测定的电导率不大于 2.1μS/cm，则判为符合规定；如测定的电导率大于 2.1μS/cm，继续按③进行下一步测定。

③ 应在上一步测定后 5min 内进行，调节温度至 25℃，在同一水样中加入饱和氯化钾溶液（每 100mL 水样中加入 0.3mL），测定 pH，精确至 0.1pH 单位（2015 年版《中国药典》四部），在表 5-9 中找到对应的电导率限度，并与②中测得的电导率值比较。如②中测

表 5-9　pH 和电导率的限度表

pH	电导率/(μS/cm)	pH	电导率/(μS/cm)
5.0	4.7	6.1	2.4
5.1	4.1	6.2	2.5
5.2	3.6	6.3	2.4
5.3	3.3	6.4	2.3
5.4	3.0	6.5	2.2
5.5	2.8	6.6	2.1
5.6	2.6	6.7	2.6
5.7	2.5	6.8	3.1
5.8	2.4	6.9	3.8
5.9	2.4	7.0	4.6
6.0	2.4		

得的电导率值不大于该限度值，则判为符合规定；如②中测得的电导率值超出该限度值或 pH 不在 5.0~7.0 范围内，则判为不符合规定。

（3）灭菌注射用水　调节温度至 25℃，使用离线电导率仪进行测定。标示装量为 10mL 或 10mL 以下时，电导率限度为 25μS/cm；标示装量为 10mL 以上时，电导率限度为 5μS/cm。测定的电导率值不大于限度值，则判为符合规定；如电导率值大于限度值，则判为不符合规定。

（三）pH

pH 测定方法见 2015 年版《中国药典》四部。

（1）饮用水　GB 5749—2006 要求饮用水 pH "不小于 6.5 且不大于 8.5"。

（2）纯化水　《中国药典》要求检测酸碱度，取水样 10mL，加甲基红指示液 2 滴，不得显红色；另取水样 10mL，加溴麝香草酚蓝指示液 5 滴，不得显蓝色。

（3）注射用水和灭菌注射用水　《中国药典》要求 pH 为 5.0~7.0。

（四）水的浑浊度

浑浊度也称浊度，其测定方法参考国际标准 ISO 7027—1984《水质　浊度的测定》、国家标准 GB 13200—91《水质　浊度的测定》和国家标准 GB/T 5750—2006《生活饮用水标准检验方法感官性状和物理指标》中的"2 浑浊度"。

GB 13200—91 是国家环境保护局于 1991 年 8 月 31 日批准，1992 年 6 月 1 日实施的。GB/T 5750—2006 是国家卫生部和国家标准化委员会 2006 年 12 月 29 日发布，2007 年 7 月 1 日实施的。两个标准均采用散射浊度单位（nephelometric turbidity units，NTU）。据推算 1NTU 为无浊度水中含硫酸肼 1.25mg/L 与六次甲基四胺 12.5mg/L 反应，聚合成白色的高聚物所形成的浑浊度。GB 13200—91 还规定使用另一个浊度单位，即无浊度水中含白陶土 1mg/L 所形成的浑浊度为 1 度。

近年来，国际上认为，以六次甲基四胺-硫酸肼配制浊度标准重现性较好，选作各国统一标准。浑浊度是一种光学效应，是光线透过水层时受到阻碍的程度，表示水层对于光线散射和吸收的能力。它不仅与悬浮物的含量有关，而且还与水中杂质的成分、颗粒大小、形状及其表面的反射性能有关。

我国生活饮用水国家标准 GB 5750—2006 规定浑浊度限值为 1NTU，对水源与净水技术条件限制时为 3。测定方法为："散射法-福尔马肼标准"和"目测法-福尔马肼标准"。

GB 13200—91 规定了两种测定水中浊度的方法：一是分光光度法，适用于饮用水、天然水及高浊度水，最低检测浊度为 3 度；另一种是目视比浊法，适用于饮用水和水源水等低浊度的水，最低检测浊度为 1 度。下面介绍这两种测定方法，规定水中应无碎屑和易沉颗粒，如所用器皿不清洁，或水中有溶解的气泡和有色物质时干扰测定。

1. 分光光度法

（1）原理　在适当温度下，硫酸肼与六次甲基四胺聚合，形成白色高分子聚合物福尔马肼（Formazine），以此作为浊度标准液，在一定条件下与水样浊度相比较。

（2）试剂

① 无浊度水　将蒸馏水通过 $0.2\mu m$ 滤膜过滤，收集于用滤过水荡洗两次的烧瓶中。

② 浊度标准贮备液

a. 10g/L 硫酸肼溶液　称取 1.000g 硫酸肼 $[(N_2H_4)H_2SO_4]$ 溶于水，定容至 100mL。（硫酸肼有毒，可致癌，操作时应注意）。

b. 100g/L 六次甲基四胺溶液　称取 10.00g 六次甲基四胺 $[(CH_2)_6N_4]$ 溶于水，定容至 100mL。

c. 浊度标准贮备液　吸取 5.00mL 硫酸肼溶液与 5.00mL 六次甲基四胺溶液于 100mL 容量瓶中，混匀。于 25℃±3℃ 下静置反应 24h。冷后用水稀释至标线，混匀。此溶液浊度为 400 度。可保存 1 个月。

（3）仪器　一般实验室仪器、50mL 具塞比色管和分光光度计。

（4）样品　样品应收集到具塞玻璃瓶中，取样后尽快测定。如需保存，可保存在冷暗处不超过 24h。测试前需激烈振摇并恢复到室温。所有与样品接触的玻璃器皿必须清洁，可用盐酸或表面活性剂清洗。

（5）分析步骤

① 标准曲线的绘制　吸取浊度标准液 0mL、0.50mL、1.25mL、2.50mL、5.00mL、10.00mL 及 12.50mL，置于 50mL 的比色管中，加水至标线。摇匀后，即得浊度为 0.4 度、10 度、20 度、40 度、80 度及 100 度的标准系列。于 680nm 波长下用 30mm 比色皿测定光密度，绘制标准曲线。（在 680nm 波长下测定，天然水中存在淡黄色、淡绿色无干扰。）

② 测定　吸取 50.0mL 摇匀水样（无气泡，如浊度超过 100 度可酌情少取，用无浊度水稀释至 50.0mL），于 50mL 比色管中，按上述绘制校准曲线步骤测定光密度，由标准曲线上查得水样浊度。

（6）结果的表述

$$浊度 = \frac{A(B+C)}{C}$$

式中，A 为稀释后水样的浊度，度；B 为稀释水体积，mL；C 为原水样体积，mL。

不同浊度范围测试结果的精度要求如下：

浊度范围（度）	精度（度）	浊度范围（度）	精度（度）
1～10	1	400～1000	50
10～100	5	大于1000	100
100～400	10		

2. 目视比浊法

（1）原理　将水样与用硅藻土配制的浊度标准液进行比较，规定相当于 1mg 一定粒度的硅藻土在 1000mL 水中所产生的浊度为 1 度。

（2）试剂　除非另有说明，分析时均使用符合国家标准或专业标准分析纯试剂、去离子水或同等纯度的水。

① 浊度标准液

a. 浊度标准贮备液　称取 10g 通过 0.1mm 筛孔的硅藻土于研钵中，加入少许水调成糊状并研细，移至 1000mL 量筒中，加水至标线。充分搅匀后，静置 24h。用虹吸法仔细将上层 800mL 悬浮液移至第二个 1000mL 量筒中，向其中加水至 1000mL，充分搅拌，静置 24h。吸出上层含较细颗粒的 800mL 悬浮液弃去，下部溶液加水稀释至 1000mL。充分搅拌后，贮于具塞玻璃瓶中，其中含硅藻土颗粒直径大约为 400μm。

取 50.0mL 上述悬浊液置于恒重的蒸发皿中，在水浴上蒸干，于 105℃烘箱中烘 2h。置干燥器冷却 30min，称重。重复以上操作，即烘 1h，冷却，称重，直至恒重。求出 1mL 悬浊液含硅藻土的质量（mg）。

b. 浊度 250 度的标准液　吸取含 250mg 硅藻土的悬浊液，置于 1000mL 容量瓶中，加水至标线，摇匀。此溶液浊度为 250 度。

c. 浊度 100 度的标准液　吸取 100mL 浊度为 250 度的标准液于 250mL 容量瓶中，用水稀释至标线，摇匀。此溶液浊度为 100 度。

于各标准液中分别加入氯化汞（注意：氯化汞有剧毒），以防菌类生长。

（3）仪器　一般实验室仪器、100mL 具塞比色管和 250mL 无色具塞玻璃瓶，玻璃质量及直径均需一致。

（4）分析步骤

① 浊度低于 10 度的水样

a. 吸取浊度为 100 度的标准液 0mL、1.0mL、2.0mL、3.0mL、4.0mL、5.0mL、6.0mL、7.0mL、8.0mL、9.0mL 及 10.0mL 于 100mL 比色管中，加水稀释至标线，混匀，配制成浊度为 0 度、1.0 度、2.0 度、3.0 度、4.0 度、5.0 度、6.0 度、7.0 度、8.0 度、9.0 度和 10.0 度的标准液。

b. 取 100mL 摇匀水样于 100mL 比色管中，与上述标准液进行比较。可在黑色底板上由上向下垂直观察，选出与水样产生相近视觉效果的标液，记下其浊度值。

② 浊度为 10 度以上的水样

a. 吸取浊度为 250 度的标准液 0mL、10mL、20mL、30mL、40mL、50mL、60mL、70mL、80mL、90mL 及 100mL 置于 250mL 容量瓶中，加水稀释至标线，混匀，即得浊度为 0 度、10 度、20 度、30 度、40 度、50 度、60 度、70 度、80 度、90 度和 100 度的标准液，将其移入成套的 250mL 具塞玻璃瓶中，每瓶加入 1g 氯化汞，以防菌类生长。

b. 取 250mL 摇匀水样置于成套的 250mL 具塞玻璃瓶中，瓶后放一有黑线的白纸板作为判别标志。从玻璃瓶前向后观察，根据目标的清晰程度选出与水样产生相近视觉效果的标准液，记下其浊度数值。

c. 水样浊度超过 100 度时，用无浊度水稀释后测定。

（5）分析结果的表述　水样浊度可直接读数。

（五）水的硬度

GB 5749—2006 要求测定生活饮用水的总硬度。

水的硬度主要是指水中含有可溶性钙盐和镁盐的质（重）量，其中包括碳酸盐硬度（即通过加热能以碳酸盐形式沉淀下来的钙、镁离子，故又叫暂时硬度）和非碳酸盐硬度（即加热后不能沉淀下来的那部分钙、镁离子，又称永久硬度）。

上述盐类含量多的水称为硬水，含量较少的则称为软水。自来水、河水、井水等常用水都是硬水。常用水用作制备去离子水时需要测定其硬度。

水硬度的表示方法很多，在我国主要采用两种表示方法：一种是以度（°）计，即每升水中含 10mg CaO 为 1 度（°）；另一种是用 $CaCO_3$ 含量表示。我国生活饮用水卫生标准规定以 $CaCO_3$ 计的硬度不得超过 450mg/L。WHO 的饮用水要求是≤500mg/L，优质饮用水限度值为 50mg/L。

1. 原理

常用乙二胺四乙酸二钠盐（$EDTANa_2$）滴定法测定水中钙和镁总量，并折合成 CaO 或 $CaCO_3$ 含量来确定水的总硬度。用 EDTA 测定 Ca、Mg 总量，一般是在 pH＝10 或 pH＞10 的氨性缓冲溶液中进行。用铬黑 T（HIn^{2-}）作指示剂，计量点时 Ca^{2+} 和 Mg^{2+} 与指示剂形成紫红色螯合物，滴定至计量点后游离出来的指示剂使溶液呈纯蓝色。

由于指示剂与 Mg^{2+} 显色灵敏度高，与 Ca^{2+} 显色灵敏度低，故当水中 Mg^{2+} 含量较低时，使用铬黑 T 作指示剂往往得不到敏锐的终点。这时可在 EDTA 标定之前加入适量 Mg^{2+}（计量），或在缓冲溶液中加入一些 Mg-EDTA 螯合物，利用置换滴定原理来提高终点变色的敏锐性。

测定时水中含有其他干扰离子时，可选用掩蔽方法消除，如 Fe^{3+}、Al^{3+} 可用三乙醇胺掩蔽，Cu^{2+}、Pb^{2+}、Zn^{2+} 等可用 KCN 或 Na_2S 掩蔽。

用 EDTA 标准溶液（H_2Y^{2-}）滴定 Ca^{2+} 和 Mg^{2+} 的总量，其反应过程如下：

滴定前：$\qquad\qquad Mg^{2+} + HIn^{2-} \rightleftharpoons MgIn^- + H^+$

终点前：$\qquad Ca^{2+}(Mg^{2+}) + H_2Y^{2-} \rightleftharpoons CaY^{2-}(MgY^{2-}) + 2H^+$

终点时：$\qquad MgIn^- + H_2Y^{2-} \rightleftharpoons MgY^{-2} + HIn^{2-} + H^+$

$\qquad\qquad$（酒红色）$\qquad\qquad\qquad\qquad\qquad$（纯蓝色）

2. 实验器材

分析天平、台秤、50mL 酸式滴定管、50mL 碱式滴定管、250mL 锥形瓶、（10mL、100mL）量筒、100mL 容量瓶、20mL 移液管、洗耳球、$NH_3 \cdot H_2O\text{-}NH_4Cl$ 缓冲液（pH＝10）、铬黑 T 指示剂、纯锌粒、$EDTANa_2$。

3. 实验步骤

（1）EDTA 标准溶液（0.01mol/L）的配制与标定

① 配制　取 $EDTANa_2 \cdot 2H_2O$ 约 1.9g，加纯化水 500mL 使溶解，摇匀，贮存在硬质玻璃瓶或聚乙烯塑料瓶中。

② 标定　用分析天平准确称取纯锌粒 0.15～0.20g（准确至 0.1mg），置于 100mL 烧杯中，加 6mol/L HCl 溶液 5mL，盖好表面皿，使锌粒完全溶解。用纯化水冲洗表面皿和烧杯内壁，然后将溶液移入 250mL 容量瓶中，再冲洗表面皿和烧杯内壁数次，冲洗液全部并入容量瓶中，最后加水稀释至刻度，摇匀。准确移取 20mL 此溶液，置于锥形瓶中，逐滴加入

1∶1 氨水至开始出现 $Zn(OH)_2$ 白色沉淀，再加 $NH_3 \cdot H_2O\text{-}NH_4Cl$ 缓冲溶液 10mL，加水稀释至约 100mL，加少许铬黑 T，用待标定的 EDTA 标准溶液滴定至溶液由红色变为蓝色即为终点。

③ 计算

$$c_{EDTA}(mol/L) = \frac{W_{Zn} \times \frac{20.00}{250} \times 1000}{V_{EDTA} \times 65.38}$$

平行测定三次，取其平均值。

（2）pH＝10 的氨性缓冲溶液　称 20g NH_4Cl 溶于水，加 100mL NH_3 水，用水稀释至 1L。

（3）铬黑 T（EBT）　EBT 与 100g 固体 NaCl 混合研细，保存备用。

（4）三乙醇胺　1∶2 水溶液。

（5）Ca^{2+}、Mg^{2+} 总量的测定　用移液管移取水样 20.00mL 于 250mL 锥形瓶中，加纯化水 50mL、$NH_3\text{-}NH_4Cl$ 缓冲液（pH＝10）5mL、铬黑 T 指示剂 2 滴。用 EDTA 标准溶液（0.01mol/L）滴定，锥形瓶内溶液由红色转变为纯蓝色，即达滴定终点。

（6）计算　水的总硬度，以 $CaCO_3$（mg/L）表示：

$$CaCO_3(mg/L) = \frac{(c\bar{v})_{EDTA} \times M_{CaCO_3} \times 10^3}{V_{水}}$$

（六）水中耗氧量

国家标准规定生活饮用水要测定耗氧量。

耗氧量测定，在水质分析中属卫生方面的检测指标，水中耗氧量的大小不仅可以间接地反映水中还原性物质的相对含量，还可以作为水体被污染的标志之一，对水质污染情况进行综合分析评价。在给水处理中，耗氧量的大小还可一定程度上反映其净化程度。

有的称耗氧量为"化学需氧量"（COD），但国家标准 GB 5749—2006 规定使用"耗氧量"术语。耗氧量是指 1L 水中还原性物质在规定条件下被高锰酸钾氧化时所消耗氧的质量（mg），GB 5749—2006 要求用高锰酸钾法（COD_{Mn} 法）测定耗氧量，以 O_2 计，用 mg $KMnO_4$/L 表示，1mg/L 的耗氧量如忽略测定条件差异，应为 3.95mg $KMnO_4$/L。此外，也可选用重铬酸钾法和碘酸钾法。一般饮用水选用高锰酸钾法，污水水质通常采用重铬酸钾法（GB 11914—89）。

高锰酸钾法分为酸性高锰酸钾法和碱性高锰酸钾法，通常测水样的耗氧量采用前者。但当水样中氯化物含量超过 300mg/L 时，因氯化物能与硫酸作用生成盐酸，再被高锰酸钾氧化，这就过多消耗了高锰酸钾而使结果偏高。出现这种情况时，可以加入蒸馏水稀释，使氯化物含量降低后再测定。

1. 原理

高锰酸钾是强氧化剂，在酸性溶液中能被还原成二价锰，通常使用硫酸调节酸度。高锰酸钾水溶液显紫红色，二价锰在稀酸溶液中几乎无色，因此不需要另加指示剂。常用草酸或草酸钠作为基准物质来标定高锰酸钾滴定液，其反应方程为：

$$2MnO_4^- + 5C_2O_4^{2-} + 16H^+ \rightleftharpoons 2Mn^{2+} + 10CO_2 + 8H_2O$$

2. 试剂

（1）硫酸溶液

① 1＋3 硫酸溶液　将 1 份纯硫酸加到 3 份纯化水中，煮沸，滴加高锰酸钾溶液至硫酸

溶液保持微红色为止。

② 8＋92 硫酸溶液　将 8 份纯硫酸加到 92 份蒸纯化中。

（2）0.05mol/L 草酸　称取 6.4g 草酸（$H_2C_2O_4 \cdot 2H_2O$），溶于 1000mL 水中，摇匀。量取 35.00～40.00mL 加 100mL（8＋92）硫酸，用高锰酸钾标准滴定液（0.02mol/L）滴定，近终点时加热至 65℃，继续滴定至溶液呈粉红色，并保持 30s。同时做空白试验。按下式计算草酸浓度：

$$c = \frac{(V_1 - V_2)c_1}{V}$$

式中，V_1 为高锰酸钾标准滴定液的体积，mL；V_2 为空白试验高锰酸钾标准滴定液的体积，mL；c_1 为高锰酸钾标准滴定液的浓度，mol/L；V 为草酸溶液准确的体积，mL。

（3）0.02mol/L 高锰酸钾　称取 3.3g 高锰酸钾，溶于 1050mL 水中，缓缓煮沸 15min，冷却，于暗处放置 2 周，用已处理过的 4 号玻璃滤埚过滤。贮存于棕色瓶中。

玻璃滤埚的处理是指玻璃滤埚在同样浓度的高锰酸钾溶液中缓缓煮沸 5min。

称取 0.25g 于 105～110℃ 电烘箱中干燥至恒重的工作基准试剂草酸钠，溶于 100mL 硫酸溶液（8＋92）中，用配制好的高锰酸钾溶液滴定，近终点时加热至约 65℃，继续滴定至溶液呈粉红色，并保持 30s。同时做空白试验。按下式计算高锰酸钾浓度：

$$c = \frac{m \times 1000}{(V_1 - V_2)M}$$

式中，m 为草酸钠的质量，g；V_1 为高锰酸钾溶液的体积，mL；V_2 为空白试验高锰酸钾溶液的体积，mL；M 为草酸钠的摩尔质量，g/mol。

3. 实验步骤

① 测定前先处理锥形瓶。向 250mL 锥形瓶内加入 50mL 纯化水，再加入 1mL 1＋3 硫酸及少量高锰酸钾溶液，加热煮沸数分钟，溶液应保持微红色，将溶液倾出，并用少量纯化水冲洗锥形瓶数次。

② 取 100mL 混匀的水样（或根据其中有机物含量取适量水样，以蒸馏水稀释至 100mL），置于处理过的锥形瓶中，加入 5mL 1＋3 硫酸溶液，用滴定管加入 10.0mL 0.002mol/L 高锰酸钾溶液（用 0.02mol/L 稀释 10 倍），加入数粒玻璃珠。

③ 将锥形瓶放在均匀的火力下加热，从开始沸腾计时，准确煮沸 10min，如加热过程中红色明显减退，须将水样稀释重做。

④ 取下锥形瓶，趁热自滴定管加入 10.0mL 0.005mol/L 草酸溶液（0.05mol/L 标准滴定液稀释 10 倍），充分摇匀，使红色退尽。

⑤ 在白色背景上，自滴定管加入 0.002mol/L 高锰酸钾溶液至溶液呈微红色即为终点，记录用量（V_1）。V_1 超过 5mL 时，应另取少量水样用纯化水稀释重做。

⑥ 向滴定至终点的水样中，趁热（70～80℃）加入 10.0mL 0.005mol/L 草酸溶液，立即用 0.002mol/L 高锰酸钾溶液滴定至微红色，记录用量（V_2）。如 0.002mol/L 高锰酸钾溶液是准确的，滴定时用量应为 10.0mL，否则，可求一校正系数（k）：

$$k = \frac{10}{V_2}$$

⑦ 如水样用蒸馏水稀释，则另取 100mL 纯化水，同上述步骤滴定，记录 0.002mol/L 高锰酸钾溶液消耗量（V_0，mL）。

4. 计算

$$耗氧量(O_2, mg/L) = \frac{[(10+V_1)k-10] \times 0.08 \times 1000}{100} = [(10+V_1)k-10] \times 0.8$$

如水样用纯化水稀释，则采用下列公式计算：

$$耗氧量(O_2, mg/L) = \frac{\{[(10+V_1)k-10]-[(10+V_0)k-10]R\} \times 0.08 \times 1000}{水样体积(mL)}$$

式中，R 为稀释水样时纯化水在 100mL 体积内所占的比例。例如将 25mL 水样用纯化水稀释至 100mL，则：

$$R = \frac{100-25}{100} = 0.75$$

[注释]

① 现在国家标准物质研究中心有 0.02mol/L 高锰酸钾标准滴定液出售，购置后稀释 10 倍即可使用，且计算也很简便。

② 测定耗氧量方法还有光度法、流动注射法、电化学法等。

（七）硝酸盐

《中国药典》对纯化水要求检测硝酸盐。

国家标准 GB/T 5750.5—2006 对生活饮用水和水源水采用麝香草酚分光光度法测定硝酸盐氮。该法最低检测质量 0.5μg 硝酸盐氮，若取 1.00mL 水样，则最低检测质量浓度为 0.5mg/L。亚硝酸盐对测定呈正干扰，可用氨基磺酸铵除去；氯化物对测定呈正干扰，可用硫酸银消除。

1. 原理

硝酸盐和麝香草酚在浓硫酸溶液中形成硝基酚化合物，在碱性溶液中发生分子重排，生成黄色化合物，比色测定。

2. 试剂

① 氨水（$\rho_{20} = 0.88g/mL$）。

② 乙酸溶液（1+4）。

③ 氨基磺酸铵溶液（20g/L）：称取 2.0g 氨基磺酸铵（$NH_4SO_3NH_2$），用乙酸溶解，并稀释为 100mL。

④ 麝香草酚乙醇溶液（5g/L）：称取 0.5g 麝香草酚 [$(CH_3)(C_3H_7)C_6H_3OH$，Thymol，又名百里酚]，溶于无水乙醇中，并稀释至 100mL。

⑤ 硫酸硫酸银溶液（10g/L）：称取 1.0g 硫酸银（Ag_2SO_4），溶于 100mL 硫酸（$\rho_{20} = 1.84g/mL$）中。

⑥ 硝酸盐氮标准贮备溶液 [$\rho(NO_3^- -N) = 1mg/mL$]：称取 7.2180g 经 105～110℃ 干燥 1h 的硝酸钾（KNO_3），溶于纯化水中，并定容至 1000mL。加 2mL 三氯甲烷为保存剂。

⑦ 硝酸盐氮标准使用溶液 [$\rho(NO_3^- -N) = 10\mu g/mL$]：吸取 5.00mL 硝酸盐氮标准贮备溶液定容至 500mL。

3. 仪器

① 具塞比色管：50mL。

② 分光光度计。

4. 分析步骤

① 取 1.00mL 水样于干燥的 50mL 比色管中。

② 另取 50mL 比色管 6 支，分别加入硝酸盐氮标准使用溶液 0mL、0.05mL、0.10mL、0.30mL、0.50mL、0.70mL 和 1.00mL，用纯化水稀释至 1.00mL。

③ 向各管加入 0.1mL 氨基磺酸铵溶液，摇匀后放置 5min。

④ 各加 0.2mL 麝香草酚乙醇溶液（由比色管中央直接滴加到溶液中，勿沿管壁流下）。

⑤ 摇匀后加 2mL 硫酸银硫酸溶液，混匀后放置 5min。

⑥ 加 8mL 纯化水，混匀后滴加氨水至溶液黄色到达最深，并使氯化银沉淀溶解为止（约加 9mL）。加纯化水至 25mL 刻度，混匀。

⑦ 415nm 波长，2cm 比色皿，以纯化水为参比，测定光密度。

⑧ 绘制标准曲线，从曲线上查出样品中硝酸盐氮的质量。

5. 计算

水样中硝酸盐氮的质量浓度计算式：

$$\rho(NO_3^--N)=\frac{m}{V}$$

式中，$\rho(NO_3^--N)$ 为水样中硝酸盐氮的质量浓度，mg/L；m 为从标准曲线查得硝酸盐氮的质量，μg；V 为水样体积，mL。

国标 GB/T 5750.5—2006 中还收载了紫外分光光度法、离子色谱法和镉柱还原法测定水样中硝酸盐氮的内容。

2015 年版《中国药典》中对纯化水中硝酸盐的检测方法如下：取水样 5mL 置试管中，于水浴中冷却，加 100g/L 氯化钾溶液 0.4mL 与 1g/L 二苯胺硫酸溶液 0.1mL，摇匀，缓缓滴加硫酸 5mL，摇匀，将试管于 50℃水浴中放置 15min，溶液产生的蓝色与 0.3mL 标准硝酸盐溶液[取硝酸钾 0.163g，加水溶解并稀释至 100mL，摇匀，精密量取 1mL，加水稀释成 100mL，再精密量取 10mL，加水稀释成 100mL，摇匀，即得（每 1mL 相当于 $1\mu g\ NO_3^-$）]（加无硝酸盐的水 4.7mL），同一方法处理的颜色比较，不得更深（0.000006%，即 $6\mu g/L$）。

（八）亚硝酸盐

2015 年版《中国药典》中纯化水、注射用水要求测定亚硝酸盐，其限度为 0.000002%，此系按 NO_2 计算，规定不大于 $20\mu g/L$，国内其他行业是按 N 计算，称为亚硝酸盐氮，例如国家标准 GB 5750.5—2006《生活饮用水标准检验方法 无机非金属指标》中，亚硝酸盐氮质量浓度表示为 $\rho(NO_2-N)$。

GB 5750.5—2006 中只规定一种"重氮偶合分光光度法"测定饮用水及水源水中的亚硝酸盐氮。该法最低检测质量为 $0.05\mu g$ 亚硝酸盐氮，若取 50mL 水样，则最低检测质量浓度为 0.001mg/L。水中三氯胺会产生红色干扰。铁、铅等离子可产生沉淀引起干扰。铜离子起催化作用，可分解重氮盐使结果偏低，有色离子有干扰。

1. 原理

在 pH1.7 以下，水中亚硝酸盐与对氨基苯磺酰胺重氮化，再与盐酸 N-(1-萘)-乙二胺产生偶合反应，生成紫红色的偶氮染料，比色定量。

2. 试剂

（1）氢氧化铝悬浮液 称取 125g 硫酸铝钾 [$KAl(SO_4)_2\cdot12H_2O$] 或硫酸铝铵

$[NH_4Al(SO_4)_2 \cdot 12H_2O]$，溶于 1000mL 纯化水中。加热至 60℃，缓缓加入 55mL 氨水（$\rho_{20}=0.88g/mL$），使氢氧化铝沉淀完全。充分搅拌后静置，弃去上清液，用纯化水反复洗涤沉淀，至倾出上清液中不含氯离子（用硝酸银硝酸溶液试验）为止。然后加入 300mL 纯化水成悬浮液，使用前振摇均匀。

(2) 对氨基苯磺酰胺溶液（10g/L）　称取 5g 对氨基苯磺酰胺（$H_2NC_6H_4SO_3NH_2$），溶于 350mL 盐酸溶液（1+6）中。用纯化水稀释至 500mL。

(3) 盐酸 N-(1-萘)-乙二胺溶液（1.0g/L）　称取 0.2g 盐酸 N-(1-萘)-乙二胺（$C_{10}H_7NH_2CHCH_2 \cdot 2HCl$），溶于 200mL 纯化水中。贮存于冰箱内，可稳定数周。如试剂色变深，应弃去重配。

(4) 亚硝酸盐氮标准贮备液 $[\rho(NO_2\text{-}N)=50\mu g/L]$　称取 0.2463g 在玻璃干燥器内放置 24h 的亚硝酸钠（$NaNO_2$），溶于纯化水中，并定容至 1000mL。每升中加 2mL 三氯甲烷保存。

(5) 亚硝酸盐氮标准使用溶液 $[\rho(NO_2\text{-}N)=0.10\mu g/L]$　取 10.00mL 亚硝酸盐氮标准贮备液于容量瓶中，用纯化水定容至 500mL，再从中吸取 10.00mL，用纯化水于容量瓶中定容至 100mL。

3. 仪器
① 具塞比色管：50mL。
② 分光光度计。

4. 分析步骤
① 若水样浑浊或色度较深，可先取 100mL 加入 2mL 氢氧化铝悬浮液，搅拌后静置数分钟，过滤。
② 先将水样或处理后的水样用酸或碱调至近中性。取 50.0mL 置于比色管中。
③ 另取 50mL 比色管 8 支，分别加入亚硝酸盐氮标准液 0mL、0.50mL、1.00mL、2.50mL、5.00mL、7.50mL、10.00mL 和 12.5mL，用纯化水稀释至 50mL。
④ 向水样及标准色列管中分别加入 1mL 对氨基苯磺酰胺溶液，摇匀后放置 2～8min。加入 1.0mL 盐酸 N-(1-萘)-乙二胺溶液，立即混匀。
⑤ 于 540nm 波长，用 1cm 比色皿，以纯化水作参比，在 10min 至 2h 内，测定光密度。亚硝酸盐氮浓度低于 4μg/L 时，改用 3cm 比色皿。
⑥ 绘制标准曲线，从曲线上查出水样中亚硝酸盐氮的含量。

5. 计算
水样中亚硝酸盐氮的质量浓度计算：

$$\rho(NO_2\text{-}N)=\frac{m}{V}$$

式中，$\rho(NO_2\text{-}N)$ 为水样中亚硝酸盐氮的质量浓度，mg/L；m 为从标准曲线上查得样品管中亚硝酸盐氮的质量，μg；V 为水样体积，mL。

2015 年版《中国药典》二部纯化水项下采用下列方法测定亚硝酸盐：取水样 10mL，置纳氏管中，加对氨基苯磺酰胺的稀盐酸溶液（1→100）1mL 与盐酸萘乙二胺溶液（0.1→100）1mL，产生粉红色，与标准亚硝酸盐溶液 [取亚硝酸钠 0.750g（按干燥品计算），加水溶解，稀释至 100mL，摇匀，精密量取 1mL，加水稀释成 100mL，摇匀，再精密量取 1mL，加水稀释成 50mL，摇匀，即得（每 1mL 相当于 1μg NO_2）] 0.2mL，加无亚硝酸盐的水 9.8mL，用同一方法处理后进行颜色比较，不得更深（不大于 $20\mu g/L$）。

日本药局方第 15 改正版规定测定亚硝酸盐限量是："取水样 10mL，置比色管中，加 1％氨苯磺胺的稀盐酸溶液 1mL 和 N,N-二乙基-N'-1-萘基乙烯二胺草酸盐溶液 1mL，混合，溶液不应显微红色。"美国、英国药典没有规定检测亚硝酸盐这个项目。

NO_2 的摩尔质量为 46g/mol，N 的摩尔质量为 14g/mol。1g NO_2 相当于 0.3g N。

（九）氨

2015 年版《中国药典》中纯化水、注射用水要求测定氨，前者限度要求不大于 0.00003％，此系按 NH_3 计算的，规定不大于 0.3mg/L；后者限度要求不大于 0.00002％，即按 NH_3 计不大于 0.2mg/L。但是国内其他行业是按 N 计算的，称为氨氮，国家标准 GB 5750.5—2006《生活饮用水标准检验方法 无机非金属指标》中，也称"氨氮"。

下面介绍国标中纳氏试剂分光光度法，该法适用于生活饮用水及水源水中氨氮的测定。最低检测质量为 $1.0\mu g$ 氨氮，若取 50mL 水样测定，则最低检测质量浓度为 0.02mg/L。水中常见的钙、镁、铁等离子能在测定过程中生成沉淀，可加入酒石酸钾钠掩蔽。水样中余氯与氨结合成氯胺，可用硫代硫酸钠脱氯，水中悬浮物可用硫酸锌和氢氧化钠混凝沉淀除去。硫化物、铜、醛等亦可引起溶液浑浊，脂肪胺、芳香胺、亚铁等可与碘化汞钾产生颜色。水中带有颜色的物质，亦能发生干扰。遇此情况，可用蒸馏法除去。

1. 原理

水中氨与纳氏试剂（K_2HgI_4）在碱性条件下生成黄棕色的化合物（NH_2Hg_2OI）其色度与氨氮含量成正比。

2. 试剂

本法所有试剂均需用不含氨的纯化水配制，无氨水可用一般纯化水通过强酸性阳离子交换树脂或加硫酸和高锰酸钾后重蒸馏制得。

（1）硫代硫酸钠溶液（3.5g/L） 称取 0.35g 硫代硫酸钠（$Na_2S_2O_3 \cdot 5H_2O$）溶于纯化水中，并稀释至 100mL，此溶液 0.4mL 能除去 200mL 水样中含 1mg/L 的余氯。使用时可按水样中余氯的质量浓度计算加入量。

（2）四硼酸钠溶液（9.5g/L） 称取 9.5g 四硼酸钠（$Na_2B_4O_7 \cdot 10H_2O$）用纯化水溶解，并稀释为 1000mL。

（3）氢氧化钠溶液 4g/L，240g/L，320g/L。

（4）硼酸钠缓冲溶液 量取 88mL 氢氧化钠（4g/L），用四硼酸钠溶液稀释为 1000mL。

（5）硼酸溶液 20g/L。

（6）硫酸锌溶液（100g/L） 称取 10g 硫酸锌（$ZnSO_4 \cdot 7H_2O$），溶于少量纯化水中，并稀释至 100mL。

（7）酒石酸钾钠溶液（500g/L） 称取 50g 酒石酸钾钠（$KNaC_4H_4O_6 \cdot 4H_2O$），溶于 100mL 纯化水中，加热煮沸至不含氨为止，冷却后再用纯化水补充至 100mL。

（8）纳氏试剂 称取 100g 碘化汞（HgI_2）及 70g 碘化钾（KI），溶于少量纯化水中，将溶液缓缓倾入已冷却的 500mL 氢氧化钠溶液（320g/L）中，并不停搅拌，然后再以纯化水稀释至 1000mL，储于棕色瓶中，用橡胶塞塞紧，避光保存。（试剂有毒，应谨慎使用。配制时应注意勿使碘化钾过剩，过量的碘离子将影响有色配合物的生成，使色变浅。）

储存已久的纳氏试剂，使用前应先用已知量的氨氮标准溶液显色，并核对光密度；加入试剂后 2h 内不得出现浑浊，否则应重新配制。

（9）氨氮标准贮备溶液 $[\rho(NH_3\text{-}N)=1.00\mu g/L]$　将氯化铵（NH_4Cl）置于烘箱内，在 105℃烘烤 1h，冷却后称取 3.8190g，溶于纯化水中于容量瓶内至 1000mL。

（10）氨氮标准使用液 $[\rho(NH_3\text{-}N)=10.00\mu g/L]$（临用时配制）　吸取 10.00mL 氨氮标准贮备溶液，用纯化水定容到 1000mL。

3. 仪器

500mL 全玻璃蒸馏器、50mL 具塞比色管、分光光度计。

4. 水样预处理

水样中氨氮不稳定，采样时每升水样加 0.8mL 硫酸（$\rho_{20}=1.84mg/L$），4℃保存并尽快分析。无色澄清的水样可直接测定。色度、浑浊度较高和干扰物质较多的水样，需经过蒸馏处理步骤。

（1）蒸馏

① 取 200mL 纯化水于全玻璃蒸馏器中，加入 5mL 硼酸盐缓冲液及数粒玻璃珠，加热蒸馏，直至馏出液用纳氏试剂检不出氨为止。稍冷后倾出并弃去蒸馏瓶中残液，量取 200mL 水样（或取适量，加纯化水稀释至 200mL）于蒸馏瓶中，根据水中余氯含量，计算并加入适量硫代硫酸钠溶液脱氯，用氢氧化钠溶液（4g/L）调节水样至中性。

② 加入 5mL 硼酸盐缓冲液，加热蒸馏。用 200mL 容量瓶为接受瓶，内装 20mL 硼酸溶液作为吸收液。蒸馏器的冷凝管末端要插入吸收液中。待蒸出 150mL 左右，使冷凝管末端离开液面，继续蒸馏以清洗冷凝管。最后用纯化水稀释至刻度，摇匀，供比色用。

（2）混凝沉淀　取 200mL 水样，加入 2mL 硫酸锌溶液，混匀，加入 0.8～1mL 氢氧化钠溶液（240g/L），使 pH 为 10.5，静置数分钟，倾出上清液供比色用。

5. 分析步骤

① 取 50mL 澄清水样或经预处理的水样（如氨氮含量大于 0.1mg，则取适量水样加纯化水至 50mL）于 50mL 比色管中。

② 另取 50mL 比色管 8 支，分别加入氨氮标准使用溶液 0mL、0.10mL、0.20mL、0.30mL、0.50mL、0.70mL、0.90mL 和 1.20mL，对高浓度氨氮的标准系列，则分别加入氨氮标准使用溶液 0mL、0.50mL、1.00mL、2.00mL、4.00mL、6.00mL、8.00mL 及 10.00mL，用纯化水稀释至 50mL。

③ 向标准溶液管内分别加入 1mL 酒石酸钾钠溶液（经蒸馏预处理过的水样，水样及标准管中均不加此试剂），混匀，加 1.0mL 纳氏试剂混匀后放置 10min，于 420nm 波长下，用 1cm 比色皿，以纯化水作参比，测定光密度；如氨氮含量低于 $30\mu g$，改用 3cm 比色皿，低于 $10\mu g$ 可用目视比色。（经蒸馏处理的水样，只向各标准管中各加 5mL 硼酸溶液，然后向水样及标准管各加 2mL 纳氏试剂。）

④ 绘制标准曲线，从曲线上查出样品管中氨氮含量，或目视比色记录水样中相当于氨氮标准的质量。

6. 计算

水样中氨氮的质量浓度计算式为：

$$\rho(NH_3\text{-}N)=\frac{m}{V}$$

式中，$\rho(NH_3\text{-}N)$ 为水样中氨氮的质量浓度，mg/L；m 为从标准曲线上查得的样品管中氨氮的质量，µg；V 为水样体积，mL。

国家标准 GB 5750.5—2006 还收载了"酚盐分光光度法""水杨酸盐分光光度法"测定水样中氨氮。其前者是氨在碱性溶液中与次氯酸盐生成一氯胺，在亚硝基铁氰化钠催化下与酚生成吲哚酚染料，比色定量。后者是在亚硝基铁氰化钠存在下，氨氮在碱性溶液中与水杨酸盐-次氯酸盐生成蓝色化合物，其色度与氨氮含量成正比。

2015 年版《中国药典》对纯化水中氨的测定是，取水样 50mL 加碱性碘化汞钾试液 2mL，放置 15min；如显色，与氯化铵溶液（取氯化铵 31.5mg，加无氨水适量，使溶解并稀释成 1000mL）1.5mL，加无氨水 48mL 与碱性碘化汞钾试液 2mL 制成的对照液比较，不得更深（0.00003%，即 0.3mg/L）。

（十）铁

制药用水的原水为饮用水，国家标准 GB 5749—2006 规定生活饮用水的含铁限值为 0.3mg/L；2015 年版《中国药典》对纯化水、注射用水不要求检查铁盐的含量，但对有些药品中的微量铁盐要求进行限度检查。测定的铁离子分为二价铁离子和三价铁离子，2015 年版《中国药典》二部附录采用硫氰酸盐法检查三价铁离子。该法系利用硫氰酸盐在酸性溶液中与供试溶液中的三价铁盐生成红色的可溶性硫氰酸铁的配位化合物，与一定量标准铁溶液用同法处理后进行比色。

GB/T 5750.6—2006 收载了二氮杂菲分光光度法测定饮用水及其水源水中的铁。最低检测质量为 2.5µg（以 Fe 计）；若取 50mL 水样，则最低检测质量浓度为 0.05mg/L。钴、铜超过 5mg/L，镍超过 2mg/L，锌超过铁 10 倍时有干扰。铋、镉、汞、钼和银可与二氮杂菲产生浑浊。

测定原理是在 pH3～9 条件下，二价铁离子与二氮杂菲生成稳定的橙色配合物，在波长 510nm 处有最大吸收。二氮杂菲过量时，控制溶液 pH 为 2.9～3.5，可使显色加快。

水样先经加酸煮沸溶解难溶的铁化合物，同时消除氰化物、亚硝酸盐、多磷酸盐的干扰。加入盐酸羟胺将三价铁还原为二价铁，消除氧化剂的干扰。水样过滤后，不加盐酸羟胺，可测定溶解性二价铁含量。水样过滤后，加盐酸溶液和盐酸羟胺，测定结果为溶解性总铁含量，水样先经加酸煮沸，使难溶性铁的化合物溶解，经盐酸羟胺处理后，测定结果为总铁含量。具体测定方法见国家标准 GB/T 5750.6—2006。

（十一）氯化物、硫酸盐与钙盐

《中国药典》对纯化水和注射用水的氯化物、硫酸盐与钙盐检查相同，即取水样，分置三支试管中，每管各 50mL。第一管中加硝酸 5 滴与硝酸银试液 1mL，第二管中加氯化钡试液 2mL，第三管中加草酸铵试液 2mL，均不得发生浑浊。

饮用水 GB 5750.5—2006《生活饮用水标准检验方法　无机非金属指标》氯化物、硫酸盐与钙盐检测分述如下：

1. 氯化物

GB5750.5—2006 采用硝酸银容量法，测定生活饮用水和水源水中氯化物。该法最低检测质量为 0.05mg，若取 50mL 水样测定，则最低检测质量浓度为 1.0mg/L。溴化物及碘化物均能引起相同反应，并以相当于氯化物的质量计入结果。硫化物、亚硫酸盐、硫代硫酸盐及超过 15mg/L 的耗氧量可干扰测定。亚硫酸盐等干扰可用过氧化氢处理除去。耗氧量较高的水样可用高锰酸钾处理或蒸干后灰化处理。

测定原理是硝酸银与氯化物生成氯化银沉淀，过量的硝酸银与铬酸钾指示剂反应生成红色铬酸银沉淀，指示到达终点。具体测定方法见国家标准 GB/T 5750.6—2006。

2. 硫酸盐

GB 5750.5—2006 采用硫酸钡比浊法测定生活饮用水及水源水中的可溶性硫酸盐，该法最低检测质量为 0.25mg，若取 50mL 水样测定，则最低检测质量浓度为 5.0mg/L。本法适用于测定低于 40mg/L 硫酸盐的水样。搅拌速度、时间、温度计试剂加入方式均能影响比浊法的测定结果，因此要求严格控制操作条件的一致性。

测定原理是水样中硫酸盐和钡离子生成硫酸钡，形成浑浊，其浑浊度和水样中硫酸盐含量成正比。具体测定方法见国家标准 GB/T 5750.6—2006。

3. 钙盐

见"水的硬度"项下。

七、制药用水的管理

（一）制药用水水质标准

制药用水应根据工艺要求，制定饮用水、纯化水（即去离子水、蒸馏水等）和注射用水各自的用水标准，按规定使用。

（二）水质监护

① 对制药用水应制定"制药用水监护规程"，内容包括各类水质的检查项目、各类水质要求、取样部位及监测周期，并规定纯化水及注射用水的贮槽、管道的清洗和消毒方法、周期以及记录要求等。

② 对制药用水的水质要定期检查。一般饮用水每月检查部分项目（电导率）一次，纯化水每 2h 在制水工序抽样检查部分项目（pH、氯化物、铵盐、电导率）一次，注射用水至少每周全面检查（pH、氯化物、易氧化物、细菌内毒素、电导率）一次。

③ 纯化水在室温下宜用不锈钢贮罐贮存。注射用水宜贮存于优质低碳不锈钢贮罐，80℃ 以上保温或 70℃ 以上保温循环或 4℃ 以下存放。贮罐的通气口应安装不脱落纤维的疏水性除菌滤器。

④ 在室温贮存输送纯化水、注射用水的设备、管道及停止管道（24h 不流动者）应每周清洗、灭菌一次。并按 2015 年版《中国药典》方法进行微生物限度的检查。

⑤ 制药用水系统（包括蒸馏器）安装竣工使用前应全面验证，并且在运行一定周期后要进行复验证，对系统在不同运行条件下的状况进行取样试验。水系统验证的目的就在于考验该水处理系统在未来可能发生的种种情况下是否有能力稳定地供应规定数量和质量的合格用水。

第二节　注射剂的非水溶剂

2015 年版《中国药典》四部规定，注射剂所用溶剂应安全无害，并与其他药用成分兼容性良好，不得影响药物活性成分的疗效和质量。一般分为水性溶剂和非水性溶剂。水性溶剂最常用的为注射用水，前已述及其制备、贮存、质量标准等。对于不溶或难溶于水或在溶液中不稳定的药物，常用非水溶剂制备注射液。

一、油性溶剂

(一) 注射用油

2015年版《中国药典》二部收载的复方己酸羟孕酮注射液以及近年新上市的尚有氯哌噻吨癸酸酯及氟哌噻吨癸酸酯等都是用植物油为溶剂。

注射用油是精制植物油，系由各种脂肪酸的甘油酯所组成。植物油在贮存过程中与空气、光线接触，时间较长，往往发生复杂的化学变化，产生特异的刺激性臭味，称为酸败，酸败的油脂产生低分子分解产物如醛类、酮类和脂肪酸。这样的油，就不可能符合注射用油的标准。

矿物油和碳氢化合物不能被机体吸收，故不能被注射用。油性注射剂只能供肌内注射。

凡不符合规定的油，均须加以精制，才能供注射用。

注射用油的精制过程：

1. 碱炼

碱炼即中和游离脂肪酸的过程。一般在蒸汽夹层锅中将油加热至 30~50℃，然后根据测得的酸值，加入比计算量大 20%~30% 的氢氧化钾或氢氧化钠（配制成 350g/L 的溶液），边加边搅拌，使游离脂肪酸皂化，再升温到 60~70℃，保温 30min 静置过夜，使作用完全，沉淀下来的肥皂可以吸附油中部分磷脂、色素及其他有害物质。最后取样测定酸值降至 0.3 以下时即为合格，然后过滤除去生成的肥皂。

$$氢氧化钾需要量（mg）＝酸值×待精制油质量（g）$$

2. 除臭

将上述滤清的油，直接通蒸汽 3~6h，使油的臭味随蒸汽挥发而除尽，再置于分液器中分去水层。

3. 脱水

除臭后的油中加入氯化钙（用量约 3%）脱水，静置 24h 后再滤除氯化钙。

4. 脱色

将油加热至 50℃，在搅拌下加入占油量约 3% 的白陶土或活性炭（需事先经 160℃ 烘干 1h），加热至 80℃ 左右，不断搅拌，约经 20min 趁热过滤，除去脱色剂，并过滤至油液澄明。经酸值、水分、杂质等项检查合格后即可灭菌。生产中一般控制酸值不超过 0.3，水分不超过 0.2%，杂质不超过 0.2%。

5. 灭菌

精制后的油用 150℃ 干热灭菌 1~2h 即得。

精制后供注射用的植物油，应无异臭，无酸败味；色泽不得深于黄色 6 号标准比色液；在 10℃ 时应保持澄明。

评价注射用油的重要指标是酸值、碘值、皂化值。酸值说明油中游离脂肪酸的多少，酸值高则质量差，也可以看出酸败的程度。碘值说明油中不饱和键的多少，碘值高则不饱和键多，油易氧化，不适合注射用。皂化值表示油中游离脂肪酸和结合成酯的脂肪酸的总量多少，可看出油的种类和纯度。考虑到油脂氧化过程中有生成过氧化物的可能，故最好对注射用油中的过氧化物加以控制。

非水性溶剂常用的植物油，主要是大豆油、芝麻油、茶油等。2015 年版《中国药典》二部对注射用大豆油规定：碘值应为 126～140（通则 0713）；皂化值为 188～195（通则 0713）；酸值不大于 0.1（通则 0713）；相对密度为 0.916～0.922（通则 0601）；折射率为 1.472～1.476（通则 0621）。

注射用油应贮于避光密闭洁净容器中，避免日光、空气接触，还可考虑加入没食子酸丙酯、生育酚等抗氧剂。

（二）油酸乙酯

油酸乙酯系十八烯酸乙酯，为淡黄色油状液体，禁止与空气、光、氧化剂接触。油酸乙酯能与乙醇、脂肪油混溶，性质与脂肪油相似而黏度较小，5℃仍能保持澄明，久贮会变色，故常加抗氧剂［没食子酸丙酯 37.5％、BHT（37.5％）及 BHA（25％）的混合抗氧剂，用量为 0.3g/L 效果最佳］。可 150℃灭菌 1h；可以被组织迅速吸收；激素类药物如苯丙酸去甲睾酮等用本品作溶剂时可增加药效。兔子经皮肤 $LD_{50} > 5mg/kg$。对组织有微弱的刺激，避免眼睛及皮肤接触，但肌内注射未见有刺激的报道。

（三）苯甲酸苄酯

苯甲酸苄酯为无色油状液体。熔点 21℃。沸点 324℃。闪点 146℃。不溶于水，微溶于丙二醇，溶于油、乙醇、乙醚。有些药不溶于油而溶于本品，借此可达到与油混溶的目的，故可称为潜溶剂。如二巯基丙醇（BAL）虽可制成水溶液但不稳定，可是又不溶于油中，可采用本品制成 BAL 油溶液供用。本品对眼睛、皮肤、黏膜和上呼吸道有刺激作用，贮存在阴凉、通风的库房。

（四）肉豆蔻异丙酯

肉豆蔻异丙酯为无色无味的澄明的液体，可以与植物油以任意比例混合呈透明状，不易水解及酸败。对眼睛、皮肤有刺激性，毒性小，对豚鼠局部与注射给药无过敏反应。吸收良好。

二、水溶性非水溶剂

（一）乙醇

乙醇与水、甘油、挥发油等可任意混合。毒性较小，对小白鼠的 LD_{50} 静脉注射为 1.973g/kg，皮下注射为 8.285g/kg。采用乙醇为注射用溶剂时标度可高达体积分数 50％，如氢化可的松注射液。可供肌内或静脉注射，但体积分数超过 10％时，肌内注射就有疼痛感。静脉注射时，应防止溶血发生（乙醇易透过人红细胞膜）。体外实验表明：当乙醇体积分数达 60％以上时，红细胞立即凝集生成深红棕色束状沉淀及微浅黄绿色液层上浮。所以，采用乙醇作注射用溶剂体积分数不宜过大。如去乙酰毛花苷注射液以体积分数 10％乙醇为溶剂。有些在水中溶解度小或在水中稳定的药物如洋地黄毒苷、氢化可的松、西地兰等可用适当标度的乙醇为溶剂配成注射液。

（二）甘油

甘油与水或醇可任意混合，但在脂肪油和挥发油中均不溶。由于黏度、刺激性等原因不能单独作为注射用溶剂，利用它对许多药物具有较大溶解性的特点，常与乙醇、丙二醇、水等混合应用，如普鲁卡因长效注射液的溶剂由乙醇（体积分数 95%）20%、甘油 20% 与注射用水 60% 混合而成。毒性：对小白鼠的 LD_{50} 皮下注射为 10mL/kg，肌内注射为 6mL/kg；大白鼠静脉注射 LD_{50} 为 5～6g/kg。常用量一般为 10～500g/L。大剂量注射时可能会导致惊厥、麻痹与溶血（由于对中枢神经的直接作用和渗透障碍）。

（三）丙二醇

丙二醇（即 1,2-丙二醇）性质基本上与甘油相同，但黏度、毒性和刺激性均较甘油小，溶解性能好，本品与水、乙醇、甘油能相混溶，能溶解多种挥发油。所以可用于溶解很多药物如磺胺类药、局部麻醉药、维生素 A、维生素 D、氯霉素等。一定比例的丙二醇和水的混合液能延缓某些药物的水解，增加其稳定性。当其浓度选用适宜时，作为注射剂溶剂，有速效或延效作用，丙二醇的黏性和吸湿性好。本品在一般情况下稳定，但高温下（250℃以上）可被氧化成丙醛、乳酸、丙酮酸及醋酸。丙二醇已广泛用作注射用溶剂，可供肌内、静脉等给药。毒性：小鼠腹腔注射的 LD_{50} 为 9.7g/kg，皮下注射 LD_{50} 为 18.5g/kg，静脉注射 LD_{50} 为 5～8g/kg。常用浓度为 10～500g/L。

（四）聚乙二醇（polyethylene glycols，PEG）

聚乙二醇分子式可用 $HOCH_2(CH_2OCH_2)_nCH_2OH$ 表示，n 代表氧乙烯基的平均数。PEG300、PEG400（此数字表示平均相对分子质量）均可作注射用溶剂。PEG400 常作注射剂溶剂，它含有 8～10 个氧乙烯基，动力黏度 0.73cPa·s（7.3cP）（99℃），运动黏度（40℃时，毛细管内径为 0.8mm）为 37～45mm²/s，相对密度 1.125。无色略有微臭液体。能与水、乙醇相混合，化学性质稳定，常作注射用溶剂。如噻替派注射液（PEG400）、洋地黄毒苷注射液（PEG300）、司可巴比妥钠注射液（PEG400）。PEG 对四环素、肾上腺素、吗啡等有延效作用。毒性：PEG400 小白鼠腹腔注射 LD_{50} 为 4.2g/kg；大白鼠皮下注射 10mL/kg PEG400，未见持久的损害，结果与丙二醇相似。PEG300 常用浓度为 10～500g/L。

（五）苯甲酸苄酯

本品不溶于水和甘油，能与乙醇（体积分数 95%）、脂肪油相混溶。如二巯基丙醇油注射液，苯甲酸苄酯不仅作为助溶剂，而且能够增加二巯基丙醇的稳定性。

（六）二甲基乙酰胺（dimethylacetamide，DMA）

本品为澄明的中性液体，能与水、乙醇任意混合，如替尼泊苷注射液含有二甲基乙酰胺。毒性：对小白鼠腹腔注射 LD_{50} 为 3.266g/kg，但连续使用时，应注意其慢性毒性。常用浓度 0.1g/L。

此外还有油酸乙酯、$N(\beta$-羟基乙基)乳酰胺、肉豆蔻异丙酯、乳酸乙酯（1g/L）等。

第三节　注射剂的附加剂

为了提高注射剂的有效性、安全性与稳定性，注射剂中除主药外还可添加其他物质，这些物质统统称为"附加剂"。

2015 年版《中国药典》四部指出，配制注射剂时，可根据需要加入适宜的附加剂，如渗透压调节剂、pH 调节剂、增溶剂、助溶剂、抗氧剂、抑菌剂、乳化剂、助悬剂等。所用附加剂应不影响药物疗效，避免对检验产生干扰，使用浓度不得引起毒性或明显的刺激性。常用的抗氧剂有亚硫酸钠、亚硫酸氢钠和焦亚硫酸钠等，一般浓度为 0.1% ~ 0.2%（1 ~ 2g/L）。多剂量包装的注射液可加适宜的抑菌剂，抑菌剂的用量应能抑制注射液中微生物的生长，除另有规定外，在制剂确定处方时，该处方的抑菌效力应符合抑菌效力检查法（通则 1121）的规定。加有抑菌剂的注射液，仍应采用适宜的方法灭菌。静脉给药与脑池内、硬膜外、椎管内用的注射液均不得加抑菌剂。常用的抑菌剂为 0.5%（5g/L）苯酚、0.3%（3g/L）甲酚、0.5%（5g/L）三氯叔丁醇、0.01%（0.1g/L）硫柳汞。

注射剂常用的附加剂如表 5-10。

表 5-10　注射剂常用的附加剂

附加剂种类	附加剂名称	使用质量浓度/(g/L)
抗氧剂	焦亚硫酸钠	1~2
	亚硫酸氢钠	1~2
	亚硫酸钠	1~2
	硫代硫酸钠	1
金属螯合剂	EDTA-2Na	0.1~0.5
缓冲剂	醋酸,醋酸钠	2.2,8
	枸橼酸,枸橼酸钠	5,40
	乳酸	1
	酒石酸,酒石酸钠	6.5,12
	磷酸氢二钠,磷酸二氢钠	17,7.1
	碳酸氢钠,碳酸钠	0.05,0.6
助悬剂	羧甲基纤维素	0.5~7.5
	明胶	20
	果胶	2
稳定剂	肌酐	5~8
	甘氨酸	15~22.5
	烟酰胺	12.5~25
	辛酸钠	4
增溶剂、润湿剂或乳化剂	聚氧乙烯蓖麻油	10~65
	聚山梨酯 20(吐温 20)	0.1
	聚山梨酯 40(吐温 40)	0.5
	聚山梨酯 80(吐温 80)	0.4~40
	聚维酮	2~10
	聚乙二醇 400 蓖麻油	70~115
	卵磷脂	5~23
	脱氧胆酸钠	2.1
	普朗尼克 F-68	2.1
抑菌剂	苯酚	2.5~5
	甲酚	2.5~5
	氯甲酚	0.5~2
	苯甲醇	10~30
	三氯叔丁醇	2.5~5
	硝酸苯汞	0.01~0.02
	对羟基苯甲酸酯类	0.1~2.5

续表

附加剂种类	附加剂名称	使用质量浓度/(g/L)
局麻剂(止痛剂)	盐酸普鲁卡因 利多卡因	5~20 5~10
等渗调节剂	氯化钠 葡萄糖 甘油	5~9 40~50 22.5
填充剂	乳糖 甘露醇 甘氨酸	10~80 10~100 10~100
保护剂	乳糖 蔗糖 麦芽糖 人血清白蛋白	20~50 20~50 20~50 2~20

注：摘自崔福德主编.药剂学.第二版.北京：中国医药科技出版社，2011：210-211.

一、增加主药化学稳定性的附加剂

注射剂中药物的化学稳定性以氧化变质最为常见。如含酚羟基的肾上腺素、水杨酸钠；芳胺类的盐酸普鲁卡因胺；吡唑酮类的氨基比林等，在氧、金属离子、光线与温度的影响下均易氧化变质。在注射剂制备过程中常采用加抗氧剂、金属离子螯合剂及通入惰性气体等办法解决。

（一）抗氧剂

抗氧剂本身是还原剂，其氧化电位比药物要低，因此，当它与易氧化的药物共存时，药液中的氧可先与抗氧剂发生作用，从而使主药不被氧化。

水溶性抗氧剂以焦亚硫酸钠（或钾）、亚硫酸盐应用较多。亚硫酸氢钠实际上与焦亚硫酸钠可看成是同一种物质，前者仅存在于溶液中，而药典收载的亚硫酸氢钠很可能是焦亚硫酸钠与亚硫酸氢钠的混合物。通常注射液 pH 低时选用焦亚硫酸盐，中等 pH 时选用亚硫酸氢盐，pH 高时选用亚硫酸氢盐较好。它们的抗氧作用是靠二氧化硫，所以用量以二氧化硫计不超过 2g/L。抗氧剂的选用需视药物而定，例如在 0.1g/L 酒石酸去甲肾上腺素注射液中加 0.5g/L 焦亚硫酸钠后，在灭菌前溶液的 pH 为 3.0~4.0，灭菌后 pH 降为 2.9~3.4，这是因为抗氧剂在灭菌过程中已有部分被氧化而产生微量硫酸之故，使其抗氧能力大为减小，同时去甲肾上腺素也降低了 2%，因而只能选用亚硫酸钠为抗氧剂；而水杨酸钠和普鲁卡因注射液宜用焦亚硫酸钠与亚硫酸氢钠；对氨基水杨酸钠注射液则焦亚硫酸钠、亚硫酸氢钠与亚硫酸钠都可以选用。

1g/L 硫代硫酸钠常用于碱性注射液，因在酸性溶液中可发生反应，生成硫的沉淀。

反应式如下：

$$Na_2S_2O_3 + 2H_2CO_3 \longrightarrow 2NaHCO_3 + H_2S_2O_3$$

$$H_2S_2O_3 \longrightarrow H_2SO_3 + S$$

$$2Na_2S_2O_3 + O_2 \longrightarrow 2Na_2SO_4 + 2S$$

其他水溶性抗氧剂还有雕白粉（次硫酸氢钠甲醛 1~2g/L）、硫脲（0.5~1g/L）、抗坏血酸（0.5~2g/L）、硫代甘油（1~5g/L）、谷胱甘肽（2g/L）、丙氨酸（1g/L）、半胱氨酸

（5g/L）等。

在特殊用途的注射液中应考虑抗氧剂的毒性问题。例如给某种腹膜透析液后出现毒性症状，该透析液含有葡萄糖 70g/L、氯化钠 6.2g/L、乳酸钠 3.9g/L、氯化钙 0.26g/L、氯化镁 0.15g/L、亚硫酸氢钠 0.5g/L。亚硫酸氢钠在一般注射液中可高达 3.1g/L（相当于 2g/L 二氧化硫）。但腹膜透析液用量大，10～40L/天。家兔试验证明亚硫酸氢钠腹膜吸收很快，通常情况下，当其血液浓度增加时，可氧化除去或由尿排泄。但当注射液中含亚硫酸氢钠达 0.5g/L 时，就会有危险，应予以重视。

油溶性抗氧剂常用的有没食子酸及其酯类（丙酯、辛酯 0.1g/L）、叔丁对甲氧酚或称叔丁基对羟基茴香醚（butylated hydroxyanisole，BHA，0.2g/L）、二叔丁对甲酚（butylated hydroxytoluene，BHT，0.2g/L）、生育酚（α、β 与 δ，0.1～1g/L）、去甲二氢愈创木酸（NDGA，0.1g/L）、抗坏血酸、棕榈酸酯等。

（二）金属离子螯合剂

许多药物如维生素 C、肾上腺素、普鲁卡因、水杨酸钠盐类、磺胺嘧啶钠及对氨基水杨酸钠等的氧化降解，可被微量重金属离子（如铜、铁、锌等）催化加速。这些金属离子主要来源于辅料、溶剂、容器、橡皮塞以及制造过程中接触的金属设备等。因此，在制备这些药物注射液时，必须严格选用质量合格的原辅料、容器与设备，以减少重金属离子的污染。对已污染的药液可用金属离子螯合剂螯合，以降低其催化作用，从而提高药物的稳定性。虽然枸橼酸、酒石酸之类二羧酸化合物也有螯合作用，但最常用的螯合剂是 EDTA 钠盐。因其溶解度大而稳定，一般用量为 0.1～0.5g/L。在注射液中常将金属离子螯合剂与抗氧剂联合使用，具有协同作用。

（三）惰性气体

对氧敏感的药物，在与空气中的氧或与溶解在药液中的氧接触时，容易发生氧化变质。生产上常用高纯度的惰性气体氮、二氧化碳来置换药液中和容器内的空气。从化学角度来考虑，二氧化碳不属于惰性气体，只有氮、氩、氖、氦等才是化学性质不活泼的真实惰性气体。但在注射液中，凡与主药不发生反应或很少反应，而能保持注射剂不变质的气体，均可称为惰性气体。因此，二氧化碳常在注射剂中作惰性气体使用。质量差的二氧化碳中含有硫化物、含氧有机物（细菌、霉菌、热原）等杂质，故常将其依次通过浓硫酸、硫酸铜（除硫化物）、高锰酸钾（除有机杂质及微生物）与水等洗瓶处理后供使用；质量差的氮中含有氧、微生物、二氧化碳等杂质，则可先通过浓硫酸、碱式焦性没食子酸（碱式焦性没食子酸 1g，氢氧化钾 160g，水加至 300mL）（除氧）、10g/L 高锰酸钾及水等洗瓶进行处理。一般含量在 99.9% 以上者，只需通过水洗即可供使用。

惰性气体可在配液时直接通入药液或在灌封时通入安瓿以置换液面上的空气。

二氧化碳在水中呈酸性，故对某些药物如磺胺嘧啶钠等不适用。二氧化碳具有相对密度大（1.53）、覆盖性好的特点，故与二氧化碳不发生反应的药物在配制时通二氧化碳，其抗氧效果较好。二氧化碳在水中溶解度大，20℃时质量分数为 0.1688%，因此，在配制时不通二氧化碳或通量很少，仅在灌封时通二氧化碳，但封口时通入容易产生"瘪头"。

氮气几乎可适用于所有易氧化的药物，其相对密度为 0.97，它在水中溶解度小，20℃时质量分数为 0.001901%，故通入氮气的安瓿在熔封时不会发生"瘪头"的缺陷。

在易氧化药物的注射剂生产中，往往会联合应用上述三种抗氧措施，效果更好。

二、增加注射剂物理稳定性的附加剂

物理稳定性问题比较突出的是混悬型及乳浊型注射剂。前者的物理稳定性问题是结块，因结块后难以重新再分散。为了制备稳定而具有良好通针性的混悬剂，在其处方组成中往往选用苯甲醇或苯乙醇为絮凝剂，羧甲基纤维素钠、海藻酸钠、聚维酮等为助悬剂，聚山梨酯80、普朗尼克 F-68（即 Poloxamer-188）、磷脂或山梨醇三油酸酯（sorbitan trioleate）、甘露醇等为湿润剂，无抗原性的明胶、单硬脂酸铝等为混悬固体的保护胶。乳浊型注射剂的物理稳定性问题常见的有聚集、分层与破裂现象。一般需选用乳化力较强的乳化剂。注射用乳化剂常用的有：普朗尼克 F-68、大豆磷脂或卵磷脂。此外还有聚乙二醇单棕榈酸酯（polyethene glycol 200 mono-palmitate）、棉籽脂肪单甘油酯的酒石酸酯（tartaric acid ester of cottonseed fatty acid monoglyceride）等。

三、增加主药溶解度的附加剂

在注射剂中，增加主药溶解度的方法有增溶、助溶、采用复合溶剂、制成药物前体、形成可溶性盐或复盐等。但用这些方法增加药物溶解度的同时，往往也会影响主药的吸收和生理活性、刺激性和毒性，甚至还会影响药物的稳定性。因此，对所有附加剂应慎加选用。例如注射含有非离子型乳化剂 0.1g/L 聚醛酚醚（triton X-100）的 0.1g/L 肾上腺素油注射液 0.2～0.6mL 时，对狗心率的作用与注射 0.1g/L 肾上腺素油注射液 0.2～0.6mL 的效价相当；又如布洛芬的水溶性小，制成赖氨酸复盐后不仅增加了溶解度，而且该注射液刺激性远比布洛芬钠盐小；又如磷酸氢化可的松加助溶剂肌苷酸或 N-甲基肌苷酸或烟酰胺，不仅增加了主药的溶解度，而且还可以防止主药变色，使稳定性增大。

（一）增溶、助溶

难溶性药物常用表面活性剂增溶，如维生素 K_1 或维生素 K_2 注射液中加有中性植物油（麻油）与聚山梨酯80增溶；又如地西泮可用胆酸钠与油酸组成的复合胶团增溶；再如莪术油用聚山梨酯80增溶；常用药物与配位体形成复盐而增溶的方法在注射剂中也常用，如咖啡因被苯甲酸钠增溶，六甲密胺被龙胆酸增溶（其表观溶解度可增加 90 倍）；茶碱被乙二胺增溶等。形成复盐的机制，主要是药物与配位体分子间以很弱的氢键或极性间相互作用而结合在一起，如苯佐卡因羧基上氧的负电性与咖啡因氮上的正电性相互作用而形成复盐。如下图：

苯佐卡因　　　　　　咖啡因

当使用表面活性剂增溶时有的还可增加药物的稳定性，如维生素 A；但有的会影响药物稳定性或药效，如利多卡因的局麻作用可因加入表面活性剂而减弱，故选用要慎重。

1. 聚山梨酯 80（Polysorbate 80）

2015 年版《中国药典》四部收载了聚山梨酯 20、聚山梨酯 40、聚山梨酯 60、聚山梨酯 80，但只有聚山梨酯 80 有注射用规格。本品系油酸山梨坦和环氧乙烷聚合而成的聚氧乙烯 20 油酸山梨坦，为淡黄色至橙黄色的黏稠液体；微有特臭，味微苦略涩，有温热感。本品属多元醇型非离子表面活性剂，是聚山梨酯类中最常用的一种。本品在水、乙醇、甲醇或乙酸乙酯中易溶，在矿物油中极微溶解。

实验动物安全性研究指出，聚山梨酯 80 静注毒性中等，为实验性致癌物，对生殖有影响，有致突变的报道。小鼠静注半数致死量（LD_{50}）为 4.5g/kg，大鼠静注 LD_{50} 为 1.8g/kg，犬和猫静注最小致死量（MLD）都是 0.5g/kg。聚山梨酯对不同动物的致死量相差较大。有报道称，局部和肌注聚山梨酯 80 时会出现过敏反应。

2. 泊洛沙姆（Poloxamer）

泊洛沙姆为聚氧乙烯聚氧丙烯醚嵌段共聚物，这是一类新型的高分子非离子表面活性剂。2015 年版《中国药典》四部收载了泊洛沙姆 188、泊洛沙姆 407 两种，但是没有收载注射用规格的泊洛沙姆，需要对非注射途径泊洛沙姆进行精制，使其符合注射用要求，并制定内控标准。本品在水、乙醇中易溶，在无水乙醇或乙酸乙酯中溶解，在乙醚或石油醚中几乎不溶。根据共聚比例的不同，有各种不同相对分子质量的产品，随着相对分子质量的增加，从液体变为固体。本品具有乳化、润湿、分散、起泡和消泡等多种优良性能。但增溶能力较弱。本品是目前用于静脉乳剂极少数合成乳化剂之一，用本品制备的乳剂能够耐受热压灭菌和低温冰冻而不改变其物理稳定性。

3. 聚乙二醇十二羟基硬脂酸酯（Solutol® HS 15）

本品为由 BASF 公司研发的增溶剂，已通过注射药物应用验证，已被收录在德国药典中。Solutol® HS 15 是一种聚乙二醇（PEG）十二羟基硬脂酸酯，室温下外观为淡黄白的糊剂，在约 30℃时变为液体。在水中的溶解度随温度的增加而减少。如果贮存在 25℃，能保证 24 个月的稳定性。Solutol® HS 15 可以进行蒸汽灭菌（121℃，15min）。国内用聚乙二醇十二羟基硬脂酸酯作为丹参注射剂的增溶剂，可以提高注射液澄明度，用量 1～10g/L，解决了丹参注射液在贮存和高温灭菌过程中易出现沉淀、浑浊等问题。也有将 Solutol® HS 15 用作银黄注射液增溶剂的报道。

4. 羟丙基倍他环糊精（HP-β-CD）

本品为倍他环糊精与 1,2-环氧丙烷的醚化物，为白色或类白色的无定形或结晶性粉末，无臭，味微甜，引湿性强。作为药用包合剂收载于 2015 年版《中国药典》四部，在水中的溶解度很好，在体积分数 50% 的乙醇和甲醇中也能溶解，几乎不溶于丙酮或三氯甲烷；有一定的相对吸湿性，但是相对表面活性和溶血活性比较低；对肌肉没有刺激性，是一种理想的注射剂增溶剂和药物赋形剂。虽然本品已用于我国的注射剂生产，但体内的安全性有待进一步研究。

（二）加酸碱形成可溶性盐

常用药物中，大多数为有机的弱酸、弱碱性药物。这些药物相对分子质量大，极性小，在水中不溶或溶解度很小。将它们制成盐类可增加在水中的溶解度，如青霉素 G 在水中溶解度很小，但青霉素 G 钠盐或钾盐在水中极易溶解，呋喃苯胺酸（速尿，呋塞米）与氢氧化钠作用生成钠盐，增加了溶解度可以制备注射液。环丙沙星可以制成乳酸盐，制成注射液供临床应用。

将弱酸、弱碱性药物制成哪一种盐，除考虑能满足临床要求的溶解度外，还需考虑到溶液的 pH、稳定性、毒性和刺激性等因素。

（三）前体药物

难溶性药物制成前体药物，可提高溶解度，使其达到注射用浓度。如甲硝唑在水中溶解度仅 10g/L，而甲硝唑制成磷酸酯的前体药物后溶解度可达 500g/L。其他注射用前体药物有去甲羟地西泮、泼尼松龙与琥珀酸钠等制成的前体药物。

四、抑制微生物生长的附加剂

为了防止注射剂在制造或使用过程中污染微生物，往往加入抑菌剂抑制微生物繁殖。因而对于多剂量注射剂，或采用过滤除菌或无菌操作法制备的单剂量注射剂，或采用低温间歇灭菌制备的注射剂，以及许多生物制品中均可加入适量的抑菌剂，以确保产品无菌。但用于静脉（除另有规定外）、脑池内、硬膜外、椎管内的注射液均不得加抑菌剂。加抑菌剂的注射剂一般都是用于肌内或皮下注射。剂量超过 5mL 的注射液加入抑菌剂必须审慎选择。葡萄糖、氯化钠注射液大剂量用于静注不得加抑菌剂，但小剂量作血管硬化剂时，允许加适量抑菌剂。抑菌剂必须对人体无毒；能保持主药及其他附加剂的稳定、有效；不易受温度、pH 等影响而降低抑菌效果。2015 年版《中国药典》二部要求加有抑菌剂的注射剂，应建立适宜的检测方法对抑菌剂的含量进行控制。

大分子物质如聚山梨酯 80 可与抑菌剂结合，减少了游离抑菌剂浓度，因而使抑菌效果下降，所以加有聚山梨酯 80 的注射剂中抑菌剂用量也需相应增加。抑菌剂与橡胶塞的相互作用也可降低抑菌效果，且橡胶因种类而异，应重视。

注射剂中常用抑菌剂及用量如下：苯甲醇 10g/L，对羟基苯甲酸丁酯、甲酯 1.0～1.5g/L，苯酚 5g/L，三氯叔丁醇 0.5g/L，硫柳汞 0.1g/L，苯乙醇 2.5～5g/L，甲酚 3g/L。

五、增加机体适应性的附加剂

（一）pH 调节剂

注射剂均应有适宜的 pH，以确保其稳定性，防止药物在贮存期内降解，药物与容器相互作用，以及保证注射时对机体无刺激。通常小剂量静脉注射液的 pH 可在 3.0～10.5 之间，因为血液是良好的缓冲系统。而其他途径注射给药或大量静脉注射的药物，其 pH 通常调节在 4～9 之间，否则 pH 在 9 以上注射时易发生组织坏死，若在 pH3 以下，常引起剧烈疼痛与静脉炎，甚至大剂量静脉注射会引起酸碱中毒的危险。

常用的 pH 调节剂有一般的酸、碱或其缓冲对，如盐酸、氢氧化钠（或碳酸氢钠）等。谷氨酸，pH8.2～10.2，用量 10～20g/L；磷酸盐，pH6～8.2，用量 8～20g/L；醋酸及其盐，pH3.5～5.7，用量 10～20g/L；枸橼酸及其盐，pH5～6，用量 8～20g/L。调节 pH 的同时也应该考虑 pH 不会影响有效成分的稳定性。

（二）等张调节剂

2015 年版《中国药典》四部称等张调节剂为"渗透压调节剂"。通常情况下，小剂量的注射剂不需要进行等张度调节，因为机体本身有一定的调节能力，但为了减少对组织的损伤与刺激，减少溶血，防止电解质失去平衡，注射液应有一定的等张度。对于大剂量的输液必须调节等张度，否则容易出现红细胞萎缩或溶血之类的问题。

红细胞膜对于许多药物的水溶液来说可视为理想的半透膜，即它只能让溶剂分子出入，而不让溶质分子通过，因此，许多药物的等渗浓度与等张浓度相同或相近。如 9g/L 氯化钠溶液，既是等渗溶液又是等张溶液。但还有些药物如盐酸普鲁卡因、甘油、尿素等，对于红细胞就不是理想的半透膜，这些溶质能自由地通过细胞膜，促使细胞膜外水分也进入细胞，使红细胞胀大，甚至破裂而引起溶血。这类药物一般加入适量等张调节剂后即可避免溶血。例如 26g/L 甘油溶液与 9g/L 氯化钠溶液具有相同的渗透压，但是 26g/L 甘油 100% 溶血，所以是不等张的；如果制成含 100g/L 甘油、46g/L 木糖醇、9g/L 氯化钠的复方甘油注射液，实验表明不产生溶血现象，红细胞也不胀大变形。

在新产品试制中，需要测定等张浓度。即使所配溶液为等渗溶液，为了用药安全，亦应进行溶血试验，必要时加入等张调节剂，以防止溶血。

常用的等张调节剂有葡萄糖（55g/L）、氯化钠（9g/L）、甘油（22.5g/L）、硫酸钠（16g/L，不能用于铆料安瓿）等。

（三）止痛剂

注射剂产生疼痛的原因是多方面的，如注射剂产生的机械刺痛、药液 pH 以及因为本身的性质等。单纯由注射器引起的机械刺痛，通常不加止痛剂。常用止痛剂有苯甲醇（10g/L）、盐酸普鲁卡因（5～20g/L）、利多卡因（5～10g/L）、三氯叔丁醇（2.5～5.0g/L）等。如多黏菌素 E 加利多卡因 10g/L 或普鲁卡因，以减少肌内注射时的疼痛。在两性霉素 B 中加少量氢化可的松与肝素，以降低对脉管的刺激性。奎宁乌拉坦注射液中含 62.5g/L 乌拉坦，它除了用作助溶剂外，还有止痛作用。应当指出，局部止痛剂仅限于肌内或皮下注射给药，但静脉内感觉神经分布较少，因而静脉注射剂中一般不加止痛剂。止痛剂应以不影响药物的吸收、不引起患者的过敏反应为宜。

参考文献

[1] 高原，高鸿慈. 滴眼剂的开发和生产 [M]. 北京：化学工业出版社，2009：21.
[2] 钱应璞. 制药用水系统设计与实践 [M]. 北京：化学工业出版社，2001：119.
[3] 李华，张爱军，李霞. 影响输液生产质量的主要问题探讨 [J]. 医药工程设计杂志，2003，24（1）：18.
[4] 顾建忠，周伟斌等. 酸性高锰酸钾法测定水中耗氧量方法改进 [J]. 中华卫生检验杂志. 2007，17（6）：1132.
[5] 孙江华. 化学需氧量测定方法的探讨 [J]. 理化检验-化学分册，2004，38（4）：203.
[6] 李满秀. 配位双点滴定法测定铁 [J]. 化学世界，1998，（8）：434.

第六章

过　滤

第一节　概　述

　　过滤是通过多孔过滤介质将固体粒子与液体或气体分离的操作。过滤可分为气体过滤和液体过滤。气体过滤用于空气净化技术；注射剂的生产工艺采用液体过滤技术。

　　在外力的作用下，悬浮液中的液体通过过滤介质的孔道，固体颗粒被截留，从而实现固液分离。常称原悬浮液为滤浆，通过介质孔道的液体为滤液，被截留的物质为滤饼或滤渣。

　　过滤操作有时以获得滤液，有时以获得滤饼，有时以获得滤液和滤饼两者为主要的操作目的。注射液的过滤是以获得滤液为主，精制药品重结晶后的过滤是以滤液和滤饼均回收为目的，类似药材的洗涤过滤则是以滤饼的回收为目的。

　　过滤过程需要克服滤饼、过滤介质等阻力，所以需要有一定的推动力。根据过滤的推动力不同，分为常压过滤、加压过滤、离心过滤和真空过滤。常压过滤是靠悬浮液自身液位差来进行过滤，生产能力较低，生产中很少使用。加压过滤是靠压缩气体或柱塞泵等作用于悬浮液的压力作为过滤的推动力，适用于黏度大、颗粒较细、可压缩固体粒子等物料的过滤。真空过滤是利用真空泵抽吸过滤介质下方的空间或利用泵抽吸滤液以形成一定的推动力，适用于液量不大或滤渣量较少的场合。离心过滤是利用带孔的转鼓所产生的离心力作为过滤的推动力，由于离心力较大，过滤较快，适用于不可压缩粒子如结晶颗粒等的过滤。

　　过滤分粗滤与精滤两个步骤。粗滤也称预过滤，主要是除去药液中的微粒或吸附于微粒上的部分细菌热原，以减少精滤时的阻力，提高滤速和药液的澄明度；精滤亦称终端过滤，它是除去更小的微粒及活的或死的微生物而得到澄明、不含微生物的药液，这是确保灌装前药液质量的重要环节，应提醒注意的是，属于除菌过滤者，应选取孔径 $0.22 \sim 0.45 \mu m$ 微孔滤膜或 G_5 或 G_6 垂熔玻璃漏斗，在相应的洁净度条件下进行操作。

　　开始过滤的滤液常不合乎要求，要将其初滤液回流到配液容器中。随着过滤的进行，固体物质沉积在滤材表面形成滤渣层，此时滤液易于过滤干净，提高注射液的澄明度。

　　在注射剂生产中，使用过滤操作是将药液中的不溶性微粒滤除，以获得澄明的液体。注射液配料时加入活性炭吸附热原和杂质，过滤脱炭时，活性炭在过滤介质表面形成滤饼，使滤液质量得以提高。在其他剂型中如溶液剂、外用制剂、滴眼剂等也较多地使用过滤操作。

一、过滤方式

（一）表面过滤

滤液中的固体微粒粒度大于过滤介质的孔径，过滤时固体颗粒被截留在过滤介质的表面，过滤介质起筛网作用，称过筛过滤或表固过滤。利用滤纸和微孔滤膜等进行的过滤即是过筛过滤。

过滤介质的孔径大小不可能完全相同，刚开始过滤时，部分颗粒可能进入介质的孔道，有的在孔中，有的在孔上，形成"架桥"，使介质的实际孔径减小，然后小颗粒渐渐被截留在表面。被截留颗粒多了，就形成滤饼，此滤饼起真正的过滤介质作用，所以有的称为滤饼过滤。

（二）深层过法

滤液中颗粒的粒径比过滤介质孔道的直径小得多，这些小颗粒可能被截留在孔道中，这种过滤称深层过滤。例如平均孔径为 $2.5\mu m$ 的滤棒，能够滤除直径为 $1\mu m$ 的黏质沙雷细菌（*Serratia marcescens*）。深层过滤的机理如下：

（1）深层滤器（如垂熔玻璃滤器或砂滤棒等）的过滤介质是由粒状或多孔固体物质组成，具有不规则的多孔结构，孔道弯曲而细长，如 1cm 厚度约有 2×10^3 个"弯弯曲曲的孔道"。小于孔径的微粒很容易被截留在孔道内。

微粒随液体进入介质孔道，依靠惯性碰撞、扩散沉积、重力沉降及静电效应等原理沉积在孔道中，贴附在孔道壁上，如图 6-1(a)。

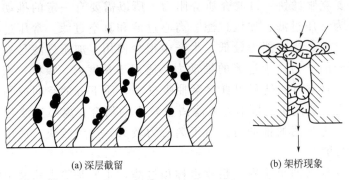

(a) 深层截留　　　　　　　　(b) 架桥现象

图 6-1　深层过滤机理示意图

（2）微粒在过滤介质的孔隙上形成"架桥"现象，见图 6-1(b)，随后形成滤饼层，滤液可流下，小的微粒不能通过。

无论是何种过滤介质，孔径大小不可能完全一致，因此在开始过滤时，小粒子有可能漏下而污染药液，故开始的滤液常不合格，需将其重新过滤，这种操作称回滤。随着过滤的进行，过滤介质的表面逐渐形成滤饼，此时药液就易于滤清。

（三）滤饼过滤

滤饼过滤是使用织物、多孔材料或膜作为过滤介质，过滤介质只是起着支撑滤饼的作用，过滤介质的孔径不一定要小于最小颗粒的粒径。过滤开始时，部分小颗粒可以进入甚至穿过介质的小孔，但很快即由颗粒的架桥作用使介质的孔径缩小形成有效的阻挡。被截留在介质表面的颗粒形成称为滤饼的滤渣层，透过滤饼层的则是净化了的滤液。随滤饼的形成真正起过滤介质作用的是滤饼本身，因此称为滤饼过滤。药物重结晶、药材浸出物的过滤属于滤饼过滤。

二、过滤速度

（一）过滤的速度和流量

过滤速度简称"滤速"，它是指单位时间通过单位面积的滤液量，单位为 $L/(cm^2 \cdot min)$，也可以表示为"距离/时间"如 m/min。过滤的另一个量的名称是"体积流量"，它也可以表示过滤的速度，单位是 L/min（有的文献称为"过滤速率"）。按照国家标准 GB3102.3—93 规定，体积流量（volume flowrate）的定义为"体积穿过一个面的速率"，单位名称是"立方米每秒"，符号为 m^3/s。如果单位是 kg/min，则量的名称是"质量流量"。

（二）影响滤速的因素

在过滤的过程中，滤饼的厚度逐渐增加，于是过滤的阻力逐渐增大。如果在一定的压力差条件下操作，则使过滤速度逐渐减小，若要保持过滤速度不变，则必须逐渐增大压力差来克服逐渐增大的阻力，因此：

$$过滤速度 = \frac{过滤推动力}{过滤阻力} \tag{6-1}$$

就过滤过程而言，过滤是液体通过床层的流体力学问题。过滤时液体受到滤饼的阻力 r_c 和过滤介质的阻力 r_m 的影响，故液体受到滤饼和过滤介质的总阻力为：

$$r = r_c + r_m \tag{6-2}$$

如果以压力差表示各个阻力，总压力为：

$$\Delta p = \Delta p_c + \Delta p_m \tag{6-3}$$

过滤的方程式为：

$$u = \frac{dV}{A\,dt} \tag{6-4}$$

式中，u 为过滤速度，m/h；V 为滤液体积，m^3；A 为过滤面积，m^2；t 为过滤时间，h。

如果将液体通过滤饼的过滤看做是液体通过无数毛细孔道，对其中一个毛细孔道而言，毛细孔道两端压力差可以用 Poiseuille 方程表示：

$$\Delta p_c = \frac{32\mu l u}{d^2} \tag{6-5}$$

式中，Δp_c 为滤饼中毛细孔道两端的压差，Pa；l 为毛细孔道的长度，m；d 为毛细孔道的直径，m；u 为滤液在孔道内的线速度，m/s；μ 为滤液的动力黏度，Pa·s。

若以 A 为过滤面积，L 为滤饼的厚度，n 为单位过滤面积上的毛细孔道数，α 为毛细孔道弯曲程度的校正系数（即 $l = \alpha L$，且 $\alpha > 1$），则过滤速度为：

$$\frac{dV}{A\,dt} = n\frac{\pi}{4}d^2 \frac{d^2\Delta p_c}{32\mu\alpha L} = \frac{n\pi d^4 \Delta p_c}{128\alpha\mu L} \tag{6-6}$$

式中，$\frac{dV}{A\,dt}$ 为过滤速度，m/s。

式(6-6) 指出，过滤速度与滤饼上下游的压力差成正比，与滤饼厚度和黏度成反比，与过滤面积成正比。在可压缩滤饼中，孔道直径的减小对过滤速度有很大影响。

对不可压缩滤饼，在正常操作条件下，n、d、α 等为一常数，如令 $r_c = \dfrac{128\alpha}{n\pi d^4}$，则：

$$\frac{dV}{A\,dt} = \frac{\Delta p_c}{\mu r_c L} \tag{6-7}$$

同理，对过滤介质有：

$$\frac{dV}{A\,dt} = \frac{\Delta p_m}{\mu r_m L_m} \tag{6-8}$$

式中，如令 $r_m L_m = r_c L_e$（L_e 为滤饼的虚拟厚度），则式(6-8)可写为：

$$\frac{dV}{A\,dt} = \frac{\Delta p_m}{\mu r_c L_e} \tag{6-9}$$

由于在操作中所测得的压差 $\Delta p = \Delta p_c + \Delta p_m$，所以：

$$\frac{dV}{A\,dt} = \frac{\Delta p}{\mu r_c (L+L_e)} \tag{6-10}$$

如令 X 为原液中每单位体积滤液所含的滤渣体积，则 XV（V 为过滤所得到的滤液量）为截留于过滤介质上滤饼之体积，即：

$$AL = XV$$

同理：

$$AL_e = XV_e$$

式中，V_e 为虚拟滤液体积，代表此体积滤液所含的滤渣恰正形成虚拟厚度 L_e 的滤饼，而此虚拟厚度的滤饼所提供的阻力正与过滤介质的阻力相等。将 L 与 L_e 值代入式(6-10)，得：

$$\frac{dV}{A\,dt} = \frac{\Delta p A}{\mu r_c X (V+V_e)} \tag{6-11}$$

在一般情况下，滤饼与过滤介质有一侧为大气压，则此 Δp 可以用压力 p 代表，于是式(6-11)可写为：

$$\frac{dV}{dt} = \frac{p A^2}{\mu r_c X (V+V_e)} \tag{6-12}$$

此即过滤基本方程式的微分式。

在实际过滤时，可根据具体情况省略滤饼和过滤介质的阻力中的一个：如滤饼极少，则滤饼的阻力可忽略不计；但在滤饼较厚时，其阻力远较过滤介质的阻力大，这时过滤介质的阻力可忽略不计。

（三）过滤方法

1. 恒压过滤
例如压力稳定的压缩气体或真空下的过滤，由于滤饼逐渐增厚，故过滤速度逐渐减小。

2. 恒速过滤
例如使用正位移泵的过滤，为保持恒速过滤，压力逐渐加大。

3. 变压变速过滤
例如使用离心泵，流速随滤饼增厚及压力增大而变化。

(四) 过滤理论的研究动向

近年来，国内外在过滤技术研究方面取得了很大的进步。在理论研究方面，从传统的滤饼过滤理论发展出了压密和压榨理论及动态薄层过滤等新的分支理论。始于 20 世纪 80 年代的多相过滤理论的研究，对人们沿用了 40 余年的固定层滤饼过滤理论提出了挑战。多相过滤理论在压缩渗透实验装置的模拟作用、滤饼比阻以 p_S 为指数函数的单值表示法、滤饼与过滤介质界面处的阻力作用、是否需要将滤饼分为可压缩性与不可压缩性等方面，提出了与传统滤饼过滤理论迥然不同的看法。尽管该理论目前尚有争议，但值得进一步深入研究。鉴于传统的压缩渗透装置很难模拟滤饼中孔隙构造的动态演变过程，人们就试图采用分形几何理论与计算机模拟相结合的方法，再辅以计算机解析的断层扫描技术，进行微观观测和过滤操作的宏观测量，以便初步解决滤饼过滤理论中的许多争议点。

有关介质过滤理论的研究，已因膜过滤操作中截留颗粒的一些基本原理可纳入介质过滤的范畴而得到了加强。

在深层过滤理论研究中，堵-疏模型（birth-death model）和网络模型得到了进一步完善，并且正在步入实用化阶段。

第二节 过滤介质和助滤剂

一、过滤介质

(一) 过滤介质的质量要求

过滤介质又称滤材，是用于支撑滤饼、阻留颗粒等一些材料的总称。对过滤介质在理论上的要求是：

① 过滤介质应是一种惰性物质，即不易与滤液发生化学反应和物理变化；

② 最大限度地过滤液体和阻留颗粒；

③ 有一定的机械强度，能耐受一定的压力；

④ 不吸附或很少吸附溶质；

⑤ 过滤阻力小，不易堵塞；

⑥ 安装操作简单。

实际能满足上述要求的过滤介质很难找到，故常是根据过滤的主要目的进行选择。过滤介质的性能之一是孔隙率，孔隙率为过滤介质内部毛细管的体积与过滤介质表观体积之比，孔隙率大说明过滤介质内部毛细孔多。实际的过滤情况是微粒可被过滤介质所吸附，故过滤介质的孔径并不等于所捕捉的粒子直径。此外，孔隙率与过滤速度并不一定成正比关系，故过滤的性能需通过实验确定。

(二) 常用的过滤介质

1. 滤纸

滤纸是最常用的过滤介质，一般采用定性滤纸，该滤纸常含有可溶于酸的铁、钙、镁、铝、二氧化硅等物质，要注意它们对药液的污染。由棉花制作的滤纸在 100℃ 以下稳定，强度较大，在一定程度上可耐酸、碱和有机溶剂。滤纸的平均孔径为 $1\sim7\mu m$。

2. 滤布

滤布作为过滤介质常用于精细过滤前的预滤。可由棉、麻、丝、毛、合成纤维编织而成。使用前可以用环氧乙烷灭菌。滤布有长、短纤维之分，如需滤饼者，选用长纤维滤布为宜；反之，如需滤液者，选用短纤维滤布为宜。

3. 烧结金属过滤介质

将金属粉末烧结成多孔过滤介质，用于过滤较细的微粒。例如不锈钢、蒙乃尔合金制造的微孔金属过滤器，孔隙率为 $30\%\sim35\%$，孔径为 $2\sim140\mu m$，一般可耐 300℃ 高温，此滤器可用于注射剂的预滤。以钛粉末烧结成的滤板，不仅过滤性能好，而且耐腐蚀、强度高。已经广泛用于注射剂的过滤。

4. 多孔塑料过滤介质

这是用聚乙烯、聚氯乙烯、聚丙烯等合成纤维用烧结法制备的管状滤材。如聚乙烯烧结管的孔径有 $1\mu m$、$5\mu m$ 和 $7\mu m$，其中 $1\mu m$ 的用于过滤注射剂。

聚氯乙烯纤维是密度最大的合成纤维，具有卓越的耐腐蚀性，除可受浓硫酸的少量侵蚀外，不受其他酸类（包括王水）的影响。对碱和有机溶剂具有耐蚀性。但是强度低，耐热性不超过 70℃。

聚丙烯纤维是最轻的、唯一能浮在水中的合成纤维，而且几乎不吸湿。抗拉强度也很高，可与尼龙和聚酯相匹敌。其耐腐蚀性极好，几乎不受强酸和强碱的侵蚀。只有耐热性稍差，最高使用温度不应超过 100℃。用这种纤维织成的滤布，表面很光滑，容易卸滤饼，是液体过滤中使用最多的滤布。

聚酯纤维的通用性非常广泛。其特点是抗拉强度高，延伸率低，干时与湿时的强度相等。在合成纤维中，聚酯纤维的耐热性最好，在 150℃ 以下几乎不劣化。其耐酸性好，但耐碱性差。应当指出，它在高温湿润氛围中使用时，例如受蒸汽加热时，（遇水）能引起分解。

尼龙具有最高的抗拉强度，常用温度不超过 110℃。耐酸性差，但耐碱性和耐其他药品性能好。除了受苯酚、蚁酸及冰醋酸的影响外，在其他溶剂中比较稳定。由于该纤维的表面最光滑，且有吸湿性，所以容易卸饼。在国外，日本几乎都用尼龙 6，而英、美则大都用尼龙 66，后者的耐热性稍好于前者。

5. 垂熔玻璃过滤介质

此种滤材为常见的垂熔玻璃滤器，系中性硬质玻璃细粉烧结在一起制成孔隙错综交叉的多孔性滤板，再固定在玻璃器皿上制成漏斗状、球形或棒状滤器，可耐 $230\sim250$℃ 温度，除热碱外，对酸、碱以及有机溶剂均稳定。此滤器按孔径大小进行分等级。广泛用于药液，特别是注射剂和滴眼剂的过滤。

6. 多孔陶瓷过滤介质

这是用硅藻土或白陶土等烧结成的筒置于不锈钢容器内，在加压或减压情况下过滤。其过滤原理是筛分效应及静电吸引。耐热性及耐骤热、骤冷性能好。按孔径分成几种规格。主要用于注射剂的过滤。$2\sim4\mu m$ 可用于除菌过滤，过滤速度较慢。

7. 微孔滤膜

微孔滤膜是一种高分子薄膜滤材，在薄膜上分布有很多微孔，孔径有 $0.25\mu m$ 到 $14\mu m$ 多种规格。微孔总面积约占薄膜总面积的 80%，孔径的大小很均匀，如 $0.45\mu m$ 的滤膜，

其孔径为 $0.45\mu m\pm0.02\mu m$。滤膜厚度为 $0.12\sim0.15\mu m$。微孔滤膜有醋酸纤维素滤膜、硝酸纤维滤膜、醋酸纤维素和硝酸纤维混合酯的滤膜、聚酰胺硝酸纤维素滤膜、聚酰胺滤膜、聚四氟乙烯滤膜等多种规格。还有一种核滤膜，它是用聚碳酸酯或聚酯薄膜（厚度 $5\sim15\mu m$）为基材，利用原子反应堆中荷电粒子照射形成径迹，然后再进行浸蚀处理，在酸、碱作用下形成垂直通孔，掌握时间和温度的变化，便可控制所需的孔径，一般可制成 $0.05\mu m$ 到 $12\mu m$ 孔径的十多种规格的膜。核滤膜表面光滑，不吸湿，耐热，韧性好，强度高，化学性质稳定，生物相容性好，可进行各种药液的终端过滤。

微孔滤膜孔径小，截留能力强，能截留一般常规滤器所不能截留的微粒，有利于提高药液的澄明度。在截留颗粒大小相同，过滤面积相同的情况下，膜滤器的体积流量比其他滤器（如砂滤棒）要快 40 倍。此外，滤膜没有过滤介质（如纤维）的迁移；也不影响药液的 pH；滤膜用后弃去，不会在产品之间发生交叉污染；滤膜吸附性小，不滞留药液。

滤膜的主要缺点是易于堵塞；冬天滤液温差变化大可使滤膜破裂；有些滤膜（如纤维素类滤膜）化学性质还不够理想。

纤维素混合酯膜在干热 125℃ 以下是稳定的，在 125℃ 以上就逐渐分解，121℃ 热压灭菌不会受影响。聚四氟乙烯在 260℃ 的高温下也不会受影响。

纤维素酯的滤膜可用于多种物质的过滤，如稀酸、稀碱、脂肪族和芳香族烃类化合物、非极性液体。它不适用于酮类、酯类、乙醚-乙醇混合液，也不适用于强酸和强碱。在上述不能使用纤维素酯膜的情况下，可用尼龙膜或聚四氟乙烯膜代替，特别是后者，强酸、强碱及各种有机溶剂对它均无影响。

实验表明，醋酸纤维素和硝酸纤维混合膜在 pH3~10 范围内可以使用，pH 若大于 11 则膜水解破裂，但 20g/L 苯甲醇没有影响；20g/L 聚山梨酯对膜有显著影响，聚乙二醇 400 可以使膜溶解。因此，在生产前，应进行膜与药物溶液的配伍实验，证明无作用后，才能使用。

微孔滤膜主要用于注射剂的精滤和除菌过滤。

8. 滤芯

目前，市场上涌现出一些新型过滤芯，各有其适用范围：钛滤芯抗热、抗震性能好，滤速快，不易破碎，已代替砂滤棒主要用作脱炭过滤；平板式微孔膜滤器，其滤膜孔径小，吸附性小，不滞留药液，但易堵塞，可靠性差，一般不宜用于大批量的药液过滤；各种材质的折叠式微孔膜滤芯，适用范围广，过滤面积大，化学性能稳定，过滤精度高。滤膜强度高，清洗后可反复使用，在大批量生产注射液时有不可取代的优越性。

9. 超滤膜

超滤膜系由高分子材料制成的具有不对称结构的微孔膜，包括指状孔结构和海绵状孔结构的不对称膜。近年来开发出复合膜，它们的横切面结构如图 6-2。超滤膜的孔径为 $1\sim20nm$，厚度约为 $0.1\mu m$。为了提高膜的强度，常在膜上附聚乙烯网衬。超滤膜根据制备材料，可分为醋酸纤维素酯膜、聚砜膜、聚丙烯腈膜、聚乙烯胺膜、聚偏氟乙烯膜等。超滤膜的形状根据超滤装置而定，有板状、管状、中空纤维状等。

由于在成膜过程中超滤膜表面形成的孔径大小不一，需测其孔径分布，以确定截留相对分子质量。超滤膜的主要性能指标为截留相对分子质量和透水率。

中空纤维超滤膜是超滤技术中最为成熟与先进的一种形式。中空纤维外径 $0.5\sim2.0mm$，内径 $0.3\sim1.4mm$，中空纤维管壁上布满微孔，孔径以能截留物质的相对分子质

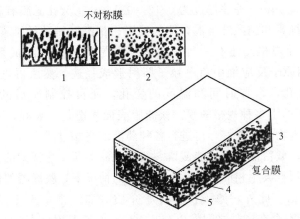

图 6-2　不对称膜与复合膜的横切面结构示意图
1—指状孔；2—海绵状孔；3—半透膜；4—多孔支撑膜；5—增强材料

量表示，截留相对分子质量可达几千至几十万。原水在中空纤维外侧或内腔加压流动，分别构成外压式与内压式。超滤是动态过滤过程，不致堵塞膜表面，可长期连续运行。

（三）过滤介质的选择应用

过滤介质的种类繁多，性能各异。如何选择合适的过滤介质，是过滤器、过滤机及液压系统设计中的重要一环。过滤介质选择应着重考虑以下几点：

（1）工作介质中污物粒子的大小及分布　根据工作介质中污物粒子的大小及分布决定滤除污物粒子所需的过滤精度，然后选择能满足该过滤精度的过滤介质。

（2）污物粒子的浓度　污物粒子在工作介质中浓度越大，过滤介质单位时间内滤除的污物就越多，流量压降越大，就越容易堵塞孔道。因此，需要选择具有较大纳污容量的过滤介质。

（3）工作介质 pH　根据工作介质 pH 的大小，选择适合于该 pH 环境的过滤介质。

（4）环境温度　不同的过滤介质耐受温度的能力相差很大，所选择的过滤介质必须能适应正常的工作温度。

（5）工作状态　过滤介质的选择应考虑系统的工作状态。在振动、冲击较大时，工作状态就需要过滤介质有较大的强度。因价格或拆装困难等原因对寿命有一定要求时，就要考虑过滤介质的纳污容量、耐磨性、流阻特性等。

（6）经济性　在过滤介质满足性能要求的同时，其经济性也是不容忽视的。在非重要场合尽可能不用价格昂贵的过滤介质。

（7）对工作介质的适应性　在医药、食品、饮料等行业，应避免使用能给人体带来危害的过滤介质。

（四）过滤介质的进展

在固液分离过程中，作为过滤介质主要有涤纶、丙纶、尼龙、粘胶纤维等，在条件不太苛刻的情况下，这些材料可以使用，但在特殊情况下如强酸、强碱、高温情况下则不能使用，需选择玻璃纤维和聚四氟乙烯滤布，正在开发的亲水微孔陶瓷、微孔塑料、烧结金属材料和无机晶须等滤材，有的已经进入应用阶段。

在滤材织物上覆盖一层很薄的高分子材料或其他材料，形成复合物，美国 Gore 公司开发成功的微孔聚四氟乙烯薄膜复合滤布可以使微粒截留率大大提高、滤布不易堵塞，且可以显著降低物料损耗。

不锈钢纤维烧结滤毡是由不锈钢纤维棉网经高温烧结而成，它强度高，结构稳定，烧结后仍保持棉网的三维网状多孔结构，孔隙率高，比表面积大，孔径分布均匀，具有优异的过滤性能。

微孔陶瓷过滤介质由高润湿性的氧化铝基材料烧结而成，孔径在 $1.5 \sim 2\mu m$ 之间。在过滤操作中，这种介质的气耗极低，能耗也低，滤液极其清洁，滤液中含固体质量一般低于 $10mg/L$。微孔陶瓷过滤介质的另一优点是能处理传统真空过滤机无法过滤的低浓度滤浆。

熔喷丙纶滤芯是以丙纶为原料，采用独特的熔喷工艺开发的具有超细纤维梯度分布结构的新型过滤材料，该产品质地轻，具有超细纤维结构，孔隙率大且分布均匀，耐酸、耐碱性能好，抗污、抗菌能力强。

二、助滤剂

悬浮液中的颗粒有的有一定的刚性，其所形成的滤饼并不因为所受的压力差而变形，这种滤饼称之为不可压缩滤饼；而有的颗粒则比较软，其所形成的滤饼在压力差的作用下发生变形，使滤饼中的流动通道变小，阻力加大，这种滤饼称之为可压缩滤饼。

为减少可压缩滤饼的流动通道阻力，可以采用某种助滤剂来改变滤饼结构，以增加滤饼的刚性。此外，当被处理的悬浮液含有很细的颗粒时，若采用适当助滤剂可以增加滤饼的孔隙率，减少流动阻力。

助滤剂通常是一些不可压缩的粒状或纤维状固体，其作用就是减少过滤的阻力，提高滤速和澄明度。

（一）助滤剂应具备的条件

（1）孔隙率　助滤剂的孔隙率应在 0.7 以上。

（2）压缩性指数　助滤剂的压缩性指数应在 0.3 以下。

（3）颗粒尺寸和形状　假定助滤剂为球形颗粒时，其粒径应在 $1\mu m$ 以上，亦即其平均比阻在 $10m/kg$ 以下。但颗粒的形状不应太复杂，否则会增大过滤阻力。

（4）浮游性和沉降性　助滤剂的表观密度需大于被过滤液体的密度，才不会浮在液面上。密度太大和颗粒尺寸过大时，容易在料液中沉降。

（5）不溶性和惰性　在过滤操作时，助滤剂不溶解在液体中，而且不与液体发生化学反应。

在上述条件中，除颗粒尺寸、形状外，其他均是由材质本身决定的。也就是说，材质和粒度是助滤剂的两个主要性质。

（二）常用的助滤剂

1. 硅藻土

硅藻土系由硅藻化石加工制成的一种形状不规则的多孔颗粒，主要成分为 SiO_2 占 $80\% \sim 95\%$ 的非晶质硅酸。制法是将硅藻土干燥、粉碎、分级，在 $1000 \sim 1200℃$ 温度下烧制、分级，使粒度一致。硅藻土有较高的惰性和不溶性，但硅酸能溶于苛性碱中，在酸性液体中，硅酸以外的成分有微量溶解。作为助滤剂时能形成坚硬的不可压缩的滤饼，是最常用的、较为理想的助滤剂。

2. 珍珠岩

珍珠岩主要成分为 SiO_2 占 70% 的硅酸铝，作为助滤剂性能略次于硅藻土，密度也稍小，溶解性与硅藻土大致相同。在抗生素生产中用作助滤剂。

3. 滑石粉

滑石粉吸附性小，对胶质分散作用好，能吸附水溶液中过量不溶性的挥发油和一些色素，适用于含黏液、树胶较多的液体的过滤。制备碳酸氢钠注射液和用挥发油制备芳香水剂时，常用滑石粉作助滤剂。

4. 活性炭

活性炭常用于注射剂的过滤，具有很强的吸附性，能吸附热原、微生物并具有脱色作用。但也能吸附药物，特别是生物碱类，应用时要注意用量。2015 年版《中国药典》四部收载了注射用活性炭的质量标准。

5. 纤维素

以木材纸浆为原料的纤维素，有助滤和脱水作用。纤维素架桥性能好，吸附能力强，耐苛性碱作用比硅藻土强，可以与硅藻土等过滤材料配合使用。在中草药注射剂生产中使用较广，特别适用于处理某些难以滤清的药液。

使用上述硅藻土、珍珠岩助滤剂有两个缺点：

① 过滤液体为苛性碱或酸性时，这两种通用助滤剂中的某些成分将溶解在该类液体中。

② 因本身为矿物质，即使所过滤的液体是中性的液体药物，也会有微量的硅酸等矿物成分溶解。

可以使用混合助滤剂来克服这个缺点。活性炭、纤维素作为助滤剂，性能不全面。活性炭颗粒的形状比硅藻土和珍珠岩简单，作为助滤剂，其性能较差，但因其成分为纯粹的炭，因此非常耐苛性碱，可以说是耐碱性最好的助滤剂。

纤维素助滤剂是短纤维，其表面较平滑，在压力作用下易变形，因此作为助滤剂其性能远不及硅藻土和珍珠岩，但是可与硅藻土、珍珠岩混合使用。

活性炭和纤维素是非矿物质助滤剂，适用于不允许有微量硅酸等矿物成分溶解的场合。

（三）助滤剂的使用方法

（1）将助滤剂加至滤浆中，搅拌均匀后过滤，使助滤剂在过滤介质上形成多孔、疏松的滤饼，反复过滤以得到澄明溶液。这种方法适合滤浆中固体含量少，特别是含有黏性或凝胶性物质的情况。助滤剂的用量为 $1\sim5g/L$。

（2）将助滤剂用适量的滤浆制成糊状物，加至过滤介质上，抽滤形成 $1\sim5mm$ 厚助滤剂沉积层，然后过滤药液。这种过滤方法可防止过滤介质孔道被细颗粒或黏着物堵塞，过滤初期就可得到澄明溶液。

也可将两方法联合应用。

助滤剂的用量对过滤速度的影响见图 6-3。随着助滤剂用量增加，过滤速度增加。但超过最适用量，

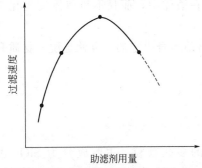

图 6-3　助滤剂用量对
过滤速度的影响

常导致滤速减低，而且澄明度也未改善。因此，使用助滤剂时最好经过试验，以确定其合适用量。

必须指出，当产品为滤饼时不能使用助滤剂。

第三节　过滤器和过滤装置

一、过滤器的种类和选择

（一）板框压滤机

板框压滤机属于间歇式加压过滤机，它具有单位过滤面积占地少、对物料的适应性强、过滤面积的选择范围宽、过滤压力高、滤饼含湿量低、固相回收率高、结构简单、操作维修方便、故障少、寿命长等特点，是所有加压过滤机中结构最简单、应用最广泛的一种机型。

塑料是一种新型工程材料，发展速度异常迅猛。在世界范围内，目前除钢铁材料外，其产量已远远超过有色金属及其他材料而跃居第二位。塑料具有金属和其他材料所不能比拟的许多宝贵的物理和化学性能，且成形加工简单，对物料的适应性强，因而塑料板框压滤机得到了高速发展。目前塑料板框压滤机约占压滤机总产量的 60%。

压滤机一般按其滤室结构分为板框式和厢式（带或不带隔膜）两大类，按板框排列形式分，则有卧式与立式之分。

压滤机的类型虽然很多，但其基本结构却很简单，主要是由安装在主梁上的一组滤板和滤框支持排列（板框式）或由若干块凹型滤板依次排列（厢式）而组成的。每块滤板两侧面均覆有滤布，形成以滤布为壁室的滤室。

由多块滤板与滤框交叉重叠排列的板框式压滤机，是制备注射剂粗滤、半精滤的常见设备。其工作原理见图 6-4。药液经泵输送加压引入，板和框上预先开有药液通道，这些通道与滤框内侧的小孔相通，所以药液可同时并行进入各滤框与其两侧的滤布所构成的滤室中。经滤布过滤后的药液在滤板的沟槽中汇集并流入板底部与滤液相通的小孔，然后由滤液通道引出。滤板和滤框多采用塑料或不锈钢材料制造，过滤介质按要求进行选择。由于药液黏度低，含渣量少，所以一般操作压力低于 0.15MPa，供液流量在 10～20L/min 范围，过滤面积多在 0.5m² 以下。

板框压滤机过滤主要缺点是装配和清洗较为麻烦，如果装配不好，容易滴漏。

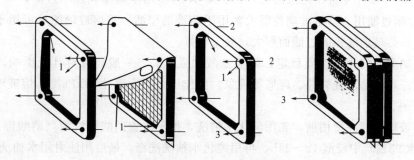

图 6-4　板框压滤机的过滤原理

1—小孔；2—加压原液通道；3—滤液通道

（二）垂熔玻璃滤器

这种滤器采用中性硬质玻璃的均匀微粒烧结而成孔径均匀的滤板，再经粘连制成不同规格的漏斗、滤球和滤棒，如图 6-5 所示。

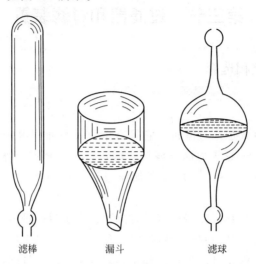

滤棒　　　　　　　漏斗　　　　　　　滤球

图 6-5　各种垂熔玻璃滤器

根据孔径大小分为 1～6 号或 G_1～G_6 号，由于生产厂家不同，代号也不同，上海、天津及长春玻璃厂出产的垂熔玻璃滤器规格见表 6-1。

表 6-1　国产垂熔玻璃滤器规格比较

上海玻璃厂		长春玻璃厂		天津玻璃厂	
滤器号	滤板孔径/μm	滤板号	滤板孔径/μm	滤棒号	滤棒孔径/μm
1	80～120	G_1	20～30	$1G_1$	80～120
2	40～80	G_2	10～15	$1G_2$	40～80
3	15～40	G_3	4.5～9	$1G_3$	15～40
4	5～15	G_4	3～4	$1G_4$	5～15
5	2～5	G_5	1.5～2.5	$1G_5$	2～5
6	<2	G_6	<1.5	$1G_6$	<2

3 号和 G_3 号多用于常压药液过滤，4 号和 G_4 号多用于减压或加压过滤，6 号以及 G_5、G_6 号作为除菌过滤用。垂熔玻璃滤器大多用于药液的精滤。垂熔玻璃滤球可用于连续的封闭式过滤。垂熔玻璃滤棒的过滤面积大，效果较好。

垂熔玻璃滤器的化学性质稳定，除氢氟酸和强碱外，一般药液对其无影响，吸附性能低，易于洗涤，不易出现裂漏、碎屑等现象。操作压力不能超过 98kPa。垂熔玻璃滤器可以进行热压灭菌。

新垂熔玻璃滤器在使用前，先用纯化水抽洗，抽干后置硝酸钾洗液（硝酸钾 2%，硫酸5%，纯化水 93%）中浸泡 12～24h，再用纯化水抽洗洗涤，最后用注射用水抽洗干净备用。滤器使用后，立即用纯化水冲洗（必要时可反冲），除去药液并抽干余水，再按上法用清洁液处理。使用垂熔玻璃漏斗过滤时，可在里面衬垫一层绸布或滤纸，防止污物堵塞滤孔，也有利于清洗和提高滤液质量。

过去一直用铬酸清洁液处理垂熔玻璃滤器，现在不提倡，因为它的腐蚀性很强，不仅对操作人员有损害，而且腐蚀地面、管道，污染环境。另外，残留的六价铬离子对人有致癌作用。

有报道用 BC-98 洗涤剂（二氧化氯高效灭菌剂）处理垂熔玻璃滤器，该洗涤剂无色、无味、无臭、无腐蚀，氧化作用很强，对人体无害，仅对有色衣物有退色作用。在使用中，该品不易挥发、不易燃，对细菌、病毒、霉菌类微生物均能迅速杀灭，特别是在酸性条件下（pH 小于 7），释放出新生态氧 [O] 及次氯酸分子，氧化作用特别强。本品配方为：

BC-98	250mL
激活剂	适量
纯化水	加至 1000mL

临用前进行配制，取 BC-98 溶液 250mL，倾入适量纯化水中，加入激活剂，用盐酸或枸橼酸调 pH 为 3.0～4.0，充分搅拌均匀，即可使用。

（三）滤棒滤器

常见的有硅藻土滤棒、多孔素瓷滤棒、聚乙烯烧结滤棒、有色冶金钛粉末烧结滤棒等。此类过滤器的特点是深层过滤效果好，滤速快，可选择的规格范围较广。

1. 滤棒分类

（1）硅藻土滤棒　苏州硅藻土滤棒系由糠灰、黏土、白陶土、废砂滤棒在 1000℃ 高温下烧制而成。主要成分是二氧化硅、三氧化二铝。按过滤流量分为三种规格：粗号（孔径 8～12μm）体积流量为 500mL/min 以上；中号（5～7μm）体积流量为 500～300mL/min；细号（3～4μm）体积流量为 300mL/min 以下。硅藻土滤棒质地疏松，脱砂较严重，有吸附药物、改变药液 pH、吸留较多药液等缺点；此外，还有容易磨损、不耐外力冲击、在温度剧变时易炸裂等缺点。硅藻土滤棒适用于黏度高、浓度大的药液。

（2）多孔素瓷滤棒　多孔素瓷滤棒系由白陶土等烧结而成的棒状滤器。此种滤器质地致密，过滤速度较硅藻土滤棒慢，特别适用于低黏度液体的过滤，孔径在 1.5μm 以下者，可用于除菌过滤。

（3）聚乙烯滤棒　微孔聚乙烯烧结滤棒是以优质无毒、无味的聚乙烯（PE）为主要原料，与碳纤维经科学配方烧结而成的微孔滤棒，用于液体脱炭、重金属回收、液体脱干、回收滤渣等。化学性质稳定，能耐酸、碱、盐和其他化学溶液。可用压缩空气反吹再生。有一定机械强度、重量轻、不易损坏。微孔孔径有 5μm 至 12μm 多种规格。但不耐长时间较高温度，存在易老化问题，故使用寿命和耐冲击都不如钛滤棒。

（4）钛滤棒、钛滤片　微孔钛滤器是用粉末冶金工艺以纯钛粉为主要原料经高温烧结而成的钛滤棒、钛滤片。可用于液体、气体的粗滤，规格有 0.07～0.76m^2，精度范围 5μm、10μm、15μm、30μm、50μm。能滤除 5μm 以上的微粒，具有孔隙率高、孔径分布均匀、耐腐蚀、寿命长、耐高温、耐磨损、强度好、无微粒脱落、不吸附主药成分等优点。钛滤片适用于代替滤膜滤器中的不锈钢或塑料筛板，用以支撑微孔滤膜，具有不引起滤膜破裂、泄漏的优点。

2. 滤棒的使用

（1）提高澄明度　砂滤棒过滤有时澄明度达不到要求，可以加活性炭作助滤剂，使活性炭附着于滤棒外层包裹的滤袋表面，形成均匀黏附的炭层，使滤液澄明。

为了使砂滤棒便于清洗，延长使用寿命，增加助滤架桥作用，在实际生产中，用1～2层中性滤纸包裹棒体，然后用绸布或尼龙布的滤袋，将包裹滤纸的滤棒装于其中，扎紧滤袋口。这样可使大颗粒被阻止在滤袋外层，较小微粒被内层滤纸截留，从而使药液澄明度有显著的改善。

（2）滤棒的洗涤　新滤棒必须检查合格后方可使用。检查的方法是将滤棒置于纯化水或蒸馏水中，浸泡24h，然后将滤棒一端接在空压机上，压入适量的空气，观察冒出的气泡是否均匀，特别应注意金属与瓷头结合处，如有漏气或气泡不均匀现象，则不能使用。检查合格的滤棒，用纯化水抽洗或煮沸三次，反复抽洗至滤液澄明，取水样检查重金属、铁盐，若合格即可使用。亦可选用0.4g/L氢氧化钠溶液煮沸30min，用热纯化水抽洗至中性，再用4.0g/L的盐酸溶液煮沸30min，然后用纯化水抽洗至中性，继续抽干、包扎、高压灭菌、烘干备用。

使用后的滤棒，拆除外层滤袋、滤纸，用饮用水反冲滤棒，毛刷轻刷表面，并检查滤棒有无渗漏现象。再用纯化水煮沸30min，抽滤去除污物，直至澄明度检查合格为止。对污物较多的滤棒，按品种不同，可分别用稀盐酸（0.2～2.0g/L）或稀碱（0.2～1.0g/L）煮沸30min，然后按上法洗涤处理。

（3）滤棒的灭菌　需要灭菌的滤棒，可浸入在75%（体积分数）乙醇中，浸泡1h；或置于10～20g/L过氧化氢溶液中浸泡15min。灭菌后的滤棒用注射用水抽洗干净并抽干、包扎、高压灭菌、烘干备用。

（4）其他　对pH要求严格的药液，应先用与药液pH相同的水溶液抽洗滤棒。个别品种则在使用前，用药液浸泡滤棒，再滤药液，如维生素C注射液等。砂滤棒应按品种编号专用，防止交叉污染。

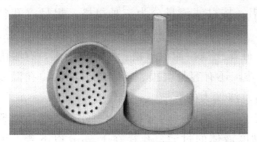

图6-6　布氏漏斗

（四）布氏漏斗

布氏漏斗亦叫扁平筛板漏斗，为陶瓷材质制造，如图6-6。过滤时，一般用打湿的滤纸，铺在漏斗中筛板上使其覆盖所有孔眼，然后放置在抽滤瓶上，用真空泵减压，倒入药液进行过滤。常用于粗滤，如用活性炭形成炭层时，亦可精滤或滤除细菌。

（五）微孔滤膜及滤器

1. 微孔滤膜过滤器

微孔滤膜过滤器常用的有两种：一种叫圆盘形膜滤器，如图6-7；另一种叫圆筒形膜滤器。

圆盘形膜滤器由底盘、底盘垫圈、多孔筛板（或支撑网）、微孔滤膜、盖板垫圈及盖板等部件所组成。

圆筒形膜滤器由一根或多根微孔过滤管组成，将过滤管密闭在耐压过滤筒内制成，此种装置过滤面积大，适用于大规模生产。

2. 滤膜

（1）滤膜的起泡点测定　为保证微孔滤膜的质量，有必要对滤膜孔径大小、孔径分布、

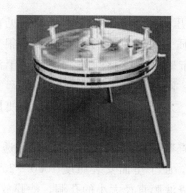

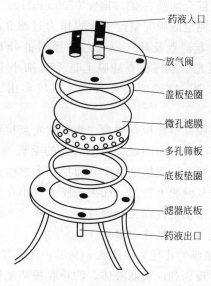

药液入口

放气阀

盖板垫圈

微孔滤膜

多孔筛板

底板垫圈

滤器底板

药液出口

图 6-7 圆盘形膜滤器及其组件示意图

体积流量（体积/时间）进行测定。一般采用起泡点压力法测定孔径大小。每种滤膜都有特定的起泡压力，它是滤膜孔径额定的函数，是推动空气通过被液体饱和的膜滤器所需的压力。在到达此压力之前，由于液体的表面张力的作用，在滤孔中仍滞留着液体。当压力不断增加到足以克服滤膜上较大孔中液体的表面张力时，才能使液体从孔中排出，并随着冒出气泡。使气泡冒出的最小压力称起泡点（有的叫气泡点）。根据测得起泡点达到的压力，可以算出滤膜孔径的大小。起泡点和孔径的关系如式（6-13）：

$$p = \frac{k 4\sigma \cos\theta}{d} \tag{6-13}$$

因此：

$$d = \frac{k 4\sigma \cos\theta}{p} \tag{6-14}$$

式中，p 为起泡点压力，Pa；σ 为试验液体的表面张力，dyn/cm；θ 为液固之间的接触角；d 为微孔直径，cm；k 为微孔形状校正系数。假定滤膜的孔径是圆形，则 $k=1$；若滤膜完全被水润湿，$\theta=0$，则 $\cos\theta=1$。因此只要测出起泡点压力，就可以计算得到微孔的直径。

纤维素混合酯膜的起泡点与孔径大小的经验数据见表 6-2。我国《药品生产质量管理规范》规定微孔滤膜使用前后均要进行起泡点试验。

过滤速度的测定是在一定压力下，以一定面积的滤膜过滤一定体积的水求得。各种不同

表 6-2 不同孔径混合纤维素酯膜起泡点与流速

孔径大小/μm	起泡点/kPa	流速/[mL/(cm² · min)]
0.8	103.9	212
0.65	143.2	150
0.45	225.5	52
0.22	377.5	21

孔径纤维素酯混合滤膜在 93.3kPa（700mmHg）压力下，在 25℃要求的滤速见表 6-2。

（2）干法测定滤膜完整性　滤膜作为过滤介质，对注射液的澄明度影响很大，除了滤膜湿润后检查起泡点及其气泡通过滤膜时的分布确定其完整性外，也可用干法检查它的完整性，利用光学原理检查滤膜上是否有细小空洞等缺陷。这是人们在生产实践过程中创建的一种简便、定性的检查方法，比较实用、方便，但可靠性不及滤膜使用前后进行起泡点试验。

通常把滤膜完整性检查称为"滤膜的光点检查"，检查设备是一个四面不透光的木质或塑料质的黑匣子，上面固定一块能透光的毛玻璃，匣子里面安装照度 1000～2000lx 的日光灯，毛玻璃上覆盖一张黑纸，中间剪挖一个被检查滤膜直径大小的孔洞，滤膜放在能透光的孔洞上，光线从滤膜上透过。如果滤膜上有小孔洞等缺陷，目视便可以检出，一张张检查滤膜，对注射液澄明度提高大有裨益。

（3）滤膜使用时的注意事项

① 微孔滤膜的孔径为锥体状，光滑一面孔径小，是正面；粗糙的一面孔径大，是反面。滤膜安放时，反面朝向被滤液体，防止膜被堵塞影响过滤速度。

② 为了保护滤膜，可用同等大小的滤纸或绢绸布（应先用 20g/L 碳酸钠溶液煮沸 30min，最后用注射用水清洗干净）放在滤膜上面，可防止滤膜破裂。

③ 安装前滤膜应放在注射用水中浸泡 12h（70℃）以上。

④ 在滤器架的排气管的皮管头上，固定一个 16 号输液针头，用止水夹控制，可避免排气压力与速度过大导致滤膜破裂。

⑤ 不要将滤膜固定在滤器架上灭菌，否则滤膜因热胀冷缩而致脆裂皱折。

⑥ 根据药液的理化性质，选用不同材质的滤膜。

⑦ 药液的除菌过滤，是采用孔径 0.22μm 的滤膜过滤，为了保证过滤效果和保护滤膜，在 0.22μm 的膜前面一般要配备一张 0.45μm 的预过滤膜。

（六）微孔滤芯过滤器

微孔滤芯由聚四氟乙烯（PTFE）、聚丙烯（PP）、醋酸纤维（CN-CA）、尼龙（N6）、聚偏氟乙烯膜（PVDF）、聚醚砜（PES）等各种高分子材料制成。结构有管状、板状、空心纤维状等，过滤精度从 0.01μm 到 100μm 以上，各种材质滤芯的直径、长度各不相同，根据生产需要选择。在有些过滤操作中，将逐步取代砂滤棒和板框压滤器。

折叠滤芯过滤器具有过滤面积大、效率高、过滤精度高的特点，可多次反冲洗再生使用和高压灭菌。

根据各个药厂的需要可以选用不同材质的滤芯。滤芯具有较高的通量及透过率，可以耐 121～134℃高压灭菌。通常是两个滤芯串联起来使用，前面一个用较大的孔径，后面一个用一个较小的孔径。对于比较黏稠的产品，前面还要加一道预过滤装置，如不锈钢质筒式滤器，使用 200 目或 400 目尼龙膜为滤材。

过滤后的滤芯可以再生。方法是用水反冲，流通蒸汽处理 30～60min。以后视其过滤速度和效率决定是否丢弃，像比较黏的品种每批就需要换一根新的滤芯。

（七）压滤器

如图 6-8，可以用加压或减压的方法将滤液压入滤器内，通过包有滤纸或滤布的多孔性空心圆柱过滤。滤渣留在外层，滤液自上端压出。下端进口处可接洗涤液，滤完后即将洗涤液压入冲洗。将多孔滤心圆柱换成砂滤棒亦可使用。此滤器使用方便，但过滤面积小，过滤效率低。

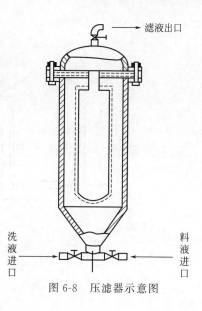

图 6-8　压滤器示意图

（八）超滤

超滤是由超滤膜和各种形式的支撑体组成的，有平板式、管式、螺旋卷式及中空纤维式等。超滤的工作原理与反渗透相近，是一种选择性的分子分离过程。依靠压力为推动力，使溶剂或小分子溶质通过超滤膜，滤膜起着分子筛的作用，允许低于某种相对分子质量大小的物质通过。但超滤与反渗透有差别，一是被分离的溶质相对分子质量较大，故膜孔较大；二是压力较小，各文献所载数据颇不一致，一般为 0.2～1MPa，超滤法制备纯化水是 98.1～343.4kPa。

超滤的特点是操作方便，无相变，无化学变化，处理效率高和不加热，特别适用于热敏物料。另外，超滤是切向流动过滤，又称错流或交叉流过滤（cross-flow filtration），是使滤浆在过滤介质表面切向流动，利用流体的剪切作用将过滤介质表面的固体移走。当移走固体的速度与固体沉积的速度相等时，过滤速度接近恒定。控制不同的切向流动速度，就可以得到不同过滤速度。这种切向过滤比传统的过滤［与它相对应的被称为封头过滤（dead-end filtration）］要优越，即在外加能量下，可获得过滤的高速度。另外，因膜孔不易堵塞，超滤有利于循环操作。

超滤已广泛应用于生物工程后处理过程中，如微生物的分离与收集，酶、蛋白质、抗体、多糖和一些基础工程产品的分离和浓缩等。在药剂学上应用于浸出液的浓缩（不能用加热方法时）、从注射用水中除去热原等。

二、过滤装置

为了保证注射液剂药液的澄明度，通常是采用先粗滤后精滤的多级过滤装置（可以设计连续过滤装置）。过滤装置由多种滤器连贯组合而成，过滤可分为高位静压过滤、减压过滤和加压过滤等。

（一）高位静压过滤装置

此种装置是利用液位差进行过滤，适用于生产量不大、缺乏一定设备的情况。一般贮药液容器置于楼上，通过管道在楼下灌封。此法压力稳定，质量好，但滤速较慢。

（二）减压过滤装置

减压过滤系采用真空泵等，将一个过滤系统抽成真空而形成负压，使滤液通过过滤介质的方法。该装置如图 6-9，适用于各种滤器，对设备要求简单，但压力不够稳定，操作不当易致滤渣层松动，影响滤液质量。另外，整个系统处于负压状态，一些微生物或杂质能从密封不严处吸入系统污染产品，故不适于除菌过滤。

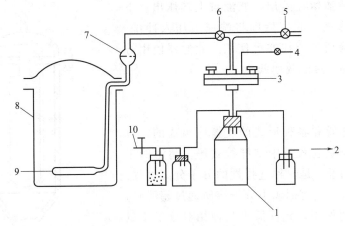

图 6-9　减压过滤装置

1—贮液瓶；2—抽气口；3—膜滤器；4—排气阀；

5,6—阀；7—滤球；8—配液缸；9—滤棒；10—进气口

（三）加压过滤装置

加压过滤系利用离心泵对过滤系统加压而达到过滤的目的，它广泛应用于药厂大量生产。其装置如图 6-10。加压过滤的压力一般为 98kPa，其特点是压力稳定，滤速快，质量好，产量高。由于整个装置处于正压下，即使过滤停顿，对滤渣层影响较小，同时外界空气也不易漏入过滤系统。此法需要离心泵和压滤器等耐压设备；适用于配液、过滤及灌封工艺在同一平面的情况。该装置可以用来检查过滤系统的严密性，先让一定压缩的药液通过膜滤器（必须让滤膜全部润湿），关闭进液阀，停止药液进入，打开通入氮气或压缩空气，使压力在该滤膜起泡点以下约 32.3kPa，关闭右侧的阀，保持 15min。如压力表所指示的压力不变，则表示膜滤器不漏气或膜没有破裂；若压力下降，则表示装置不严密或膜破裂。

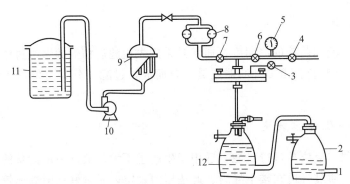

图 6-10　加压过滤装置

1—接灌封机；2—贮液瓶；3—放气阀；4,6,7—阀；5—压力表；8—滤球；

9—滤器；10—离心泵；11—配液缸；12—贮液缓冲瓶

可以利用弹簧伸缩、通电断电，根据贮液瓶质（重）量的变化，设计自动加压过滤装置。无论采用上述哪一种过滤装置，开始滤出的药液澄明度常不符合要求，必须进行回滤，一般是将初滤液倒回贮液容器再过滤，直至澄明度合格为止。

参考文献

［1］ 丁启盛，王维一等.新型实用过滤技术［M］.北京：冶金工业出版社，2000：8.

［2］ 康勇，罗茜，胡筱敏.过滤介质的研究进展［J］.过滤与分离，1995，（4）：3.

［3］ 袁晓林，蒋建忠，袁惠新.新型过滤介质与材料的发展［J］.过滤与分离，2005，15（4）：40.

［4］ 张汝华，屠锡德主编.工业药剂学［M］.北京：中国医药科技出版社，2001：88.

第七章

注射剂的制备工艺

第一节　注射剂生产工艺流程

注射剂一般生产过程包括：原辅料和容器的前处理、称量、配制、过滤、灌封、灭菌、质量检查、包装等步骤，注射剂生产工艺流程如图 7-1。总流程由注射用水的制备、安瓿的前处理、注射液的配制及成品的检验四部分组成。

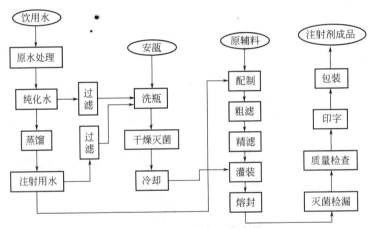

图 7-1　注射剂生产工艺流程

一、制水流程

纯化水为原水经蒸馏法、离子交换法、反渗透法或其他适宜方法制得的供药用的水，不含任何附加剂。由预处理、脱盐（如电渗析、反渗透、离子交换等）、后处理（如蒸馏等）三部分构成。注射用水为纯化水经蒸馏所得，应符合细菌内毒素试验要求，注射用水必须在防止细菌内毒素产生的设计条件下生产、贮藏及分装。灭菌注射用水为注射用水经灭菌所得，注射用水为配制注射剂用的溶剂，灭菌注射用水主要用于注射用灭菌粉末的溶剂或注射液的稀释剂。注射用水制备流程如图 7-2。

二、容器的洗涤流程

注射剂的容器根据其制造材料可分为玻璃容器及塑料容器。

1. 玻璃容器

玻璃容器为盛装注射液或药粉应用最多的容器。有盛装单剂量用的安瓿和西林瓶，安瓿

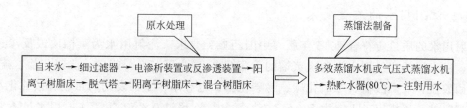

图 7-2　注射用水制备流程

的一般处理工艺流程包括割颈、圆口、蒸煮、洗涤、干燥或灭菌等步骤。

2. 塑料容器

塑料容器的主要成分为塑性多聚物，常用的有聚乙烯与聚丙烯，塑料安瓿的洗涤采用滤过空气吹洗，以除去颗粒性异物。聚丙烯或高密度聚乙烯塑料安瓿可用热压灭菌，低密度聚乙烯等塑料安瓿可采用环氧乙烷、钴 60 γ 射线或高能电子束等方式灭菌。

3. 夹层配液锅

夹层锅可以通蒸汽加热也可通冷水冷却，不锈钢配液缸、搪瓷桶等容器使用前要用洗涤剂或硫酸清洁液处理洗净。临用前用新鲜注射用水荡洗或灭菌后备用，每次配液后，一定要立即刷洗干净，玻璃容器可加入少量硫酸清洁液或体积分数 75％的乙醇放置，以免长菌，用时再依法洗净。

三、注射剂的制备流程

注射剂的制备流程包括注射液的称量、配制、过滤、灌封、灭菌和检漏、印字和包装、质量检查。

第二节　注射剂原辅料及包装材料的质量要求

一、原辅料的质量要求

（一）原辅料的质量要求

注射用的原料药必须符合 2015 年版《中国药典》所规定的各项杂质检查与含量限度。有些品种，可根据具体情况和要求，除按药典或其他标准规定检查外，另再制定更严格的"厂订标准"。注射剂所用的原料应从来源及生产工艺等环节进行严格控制并应符合注射用的质量要求，生产前还需做小样试制，检验合格后方能使用。除另有规定外，制备中药注射剂的饮片等原料药物应严格按各品种项下规定的方法提取、纯化、制成半成品、成品，并应进行相应的质量控制。生物制品原液、半成品和成品的生产及质量控制应符合相关品种要求。注射剂所用溶剂应安全无害，并与其他药用成分兼容性良好，不得影响活性成分的疗效和质量。

药用辅料的残留溶剂、微生物限度、热原、细菌内毒素、无菌等应符合要求。供注射用辅料的细菌内毒素应符合要求（2015 版《中国药典》四部通则 1143），用于有除菌工艺或最终灭菌工艺制剂的供注射用辅料应符合微生物限度和控制菌要求（通则 1105 与通则 1106），用于无菌生产工艺且无除菌工艺制剂的供注射用辅料应符合无菌要求（通则 1101）。

（二）注射用水的质量要求

注射用水的质量应符合 2015 年版《中国药典》要求。注射用水为蒸馏法或反渗透法制得的水，最常用的注射用水为两次蒸馏的重蒸馏水，《中国药典》规定：除氯化物、硫酸盐、钙盐、硝酸盐、亚硝酸盐、二氧化碳、易碳化物、电导率、不挥发物与重金属按纯化水检查应符合规定外，还规定 pH 应为 5.0～7.0，氨含量不超过 0.2mg/L。注射用水虽不要求灭菌，但热原检查应符合规定，并规定应于制备后 24h 内使用。

（三）注射用油的质量要求

注射用油的质量应符合 2015 年版《中国药典》要求。常用的油有芝麻油、大豆油、茶油等，注射用油应无异臭，无酸败味，色泽不得深于黄色 6 号标准比色液，在 10℃ 时应保持澄明。酸值、碘值、皂化值是评定注射用油的重要指标，酸值不大于 0.1，碘值为 126～140，皂化值为 188～195。考虑到油脂氧化过程中有生成过氧化物的可能性，故最好对注射用油中的过氧化物加以控制。凡不符合药典规定的油，均须加以精制，达到要求后才能供注射用。注射用油应贮于避光密闭洁净容器中，避免接触日光、空气，可考虑加入没食子酸丙酯、生育酚等抗氧剂。

（四）其他附加剂质量要求

注射剂可根据需要加入适宜的附加剂，如渗透压调节剂、pH 调节剂、增溶剂、助溶剂、抗氧剂、抑菌剂、乳化剂、助悬剂等。所用附加剂应不影响药物疗效，使用浓度不得引起毒性或明显的刺激性。常用的抗氧剂有亚硫酸钠、亚硫酸氢钠和焦亚硫酸钠等，一般浓度为 1～2g/L。多剂量包装的注射液可加适宜的抑菌剂，抑菌剂的用量应能抑制注射液中微生物的生长，除另有规定外，在制剂确定处方时，该处方的抑菌效力应符合抑菌效力检查法（2015 年版《中国药典》四部通则 1121）的规定。加有抑菌剂的注射液，仍应采用适宜的方法灭菌。静脉给药与脑池内、硬膜外、椎管内用的注射液均不得加抑菌剂。常用的抑菌剂有 5g/L 苯酚、3g/L 甲酚、5g/L 三氯叔丁醇、0.1g/L 硫柳汞等。

二、包装材料的质量要求

（一）药包材的选用原则

药包材标准是为保证所包装药品的质量而制定的技术要求，国家药包材标准由国家颁布的药包材标准（YBB 标准）和产品注册标准组成。

注射剂用药包材的热原或细菌内毒素、无菌等应符合所包装制剂的要求，药物制剂在选择药包材时必须进行药包材与药物的相容性研究，药包材与药物的相容性试验应考虑剂型的风险水平和药物与药包材相互作用的可能性，一般应包括：①药包材对药物质量影响的研究，包括药包材（如印刷物、黏合物、添加剂、残留单体、小分子化合物以及加工和使用过程中产生的分解物等）的提取、迁移研究及提取、迁移研究结果的毒理学评估，药物与药包材之间发生反应的可能性，药物活性成分或功能性辅料被药包材吸附或吸收的情况和内容物的逸出以及外来物的渗透等；②药物对药包材影响的研究，考察经包装药物后药包材完整性、功能性及质量的变化情况，如玻璃容器的脱片、胶塞变形等；③包装制剂后药物的质量变化（药物稳定性），包括加速试验和长期试验药品质量的变化情况。

（二）玻璃容器的质量要求

玻璃是经高温熔融、冷却而得到的非晶态透明固体，是化学性能最稳定的材料之一。该类产品不仅具有良好的耐水性、耐酸性和一般的耐碱性，还具有良好的热稳定性、一定的机械强度、光洁、透明、易清洗消毒、高阻隔性、易于密封等一系列优点，可广泛地用于各类药物制剂的包装。

根据 YBB00342003—2015 标准，我国的药用玻璃按成分和性能可分为钠钙玻璃、低硼硅玻璃、中硼硅玻璃和高硼硅玻璃。中硼硅玻璃和高硼硅玻璃的氧化硼（B_2O_3）含量在 8% 以上，而钠钙玻璃和低硼硅玻璃的氧化硼（B_2O_3）含量均小于 8%。B_2O_3 成分主要用来提高玻璃热稳定性和化学稳定性，在一定的范围内，随着其含量的提高，玻璃的性能越来越好。但我国药用玻璃包材市场上大多数采用了钠钙玻璃和低硼硅玻璃，这种玻璃在化学组分、生产工艺、质量方面都与高硼硅玻璃存在一定的差距。在与药物接触时，可能会出现碱性离子、有害金属元素、着色剂的释放和某些药物被吸附导致含量下降以及玻璃的脱片等问题。2012 年底，碳酸氢钠注射液所用普通钠钙玻璃瓶包装被药监总局紧急叫停，原因是这种玻璃中的 SiO_2 易与碱性物质发生反应从而生成硅酸盐玻屑，虽然碳酸氢钠碱性比较弱，但长期储存也会导致玻璃被腐蚀。《化学药品注射剂与药用玻璃包装容器相容性研究技术指导原则（试行）》特别关注药用玻璃的特性，在指导性原则第二部分对药用玻璃的分类、化学组成、生产工艺等信息进行了重点概括。并且介绍了注射剂的药物与玻璃包装容器可发生的相互作用，比如玻璃中的金属离子、镀膜成分可能会与药液发生反应从而迁移进入药液，致使药液颜色变深、药物降解、pH 改变、产生沉淀、出现可见异物等，给药物带来潜在的安全性风险。而对于某些量微、治疗窗窄、结构上存在易与玻璃发生吸附官能团或是处方中含有微量功能性辅料（如抗氧剂、络合剂）的药物，在玻璃容器表面可能会产生吸附作用，使药物剂量或辅料含量降低。此外，指导性原则还关注注射剂会对玻璃内表面的耐受性产生影响，尤其是对于含有机酸、络合剂、偏碱、高离子强度的注射剂，应重点关注玻璃容器被侵蚀后出现脱片、微粒（玻屑）的可能性。

玻璃容器应达到下面的要求：①药用玻璃容器应清洁透明，以利于检查药液的可见异物、杂质以及变质情况，一般药物应选用无色玻璃，当药物有避光要求时，可选用棕色透明玻璃，不宜选择其他颜色的玻璃；②应具有较好的热稳定性，保证高温灭菌或冷冻干燥下不破裂；③应有足够的机械强度，能耐受热压灭菌时产生的较高压力差，并避免在生产、运输和贮存过程中所造成的破损；④应有一定的化学稳定性，不与药品发生影响药品质量的物质交换，不引起药液的 pH 变化等；⑤熔点较低，易于熔封；⑥不得有气泡、麻点及砂粒。国家食品药品监督管理局于 2012 年下达了《关于加强药用玻璃包装注射剂药品监督管理的通知》，明确要求注射剂产品与所用药用玻璃的相容性研究应符合相关技术指导原则的要求，凡不符合的，必须立即停止使用该药用玻璃包装。

（三）塑料容器的质量要求

按材质分类，塑料安瓿主要分为聚丙烯（PP）安瓿和聚乙烯（PE）安瓿。因两者化学成分不同、熔点不同，导致对高温灭菌的耐受性有很大差异。聚丙烯能够耐受 121℃ 条件下的高温灭菌，聚乙烯则一般不能耐受 110℃ 以上的灭菌。因自身材质的不同特点，决定了两者在应用上的区别。聚丙烯耐热性好，可 121℃灭菌，透明度和强度也较高，普遍应用于可耐受终端灭菌的注射剂，聚乙烯以低密度聚乙烯较多，应用无菌工艺生产的注射剂。塑料安瓿适合含有机酸盐、高浓度电解质、高 pH 等对低硼硅甚至中硼硅安瓿腐蚀性较强的小容量注射剂药物。塑料包材除含聚合物以外，通常还含有多种添加剂，如催化剂、激活剂、塑化剂、增黏剂、着色剂、填充剂、抗氧剂、润滑剂等，在灭菌和贮藏过程中，抗氧剂通过自身降解发挥保护作用，所产生的降解产物水溶性增加，有可能迁移进入药液中。

塑料安瓿同其他注射用包装容器一样，以本身物理、化学稳定性和生物安全性作为质量评定的三个条件，欧美及日本药典中对此均有不同程度的规定，美国药典侧重于材料本身的惰性和生物安全性，分别从体外、体内对注射剂包装材料进行了相应的安全性试验规定，也具体对药用聚乙烯和聚丙烯的理化指标进行了规定，欧洲药典则侧重于材料本身理化性质的稳定性，包括材质组成、添加剂最大允许比例、溶出物检查等物理化学的质量指标，国内外相关指导原则还对注射剂用包装容器的密封性与相容性研究进行了系统规定。国家食品药品监督管理局于 2012 年下达发布了《化学药品注射剂与塑料包装材料相容性研究技术指导原则（试行）》。玻璃安瓿与两种材质的塑料安瓿性能比较，如表 7-1 所示。

表 7-1 玻璃安瓿和塑料安瓿性能比较

项 目	玻璃安瓿	塑料安瓿	
		聚乙烯安瓿	聚丙烯安瓿
材质组成	主要成分：氧化硅、氧化硼、氧化铝	聚乙烯	聚丙烯
	添加剂多为钠、钾、镁、钙、锂等元素的氧化物	不含添加剂或含添加剂	均含有抗氧剂等多种类型添加剂
物化性能	透明、光洁，易清洗	透光性相对较差	透光性相对较差
	耐受 121℃高温灭菌	一般不耐受 110℃以上温度灭菌	耐受 121℃高温灭菌
	不通透，密封性好	半通透性	
药物相容性	可能形成玻璃脱片	无玻璃脱片	
	可能析出无机盐离子，其中铝离子析出毒性大	可能析出添加剂，包括抗氧剂、金属离子等	
	对高 pH、含有缓冲盐成分的药物，不相容的风险大	对高 pH、含有缓冲盐成分的药物，不相容的风险相对较小	
适用性	绝对密封，适用于易氧化的药物	对易氧化药物因透气性能不适用	
	用于非终端灭菌注射剂的生产时，生产过程中染菌风险大	用于终端灭菌或非终端灭菌注射剂，使用 BFS 技术，无菌保证水平高	
临床使用	打开时易生产玻屑污染药物，注入人体导致血管堵塞；易扎手，增加医护人员感染风险	打开时完全无玻屑污染、玻璃扎手的风险	
贮存运输	易碎、重量大，运输贮存均不便	不易碎、重量轻，易于运输贮存	
环境影响	玻璃废弃物，回收利用价值不大	塑料废弃物，易于回收利用	

（四）丁基胶塞的质量要求

丁基胶塞按包装方式可分为三类：普通胶塞、免洗待灭菌胶塞、免洗免灭菌胶塞。普通胶塞的清洗、灭菌由药厂来完成；免洗待灭菌胶塞的清洗由胶塞厂完成，灭菌由药厂完成；免洗免灭菌胶塞的清洗及灭菌均由胶塞厂完成。从目前国内药企的反馈来看，多数药企倾向于将胶塞的清洗工序交给胶塞企业，这样可提高药企的生产效率；灭菌工序由药厂进行管控，可保证药品的安全，因此免洗待灭菌胶塞是国内多数药企首选的胶塞产品。

丁基胶塞与药物的相容性普遍存在的问题主要有三个方面：

(1) 吸附问题　这种交互作用通常是药物先被吸附于瓶塞的表面，然后药物在瓶塞的基体内扩散。据报道，药物中的某些稳定剂和抑菌剂如硫柳汞、三氯叔丁醇等可被胶塞吸附，影响药物的稳定性，胶塞还可吸附部分含蛋白质的药物如胰岛素，从而导致药物失效。

(2) 浸出物问题　丁基胶塞在生产中加入了大量的辅料，辅料与大分子之间的作用力几乎都是分子间的范德华力，因此，其迁移是一种必然趋势。由于浓度梯度的关系，实际上也在缓缓地向外渗出，污染或破坏被包装的药物，导致药效降低，甚至产生毒副作用。如通过GC/MS法检测出甲氨蝶呤药粉中含有 16 种挥发性成分，其中主要成分为丁基胶塞生产过程中添加的抗氧剂 2,6-二叔丁基-4-甲基-苯醌（BHT）。

(3) 微粒污染　不溶性微粒是指制剂在生产或应用中经过各种途径引入的微小颗粒杂质，其粒径在 $1\sim50\mu m$ 之间。目前普通的输液器只能截留粒径大于 $20\mu m$ 的微粒，而人体只能将粒径在 $2\mu m$ 以内的微粒通过肾脏交换排出体外，粒径在 $2\sim20\mu m$ 之间的微粒将无法排出。

第三节　注射剂容器的洗涤及处理

一、注射剂容器的种类

注射剂的容器用来灌装各种性质不同的注射剂，在制造过程中需经高温灭菌，并在各种不同的环境下长期贮藏。因此，要求注射剂的容器应有很高的密闭性和机械强度，化学性质稳定，使得容器表面与药液在长期接触过程中不会发生脱落、降解、迁移等现象，也不能使药液发生变化。目前使用的注射剂容器主要是由硬质中性玻璃制成的安瓿或其他式样的容器（如西林瓶、输液瓶等）。由于塑料工业的发展，注射剂的包装也有采用塑料容器（如软塑料袋、硬塑料袋等）。

1. 安瓿和西林瓶

GB 2637—1995 规定水针剂使用的安瓿一律为曲颈易折安瓿，粉末安瓿用于分装注射用药物粉末，故瓶颈口粗或带喇叭口，便于药物的分装。近年来开发了一种可同时盛装粉末与溶剂的注射容器，特别适用于一些在溶液中不稳定的药物。容器分两个隔室，上面隔室盛溶剂，下面隔室装无菌药物粉末，中间用特制的隔膜分开。使用时，将顶上的塞子压下，使隔膜打开，溶液流入下隔室，经振荡将药物溶解后使用。小体积注射剂容器如图 7-3。

注射剂的玻璃安瓿有硬质中性玻璃制成的安瓿或西林瓶（如青霉素小瓶），其容积通常为 1mL、2mL、5mL、10mL、20mL 等几种规格。常用的安瓿种类有：

① 易折安瓿，系将膨胀系数高于安瓿玻璃 2 倍的低熔点玻璃粉末，熔融固着在安瓿颈部成环状，冷后即产生一圈强烈的永久应力，用时易折，折后断面平整，无玻屑落下。

② 预先划痕或用陶瓷油漆在颈部刻划成环，再烧结在玻璃上，可减弱玻璃的强度，易于折断。

③ 一点切割安瓿，于曲颈部分刻有一 V 形微细锯痕。这种安瓿切割时要比普通安瓿产生的微粒大大减少。

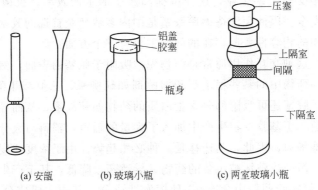

图 7-3   小体积注射剂容器

安瓿的色泽多用无色安瓿，琥珀色安瓿可滤除紫外线，适用于对光敏感的药物，但琥珀色玻璃中有氧化铁存在，痕量的氧化铁有可能被浸提而进入产品中，如果产品中含有的成分能被铁离子催化，则不能使用琥珀色玻璃容器，所以这种颜色的容器，应根据情况使用。

2. 卡氏瓶

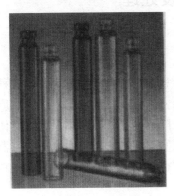

图 7-4   卡氏瓶

卡氏瓶俗称笔式注射器，由卡氏瓶体、铝盖、胶垫和活塞组成。是以硼硅玻璃为套筒，两端开口的管状筒形，其瓶口用胶塞和铝盖密封，底部用橡胶活塞密封（图 7-4），相当于没有推杆的注射器。可用于盛装注射液，也可装冻干粉末和无菌粉末。用卡氏瓶包装的注射剂注射时需与可重复使用的卡氏注射架、卡氏半自动注射笔、卡氏全自动注射笔结合使用。采用卡氏瓶包装的注射液在实施注射时只需将卡氏瓶与针头装入配套的注射器械中即可进行注射，整个注射过程不会产生玻屑，药液不需转移，也不会暴露于空气中，药液不与注射器接触。因此，与安瓿包装相比，注射更安全、便捷，减轻了医护人员的劳动强度，提高了工作效率。卡氏瓶是近年快速发展起来的注射剂内包材，德国最早于 2002 年开始使用，我国于 2004 年即引进，主要应用于基因工程、生物工程、胰岛素等领域。世界市场的卡氏瓶主要由德国邦吉和德国肖特等大企业生产，年产量约为 7 亿支，2005年我国通化东宝、珠海联邦制药、江苏万邦医药等企业对卡氏瓶的总用量约为 1500 万只，原因在于国内灌装卡氏瓶的企业都在使用进口设备，而进口设备价格昂贵，阻碍了卡氏瓶的推广速度。

3. 塑料安瓿

塑料安瓿的主要成分为塑性多聚物，常用的有聚乙烯与聚丙烯，它们的性质各异。前者吸水性小，可耐受大多数溶剂的侵蚀，但耐热性差，因而不能热压灭菌；后者可耐受大多数溶剂的侵蚀并可热压灭菌。此外，塑料制品中常加入其他添加剂，以改善其物理性状，如：增塑剂可以改善可塑性；稳定剂可以防止塑料见光变色等；加速催化剂可以增加树脂的聚合速率；抗氧剂可以延缓氧化；填充剂可以改善塑料的物理性状，如强度、着色、润滑压模等作用。这些添加剂常可从塑料容器中渗漏至药液，同时药液中的成分也可被塑料吸附。塑料的透湿透气性还可使药液的体积缩小，药液浓度改变等。不过塑料安瓿的上述问题均已解决，生产中已有专用设备，塑料原料进入、安瓿的成型、药液的灌装与封口等工艺过程均在洁净室内由一台联动机完成。

4. 预装药物注射器（PFS）

详见本章第六节。

二、玻璃安瓿的洗涤及处理

（一）安瓿的检查

为了保证注射剂质量，安瓿要经过一系列检查，一般必须通过物理和化学检查。

（1）物理检查 主要检查安瓿外观、尺寸、应力、清洁度、热稳定性等，具体要求及检查方法可参照中华人民共和国国家标准。

（2）化学检查 玻璃容器的耐酸性、耐碱性检查和中性检查，可按有关规定的方法进行。

（3）装药试验 必要时（特别是当安瓿材料变更时），理化性能检查虽合格，尚需做装药试验，证明无影响方能应用。

（二）安瓿的切割与圆口

空安瓿需先经切割，使安瓿颈有一定的长度，便于灌药与包装。手工切割适于小量生产，采用安瓿切割板，按规定长度调好砂石和挡板之间的距离，采用半拉半撅动作折断瓶颈。所割安瓿，瓶口整齐，无缺口、裂口、双线等废品，长短符合要求。切口不好，玻屑掉进安瓿，增加洗涤困难，影响澄明度，故要保持砂石锐利、台面清洁，割好后及时盖好，以防灰尘落入。

安瓿割口后，颈口截面粗糙，留有细小玻屑，在相互碰撞及洗涤时容易落入安瓿内，因此需要圆口。圆口系利用强烈火焰喷烘颈口截面，使熔融光滑，圆口完毕后拍出安瓿内的玻屑，贮存时不得重压。

大规模生产中一般采用安瓿自动割圆机，割颈与圆口在一台机器上同时进行，生产效率大大提高。

（三）安瓿的洗涤

安瓿可先灌瓶蒸煮，进行热处理。一般使用离子交换水，质量较差的安瓿须用 5g/L 醋酸水溶液，灌满后，进行 100℃ 30min 热处理，此项操作在灭菌器内或热处理连动机内进行。蒸瓶的目的是使瓶内灰尘和附着的砂粒等杂质经加热浸泡后落入水中，容易洗涤干净，同时也是一种化学处理，让玻璃表面的硅酸盐水解，微量的游离碱和金属离子溶解，使安瓿的化学稳定性提高。

安瓿的洗涤方法一般有甩水洗涤法和加压气水交替喷射洗涤法两种。

1. 甩水洗涤法

将盛满安瓿的盘子放在灌水机传送带上，送至灌水机上部淋下的经过滤的去离子水或纯化水（必要时用稀酸溶液）时，将安瓿灌满，再送入灭菌柜中加热蒸煮处理。经蒸煮后的安瓶，可趁热用甩水机甩干，然后再置灌水机上灌水，再用甩水机将水甩出，如此反复三次，以达清洗目的。此法仅适用于5mL以下的直颈安瓿，生产效率高，劳动强度低，符合大生产需要。

2. 加压气水交替喷射洗涤法

加压气水交替喷射洗涤法是目前生产上认为有效的洗瓶方法，特别适用于大安瓿的洗涤，它是利用已过滤的纯化水与已过滤的压缩空气由针头喷入安瓿内交替喷射洗涤。压缩空气的压力一般为294.2～392.3kPa，冲洗顺序为气—水—气—水—气，一般4～8次。此种方法洗涤水和空气，过滤是关键问题，特别是空气的过滤，因为压缩空气中有润滑油雾及尘埃，不易除去，滤得不净反而污染安瓿，以致出现"油瓶"。压缩空气先经冷却，然后经贮气筒，使压力平衡，再经过焦炭（或木炭）、泡沫塑料、瓷圈、砂棒等过滤，使空气净化，洗涤水和空气也可用微孔滤膜过滤。近年来国内有采用无润滑空气压缩机，此种压缩机出来的空气含油雾较少，过滤系统可以简化，最后一次应用微孔滤膜精滤的注射用水洗涤。加压喷射气水洗涤机，一般有脚踏式及半自动式两种。

一般将加压气水交替喷射洗涤机安装在灌封机上组成洗、灌、封联动机。气水洗涤的程序由机械自动完成，大大提高了生产效率。还有一种洗涤机系采用加压喷射气水洗涤与超声波洗涤相结合的方法。

安瓿的洗涤，也有只采用洁净空气吹洗的方法。为此，安瓿在生产时应严密包装，不使之受到污染，只用清洁空气吹洗即可。此法虽然省去水洗这一步，但仍能保证安瓿质量，这就为针剂高速度自动化生产创造了有利条件。还有一种密封安瓿，使用时在净化空气下用火焰开口，直接灌封，这样可以免去洗瓶、干燥、灭菌等工作。

3. 超声波安瓿洗涤法

利用超声技术清洗安瓿是国外制药工业近二十年来新发展起来的一项新技术。在液体中传播的超声波能对物体表面的污物进行清洗，它具有清洗洁净度高、清洗速度快等特点，特别是对盲孔和各种几何形状物体洗净效果独特。目前国内已有引进和仿制的超声波洗瓶机。但有报道认为，超声波在水浴槽中易造成对边缘安瓿的污染或损坏玻璃内表面而造成脱片，值得注意。

（四）安瓿的干燥或灭菌

安瓿洗涤后，一般要在烘箱内用120～140℃温度干燥。盛装无菌操作或低温灭菌的安瓿则须180℃干热灭菌1.5h。大量生产时多采用隧道式烘箱，该设备主要由红外线发射装置与安瓿自动传送装置两部分组成。隧道内平均温度200℃左右，有利于安瓿连续化生产。随着干燥工艺已广泛采用远红外线加热技术，一般在碳化硅电热板辐射源表面涂上远红外涂料，如氧化钛、氧化锆等氧化物，便可辐射远红外线，它具有效率高、质量好、干燥速度快和节约能源的特点。采用适当的辐射元件组成的远红外干燥装置，温度可达250～350℃，一般经350℃ 5min，能达到安瓿灭菌的目的。

为了防止污染，还有一种电热红外线隧道式自动干燥灭菌机，并附有局部层流装置，安瓿在连续的层流洁净空气的保护下，经过350℃的高温，很快就完成了干热灭菌，而且安瓿极为洁净。灭菌好的空安瓿存放柜应有净化空气保护，安瓿存放时间不应超过24h。

三、塑料安瓿的洗涤及处理

1. 注射吹塑成型

带有减薄槽的塑料安瓿是流行的易开启安瓿，其主要结构形式如图 7-5(a)、(b)，两种瓶体的成型方法不同。国内某公司生产的安瓿结构如图 7-5(a)，一般聚乙烯或者是聚丙烯以注射吹塑的方法成型，瓶盖采用注射吹塑的工艺成型，包括瓶颈、加强筋，开启线是注射成型的一条深的凹槽。瓶体通过注射吹塑的方法成型，成型后低温灌装药液，然后将顶盖与瓶体热封合一体化，完成了安瓿的制作。

2. 三合一无菌灌装生产

图 7-5(a) 所示的安瓿采用了注射吹塑的方法分别将瓶体和瓶盖成型，灌装后热合两部分，需要单独设计制造瓶盖和瓶体的注射模具与吹塑模具，其生产的成本较高，流程较为复杂。如今国

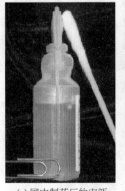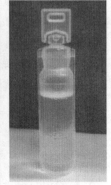

(a) 国内制药厂的安瓿　　(b) 三合一成型安瓿

图 7-5　不同结构的塑料安瓿

际上流行的是三合一的挤出吹塑生产，即将吹瓶、灌装、封口集合到一台设备中。图 7-5(b) 为三合一机械一步成型的塑料安瓿。三合一机械生产安瓿一般是通过挤出机挤出圆形型坯，在多型腔的模具中吹塑，吹塑的模具上设计有压制开启撕裂凹槽的凸起，在较大合模力的作用下成型瓶体颈部的凹槽。其吹塑的吹针设计有吹气的管路和灌装的管路，在吹气完成之时即开始灌装，无需与外界接触，从而避免再次消毒的过程。灌装完成后，头模闭合将容器顶部还在熔融状态的口部密封、冷却、去除飞边。这种三合一的生产方式极大地提高了生产效率，同时减小了设备的占地面积，并且整个生产过程都在一台机器中进行，瓶坯的吹塑和灌装都更加安全卫生，实现了生产的全自动化，减少了操作人员。其流程如图 7-6。

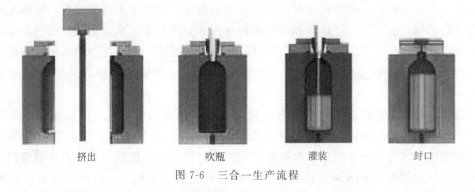

挤出　　　　　吹瓶　　　　　灌装　　　　　封口

图 7-6　三合一生产流程

第四节　注射剂的配制与过滤

一、注射剂的配制

1. 投料计算

投料前应对所用原辅料的质量进行检查，根据原料的具体情况，按处方量进行计算后称

量。投料过程必须有技术人员参加，并应由两人以上进行核对，对所用原辅料的来源、批号、用量和投料时间等均应严格记录，并负责签字。

原辅料的质量是影响成品质量的关键。目前我国已不允许采用非注射用规格的原辅料进行注射剂生产。某些品种，如维生素 B_1、葡萄糖酸钙、维生素 K_1 等原料虽能符合药典要求，但仍有一些微量杂质会严重影响注射液的质量，为此还必须增加某些一般规定以外的检查项目。这些项目和规定称为"厂定标准"。

原辅料用量的计算应视具体情况，按处方量进行计算。如一些含结晶水的药物，应注意换算，某些容易降解的药物，尤其在注射液灭菌后，主药含量有所下降时，应酌情增加投料量。投料量可按下式计算：

$$投料量=\frac{原料理论用量×成品标示量（\%）}{原料实际含量（\%）}$$

$$原辅料理论用量=实际配液数×成品含量$$

$$实际配液数=实际灌注数+实际灌注时的耗损量$$

2. 配制用具的选择与处理

大量生产用夹层配液锅，同时应装配轻便式搅拌器，夹层锅可通蒸汽加热，也可通冷水冷却。此外，还可用不锈钢配液缸、搪瓷桶等容器。配制药液容器的材料，可以用玻璃、搪瓷、不锈钢、耐酸耐碱陶瓷及无毒聚氯乙烯、聚乙烯塑料等。塑料不耐热，高温下易变形软化；铝质容器也不宜使用。配液用具使用前应彻底清洗。一般可用肥皂刷洗，常水冲洗，最后注射用水冲洗。玻璃与瓷质用具洗后可用清洁液处理，随即用常水、注射用水冲洗。塑料管道可用较稀的清洁液处理，橡皮管可置纯化水内蒸煮搓洗，最后用注射用水反复搓洗，临用前用新鲜注射用水荡洗或灭菌后备用。每次配液后，用具一定要立即刷洗干净，玻璃容器可加少量清洁液或 75%（体积分数）乙醇后放置，以免长菌，临用前再依次洗净。供配制油性注射剂的用具，必须洗净后烘干使用。

3. 配制方法

配液方式有两种：一种是将原料加入所需的溶剂中一次配成所需的浓度，即稀配法，原料质量好的可用此法；另一种是全部原料药物加入部分溶剂中配成浓溶液，加热过滤，必要时也可冷藏后再过滤，然后稀释至所需浓度，此法叫浓配法。溶解度小的杂质在浓配时可以过滤除去，一些质量较差的原料可采用此法配液，配制所用注射用水其贮存时间不得超过 12h。

配制含剧毒药品注射液时要特别细心谨慎，有些仪器与用具宜分开使用，以免交叉污染；对不稳定的药物配制注射液时，应采取稳定剂先溶、药物后加、控制温度、调节 pH、避光与通惰性气体等措施，使药液始终保持在最稳定的状态；配制含量小的注射液时，应将药物先于少量溶剂中完全溶解后再稀释，以防损失或浓度不均匀；对不易滤清的药液可加 $1\sim3g/L$ 活性炭处理，也可用纸浆或纸浆混炭处理，起吸附和助滤作用，对提高产品的澄明度有很大作用，但一定要选用一级针用活性炭，可确保注射液免受活性炭所含的微量杂质的影响。还应注意活性炭对小量药物（如生物碱盐等）的吸附作用，要通过加炭前后药物含量的变化，确定能否选用。活性炭在微酸性溶液中吸附作用较强，最高吸附能力可达 1:0.3。在碱性溶液中有时出现"胶溶"或脱吸附作用，反使药液中的杂质增多，故活性炭最好用酸处理并活化后使用。活性炭在较高温度下吸附速度快，但吸附量有所下降，故一般加炭后煮沸片刻，放冷至 50℃ 左右，再过滤脱炭，效果较好。

油性注射液的配制，先将注射用油经 150℃1～2h 干热灭菌后，冷却至主药熔点以下 20～30℃时配制，待油溶液温度降至 60℃以下时过滤，油温不宜太低，否则黏度增大，过滤困难。药液配制后，应进行半成品的质量检查，一般检查 pH、含量等，合格后才能进行药液的过滤等。

二、注射剂的过滤

药液中的微粒靠过滤除去，以保持注射液的澄明。对注射液的澄明度有要求，不仅肉眼可见的微粒不允许存在，而且肉眼不可见的微粒也有一定的限制。无菌过滤则要求更高，因为通常无菌过滤的产品，最终无须灭菌，所以对过滤效率和操作环境均有严格的要求。注射液的过滤主要靠介质的拦截作用，其过滤方式有表面过滤和深层过滤。表面过滤是过滤介质的孔道小于滤浆中颗粒的大小，过滤时固体颗粒被截留在介质表面，如滤纸与微孔滤膜的过滤作用。深层过滤是介质的孔道大于滤浆中颗粒的大小，但当颗粒随液体流入介质孔道时，靠惯性碰撞、扩散沉积以及静电效应被沉积在孔道和孔壁上，使颗粒被截留在孔道内。详见第六章。

1. 滤器的种类

常用滤器有垂熔玻璃滤器、砂滤棒、板框压滤器、膜滤器等多种。由于各种滤器用途不完全相同，故须了解它们的性能，合理选用，才能达到理想的过滤效果。

2. 过滤装置

注射剂的过滤通常有高位静压过滤，减压过滤及加压过滤等方法。

第五节 注射剂的灌封与灭菌

过滤的药液经检查合格后进行灌装和封口，即灌封，灌装有药液的安瓿应及时封口，以免污染药液。药液的灌装和封口这两步应在同一室内进行，对该室环境要求较高，要有尽可能高的洁净度。该室的内部布局、人员流动、物料的进出等均有严格控制，否则对产品质量影响甚大。

一、注射剂的灌封要求

1. 剂量准确

灌装时可适当增加装量，易流动液体可增加少些，黏稠性液体宜增加多些，以确保用药剂量不少于标示量。在灌装前必须用精确的小量筒校正注射器的吸液量，试装若干支安瓿，合格后方可灌装。可参考 2015 年版《中国药典》四部适当增加装量，如表 7-2。

表 7-2 注射剂增加装量表

标示装量/mL	增加量/mL	
	易流动液	黏稠液
0.5	0.10	0.12
1	0.10	0.15
2	0.10	0.25
5	0.30	0.50
10	0.50	0.70
20	0.60	0.90
50	1.0	1.5

2. 药液不沾瓶

为防止灌注器针头挂水，活塞中心设有毛细孔，可使针头挂的水滴回缩，避免药液沾瓶；或者调节药液的灌装速度，过快时药液容易溅至瓶颈而沾瓶。

3. 控制充气流量

通惰性气体时，要既不使药液溅至瓶颈，又使安瓿空间的空气除尽。一般采用安瓿先充气一次，灌装药液后再充一次效果较好。若灌封室内多台机器均需充气，则先将惰性气体通入缓冲缸，使压力均衡后再分别通入各台机器，以保证产品充气一致，并在各台灌封机上装有测定气体压力的装置。

4. 洁净度要求高

灌封是注射剂制备中洁净度要求最高的步骤，用于生产非最终灭菌产品的吹灌封设备自身应装有 A 级空气风淋装置，一般最终灭菌工艺产品的生产操作为 C 级背景下的局部 A 级，非最终灭菌产品的无菌生产操作为 B 级背景下的 A 级。

二、注射剂的灌封

安瓿封口要求严密不漏气，顶端圆整光滑，无歪头、尖头、焦头、瘪头和小泡，封口方法有拉丝封口（拉封）和顶封两种。由于拉丝封口严密，不会像顶封那样容易出现毛细孔，而且拉封时火焰对药液的影响也小，目前多主张采用拉丝封口，粉末安瓿或具有广口的其他类型安瓿都必须拉封。注射剂灌封操作可分手工灌封和机械灌封。

1. 手工灌封

手工单针灌注器有竖式和横式两种。图 7-7 为竖式手工灌注器；此外还有双针或多针灌注器，原理与之相同。为控制药液向一个方向流动，多采用单向活塞，当唧筒向上提时，筒内压力减小，下活塞开放，药液被吸入，同时上活塞关闭；唧筒下压，压力增大，上活塞开放，将药液灌入安瓿，同时下活塞关闭，一吸一灌，反复操作，进行灌注。容量调节螺丝可上下移动，以控制唧筒上下往复的距离，决定着吸入与压出的药液量。灌注针头一般采用拉尖的玻璃管或不锈钢针头，由于玻璃管具毛细管作用，针头易呈缩水现象，故药液不易沾瓶，但若操作不当，药液仍可沾瓶，在封口时会造成焦头而影响澄明度，采用软针头（塑料）灌注，以减少玻璃屑脱落的概率。

手工封口多采用拉封法。按火焰多少，又可分为单火焰法和双火焰法，后者常用，封口速度快，操作容易掌握。封口安瓿长短一致，质量较高。火焰多采用煤气或气化汽油，靠压缩空气或氧气助燃，可使火焰温度增高。熔封时火焰要调节好，防止产生鼓泡、封口不严等废品。

2. 机械灌封

图 7-8 为安瓿灌封机示意图。灌封机由空安瓿加瓶斗、安瓿传运轮、传动齿板、装量控制器、灌注针头、火焰熔封灯头等组成。药液的灌注由四个步骤协调进行：①由传动齿板传送安瓿；②灌注针头下降；③药液灌注入安瓿；④灌注针头上升后安瓿传送至火焰熔封，同时灌注器吸入药液。以上四个步骤必须协调，这主要通过主轴上的侧凸轮和灌注凸轮来实现。药液容量调节是由容量调节螺旋上下移动而完成的，灌液部分还有自动止灌装置。自动止灌器的作用是在运转过程中遇到个别缺瓶或安瓿用完尚未关车的情况下，能自动停止灌注，以免浪费药液和污损机械。火焰的大小靠调节压缩空气与燃气的比例来控制，火焰以蓝白色为最好，绿色或红色火焰温度较低。

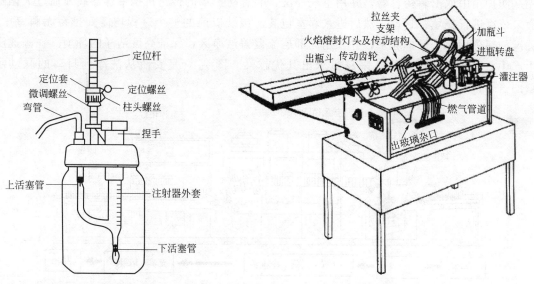

图 7-7　竖式手工灌注器　　　　　图 7-8　安瓿灌封机示意图

灌封中可能出现的问题主要有：剂量不准确、封口不严、焦头、瘪头、爆头（鼓泡）等。应分析原因，及时解决。焦头经常会出现，其主要原因是安瓿颈部沾有药液，熔封时炭化所致。药液灌注速度过快或充气过猛，引起药液飞溅；针头回液差出现"挂水"（针头带有液滴）；针头安装不正或安瓿瓶颈过细，灌注时沾瓶；行程配合不好，造成针头刚进瓶口就灌注药液或针头上升至瓶口时才灌完药液；针头升降轴不够润滑，针头起落迟缓等，均会造成焦头。充 CO_2 的产品容易发生瘪头或爆头，可考虑预热，在熔封部上方加一保温挡板，并适当控制火焰，可减少废品的发生。

对一些不稳定的产品，安瓿内要通惰性气体以置换安瓿中的空气，常用的有氮气和二氧化碳，高纯度的氮气可不经处理，或仅通过 50％甘油、注射用水洗涤处理即可。纯度差的氮气可先通入缓冲瓶，经硫酸洗气瓶洗去水分，再通过碱性焦没食子酸洗气瓶除去氧气，然后再经 10g/L 高锰酸钾的洗气瓶除去还原性有机物，最后经注射用水洗气瓶导出。二氧化碳可用装有浓硫酸、10g/L 硫酸铜溶液、10g/L 高锰酸钾溶液的洗气瓶处理分别除去二氧化碳中的水分、硫化物、有机物和微生物，最后再经注射用水洗气瓶除去 SO_2 和水溶性杂质后导出供用。

由于二氧化碳在水中溶解度比氮气大，密度又比氮气大，因而一般安瓿中通二氧化碳的驱氧效果比氮气好，特别是对还原性较强的品种。如维生素 C、盐酸肾上腺素、硫酸庆大霉素等注射剂通二氧化碳的抗氧效果更好；但对钙盐、磺胺盐类等注射剂，因二氧化碳会影响药物的稳定性，不宜采用。通氮对注射液灭菌前后的 pH 无甚影响，而通二氧化碳时，对 pH4.5 以下的产品，不会引起药液 pH 的改变，但若产品 pH4.5～7.0，灭菌后可使 pH 下降 0.2～0.5。

3. 注射剂生产的联动化

注射剂生产的全过程要经过多道工序，为此，将这些工序连接起来，组成联动机，不仅可提高注射剂的生产效率，而且对其质量的提高也大有好处，目前已达到洗-灌-封联动和割-洗-灌-封联动。灭菌包装还没有联动机。目前有些联动机，在洗涤、干燥、灭菌、灌封各个部分装上局部层流装置，可用于生产无菌产品，有利于提高产品质量。图 7-9 为洗-灌-封联动机示意图，随着近年来新技术新设备的不断发展，有些将整个过程安排在自动生产线上，先从防护箱中取出装药容器，并用空气冲洗，装有防护罩的传送机携带容器高速通过灭菌隧道，依次进行充填、封口，然后进入邻室包装。包装以前的整个过程均需安排在无菌室中，关键的部分用罩子保护起来，并采用局部层流覆盖洁净区，保证高度洁净的环境。在高速度生产中，这些自动操作线越来越显示出其优越性。图 7-10 是安瓿从洗涤到封口的联动示意图。

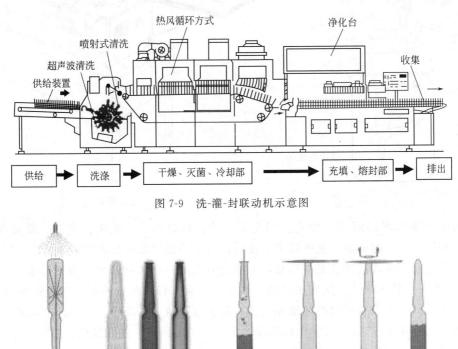

图 7-9　洗-灌-封联动机示意图

洗瓶 ➡ 除湿 ➡ 灭菌 ➡ 冷却 ➡ 灌装 ➡ 封口

图 7-10　安瓿洗-灌-封联动线示意图

三、注射剂的灭菌

除采用无菌操作生产的注射剂外，一般注射液在灌封后必须尽快进行灭菌，以保证产品的无菌。注射液的灭菌要求是杀灭微生物，以保证用药安全，避免药物的降解，以免影响药效。灭菌与保持药物稳定性是矛盾的两个方面，灭菌温度高、时间长，可将微生物杀灭，但却不利于药液的稳定。因此在选择灭菌方法时，必须兼顾保证产品的无菌、保持药物稳定这两个方面。根据具体品种的性质来确定具体的灭菌方法和时间，必要时，采取几种灭菌方法联合使用。一般注射剂生产污染较少，故常用流通蒸汽灭菌，1～5mL 安瓿可采用流通蒸汽 100℃灭菌 30min，10～20mL 安瓿常用 100℃灭菌 45min。对热不稳定的产品可适当缩短灭菌时间或降低灭菌温度，如维生素 C、地塞米松、磷酸钠注射剂等采用 100℃灭菌 15min。可按灭菌效果 $F_0 > 8$ 进行验证（为保证无菌，实际操作 F_0 达到 12 时灭菌较可靠）。对热稳定的产品，应采用热压灭菌。详见本书第二章。

四、注射剂的检漏

灭菌后的安瓿应立即进行漏气检查，安瓿如果有毛细孔或微小的裂缝存在，则微生物或污物可以进入安瓿或者安瓿内药物泄漏出来，并损坏包装。贮存时，温度的变化将导致安瓿内容物的膨胀和收缩，如果有孔隙存在，则安瓿内外的物质交换就会增强。

检漏一般采用灭菌、检漏两用灭菌锅。灭菌完毕后，稍开锅门，从进水管放进冷水淋洗安瓿使温度降低，然后关紧锅门并抽气，灭菌器内压力逐渐降低。如有漏气安瓿，则安瓿内空气也被抽出。当真空度达到 85.3～90.6kPa（640～680mmHg）后，停止抽气。将颜料溶液吸入灭菌锅中至盖过安瓿后，关闭色水阀，放开气阀，再将色水抽回贮器中，开启锅门，将注射剂车架推出，淋洗后检查，剔去带色的漏气安瓿。也可在灭菌后，趁热立即于灭菌锅内放入色水，安瓿遇冷内部压力收缩，色水即从漏气的毛细孔进入而被检出。此外还可将安瓿倒置或横放于灭菌器内，灭菌与检漏同时进行。这些方法均较简便，可根据情况选用。还可用仪器检查安瓿裂隙。

五、注射剂的灯检

经灭菌检漏、外壁洗擦干净的安瓿通过一定照度的光线照射，用人工或光电设备进一步判别是否存在破裂、漏气、装量过满或不足等问题。空瓶、焦头、泡头或有色点、浑浊、结晶、沉淀以及其他异物等不合格的安瓿，需剔除。

检查的方式有人工目测和仪器检查。全自动灯检机的检测原理：当待检测物品被送往输送带后，便由输送带输送到进瓶拨轮，再由进瓶拨轮输送到转盘检验区。当到达旋瓶装置时，旋瓶电机高速旋转，使得被检测物品高速旋转；进入光电检测前，通过刹车制动，使得被检测物品停止旋转，但瓶内的液体则仍在旋转。此时，被检测物品进入光电检测区，光源照射到被检测物品上，工业相机对被检测物品高速拍照。如果被检测物品内液体有任何杂质，经过几幅图像进行比较，即可判定出来。通过工业相机采集到的图像，还可以判定液位是否满足要求、瓶壁及封口缺陷，可完全替代"人工灯检"。

被检测物品需经过多组光电检测区，无论哪一组判定其有杂质或瓶壁有缺陷，此被检测物品将被视为不合格品。有关灯检装置、检查方法、结果判断以及注意事项详见 2015 年版《中国药典》四部附录。

六、注射剂的印字和包装

包装对保证注射剂在贮存期内的质量具有重要作用，应该认真对待。在包装前要先印字，印上注射剂的名称、规格及批号。目前已形成了印字、装盒、贴签及包装等一体的印包装联动机，大大提高了安瓿的印包效率。

第六节 预装药物注射器

预装药物注射器（prefilled syringe，PFS）系采用一定的工艺将药液预先灌装于注射器中以便患者直接使用的一种给药形式。PFS 的起源可以追溯到 20 世纪 80 年代，目前全世界已有超过 65 种药物和疫苗采用预装式注射器作为药品包装，包括疫苗、血液制品、治疗用白蛋白、干扰素和抗类风湿关节炎药等，年销售总额可达 500 亿美元。与传统的注射剂包装（如冻干粉针和安瓿）相比，PFS 具有操作更简便、给药体积更精确、减少吸附和避免二次污染等优势。PFS 还可有效防止注射药物配制、混合过程中的污染，从药品生产企业的角度来看，普通注射剂需过量灌装 20%～25%，而预装药物的利用率高，节约了成本，提高了企业竞争力。PFS 尤适于稳定性差的肽类和蛋白质类药物。

一、预装药物注射器发展概况

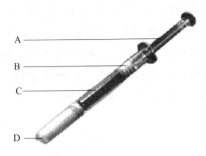

图 7-11 预装药物注射器基本构造
A—推杆；B—活塞；
C—针管；D—针头和针头护帽

20 世纪 80 年代之前，注射器生产商向注射液生产企业供应的都是未经清洗、硅化和消毒的西林瓶和安瓿，直到一些预装药物注射产品成功上市，并且随着其市场占有率逐步扩大，预先经过清洗、硅化和消毒的预装注射器才开始推广使用。预装药物注射器兼有贮存和注射药物的功能，产品分为带注射针和不带注射针两类。带注射针的产品为针头嵌入式，由针管、针头、针头护帽、活塞和推杆组成（如图 7-11）。不带针的产品分为锥头式和螺旋头式：锥头式由针管、锥头护帽、活塞和推杆组成；螺旋头式由针管、螺旋头、螺旋头护帽、活塞和推杆组成。生产过程中，企业通过灌装机在针管（带有护帽）内灌装一定量的药物，并将活塞压入或旋入，将药液密

封，然后加装推杆，再进行包装；对于不带注射针的产品，还要配上相应的冲洗针。近年来液体药物 PFS 上市品种逐渐增多，如 2011 年 6 月 Amgen 公司在美国上市的 Prolia® （de-nosumab）和 2011 年 7 月 Merck Serono 公司上市的 3 种储库型促性腺激素 PFS ［GONAL-f（促滤泡素）300IU、450IU 和 900IU，Luveris（促黄体素）450IU 和 Ovidrel/Ovitrelle（绒毛膜促性腺激素）250mg，均用于人工受孕期间的激素治疗］。日本目前使用的预装药物注射器品种达 140 多种，几种在日本上市的预装药物注射器如表 7-3。

表 7-3 几种在日本上市的预装药物注射器

药品名	生产商	规格	上市时间	适应证
碘海醇注射液	光制药株式会社	50mL	2011-06	造影剂
0.9%氯化钠注射液	尼普洛株式会社	5mL、10mL 和 20mL	2009-08	注射剂稀释液，伤口黏膜表面清洁皮肤(外用)，医疗设备清洗
鲑鱼降钙素(合成)注射液	大洋药品工业株式会社	10IU	2008-08	骨质疏松症疼痛
0.1%肾上腺素注射	Terumo 株式会社	1mL	2000-12	心脏骤停的辅助治疗，急性低血压或休克的辅助治疗等
38%葡胺注射液	加柏日本株式会社	10mL、15mL 和 20mL	2001-04	磁共振造影剂

二、预装药物注射器的组成部件

(一) 针管

1. 针管材料

预装药物注射器中针管与药物直接接触，针管的材料会对药物产生直接影响，尤其是生物制品的稳定性和药物与针管之间的相容性。因此针管材料的选择非常重要。针管材料主要有塑料和玻璃两种。欧洲常用塑料针管，而美国更倾向于玻璃针管。在实际应用中，应综合考虑药物的特性等，再选定针管材料。

目前，许多注射器生产厂家采用的塑料材料已从传统的聚丙烯材料过渡到新型的环烯烃聚合物或其共聚物等。这些新型材料透明度高，强度大。如美国 West 公司开发的 Crystal

Zenith resin 综合了玻璃和塑料的优点：透明度近似玻璃，能辅助肉眼检测药物中的不溶性微粒；具有高度抗碎性，不易破碎；能形成致密的隔湿层，减小了生物制品受污染的可能性。Crystal Zenith resin 作为一种已批准的药用材料，在欧美和日本均有使用。

2. 针管生产工艺的改进

PFS 蓬勃发展的同时，由于其制造过程中外来物残留而引起的相容性和安全性问题也成为关注焦点。如玻璃注射器的钨残留和硅油残留。由于钨耐高温且具有良好的机械性能，故在玻璃注射器的生产过程中被用作形成针管内壁的模具。针管成形时温度的骤降导致了钨残留，部分钨高温下蒸发，遇到冷却的玻璃时发生沉积，部分钨在 $800 \sim 900\,^{\circ}\mathrm{C}$ 氧化，氧化物在 $1200\,^{\circ}\mathrm{C}$ 与氧化钠（由玻璃形成过程中的 Na_2WO_4 分解产生）反应。因此，在玻璃注射器的生产过程中，钨的残留不可避免。而钨残留会诱导某些蛋白药物的聚集。硅油作为玻璃预装注射器中的润滑剂，用来润滑注射器的内壁，以减小注射阻力。虽然残留的硅油对一些药物没有影响，但长时间与药物接触，也会产生相容性问题。为克服以上问题，注射器生产企业都致力于寻找含硅量少或不含硅的替代材料。其中塑料注射器备受青睐，这主要是由于塑料注射器无需使用硅油和胶黏剂（固定针头用），且没有钨残留，减少了药物和注射器具间的相互作用。针头嵌入系统是同类产品中第一个不使用硅油即可操作、不需胶黏剂即可固定针头的产品，避免了药物与硅油间的相互作用。该系统中使用的隔离活塞和药液的隔离膜（Flurotec®）还可降低蛋白吸附，延长药物的有效期。

（二）针头

针头的直径直接决定了注射时所需的推力，为减少注射时的疼痛，所用针头应尽可能细。如德国 BünderGlas（BG）公司使用了 1/2 英寸长、29G 粗的细短针头来减轻使用者的疼痛感。但对于黏度较大的药液，如针头太细，注射时需用较大的推力，尤其对外径较细的针筒，使用时劲不便，导致产品可操作性变差。因此要根据推力大小选择合适的针头尺寸。针对某些需较大推力的产品，BG 公司开发了一种助推板，套入针筒边缘，易于用力，也可防止注射器使用前活塞的移动。

（三）活塞

橡胶活塞也是组成 PFS 的重要部分。弹性柱塞与药物直接接触，因此要避免两者发生反应而导致的药物稳定性问题。针对稳定性差的多肽蛋白类药物，美国 West 公司开发了一种含氟聚合物膜（Flurotec®），隔离橡胶活塞和药液，减少了由于吸附或吸收造成的药物损失。此外，这种隔离膜还可减少溶液中的不溶性微粒，降低活塞与针管表面的摩擦力。

（四）针头保护装置

针头护帽是安装于针头外的一种保护装置，用于保护针头，防止药物污染和刺伤使用者，确保产品使用的安全性。据美国疾病控制中心（centers for disease control，CDC）估计，2000 年由于针头等医疗利器导致的外伤事故为 60 万～80 万例，其中有数百人因此感染 HIV、乙肝病毒或丙肝病毒。北美和欧洲已立法规范注射器等的使用，PFS 的辅助安全装置在此背景下产生，现已有很多相关产品上市。

三、预装药物注射器的生产工艺

（一）药液灌装和活塞安装

药液灌装工艺和活塞安装方法直接影响药物的稳定性。预装药物注射器的药液灌装方法与传统的玻璃瓶灌装方法相同，最常用的是旋转活塞泵法。近年来真空法也逐渐成熟，可实现在线灌装生产。预灌装的药液脱气后，稳定性提高，还可防止运输过程中活塞来回移动，防止药液泄漏。当空气和硅油同时存在于药液中时，蛋白降解和药物氧化现象则更加剧烈。针对这一问题，Hyaluron 公司开发出一种无气泡灌装工艺，尤适用于易氧化药物和蛋白类药物。

活塞的安装方法有插入法和真空法，后法可使针管内的残存空气更少。真空灌装和真空法安装活塞技术现可联合应用，并实现在线生产。这两种技术的联用主要适用于高黏度的药物溶液，不适用于水或缓冲盐等黏度小的药物。

（二）灭菌方法

选择灭菌方法时需考虑：适宜的灭菌参数，药物在灭菌技术下的稳定性，药物对温度的敏感性，包装对灭菌的要求，灭菌过程是否符合有关药政监管部门的要求等。近十年来，药品生产企业已不断尝试了许多新的灭菌方法，如电子束法、低辐照剂量法、温度控制和惰性气体保护法。

1. 电子束法

药品生产厂家已开始采用 10MeV 强度的电子束灭菌。该法与伽马射线灭菌法相比具有明显的时间优势，仅需几分钟。灭菌时间短直接减少了自由基的产生数量，降低了自由基对药物和塑料医疗用品的破坏。

2. 低辐照剂量法

用放射法对医疗器械进行灭菌的辐照剂量最开始为 25～40kGy。近年来由于药品生产环境的洁净度大大提高，不需使用上述辐照剂量也可达到无菌。因此，ISO 11137 规定灭菌辐照剂量最小可使用 15kGy，特殊情况下还可更小。如此，不仅节约了能源，还降低了高剂量照射对药物产生的潜在不良影响。

3. 温度控制和惰性气体保护法

伽马射线灭菌常伴随着温度升高的现象，但温度上升 5%～10% 即会致药物降解。如照射前将待灭菌产品与干冰混合，可保护药物不被自由基破坏。伽马射线和电子束灭菌法的共同缺点是会产生臭氧。如预先在密封容器中加入惰性气体（如氮气），那么伽马射线的辐照剂量即使达到 25kGy，也能明显减少药物周围的臭氧量，继而降低臭氧对药物含量或效价的影响。但若同时采用温控和惰性气体保护两种手段，则还要考虑药物的包装、生产成本、灭菌设备是否能承受灭菌条件等各方面因素。

（三）包装

药品的包装具有保护药物、提供药物和厂家信息、保证用药安全性等作用。还可在产品包装中引入编码或防伪标识，提高药物的安全级别，同时便于产品追踪。瑞士 Dividella 公司在药品包装上设计了一个热熔区域，一旦盒子被打开，热熔区域即被破坏，该设计增加了药品使用的安全性，并且该方法不需要额外的机器辅助，对产品的性能也不会产生影响。

随着新材料和新工艺的采用，PFS的相容性和安全性问题将陆续得以解决，其必将迎来更广阔的发展空间。许多新产品的面世，更预示了PFS的市场潜力。但预装药物注射器的成本相对高昂，并且始终存在不同程度的相容性问题。因此，每选择一种合适的预装药物注射器都要综合考虑针头、针管、活塞和药物本身的特性。PFS的未来发展趋势是开发新型注射器材料、优化制备工艺，从而将相容性问题降到最低，并且将预装药物注射器和药物的生产线联合成一体，这样不仅可减少生产环节、节省成本，同时也提高了药品的安全性。

第七节　特殊类型注射剂

一、混悬型注射剂

混悬型注射剂是将难溶性药物或在水溶液中不稳定而可制成难溶性形态的药物分散于液体分散体系，从而制成的一种注射剂。

（一）混悬型注射剂的质量要求

除与溶液型注射剂的某些基本要求如无菌、pH、安全性、稳定性等相同外，混悬液型注射剂还有其特殊要求，混悬型注射液中原料药物粒径应控制在 $15\mu m$ 以下，含 $15\sim20\mu m$（间有个别 $20\sim50\mu m$）者，不应超过 10%，若有可见沉淀，振摇时应容易分散均匀。混悬型注射液不得用于静脉注射或椎管内注射。

（二）混悬型注射剂的制备

混悬型注射剂的生产工艺包括将药物微晶混悬于溶有分散稳定剂的溶液中，过滤、调pH、灌封、灭菌、印包等工序，与一般溶液型注射剂的生产工艺相似。混悬型注射剂的制备方法主要有两种。

1. 分散法

以无菌操作技术将无菌药物粉末分散在灭菌溶剂中，如普鲁卡因青霉素混悬型注射剂，先将含有磷脂、枸橼酸钠、PVP和聚山梨酯80的水溶液用 $0.22\mu m$ 薄膜过滤除菌，转入灭菌的灌装桶中，再将预先冷冻干燥的无菌结晶或喷雾干燥的无菌普鲁卡因青霉素加入上述灭菌溶液中，混合，在无菌条件下灌装。

2. 结晶法

将药物溶液在一定条件下通过溶剂转换作用使之析出微型结晶，然后经灭菌过滤，将所得结晶加入到分散介质中。如睾丸酮混悬型注射剂，先将睾丸酮溶解在丙酮中，然后经灭菌过滤，将睾丸酮溶液以无菌操作加入到灭菌溶剂中，使睾丸酮结晶，混悬液用灭菌溶剂稀释，使结晶沉降，倾出上清液，如此重复若干次，直到丙酮全部除去，加灭菌注射溶剂到足量灌封。

3. 化学反应法

用两种溶液型药物反应生成不溶性药物，再使其悬浮于分散介质中。

混悬型注射剂中常用的助悬剂有羧甲纤维素钠、甲基纤维素、海藻酸钠等，用量一般为 $5\sim10g/L$。还有用单硬脂酸铝作助悬剂，如普鲁卡因青霉素注射液，处方中常加入 $1\sim2g/L$

聚山梨酯 80 作分散剂。

混悬型注射剂的处方组成比溶液型复杂，处方组成可包括主药、抑菌剂、表面活性剂、分散或助悬剂以及缓冲剂或盐类等。有机化合物熔点较低且遇热敏感，故混悬型注射剂一般不宜采用热压灭菌。药物在水中的溶解度往往随温度的升高而增加，溶解的药物在冷却时会重新析出结晶，重结晶的形态、晶型及粒度大小往往与前不同，已不宜再制成混悬型注射剂。

在制备混悬型注射剂时必须防止晶型的转变。如醋酸可的松具有五种晶型，Ⅰ、Ⅲ型在干燥状态下很不稳定，但在温热的混悬液中，能迅速转变成含水的晶型Ⅴ。若静置不动，则可结成饼块，影响通针性，本品常采用边振摇边灭菌的工艺解决（旋转灭菌锅）。有时研磨也会促使晶型的转变，表面活性剂能阻碍晶粒的转型。目前常用微粒结晶法和机械粉碎法解决固体药物的微晶化问题。

二、乳状液型注射剂

油溶性药物可用注射用油作溶剂制成注射液，也可将药物油溶液与注射用水制成 O/W 型乳状液或 W/O/W 型复乳供注射用。

（一）乳状液型注射剂的特点

① 增大油相的表面积，在体内吸收比油溶液快。
② 制成 O/W 型乳状液后使油能与体液混溶，使药物油溶液的静脉给药成为可能。
③ 乳状液静脉注射后可使药物的油滴集聚在网状内皮细胞丰富的肝脏、脾脏及淋巴系统等部位，使该处的药物浓度增加，为药物的靶向性提供了有效的途径。

（二）乳状液型注射剂的质量要求

乳状液型注射剂通常以静脉注射较多，常制成 O/W 型或 W/O/W 型复乳。乳状液型注射剂，不得有相分离现象，不得用于椎管注射，其质量要求除符合注射剂的一般规定外，特别对乳滴大小均匀性、稳定性要求高。2015 年版《中国药典》规定静脉用乳状液型注射剂中 90％的乳滴粒径应在 $1\mu m$ 以下，不得有大于 $5\mu m$ 的乳滴，应能耐受热压灭菌，在灭菌过程中和贮存期内，各成分应稳定不变，乳滴大小不允许超限，应具备适宜的 pH，无热原与过敏反应，无溶血和降压作用等。

（三）乳化剂的选择

用于静脉注射的乳化剂，除应有较强的乳化力外，对人体不应有毒副作用，无热原反应，不溶血，不含降压物质与过敏物质，化学性质稳定，能耐热压灭菌。常用的有豆磷脂与卵磷脂，目前英、德、美、法等国生产的静脉脂肪乳应用豆磷脂为乳化剂，而日本、瑞典等国采用卵磷脂。磷脂的乳化力强，用量为 $10\sim30g/L$，乳滴可达 $1\mu m$ 左右，在体内能代谢，可从肾脏排出。

1. 磷脂

磷脂是多种类脂质组成的复杂混合体，主成分有胆碱磷脂、胆胺磷脂、丝氨酸磷脂、肌醇磷脂，后三者称为脑磷脂。纯磷脂为无色蜡状物，遇空气易氧化成黄色或棕色，并分解游离出胆胺、胆酸、丝氨酸等，使 pH 下降。豆磷脂中含 77％不饱和脂肪酸，而卵磷脂中仅含 54％。但卵磷脂制成的乳剂在贮存期中会水解，脱去 1 分子饱和脂肪酸，可形成溶血磷脂，所以生产上选用豆磷脂者较多。磷脂应予精制，以除去降压物质和致热物质等杂质。

2. 非离子表面活性剂

非离子表面活性剂的毒性、刺激性和溶血作用均比离子型低，司盘 80 与聚山梨酯 80 合用作 O/W 型乳化剂，如 X 射线造影用的乙碘酮静脉乳，即采用 75％聚山梨酯 80 与 25％司盘 80 作混合乳化剂。

（四）乳状液型注射剂的制备

乳状液型注射剂的制备以湿胶法较多，即先将乳化剂制成胶浆，然后加入油，应用乳化设备制成乳剂，再过滤、灭菌即可。常用的乳化设备有胶体磨、高速组织捣碎机、超声波发生器、高压乳匀机。小量制备时，可采用高速组织捣碎机，转速 8000～12000r/min，制得较稳定的浓缩乳剂，再稀释成乳剂；亦可先用高速组织捣碎机制成初乳，然后进行超声波处理；或将油、乳化剂、水混合液，通过胶体磨反复均化而成。大生产常用二步均化机反复高压均化即可。

三、注射用无菌粉末

注射用无菌粉末，俗称粉针，系指药物制成供临用前用适宜的无菌溶液配制成澄清溶液或均匀混悬液的无菌粉末或无菌块状物。可用灭菌注射用水配制后注射，也可用静脉输液配制后静脉滴注。凡是在水溶液中不稳定的药物，如某些抗生素（青霉素、头孢菌素）、一些酶制剂（胰蛋白、辅酶 A）及血浆等生物制剂，均需制成注射用无菌粉末。近年也有将中药注射剂制成粉针以提高其稳定性，如双黄连粉针、茵栀黄粉针等。

注射用无菌粉末可用溶剂结晶法、喷雾干燥法或冷冻干燥法等制得。根据生产工艺的不同，注射用无菌粉末分为两大类：注射用冷冻干燥制品和注射用无菌分装制品。注射用冷冻干燥制品系将药物配制成无菌水溶液，经冷冻干燥法制得的粉末密封后得到的产品。注射用无菌分装制品系采用灭菌溶剂结晶法、喷雾干燥法制得的无菌药物粉末直接分装密封后得到的产品。注射用无菌粉末的生产必须在无菌室内进行，特别是一些关键工序，更应严格要求，可采用层流洁净装置，保证无菌、无尘。

（一）注射用无菌分装制品

1. 注射用无菌分装制品理化性质的测定

为了制定合理的生产工艺，应对注射用无菌分装产品进行物理化学性质的测定，包括物料的热稳定性、临界相对湿度、粉末晶型和松密度等。

（1）物料热稳定性 此项测定的目的是确定产品最后能否进行灭菌处理。例如，结晶青霉素在 150℃ 1.5h、170℃ 1h，效价均无损失，因此，本品在干燥状态是耐热的，目前生产中最后经 120℃ 1h 的灭菌是比较安全的。

（2）临界相对湿度 物料吸湿后流动性差，影响装量的准确性，同时物料吸湿后还影响其稳定性，故应测定物料的临界相对湿度，生产时分装室的相对湿度应控制在分装产品的临界相对湿度以下。

（3）粉末的晶型和松密度 粉末的晶型与制备工艺有密切关系，如喷雾干燥法制得的多为球形，机械分装易于控制。溶剂结晶者有针形、片状或各种形状的多面体等，针形粉末分装时最难掌握。青霉素钾盐系针状结晶，为了解决分装装量问题，生产中将分离后的湿晶体通过螺旋挤压机，使针状结晶断裂，然后通过颗粒机，再真空干燥，即能符合分装要求。

2. 制备工艺流程

注射用无菌分装制品制备工艺流程如图 7-12。

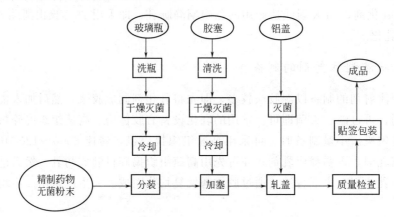

图 7-12　注射用无菌分装制品的制备工艺流程

3. 生产工艺

（1）原材料准备　安瓿或小瓶及胶塞均用相应方法处理，但均需进行灭菌。玻璃瓶可用电烘箱 180℃ 干热灭菌 1.5h，胶塞洗净后要用硅油进行硅处理，再用 125℃ 干热灭菌 2.5h，灭菌好的空瓶存放柜应有净化空气保护，瓶子存放时间不超过 24h。无菌原料可用灭菌结晶法、喷雾干燥法制备，必要时需进行粉碎、过筛等操作，在无菌条件下制成符合注射用的灭菌粉末，即不含任何异物，适合于分装的无菌细粉末或结晶。

（2）分装　分装必须在高度洁净的无菌室中按照无菌操作法进行。用人工或机器分装，目前使用的分装机械有插管分装机、螺旋自动分装机、真空吸粉分装机等。分装好后小瓶立即加塞并用铝塑组合盖密封，安瓿用火焰熔封。分装机应有局部层流装置。

（3）灭菌和异物检查　对于耐热的品种如青霉素，一般可按前述条件进行补充灭菌，以确保安全。对于不耐热的品种，必须严格无菌操作，产品不能灭菌。异物检查一般在传送带上，目测检视。

（4）印字包装　目前生产上均已实现印字、包装机械一体化。

4. 无菌分装工艺中存在的问题及解决办法

（1）装量差异　药粉因吸潮而黏性增加，导致流动性下降，药粉的物理性质如晶型、粒度、比容及机械设备性能等因素均能影响装量差异，应根据情况采取相应措施。

（2）澄明度问题　由于药物粉末经过一系列处理，以致污染机会增多，往往使粉末溶解后出现毛毛、小点，以致澄明度不合要求。因此应从原料的处理开始，主要控制环境，严格防止污染。

（3）无菌问题　成品无菌检查合格，只能说明抽查的那部分产品是无菌的，不能代表全部产品完全无菌。由于产品系无菌操作法制备，稍有不慎就有可能使局部受到污染，而微生物在固体粉末中繁殖又较慢，不易为肉眼所见，危险性更大。为了保证用药安全，解决无菌分装过程中的污染问题，应采用层流净化装置，为高度无菌提供了可靠的保证。

（4）贮存过程中的吸潮变质　对于瓶装无菌粉末，吸潮现象时有发生，其中一个原因是由于天然橡胶塞的透气性所致。因此，一方面对所有橡胶塞要进行密封防潮性能测定，选择性能好的橡胶塞；同时铝盖压紧密封，防止水汽透入。

（二）注射用冷冻干燥制品

冷冻干燥是将需要干燥的药物溶液预先冻结成固体，然后在低温低压条件下，从冻结状态不经过液态而直接升华除去水分的一种干燥方法。凡是对热敏感在水溶液中不稳定的药物，均可采用此法制备。冷冻干燥的优点是：①可避免药品因高热而分解变质；②所得产品质地疏松，加水后迅速溶解恢复药液原有的特性；③含水量低，一般在 1％～3％ 范围内，同时干燥在真空中进行，故不易氧化，有利于产品长期贮存；④产品中的微粒物质比用其他方法生产者少；⑤产品剂量准确，外观优良。

1. 冷冻干燥原理与设备

冷冻干燥的原理是冷冻干燥的依据，而设备是冷冻干燥的必要条件。

（1）冷冻干燥原理　干燥是物品的失水过程，水的三相图（图 7-13）可说明冻干的过程和原理。图中 OA 线是冰水的平衡曲线，在此线上冰、水共存；OB 线是水和水蒸气的平衡曲线，在此线上水、气共存；OC 线是冰和水蒸气的平衡曲线，在此曲线上冰、气共存；O 点是冰、水、气的三相平衡点，温度为 0.0098℃（图上 0.01℃），压力为 610.38Pa。从图可以看出，当压力低于 610.38Pa 时，不管温度如何变化，只有水的固态或（和）气态存在，此时固相（冰）受热时不经过液相直接变为气相，而气相遇冷时放热直接变为冰。根据平衡曲线 OC，当压力低于 610.38Pa 时，对于冰，升高温度或降低压力都可打破气固平衡，使整个系统朝着冰转变为气的方向进行，冷冻干燥就是根据这个原理进行的。

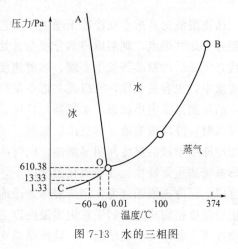

图 7-13　水的三相图

（2）冷冻干燥设备　冷冻干燥机（简称冻干机）按系统分，由制冷系统、真空系统、加热系统和控制系统四个主要部分所组成。按结构分，由冻干箱、冷凝器（或称水汽凝集器）、冷冻机、真空泵和阀门、电器控制元件等组成。冷冻干燥机示意图如图 7-14。

2. 冷冻干燥制品的制备工艺

（1）测定产品共熔点　新产品冻干时，先应测出其低共熔点，然后控制冷冻温度在低共熔点以下，以保证冷冻干燥的顺利进行。低共熔点是在水溶液冷却过程中，冰和溶质同时析出结晶混合物（低共溶混合物）时的温度。不同物质的共熔点是不同的，8.5g/L 氯化钠溶液为 −21.2℃，而 100g/L 葡萄糖溶液为 −3℃。测定低共熔点的方法有热分析法和电阻法，热分析法通过绘制冷却曲线即可求出。电阻法的原理是：电解质溶液在冷却至共熔点时，因电解质析晶而使电阻突然增大，故用电导仪测定该溶液在降温过程中电阻突然增大时的温度，即为共熔点。但测定时往往有过冷现象（温度冷至共熔点但溶质不结晶，因冻结过程为静止态），这样测得结果偏低。为此，可将系统先冷冻，后渐渐升温，当升至某一温度时，电阻突然变小，该温度即为共熔点。对非离子型的有机化合物，由于其电阻变化小而测不准，常采用加入一定量的附加剂测定多组分共熔点的办法来弥补。

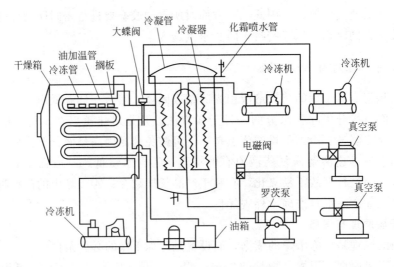

图 7-14　冷冻干燥机示意图

药物溶液的共熔点在冷冻干燥生产工艺中十分重要，若在冻结与升华的过程中制品的温度超过了此共熔点，则溶质将部分或全部处于液相中，水的冰晶体的升华被液体浓缩蒸发所取代，干燥后的制品将发生萎缩、溶解速度降低等问题。一些活性物质由于长期处于高浓度电解质中，也容易变性，所以此共熔点是产品获最佳效果的临界温度。许多溶质当冷冻过程中不结晶而是无定形状态，如蔗糖、乳糖、麦芽糖和一些聚合物，此时不形成共熔相。当温度降低时，冷冻浓缩液变得更浓更黏稠，同时冰的结晶生长，这个过程持续到温度很小的变化而冷冻浓缩液的黏度却明显增加，同时冰的结晶停止。此时的温度叫玻璃化温度，它是无定形系统的重要特性。在玻璃化温度以下，冷冻的浓缩液以硬的玻璃状态存在；而在玻璃化温度以上，冷冻浓缩液为黏稠的液体。冷冻浓缩液的玻璃化温度的意义在于它与冻干过程中的坍塌温度密切相关。如果在坍塌温度以上进行干燥，则冷冻浓缩液将发生流动，从而破坏了冷冻建立起来的微细结构。一旦冰结晶支持结构除去，则能观察到各种形式的坍塌，从干燥饼状物的轻微皱缩（饼状物从瓶壁上脱下）到整个饼状物的破坏。一些物质的玻璃化温度如表 7-4。

表 7-4　某些物质的低共熔温度或玻璃化温度

溶质	低共熔温度/℃	溶质	玻璃化温度/℃
氯化钙	−51.0	右旋糖酐	−9
枸橼酸	−12.2	明胶	−10
甘露醇	−1.0	葡萄糖	−43
氯化钾	−10.7	乳糖	−32
碳酸钠	−18.0	麦芽糖	−32
氯化钠	−21.5	PVP	−24
磷酸氢二钠	−0.5	山梨醇	−48

　　（2）冷冻干燥制品的制备工艺流程　冷冻干燥制品的制备工艺流程如图 7-15。

　　（3）冷冻干燥过程　制品在冻干之前的处理，基本上与水性注射液相同，但分装时溶液厚度要薄些，需采取各种措施增加蒸发表面，冷冻干燥工艺过程如下：

　　① 预冻　制品在干燥之前必须进行预冻，如果不经过预冻而直接抽真空，当压力降低到一定程度时，溶于溶液中的气体迅速逸出而引起类似"沸腾"现象，部分药液可能冒出瓶

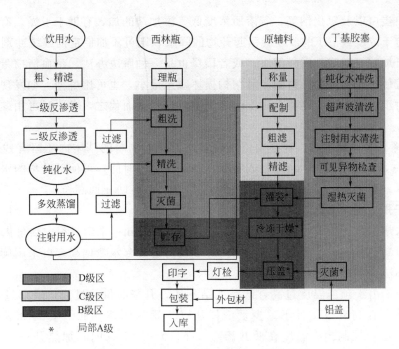

图 7-15　冷冻干燥制品的制备工艺流程图

外。预冻温度应低于产品共熔点 10～20℃。如果预冻温度不在低共熔点以下，抽真空时则有少量液体"沸腾"而使制品表面凹凸不平。预冻方法有速冻法和慢冻法，速冻法就是在产品进箱之前，先把冻干箱温度降到 -45℃以下，再将制品装入箱内，这样急速冷冻，形成细微冰晶，制得的产品疏松易溶。特别对于生物制品，此法引起蛋白质变性的概率很小，故对于酶类或活菌活病毒的保存有利。慢冻法形成结晶粗，但有利于提高冻干效率。实际工作中应根据情况选用。预冻时间一般 2～3h，有些品种需要更长时间。

② 升华干燥　升华干燥法有两种：一种是一次升华法；另一种是反复预冻升华法。

a. 一次升华法　此法适用于共熔点 -10～-20℃的制品，而且溶液浓度、黏度不大，装量厚度在 10～15mm 的情况。具体方法如下：按图 7-13 先将处理好的制品溶液在干燥箱内预冻至低共熔点以下 10～20℃，同时将冷凝器温度下降至 -45℃以下，启动真空泵；待真空度达一定数值后，缓缓打开蝶阀，当干燥箱内真空度达 13.33Pa（0.1mmHg）以下时关闭冷冻机，通过搁置板下的加热系统缓缓加温，供给制品在升华过程中所需的热量，使冻结产品的温度逐渐升高至约 -20℃，药液中的水分就可升华；最后可基本除尽，然后转入再干燥阶段。

b. 反复冷冻升华法　此法适用于某些熔点较低或结构比较复杂、黏稠的产品，如蜂蜜、王浆等。这些产品在升华过程中，往往冻块软化，产生气泡，并在制品表面形成性状黏稠的网状结构，从而影响升华干燥和产品外观。为了保证产品干燥顺利进行，可用反复预冻升华法。例如某制品低共熔点为 -25℃，可速冻到 -45℃左右，然后将制品升温。如此反复处理，使制品晶体结构改变，制品表层外壳由致密变为疏松，有利于水分升华。此法可缩短冷冻干燥周期，处理一些难以冻干的产品。

有些药物的效价高、剂量小，因此需添加填充剂，使产品具有一定的体积，其用量取决于主药的性质和剂量，常为主药量的 10%～15%（以固体量计不小于 5%，不大于 30%）。这些添加剂有明胶、甘露醇、乳糖、右旋糖酐、山梨醇、磷酸氢二钠与磷酸二氢钠、乳糖酸钙、牛血清白蛋白以及氯化钠等。若溶质浓度低，添加剂的加入有助于干燥。有些产品在冻干过程中，由于浓度或 pH 的改变会引起药物的降解，则可添加稳定剂或缓冲剂。冻干后产生倒塌，则可加甘氨酸或甘露醇解决，或者稀释也是一种解决办法。牛血清白蛋白是一种结晶保护剂，可使过于干燥而导致的产品结构损坏减至最小，也可用蔗糖。如发现添加物像白蛋白一样黏附于玻璃表面，则可采用安瓿之类薄壁容器取而代之，必要时可用硅酮包裹器壁表面。

③ 再干燥　升华完成后，物料内留下许多空穴，但物料的基质内还留有残余的未冻结水分 10%左右，温度继续升高至 0℃或室温，并保持一段时间，可使已升华的水蒸气或残留的水分被抽尽。再干燥可保证冻干制品含水量<1%，并有防止回潮作用。

3. 冷冻干燥过程中常出现的异常现象及处理方法

（1）含水量偏高　装入容器液层过厚，超过 10～15mm；干燥过程中热量供给不足，使蒸发量减少；真空度不够，冷凝器温度偏高等，均可造成含水量偏高，可采用旋转冷冻机及其他相应的办法解决。

（2）喷瓶　由于预冻温度过高，产品冻结不实，升华时供热过快，局部过热，部分制品熔化为液体，在高真空条件下，少量液体从已干燥的固体界面下喷出而形成喷瓶。为了防止喷瓶，必须控制预冻温度在低共熔点以下 10～20℃，同时加热升华，温度不要超过共熔点。

（3）产品外形不饱满或萎缩成团粒　可能是产品冻干时开始形成的已干外壳结构致密，升华的水蒸气穿过阻力很大，水蒸气在已干层停滞时间较长，使部分药品逐渐潮解，以致体积收缩，外形不饱满或成团粒，黏度较大的样品更易出现这类现象。解决办法主要是从配制处方和冻干工艺两方面考虑，可以加入适量甘露醇、氯化钠等填充剂，或采用反复预冷升华法，改善结晶状态和制品的通气性，使水蒸气顺利逸出，产品外观可得到改善。

此外，还有异物的问题，应加强工艺管理，控制环境污染。

第八节　注射剂生产车间的设计与要求

注射剂的生产要求洁净的生产环境，应根据 2010 年版 GMP 的要求进行厂房的位置选择和车间的结构设计，使厂区环境和车间的设计布局适合注射剂生产的要求，并能有效地避免因交叉污染等因素影响药品质量，使产生差错的危险降至最低限度。

无菌药品按生产工艺的不同可分为最终灭菌产品和非最终灭菌产品，后者由于半成品不能采用任何形式的最终灭菌工艺去除微生物，所以需要采用无菌生产工艺进行生产。根据注射剂类型的不同，对生产车间有不同的设计要求。

一、最终灭菌小容量注射剂生产工艺流程及环境

最终灭菌小容量注射剂生产过程包括原辅料的准备、配制、灌封、灭菌、质检、包装等步骤，其流程及环境区域划分见图 7-16。

按照 GMP 的规定，最终灭菌小容量注射剂生产环境分为三个区域：一般生产区、C 级洁净区、C 级背景下的局部 A 级洁净区。一般生产区包括安瓿外清处理、半成品的灭菌检漏、异物检查、印包等；C 级洁净区包括物料称量、浓配、质检、安瓿的洗烘、工作服的洗涤等；C 级背景下的局部 A 级洁净区包括稀配、灌封。

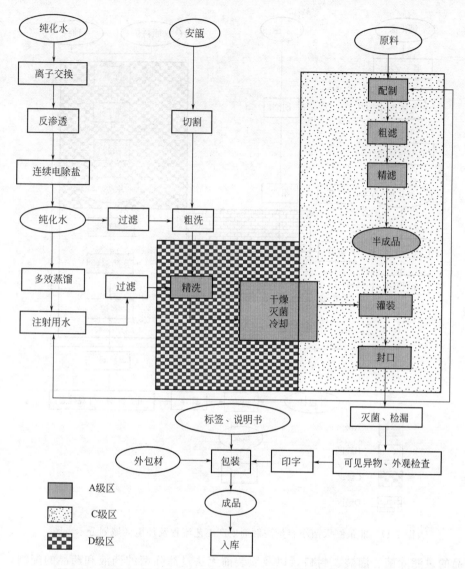

图 7-16 最终灭菌小容量注射剂生产工艺流程及环境区域划分示意图

二、非最终灭菌小容量注射剂生产工艺流程及环境

非最终灭菌小容量注射剂生产过程包括原辅料的准备、配制、过滤除菌、灭菌灌装、封口、质检、包装等步骤，其流程及环境区域划分见图 7-17。

常规非最终灭菌小容量注射剂分装车间流程如下：原辅料分别经过浓配、过滤、稀配、过滤除菌等工序，等待分装；检验合格的包装材料（西林瓶或安瓿）经洗瓶、烘瓶（灭菌）传至灌装间，灌装操作在 A 级层流保护下进行；灌装完成后进行压盖或封口操作，完成整个分装过程。

按照 GMP 的规定，非最终灭菌小容量注射剂生产环境分为一般生产区（D 级洁净区）、C 级洁净区、B 级洁净操作环境下的局部 A 级洁净区。一般生产区包括安瓿外清处理、半成品的灭菌检漏、异物检查、印包等；C 级洁净区包括物料称量、灌装前可过滤除菌的药液或产品的配制、产品的过滤、质检、安瓿的洗烘、工作服的洗涤等；B 级背景下的 A 级操作

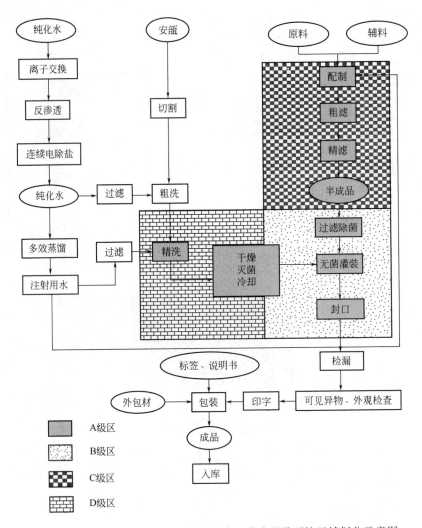

图 7-17　非最终灭菌小容量注射剂生产工艺流程及环境区域划分示意图

包括产品的过滤除菌、灌装、封口，以及灌装前无法过滤除菌的药液和药品的配制。

最终灭菌和非最终灭菌两种小容量注射剂在生产工艺上有相近之处，但两者之间存在本质区别。其区别在于最终灭菌小容量注射剂是在药液灌装后完成灭菌的，而非最终灭菌注射液除了对药液进行过滤除菌外，还需要对操作的每个环节和步骤进行无菌控制。小容量注射剂采用联动线进行操作时，由于灭菌烘箱和灌封机带有 A 级洁净区系统，洗瓶在 D 级的操作环境下，灌封操作则在 C 级洁净区背景下的 A 级洁净区操作，就能够达到最终灭菌药品的环境要求。而对于采用非最终灭菌操作的药品，洗瓶在 D 级的操作环境下，灌封操作只允许在 B 级洁净操作环境下采用局部 A 级洁净区操作。

三、小容量注射剂的车间设计

洁净区与非洁净区之间、不同级别洁净区之间的压差应当不低于 10Pa。必要时，相同洁净度级别的不同功能区域（操作间）之间也应当保持适当的压差梯度。如工艺无特殊要求，厂房应当有适当的照明、温度、湿度和通风，确保生产和贮存的产品质量以及相关设备性能不会直接或间接地受到影响。各工序需安装紫外线灯。车间设计要贯彻人流、物流分开的原则。人员在进入各个级别的生产车间时，要先更衣，不同级别的生产区需有相应级别的更衣净化措施。生产区要严格按照生产工艺流程布置，各个级别相同的生产区相对集中，洁净级别不同的房间相互联系中设立传递窗或缓冲间，使物料传递路线尽量短捷、顺畅。物流路线的一条线是原辅料，物料经过外清处理，进行浓配、稀配；另一条线是安瓿，安瓿经过外清处理后，进入洗-灌-封联动线清洗、烘干。两条线汇聚于灌封工序。灌封后的安瓿再经过灭菌、检漏、擦瓶、异物检查，最后进行外包装，即为整个生产过程。

辅助用房的合理设置是制剂车间 GMP 设计的一个重要环节。厂房内设置与生产规模相适应的原、辅材料和半成品、成品存放区域，且尽可能靠近与其联系的生产区域，减少运输过程中的混杂与污染。存放区域内应安排待验区、合格品区和不合格品区。

水针生产车间内地面一般做耐清洗的环氧自流坪地面，隔墙采用轻质彩钢板，墙与墙、墙与地面、墙与吊顶之间接缝处采用圆弧角处理，不得留有死角。

四、无菌分装粉针剂的车间设计

无菌分装粉针剂的生产工序包括原辅料的消毒、西林瓶粗洗、精洗、灭菌干燥、胶塞处理及灭菌、铝盖洗涤及灭菌、分装、压盖、灯检、包装等步骤，按 GMP 规定其生产区域空气洁净度级别分为 A 级、C 级背景下的局部 A 级和 C 级。其中无菌分装、西林瓶出隧道烘箱、胶塞出灭菌柜及其存放等工序需要局部 A 级层流保护，原辅料的消毒、瓶塞精洗、瓶塞干燥灭菌为 C 级背景下的局部 A 级，瓶塞粗洗、压盖为 C 级环境。

车间设计要做到人流、物流分开，按照工艺流向及生产工序的相关性，将不同洁净要求的功能区布置在一起，使物流短捷、顺畅。车间设置净化空调和舒适性空调系统能有效控制温、湿度，并能确保培养室的温、湿度要求；如工艺无特殊要求，厂房应当有适当的照明、温度、湿度和通风，确保生产和贮存的产品质量以及相关设备性能不会直接或间接受到影响。各工序需安装紫外线灯灭菌。车间内需要排热、排湿的工序一般有洗瓶区隧道烘箱灭菌间、洗胶塞铝盖间、胶塞灭菌间、工具清洗间、洁具室等。

不同级别洁净区之间保持 10Pa 的正压差，每个房间应有测压装置。如果是生产青霉素或其他高致敏性药品，分装室应保持相对负压。

五、冻干粉针剂的车间设计

冻干粉针剂的生产工序包括洗瓶及干燥灭菌、胶塞处理及灭菌、铝盖洗涤及灭菌、分装加半塞、冻干、压盖、包装等。按 GMP 规定其生产区域空气洁净度级别分为 A 级、C 级背景下的局部 A 级和 C 级。其中料液的无菌过滤、分装加半塞、冻干、净瓶塞存放为 A 级或 C 级背景下的局部 A 级环境，即为无菌作业区；配料、瓶塞精洗、瓶塞干燥灭菌为 C 级背景下的局部 A 级环境；瓶塞粗洗、压盖为 C 级环境。

车间设计力求布局合理，遵循人流、物流分开的原则，不交叉反流。进入车间的人员必须经过不同程度的净化程序分别进入 A 级、C 级背景下的局部 A 级和 C 级洁净区，进入 A 级区的人员必须穿戴无菌工作服，洗涤灭菌后的无菌工作服在 A 级层流保护下整理。无菌作业区的气压要高于其他区域，应尽量把无菌作业区布置在车间的中心区域，这样有利于气压从较高的房间流向较低的房间。

辅助用房的布置要合理，清洁工具间、容器具清洗间宜设在无菌作业区外，非无菌工艺作业的岗位不能布置在无菌作业区内。物料或其他物品进入无菌作业区时，应设置供物料、物品消毒或灭菌用的灭菌室或灭菌设备。洗涤后的容器具应经过消毒或灭菌处理方能进入无菌作业区。

车间设置净化空调和舒适性空调系统可有效控制温、湿度；并能确保培养室的温、湿度要求；如工艺无特殊要求，厂房应当有适当的照明、温度、湿度和通风，确保生产和贮存的产品质量以及相关设备性能不会直接或间接受到影响。

第九节　中药注射剂

一、定义

中药注射剂系指以中医药理论为指导，采用现代科学技术和方法，从中药、天然药物的单方或复方中提取的有效物质制成的可供注入体内（包括肌内、穴位、静脉注射和静脉滴注）使用的灭菌制剂以及供临用前配制溶液的无菌粉末或浓缩液。

二、中药注射剂的制备

中药注射剂的制备工艺过程，除对中药材进行预处理和有效成分的提取、精制等工序外，其他步骤与一般注射液生产工艺基本相同。现就中药注射剂制备中常用的提取、精制方法及一些特殊问题加以讨论。

（一）中药材的处理

中药材种类众多，成分复杂，其有效成分及含量与原料的品种、产地、采收季节、贮藏条件等密切相关，因此，在制备中药注射剂时必须先对原料进行品种鉴定，并经含量测定合格后再作预处理。预处理时首先挑拣去除药材中混杂的异物及非药用部位，然后对其进行淋洗、切片和干燥。有些药材尚需经过炮炙或粉碎成一定粒度后方能使用。

（二）提取与精制

以药材为原料制备注射剂，提取和精制是关键工艺。中药材只有经过提取和精制，尽可能提取出有效成分，尽量除去无效杂质，制剂才能安全、有效、可控。如果处方为单方，有效成分明确且比较单一，则可根据该成分的理化性质选择合适的溶剂和方法，设计提取精制路线，纯化有效成分。如果处方为复方，或者药材有效成分尚不明确，或药材有效成分并非单一，一般多采用溶解范围广、生理活性小、毒性低的水或乙醇作溶剂进行提取，再设法精制除去杂质，以得到较纯的成分。中药注射剂常用的提取和分离方法有：

1. 蒸馏法

含挥发性成分者多采用蒸馏法来提取。即将药材的粗粉或碎片，加水或通水蒸气蒸馏，药材中的挥发性成分便随水蒸气蒸馏而带出。必要时可将馏出液进行二次蒸馏，以提高馏出液的纯度或浓度，但蒸馏次数不宜过多，以免成分氧化或分解。必要时也可采用减压蒸馏法。

对于既含挥发性有效成分又含非挥发性活性组分的药材，多以双提法（蒸馏煮提法）进行提取和精制。即将蒸馏法和水提醇沉法相结合，采用多功能提取罐同时提取挥发性和不挥发性的成分，将水提液纯化处理后与挥发油合并配液。

2. 水醇法

水醇法是根据中药有效成分多溶于水又溶于醇的特点，利用它们在水及各种浓度乙醇中溶解度的不同而进行的提取与纯化方法。对于临床疗效确切、有效成分不甚明确的中药，为保持原方疗效，通常采用该法。水醇法又可分为水提醇沉法与醇提水沉法。

（1）水提醇沉法 药材经水煎煮后，一些有效成分如生物碱盐、苷类、有机酸盐、氨基酸类可被提取出来，同时也浸出了淀粉、树脂、蛋白质、果胶、黏液质、色素、无机盐等无效成分。将提取液浓缩至每毫升相当于生药 1～2g，加入适量乙醇，可将杂质全部或部分除去；当多糖类杂质较多时，乙醇浓度宜小，以防有效成分损失。通常淀粉在 50%～60%（体积分数）的乙醇中即可沉淀，无机盐在 60% 乙醇中沉淀，多糖类在 60%～80%（体积分数）的乙醇中沉淀，蛋白质在 75% 以上的乙醇中才能沉淀，鞣质可溶于水和乙醇但不溶于无水乙醇。一般水提浓缩液加 3～5 倍乙醇使含醇量达 70%～80% 即可将淀粉、多糖、蛋白质、无机盐等沉淀分离，而鞣质、水溶性色素、树脂等却不易去除。由于树脂在醇中也能溶解，要分离该类物质，往往在醇沉后回收乙醇，再加水冷藏 20h。为使杂质尽量除尽，醇沉处理常需进行 2～3 次，醇的浓度宜从低到高。

（2）醇提水沉法 即把药材用乙醇提取，将醇提液回收乙醇，经浓缩后加水沉淀，以除去树脂、色素、油脂等水不溶性杂质。该法可减少药材中黏液质、淀粉、蛋白质等大极性杂质的浸出，故适于含此类杂质较多的药材的提取和纯化。

以上两种水醇法均未将药液中的鞣质除尽，如果直接注入肌肉会引起局部硬结而产生疼痛，同时也会影响注射剂的澄明度和质量，所以必要时需用其他手段和方法对药液作进一步处理。

3. 酸碱沉淀法

酸碱沉淀法系利用中药有效成分在水中的溶解度与溶液 pH 有关的性质而达到提取有效成分、分离杂质的目的。如高级脂肪酸、芳香酸、多元酚、树脂、多数苷元、内酯以及黄酮苷等酸性、微酸性或中性成分，往往在碱性水溶液中较易溶解，故可用碱水进行提取，加酸则产生沉淀而析出；又如多数生物碱、有机胺以及钙、镁、铁等盐类通常在酸性水溶液中较易溶解，故可用酸性水提取，加碱则产生沉淀而分离。常用的酸和碱有盐酸、醋酸、硫酸、氢氧化钙、碳酸钠、氢氧化钠、氨水等，其使用浓度一般为 1～5g/L，浓度太高易造成有效成分分解。

4. 超滤法与反渗透法

超滤法是应用各向异性结构的高分子膜为过滤介质，在常温、低压条件下，将中药浸出液中不同相对分子质量的物质加以分离的新技术。中药有效成分相对分子质量多在 1000 以下，通过超滤可将低聚物及蛋白质等大分子物质分离除去。

要保证超滤的高质高效，超滤膜的选择是个关键。目前超滤膜的品种主要有醋酸纤维素膜（CA）、聚砜膜（PS）、聚酰胺膜、聚丙烯腈膜等，其中 CA、PS 较为常用，它们的截留相对分子质量分别为 30000、44000 左右。超滤中药药液时，常在膜面形成一层凝胶状膜，它对膜孔的流速及截留均有影响。在实际工作中，宜选用孔径比实际需要大的滤膜。如黄酮类、生物碱类，其相对分子质量虽多在 1000 以下，却常因中药复方成分多，分子构型大而选用相对分子质量 1 万～3 万的滤膜。一般认为截留相对分子质量 1 万～3 万的膜孔范围，可用于中药注射液的制备。

中药水煎液含杂质多，浑浊度较高，在超滤前应进行预处理。具体方法有：

（1）预滤 选用滑石粉、硅藻土、滤纸浆等滤材对药液进行粗滤。

（2）离心　根据药液量的多少，选用不同类型的离心机，对提取液直接离心除杂质，然后将清液浓缩至需要量，再作一次高速离心预处理。第一次离心速度可低些。

（3）调 pH　药液在超滤前调节酸碱度，可增加有效成分的溶解度和稳定性。采用超滤法并不能保证药液中的热原 100％除去，要使药液热原等各项检查符合药典要求，必须作反复处理，这也是实际应用中采用多级超滤提高药液质量的原因。

与超滤法类似，反渗透法亦是一种膜分离技术。它是在外加压力下使膜两侧静压差大于溶液渗透压，并致溶剂从高浓度一侧向低浓度一侧转移而使不同相对分子质量的溶质截留或过滤的方法。反渗透法既具有分离作用，又可用于浓缩。有效成分遇热不稳定的中药，采用此种技术可大大提高中药注射液的质量。反渗透法所透过的物质是相对分子质量 500 以下的低分子组分。反渗前也应对药液作预处理，方法同超滤。必要时，反渗透法与超滤法联合使用，可获得更好的效果。

5. 离子交换法

利用中药水浸液中某些成分可离子化，能与离子交换树脂起交换作用的特性而达到分离纯化组分的目的。当药液通过离子交换树脂时，其成分可选择性地吸附到树脂上，再用适当溶剂洗脱即可获得所需组分。下面概括介绍三种有效部位的离子交换分离过程：

（1）氨基酸的分离　中药水提液浓缩、醇沉得乙醇上清液，或直接以稀醇提取后回收溶剂，并浓缩至小体积，然后通过强酸性阳离子交换树脂，用 $0.5\sim1mol/L$ 氨水或氢氧化钠溶液洗脱，直至对茚三酮试剂反应呈阴性，即为总氨基酸部分。由于氨基酸是一类两性化合物，它们都含有碱性基团，故除碱性氨基酸外，药液中的中性氨基酸、酸性氨基酸也能在阳离子交换树脂中得到富集、分离。根据阳离子交换树脂对不同氨基酸的选择性大小，可知混合氨基酸的解吸顺序为酸性氨基酸、中性氨基酸、碱性氨基酸。

（2）有机酸的分离　将中药水提液通过强碱性阴离子交换树脂柱，则酸性成分交换在柱上，而碱性和中性成分通过树脂除去，树脂柱用水洗净后再用稀酸液解吸，即得有机酸部位。

（3）水溶性生物碱的分离　中药水提液或稀醇提取液经强酸性阳离子交换树脂交换后，用水冲洗柱体，再用稀氨水或氨性乙醇洗脱，收集洗脱液，即得总生物碱部位。

（三）中药注射剂的配制与过滤

1. 配制

中药经过提取和精制后，可按一般注射剂的方法配液。为了保证制剂的稳定性，在配液时也可加一些附加剂。含挥发油成分的注射剂如柴胡、莪术等注射液，为了增加其溶解度、稳定性和提高澄明度，可用复合溶剂或加入增溶剂。如莪术油注射液配制时采用无水乙醇、丙二醇、水作混合溶剂，莪术醇的浓度提高了 2.5 倍。常用的增溶剂为聚山梨酯 80（用量 $5\sim10g/L$），若作静脉注射则宜用普朗尼克 F-68 等新型低毒表面活性剂。为了防止氧化变色或产生沉淀，配液时可加入适当的抗氧剂。如银黄注射液、清开灵注射液等，若不加入抗氧剂，药液在放置、贮存过程中色泽变深。有些中药注射含杂质（如鞣质）较多或 pH 偏高或偏低，则需考虑加适量止痛剂和 pH 调节剂，或等渗调节剂，以减少药液刺激性。

2. 过滤

当中药注射液中树脂、黏液质、鞣质、色素等杂质较多时，用一般过滤方法不易获得澄明溶液，且过滤速度极慢，常可用加入助滤剂及微孔滤膜过滤的办法克服。常用的助滤剂有活性炭、纸浆、滑石粉、硅藻土等。活性炭有助滤、脱色和除去细菌、热原的双重作用，使用时，一般与药液一起加热煮沸，稍冷或趁热过滤，其用量为 $1\sim10g/L$。为使活性炭吸附作用充分发挥，常将活性炭 150℃活化 $3\sim4h$。由于活性炭对生物碱、黄酮、挥发油等有较强吸附作用，因此中药注射液选用活性炭作助滤剂时应慎重，只有在有效成分不被吸附或药液中色素较多时应用。纸浆是一种较好的助滤剂，也有脱色作用，一般对中药有效成分不起反应，故特别适用于处理一些难以滤清的药液，其常用量为 $5\sim7g/L$。如毛冬青注射液用酸水沉淀后加纸浆抽滤，可提高滤速约 10 倍。滑石粉和硅藻土吸附小，对胶质分散作用好，可除去药液中大部分色素、多糖、黏液质以及水溶液中过量的挥发油。凡有效成分易被活性炭吸附者或含树胶、黏液质较多者以及蒸馏得到的挥发油溶液等可选用滑石粉或硅藻土助滤，其常用量为 $10\sim20g/L$。如复方当归注射液，采用滑石粉助滤，不仅可得到澄明溶液，且能提高滤速。经过初滤的中药提取液采用微孔滤膜过滤，也可获得滤速快、澄明度好的效果。若在过滤中滤膜出现阻塞，可以在滤膜上加一层滤纸以阻挡药液中的粗粒子，同时在加压或减压抽滤时，应适当控制系统的压力或真空度。

三、中药注射剂存在的问题及解决方法

中药注射剂虽然有着自身独特的优势，但在实际应用中也存在不少问题，如制剂稳定性、刺激性、复方配伍合理性、剂量与疗效关系等。这些问题极需深入研究解决，中药注射剂的总体质量也有待进一步提高。

（一）澄明度与稳定性

中药注射剂往往在灭菌后或贮藏期间产生乳光、浑浊、沉淀及变色而影响到澄明度。为解决这些不稳定因素，在实践中积累了一些行之有效的措施。

1. 乳光的克服

含挥发油的中药注射剂，由于挥发油在水中的溶解度较小，当药液成分复杂时，挥发油处于过饱和状态，形成胶体分散的微粒而呈现乳光，如柴胡注射液、莪术油注射液等。为避免此种情况的出现，可在中间品制成后，取少许配成小样观察，若有乳光，可将挥发油重新蒸馏一次或使用助滤剂过滤。绝大部分挥发油含酚醛结构，稳定性差，加入抗氧剂或充入惰性气体防止因遇光和空气而被氧化产生乳光。当制剂含有大量糖类物质时，往往由于灭菌不彻底而易长霉或产生乳光，如当归注射液，故这类注射液在提取、精制及配液过程中必须防止细菌污染。

2. 浑浊、沉淀

（1）除尽杂质　对于有效成分不明的中药注射液，按常规方法制备，澄明度往往不易合格。这是因为注射液中含有未彻底清除的淀粉、树胶、蛋白质、鞣质、树脂、色素等杂质，它们以胶体状态存在，当温度、pH 等改变后，胶体老化而出现浑浊或沉淀。其中尤以树脂与鞣质对澄明度影响最大。树脂类的树脂酸和树脂醇具有极性基团，有一定的水溶性，故在偏碱性溶液中常有少量存在而又不易除去，却又在灭菌后或贮藏中析出。若将水溶液调至偏酸性或加入适量活性炭煮沸则有助于树脂类杂质的除去。鞣质在水和乙醇中均可溶解，用水醇法不易除尽，当加热灭菌或久贮后易发生氧化、聚合而逐渐沉出。常用的除鞣质方法有明胶沉淀法、醇溶液调 pH 法、酰胺除鞣质法。

（2）调节药液 pH　中药某些成分的溶解度与药液 pH 关系较大。如果 pH 不适，则会产生浑浊与沉淀。为保证有效成分溶解完全，获得稳定的制剂，应选择适宜 pH。一般有效

成分是碱性的（如生物碱），药液宜调至偏酸性（pH4～6）；有效成分是酸性（如有机酸）或弱酸性（如蒽醌类），药液宜调至偏碱性（pH7.5～8.5）。此外，一些注射液在加热灭菌或贮藏过程中，有些成分发生水解（酯、苷类）、氧化（醛类）、聚合（酚类），产生酸性物质使溶液 pH 下降，可在配液时将 pH 调高些或加入缓冲剂，以防止 pH 变化而产生沉淀。

（3）**热处理冷藏法**　中药注射液中，如果所含高分子杂质呈胶粒状态分散，则加热灭菌可破坏胶体使之析出，低温又可降低其动力学稳定性使之聚结沉淀，故可将药液直接加热至沸腾保持 20min，或装入密闭容器以 100℃流通蒸汽或热压处理半小时，然后在 0～4℃冷藏一段时间，除去沉淀。

（4）**液体制剂粉末化**　对某些中药注射液，特别是复方注射液，采用多种方法处理后稳定性仍不理想。这类制剂可将其制成灭菌粉末，其稳定性则大大增强。尤其是冻干粉针，干燥前后有效成分几无变化，加入注射用水则很快溶解，如双黄连粉针剂。

3. 色泽问题的处理

中药注射液生产中有时会出现同一品种、同一处方、同一工艺而各批成品色泽不一致的问题。这可能是杂质没有除尽，或是有效成分本身造成的。如为杂质引起的，可用活性炭吸附一些色素、树脂、鞣质等，使注射液色泽变浅而改善澄明度。若有效成分为有颜色者，溶液 pH 的变化与浓度的不同可造成它们出现不同的色泽，如蒽醌类、黄酮类等药液的色泽，可因 pH 升高而加深。故在生产时应保持各批注射剂 pH 的一致性，并注意其浓度。此外，原药材的产地和收集的条件不同，也可能造成成品色泽的波动。

（二）刺激性问题

中药注射液注入人体后有时会产生疼痛，究其原因是多方面的。如注射液中的鞣质含量高，则注入肌肉后能与蛋白质结合形成水不溶性鞣酸蛋白，而使局部产生硬结、肿痛、压迫痛和牵引痛。因此应设法除尽药液中的鞣质，某些中药注射液其有效成分本身就有刺激性，如大蒜中的大蒜辣素、黄芩中的黄芩素等。对此，可在不影响疗效的前提下，用降低药物浓度、酌加止痛剂的办法来解决。中药注射液若不等渗，如蒸馏制备的挥发油注射液多为低渗，往往也会引起疼痛，可加适量等渗调节剂克服。若中药注射液 pH 超过人体耐受范围，则应使用酸、碱调节至合适值。

（三）复方中药注射剂的制备问题

由于中药所含有效成分性质的不同，往往不能一律按一种方法提取纯化，否则就可能影响提取效果而使某些有效成分损失，或者由于配伍的问题，使各成分间产生作用。如复方黄芩注射液处方由黄芩、黄柏、蒲公英、大黄四种中药组成，都具有清热解毒的功能，从中医理论的角度看，互相配伍作用会更好，但用水提醇沉法制成注射液，疗效并不理想；后经分析，成品无生物碱反应，黄芩苷含量也较低，经调整处方，去掉黄柏，将蒲公英、大黄按水醇法提取纯化，黄芩单独提取黄芩苷，再合并制成注射液，体外抑菌作用明显，质量稳定，疗效也较好。应该说，这种分别提取法在中药注射液的制备中普遍采用，有些品种疗效也是肯定的，但分提毕竟与合煎不同，它本质上已经偏离中医复方的内涵。

（四）中药注射剂的质量标准问题

为了提高疗效、保证用药安全，必须制定中药注射剂的质量标准，这是中药制剂现代化的一个关键问题。经过药学工作者数十年来的不懈努力，现已有一些控制中药注射剂质量的基本方法，归纳起来有以下两类：

1. 有效成分或有效部位明确的注射剂

对于有效成分明确的中药注射液，除了药典规定的检查项目外，定性鉴别和定量分析是控制质量不可缺少的。尤其是有效成分的含量，所规定的值不得低于有效剂量，否则难以保证疗效。对于有效部位比较明确的注射剂，如总生物碱、总苷、有机酸等，应尽量设法建立含量测定的方法。

2. 有效成分或部位不明确的中药注射剂

这类注射剂常难以制定明确的质量标准，一般先按药典要求的项目检查，符合规定后，再根据处方组成及制备工艺增加一些质控指标。其基本内容如下：

（1）定性鉴别　对于有效成分不明的中药注射液，因无含量测定方法，可用薄层色谱来控制质量。此法可用于鉴别注射液的真伪优劣，考察处方及工艺合理性，检查有毒成分。如生脉饮注射液有特征色谱，若以党参替代人参用此法能快速检出。

（2）杂质检查　除一般注射剂要求的澄明度、无菌、热原及 pH 检查外，中药注射剂尚须作蛋白质、草酸、鞣质、重金属、砷盐、钾离子、树脂以及炽灼残渣等项检查，其结果均应符合规定。

（3）安全试验　为保证注射剂的用药安全，往往需要制定安全试验指标。

（4）含量测定　对于有效成分不明的中药注射液，为了控制产品的质量，选择处方中与药效有关联的某种或某类成分（不一定是有效成分）作代表成分，建立含量测定方法，并规定其限度或幅度是有意义的。必要时也可建立合适的生物测定方法，以保证中药注射剂的安全有效。

四、中药注射剂指纹图谱

指纹图谱是指某种（或某产地）中药材或中成药中所共有的、具有特征性的某类或数类成分的色谱或光谱的综合图谱，特点在于：通过指纹图谱的特征性，能有效鉴别样品的真伪或产地；通过指纹图谱主要特征峰的面积或比例的制定，能有效控制样品的质量，确保样品质量的相对稳定。因此，在有效成分不完全明确的前提下，制定中药材或中成药的指纹图谱，对于有效地控制中药材或中成药的质量，具有重要的意义。

目前指纹图谱已成为国际公认的控制中药或天然药物质量的最有效手段，美国 FDA 把保健性质的植物药归类于 Dietary supplement，接受指纹图谱的申报资料，美国的民间组织美国草药药典（AHP）也已经开始针对美国市场上流通的热点植物药和中药进行全面的整理，提出行业内可资借鉴的标准。到目前为止已经对贯叶连翘、五味子、甘草等发布了质量标准，在这些标准中，不仅对这些药用植物的植物特性进行了详尽的阐述，同时也确定了比较稳定可靠的 TLC 和 HPLC 分析结果和指纹图谱，为该类药材的生产与应用提供了依据。德国对草药制剂也要求申报指纹图谱。

为了进一步加强中药注射剂的质量管理，确保中药注射剂的质量稳定、可控。我国从2000 年起，要求对中药注射剂进行指纹图谱的研究，并规定申报二类以上新药，均要求附指纹图谱研究资料。

（一）指纹图谱的辨认和判断

中药注射剂指纹图谱具有一定的模糊特点，不可能要求批间样品或不同厂家的同一产品的指纹图谱完全吻合，应该允许"不变"中有"变"。"不变"指的是共性，"变"指的是个性，这之间有一个"模糊"的空间，需要研究者、实施者有较丰富的经验和明确的判断力。从技术角度而言，指纹图谱研究分为图谱信息的获得和图谱信息的处理。辨认和判断图谱是信息处理问题，对于相对简单的图谱或图像（例如单味药的有效部位）比较容易辨认和判断，也容易取得共识。对于较复杂的图谱或图像的辨认，首先是确认图谱（图像）的"概貌"也就是它的整体轮廓，然后确认关键峰、主要峰、次要峰和无意义峰（噪声峰、积分值小于阈值的峰）或平面色谱相应的斑点或条斑。对于极为复杂的色谱图应通过适当的数据处理方法对图谱"过滤"和简化，清除无用信息，以免干扰"视线"。关键峰及主要峰峰值应相对稳定，峰间相对比例也应相对稳定，即积分值和峰间比值允许有较小的浮动；次要峰是"指纹"的一部分，但其积分分值和峰间比值允许有较大浮动；无意义峰可忽略。为了便于辨认，可采取分段辨认法。例如将图谱分为前中后三段，或将图像分为上中下三段，逐段与标准图谱比较，也可以图谱中的的关键峰或几个主要峰或"外插"一个已知"标记"成分作为"指引峰"，辨认与之前后相邻的峰形和峰貌，平面色谱图像还须比较斑点的颜色（可见光、荧光猝灭、荧光）及相应的轮廓图（薄层扫描图或数码轮廓图）。柱色谱提供的是各峰的轮廓图，二维图谱只有"峰数（个数）""峰值（积分值）"和"峰位（相对保留时间）"的参数，平面色谱图还提供斑点颜色这一直观的"形象"参数，对指纹图谱特别是较复杂的图谱而言，应该结合观察整个图形的图谱图貌做整体客观的比较和权衡，最终加以确认。

（二）指纹图谱的技术要求

中药注射剂指纹图谱系指中药注射剂经适当处理后，采用一定的分析手段，得到的能够标示注射剂特性的共有峰的图谱。为了加强中药注射剂质量管理，确保中药注射剂的质量稳定、可控，在固定中药材（原料药）品种、产地和采收季节的前提下，须同时制定中药材（原料药）的指纹图谱。以有效部位或中间体投料的中药注射剂，还需制定有效部位或中间体的指纹图谱。制定指纹图谱的技术要求如下：

1. 名称、汉语拼音

按中药命名原则要求，阐明确定该名称的理由与依据。

2. 来源

动、植物药材包括原动、植物的科名、中文名、拉丁学名、药用部位、产地、采收季节、产地加工、炮制方法等，矿物药包括矿物的类、族、矿石名或岩石名、主要成分、产地、产地加工、炮制方法等。动、植物药材均应固定品种、药用部位、产地、采收季节、产地加工和炮制方法，矿物药应固定产地和炮制、加工方法。样品的取样参照 2015 年版《中国药典》一部中规定的中药材的取样方法进行，保证供试品的代表性和均一性。

3. 供试品的制备

应根据注射剂、有效部位或中间体中所含化学成分的理化性质和检测方法的需要，选择适宜的方法进行制备，应说明选用制备方法的依据。制备方法必须确保主要化学成分在指纹图谱中的再现。对于仅提取某类或数类成分用作注射剂的中药材，除按化学成分的性质提取各类成分制定指纹图谱外，还须同时按注射剂制备工艺制备供试品，制定指纹图谱，用以分析中药材与注射剂指纹图谱的相关性。

4. 参照物的制备

制定指纹图谱必须设立参照物，应根据供试品中所含成分的性质，选择适宜的对照品或内标物作为参照物。应说明参照物的选择和供试品制备的依据。根据检测方法的需要，选择适宜的方法制备参照物，并说明制备的理由。

5. 检测方法

检测方法包括测定方法、仪器、试剂、测定条件等。应根据供试品的特点和所含化学成分的理化性质，选择适宜的检测方法。应说明选择检测方法的依据和该检测方法的原理，确定该检测方法的方法学考察资料和稳定性、精密度、重现性的相关图谱。单峰面积占总峰面积大于或等于 20% 共有峰，其差值不得大于 ±20%；单峰面积占总峰面积大于或等于 10%，而小于 20% 的共有峰，其差值不得大于 ±25%；单峰面积占总峰面积小于 10% 的共有峰，峰面积比值不作要求，但必须标定相对保留时间。未达到基线分离的共有峰，应计算该组峰的总峰面积作为峰面积，同时标定该组各峰的相对保留时间。对于复方注射剂和成分复杂的中药材，必要时可以考虑多种检测方法，建立多张标准指纹图谱。以色谱方法制定指纹图谱所采用的色谱柱、薄层板、试剂、测定条件等必须固定。

6. 指纹图谱及技术参数

(1) 指纹图谱 根据供试品指纹图谱的检测结果，建立标准指纹图谱。采用高效液相色谱法和气相色谱法制定指纹图谱，应提供 2h 的指纹记录图谱，以考察 1h 以后的色谱峰情况。采用薄层扫描法制定指纹图谱，必须提供从原点至溶剂前沿的图谱；采用光谱方法制定指纹图谱，必须按各种光谱的相应规定提供全谱及相应的数据。对于化学成分类型复杂的品种，必要时可建立多张标准指纹图谱。

根据各批次以上供试品的指纹图谱，选择标定后的共有峰，删除非共有峰，计算各共有峰的平均峰高和半峰宽。根据各共有峰的平均峰高和半峰宽制作模式指纹图谱，即标准指纹图谱。

(2) 共有指纹峰的标定 采用色谱方法检测指纹图谱，必须根据参照物的保留时间，计算指纹峰的相对保留时间，根据各批次供试品指纹图谱的检测结果，标定有效部位、中间体和注射剂共有指纹峰，色谱法采用相对保留时间标定指纹峰，光谱法采用波长或波数标定指纹峰，并说明标定共有指纹峰的理由，且附各批供试品的图谱。

(3) 共有指纹峰面积的比值 以对照品作参照物的指纹图谱，以参照物峰面积作为 1，计算各共有指纹峰面积与参照物峰面积的比值；以内标物作参照物的指纹图谱，则以共有指纹峰的其中 1 个峰（要求峰面积相对较大、较稳定的共有峰）的峰面积作为 1，计算其他各共有指纹峰面积的比值。各共有指纹峰的面积比值必须相对固定，供试品指纹图谱中各共有峰面积的比值与标准指纹图谱各共有峰面积的比值比较，保留时间小于或等于 30min 的共有峰：单峰面积占总峰面积大于或等于 20% 的共有峰，其差值不得大于 ±20%；单峰面积占总峰面积大于或等于 10%，而小于 20% 的共有峰，其差值不得大于 ±25%；单峰面积占总峰面积大于或等于 5%，而小于 10% 的共有峰，其差值不得大于 ±30%；单峰面积占总峰面积小于 5% 的共有峰，峰面积比值不作要求，但必须标定相对保留时间。保留时间超过 30min 的共有峰：单峰面积占总峰面积大于或等于 10% 的共有峰，按上述规定执行；单峰面积占总峰面积小于或等于 10% 的共有峰，峰面积比值不作要求，但必须标定相对保留时间。未达到基线分离的共有峰，应计算该组峰的总峰面积作为峰面积，同时标定该组各峰的相对保留时间。应根据各批次以上供试品指纹图谱中共有指纹峰面积的比值，计算平均比值，列出各批供试品的检测数据。

(4) 非共有峰面积 供试品指纹图谱与标准指纹图谱比较，非共有峰总面积不得大于总峰面积的 5%。列出各批次供试品的检测数据。

（5）中药材、有效部位、中间体和注射剂指纹图谱之间的相关性　为了确保制备工艺的科学性和稳定性，应根据中药材、有效部位、中间体和注射剂的指纹图谱，标定各图谱之间的相关性。必要时可采用加入某种中药材、有效部位或中间体的供试品或者制备某种中药材、有效部位或中间体阴性供试品的方法标定各指纹谱之间的相关性。

（三）指纹图谱技术在中药注射剂研究中的应用

中药注射剂是我国的特有品种，但是《中国药典》从1985年版开始，删除了所有中药注射剂，到1995年版的《中国药典》仅收载了1个品种，2015年版的《中国药典》收载了4个品种。关键原因是中药注射液受提取工艺等因素影响，因质量不稳定导致用药安全的问题。国家药品监督管理局颁布了《中药注射剂指纹图谱研究的技术要求》标准，要求所有申报的中药注射剂均应有相关的指纹图谱资料，率先在中药注射剂领域推行指纹图谱作为质控标准，并且首次将中药指纹图谱作为中药质量标准的一个新概念列入了药品管理法规。

1. 运用中药指纹图谱技术检测中药注射剂

中药指纹图谱技术的各种方法在中药注射剂中运用十分广泛。如IR（红外光谱）运用到中药注射剂的图谱检测中，但最为常用的还是HPLC的使用。2015年版《中国药典》录入注射用双黄连（冻干），采用指纹图谱控制产品质量的中药注射剂，也表明指纹图谱将成为监督中药质量的关键。近几年粉针类中药注射剂发展迅速，在检测方法上有了新的突破，可以用FTIR（傅里叶变换红外光谱）这种新方法更快更容易地建立双黄连（冻干）指纹图谱。运用高效液相色谱，建立了有20个共有峰的丹红粉针指纹图谱，采用HPLC法使复方苁草冻干粉针剂的指纹图谱成为可能。利用HPLC法，制定了祖师麻注射液指纹图谱，并指出该方法可以有效地控制祖师麻注射液的质量。

2. 中药注射剂指纹图谱研究中存在的问题

国家食品药品监督管理总局先后通报了双黄连注射剂、鱼腥草注射液、清开灵注射剂、葛根素注射液、穿琥宁注射剂、参麦注射液、莪术油注射液和莲必治注射液等8种中药注射剂的安全性问题。2009年SFDA启动了中药注射剂安全性再评价工作，中药注射剂的安全性问题得到了前所未有的重视和关注。中药注射剂在实际应用中也面临许多问题，如中药材的来源及样品处理、中药成分分析、药效组分的筛选及检测方法、指纹图谱的评价指标。就指纹图谱技术方面而言，它不仅是一种中药质量控制模式和技术，也是一种进行中药理论研究和新药开发的模式和技术。但是由于很多中药材成分复杂，有效成分尚不完全清楚，而现有指纹图谱基本上反映的都是化学信息，并不是药效信息。该技术研究仍存在许多亟待解决的问题，如应加强指纹图谱与药效相关性的研究，避免与药理作用和临床疗效脱节，加强与化学成分的相关性研究等。采用对照品对照或化合物鉴定，鉴定其主要特征指纹的化合物结构，以提高指纹图谱的可信度，建立完整、详细的图谱库，将成为未来指纹图谱研究的重点及根本所在。

五、中药注射剂举例

（一）柴胡注射液

本品为柴胡挥发油的灭菌水溶液，每支针剂（2mL）相当于原生药2g。

【处方】

北柴胡	1000g	聚山梨酯 80	10mL
氯化钠	8.5g	注射用水	制成1000mL

【制法】 取北柴胡（粗粉或饮片）1000g 加 10 倍量水，加热回流 6h 后蒸馏；收集初馏液 6000mL，将初馏液重蒸馏，收集 1000mL，做含量测定，再加氯化钠及聚山梨酯 80，使全部溶解，过滤、灌封，在 100℃灭菌 30min。

【注解】

（1）柴胡同属植物很多，我国有 20 多种，本品所用原药材为伞形科植物柴胡的干燥根。

（2）柴胡的根及果实中含微量挥发油并含脂肪油约 2％（质量分数），挥发油为柴胡醇。

（3）柴胡中挥发油的提取按一般蒸馏法难以提尽，故采用先加热回流 6h，再二次蒸馏，使组织细胞中的挥发油先在加热沸腾下分散于水中，进行初馏时则很快蒸出且含量也高。二次重蒸馏之后留下的残液可套用于下批药材中。

（4）有人采用 6 倍量 250g/L NaCl 溶液为介质，二次蒸馏制备柴胡注射液，其含量比水蒸气蒸馏法显著提高。这是由于 NaCl 的加入，提高了溶液沸点，降低了挥发油的溶解度。

（5）柴胡注射液在高温灭菌或贮藏一定时间后易变色超标，为避免发生，可在一级蒸馏前回流 3h，二级蒸馏前加热保温 4h，并在蒸馏罐上增加一个隔沫装置。回流与保温可加速蒸馏液中不稳定成分的氧化与聚合，隔沫装置可防止泡沫污染蒸馏液。

（6）处方中聚山梨酯 80 为挥发油的增溶剂，氯化钠为水溶液的等渗调节剂。

（二）生脉注射液

本品为红参、麦冬、北五味子经提取配制而成的灭菌溶液。

【处方】

红参	100g	聚山梨酯 80	适量
麦冬	312g	注射用水	加至 1000mL
北五味子	156g		

【制法】

（1）红参切成薄片，用 75％（体积分数）乙醇回流提取 3 次，合并醇提液，放冷后过滤，滤液回收乙醇并浓缩至糖浆状，低温保存。

（2）取北五味子加水浸泡 30min，用水蒸气蒸馏法制取 1∶1 的蒸馏液，临用前抽滤至澄明。蒸馏后的药渣再按水提醇沉淀法处理，醇沉淀浓缩液冷藏备用。

（3）麦冬加水煎煮 3 次，水提液趁热过滤，并浓缩至适量，放冷后醇沉，上清液回收溶剂至无醇味后备用。

（4）将北五味子、麦冬提取液分别用 400g/L 氢氧化钠调至 pH7，然后合并；将红参稠膏状物热熔后，加入 40g/L 聚山梨酯 80，充分搅匀；加入北五味子蒸馏液溶解，然后倾入北五味子、麦冬混合液中，搅拌均匀；加注射用水至 1000mL，再用 400g/L 氢氧化钠液调节至 pH7.5。经纸浆滤层抽滤至澄明，装入密闭容器中，流通蒸汽处理 30min。待药液冷却后，冷藏过夜，调药液 pH 至 7.5，用纸浆滤层抽滤，继用垂熔漏斗过滤至澄明，灌封于 5mL 安瓿中，100℃流通蒸汽灭菌 30min 即可。

【注解】

（1）人参为本方主要组分，其有效成分为人参皂苷，为使之提取完全，可将人参粉碎为 20～40 目的粗颗粒，再用乙醇提取，由于颗粒较小，有效成分提取量较完全，但杂质量也较多，往往易使澄明度不合格。

（2）方中使用红参制得注射液澄明度较好，因红参在炮制过程中蒸过，淀粉已糊化。

（3）减压回收人参醇提液时，常因皂苷含量高而发泡，可加气液分离装置克服。

（4）五味子含有机酸，酸性较强，pH 为 4 左右，为了减少注射时的刺激性，调药液 pH 至 7.5。

（5）本品澄明度不易合格，也可使用滑石粉助滤。

（三）注射用双黄连

本品为金银花、黄芩、连翘经提取，喷雾或冷冻干燥制成的无菌制品，每瓶 600mg（相当于生药 10g）。

【处方】

金银花	250g	连翘	500g
黄芩	250g	制成	100 瓶

【制法】　以上三味，黄芩碎断，加水煎煮二次，每次 1h，分次过滤，合并滤液。滤液用盐酸（2mol/L）调 pH 至 1.0～2.0，在 80℃ 保温 30min，静置 12h，过滤。沉淀加 8 倍量水，搅拌，用 400g/L 氢氧化钠溶液调至 pH7.0，并加等量乙醇，搅拌使溶，过滤。滤液用盐酸调 pH 至 2.0，60℃ 保温 30min，静置 12h，过滤。沉淀用乙醇洗至 pH4.0，加 10 倍量水，搅拌，用 400g/L 氢氧化钠溶液调 pH6.0，加入 5g/L 活性炭，充分搅拌，50℃ 保温 30min。加入等量乙醇搅拌均匀后，立即过滤。溶液调至 pH2.0，60℃ 保温 30min，静置 12h，过滤。沉淀用少量乙醇洗涤后，于 60℃ 以下干燥。

金银花、连翘加水浸渍 30min 后，水煎煮二次，每次 1h，分次过滤，合并滤液，浓缩至相对密度 1.20～1.25（70～80℃），冷至 40℃ 缓缓加入乙醇，使含醇量达体积分数 75%。充分搅拌静置 12h，滤取上清液，回收乙醇至无醇味，加入 3～4 倍水，调 pH 7.0，充分搅拌并加热至沸腾，静置 48h，滤取上清液，浓缩至相对密度 1.10～1.15（70～80℃ 测），冷至 40℃，加入乙醇，使含醇量达体积分数 85%，静置 12h 以上，滤取上清液，回收乙醇至无醇味。加入上述所得黄芩苷，加热并用 400g/L 氢氧化钠调至 pH7.0，加水至 1000mL。加入 5g/L 活性炭，保持 pH7.0，加热微沸 15min，冷却，过滤。加注射用水至全量，于 115℃ 灭菌 30min，冷藏 1 周，过滤。滤液浓缩，喷雾干燥，分装，严密封口，即得。

【注解】

（1）本品为黄棕色无定形粉末（喷雾干燥）或疏松固体状物（冷冻干燥），有引湿性。须密封，避光，置干燥处保存。

（2）采用冷冻干燥法制备粉针剂，宜加入适量支撑剂如甘露醇等，以获得疏松的结构和饱满美观的外形；也可采用反复预冻升华法，改善制品结晶状态与通透性，缩短冻干周期。

（3）喷雾干燥法制备粉针，应严格控制操作室的条件，保证干燥与分装过程始终处于无菌状态。

（四）茵栀黄注射液

【处方】

茵陈提取物	6g	葡萄糖	20g
山栀提取物	3.2g	葡萄糖甲胺	适量
黄芩苷	20g	注射用水	加至1000mL

【制法】

（1）茵陈提取物　取茵陈以10倍量85%（体积分数）乙醇渗漉，滤漉液经过聚酰胺吸附柱后回收乙醇，加7倍量水沉淀，冷藏，过滤，加压（120℃，98.1kPa）30min，冷藏。过滤后经浓缩干燥即得。

（2）山栀提取物　取生山栀粗粉以70%（体积分数）乙醇回流提取3次，提取液减压浓缩至膏状后加入6倍量95%（体积分数）乙醇沉淀，过滤。滤液过聚酰胺色谱柱后回收乙醇并调体积至生药量的2/5，调pH至4.0，滤液同（1）法经加压等处理后即得。

（3）配制　按方称取黄芩苷精制品，取2mol/L氢氧化钠液溶解，加入注射用水至总量的1/10，调pH至6.5～6.8；加压（120℃，98.1kPa）30min，然后加适量活性炭、滑石粉、硅藻土，冷藏一夜后过滤。按方称取茵陈、山栀提取物合并之，加注射用水至总量1/10后，同前进行热压等处理。将上述滤液合并，按方加入葡萄糖并加注射用水至全量，以葡萄糖甲胺调pH至7.7±0.5。热压，冷藏2天后过滤。滤液以葡萄糖甲胺再调pH至7.7±0.5。精滤，灌封，100℃灭菌30min即得。

【注解】

（1）本制剂是以古方"茵陈蒿汤"为基础提取制成的复方静脉注射液，为服药困难的重症患者提供了方便，具有作用迅速、剂量准确等优点。其综合有效率在90%以上。

（2）由于复方制剂中的茵陈、山栀提取物对黄芩苷含量测定影响不大，故本品的质控标准以测定黄芩苷含量为准。

（3）以聚酰胺吸附法去除茵陈、山栀提取液中的鞣质。在配液时选择了适当的pH，以避免灭菌过程中氧化、水解等反应对澄明度带来的不利影响。同时用热处理-冷藏法促使药液中残存的高分子杂质由分散的胶体状态凝聚或加速分解，于冷藏条件下析出，从而使澄明度大为改善。该工艺生产的成品留样观察1年，未见沉淀析出。

参考文献

[1] 崔福德. 药剂学 [M]. 第六版. 北京：人民卫生出版社，2008：73.

[2] 屠锡德，张均寿，朱家壁. 药剂学 [M]. 第3版. 北京：人民卫生出版社，2002：440.

[3] 张兆旺，范碧亭. 中药药剂学 [M]. 北京：中国中医药出版社，2002：170.

[4] 潘卫三. 工业药剂学 [M]. 北京：高等教育出版社，2006：202.

[5] 庄越，曹宝成，萧瑞祥. 实用药物制剂技术 [M]. 北京：人民卫生出版社，1999：480.

[6] 霍秀敏，马玉楠，蒋煜. 直接接触注射剂的包装材料和容器的选择原则与评价要点 [J]. 中国临床药理学杂志，2012，28（10）：797-799.

[7] 刘绪贵，牛海岗，常征. 塑料安瓿用于小容量注射剂包装的现状及发展趋势 [J]. 药学研究，2014，33（12）：742-744.

[8] 叶永彬，许慧，谢新艺. 化学药品注射剂与药用玻璃相容性研究进展 [J]. 广州化工，2016，44（12）：50-52.

[9] 郑芳如，黄瑜，周兰贞. 丁基胶塞在注射剂领域中的选用策略 [J]. 中国药事，2016，30（2）：137-139.

[10] 梁志兴，李耀星. 注射剂卡式瓶包装的发展趋势 [J]. 医药工程设计，2008，29（3）：63-65.

[11] 刘小慧，印晖，严方，等. 预装式注射器与药物相容性的研究进展 [J]. 中国药科大学学报，2016，47（3）：275-281.

[12] 潘卫三. 工业药剂学 [M]. 第三版. 北京：中国医药科技出版社，2015：179.

[13] 刘丽丽，王成港，龚莉，等. 液体药物预填充注射系统的发展现状 [J]. 中国医药工业杂志，2012，43（2）：143-146.

[14] 孙国祥，侯志飞，毕雨萌，等. 中药色谱指纹图谱潜信息特征判据研究 [J]. 药学学报，2006，41（9）：857-862.

[15] 闫杨杨，潘彦舒. 指纹图谱技术在中药注射剂研究中的应用 [J]. 中华中医药杂志，2011，26（11）：2644-2646.

第八章

注射剂的成品检验

注射剂的质量必须经过检验，各项检验符合药典等有关标准后，才能入库成为商品。注射剂的成品检验是一项十分重要的工作，它关系到人的生命安全，做好这一工作对指导生产、提高产品质量具有重要意义。

第一节　注射剂灌装量的标度

一、容量量取法

2015 年版《中国药典》四部规定，注射剂灌装标示装量不大于 50mL 的，应按表 8-1 适当增加装量。除另有规定外，多剂量包装的注射剂，每一容器的装量一般不得超过 10 次注射量，增加的装量应能保证每次注射用量。

表 8-1　注射剂灌装量的要求

标示装量/mL	增加量/mL		标示装量/mL	增加量/mL	
	易流动液	黏稠液		易流动液	黏稠液
0.5	0.10	0.12	10	0.50	0.70
1	0.10	0.15	20	0.60	0.90
2	0.15	0.25	50	1.0	1.5
5	0.30	0.50			

除另有规定外，注射液及注射用浓溶液可采用容量量取法进行以下相应检查，应符合规定：

（1）检查法　供试品标示装量不大于 2mL 者，取供试品 5 支（瓶）；2mL 以上至 50mL 者，取供试品 3 支（瓶）。

开启时注意避免损失，将内容物分别用相应体积的干燥注射器及注射针头抽尽，然后缓慢连续地注入经标化的量入式量筒内（量筒的大小应使待测体积至少占其额定体积的 40%，不排尽针头中的液体），在室温下检视。测定油溶液、乳状液或混悬液时，应先加温（如有必要）摇匀，再用干燥注射器及注射针头抽尽后，同前法操作，放冷（加温时），检视。每支（瓶）的装量均不得少于其标示量。

（2）生物制品多剂量供试品　取供试品 1 支（瓶），按标示的剂量数和每剂的装量，分别用注射器抽出，按上述步骤测定单次剂量，应不低于标示量。

（3）预装式注射器和弹筒式装置的供试品　标示装量不大于 2mL 者，取供试品 5 支（瓶）；2mL 以上不大于 50mL 者，取供试品 3 支（瓶）。供试品与所配注射器、针头或活塞装配后将供试品缓慢连续注入容器（不排尽针头中的液体），按单剂量供试品要求进行装量检查，应不低于标示量。

凡规定检查含量均匀度的注射液（如塞替派注射液），可不进行"装量"检查。

二、称量法

采用称量法测试注射剂灌装量，用称取的质量除以相对密度来计算装量，即准确量取供试品，精密称定，求出每1mL供试品的质量（即供试品的相对密度）。精密称定用干燥注射器及注射针头抽出或直接缓慢倾出供试品内容物的质量，再除以供试品相对密度，得出相应的装量。

第二节　注射用无菌粉末装量差异检查

该法适用于橡皮塞铝盖玻瓶装或安瓿装的注射用无菌粉末的装量差异检查。检查的目的是控制各瓶间装量的一致性，以保证使用剂量的准确性。凡规定检查含量均匀度的注射用无菌粉末，可不进行"装量差异"检查。

一、检查法

取供试品5瓶（支），除去标签、铝盖，容器外壁用乙醇擦净，干燥，开启时注意避免玻屑等异物落入容器中，分别迅速精密称定；容器为玻璃瓶的注射用无菌粉末，首先小心开启内塞，使容器内外气压平衡，盖紧后精密称定。然后倾出内容物，容器用水或乙醇洗净，在适宜条件下干燥后，再分别精密称定每一容器的质（重）量，求出每瓶（支）的装量与平均装量。每瓶（支）装量与平均装量相比较（如有标示装量，则与标示装量相比较），应符合表8-2的规定，如有1瓶（支）不符合规定，应另取10瓶（支）复试，应符合规定。

表 8-2　注射液装量差异限度

平均装量或标示装量	装量差异限度	平均装量或标示装量	装量差异限度
0.05g 及 0.05g 以下	±15%	0.15g 以上至 0.50g	±7%
0.05g 以上至 0.15g	±10%	0.50g 以上	±5%

二、注意事项

（1）称量用的分析天平选用分度值0.1mg（适用于平均装量为0.15g及其以下的粉针剂）或分度值1mg（适用于平均装量在0.15mg以上的粉针剂）。

（2）每瓶（支）内容物质量之和除以5（复试时除以10），即得（平均装量$\bar{m}$），计算保留三位有效数字。

三、结果与判定

（1）每1瓶（支）中的装量均未超出允许装量范围（$\bar{m}\pm\bar{m}\times$装量差异限度），或其装量差异均未超过上表规定者，均判为符合规定。

（2）每1瓶（支）中的装量与平均装量相比较，超过装量差异限度的粉针多于1瓶者，判为不符合规定。

（3）初试结果如仅有 1 瓶（支）的装量差异超过装量差异限度时，应另取 10 瓶（支）复试。复试结果每 1 瓶（支）的装量差异与装量差异限度相比较，均未超过者，可判为符合规定；若仍有 1 瓶（支）或 1 瓶（支）以上超出时，则判为不符合规定。

（4）遇有超出允许装量范围并处于边缘者，应再与平均装量相比较，计算出该瓶（支）装量差异的百分率，再根据规定的装量差异限度作为判定的依据（避免在计算允许装量范围时受数值修约的影响）。

第三节 可见异物的检查

可见异物是指存在于注射液、眼用液体制剂和无菌原料中，在规定条件下目视可以观测到的不溶性物质，其粒径或长度通常大于 $50\mu m$。

注射剂是在符合药品生产质量管理规范（GMP）的条件下生产的，产品在出厂前应采用适当的方法逐一检查并同时剔除不合格产品。临用前，需在自然光下目视检查（避免阳光直射），如有可见异物，不得使用。

可见异物检查法有灯检法和光散射法。一般常用灯检法。灯检法不适用的品种，如用深色透明容器包装或液体色泽较深（一般深于各标准比色液 7 号）的品种可选用光散射法；混悬型、乳状液型注射液不能使用光散射法。

实验室检测时应避免引入可见异物。当制备注射用无菌粉末和无菌原料药供试品溶液时，或供试品的容器不适于检查（如透明度不够、不规则形状容器等），需转移至适宜容器中时，均应在 B 级的洁净环境（如层流净化台）中进行。

关于可见异物有报道做如下说明：

（1）白点 系指不能辨清平面或棱角的白色物体按白点计。

（2）细小蛋白絮状物或蛋白颗粒 系指半透明的小于约 1mm 的絮状沉淀或蛋白颗粒。

（3）少量絮状物或蛋白颗粒 系指在规定检查时间内较难计数的蛋白絮状物或蛋白颗粒。

（4）微量沉积物 系指静置后供试品中的微小沉积物，轻轻转动后有烟雾状沉淀浮起，轻摇即散失者。

（5）摇不散的沉淀 系指久置后蛋白溶液出现的少量沉积物，轻轻摇后不能分散消失者。

（6）纤维 系指长度约 2mm 以上的纤维。

一、灯检法

用于灯检法试验的供试品，必须按规定进行随机抽样。灯检法应在暗室中进行。

（一）灯检装置

检查装置如图 8-1 所示。

检查人员远距离和近距离视力测验，均应为 4.9 或 4.9 以上（矫正后视力应为 5.0 及以上）；且应无色盲。

（二）检查法

按以下各类供试品的要求，取规定量供试品，除去容器标签，擦净容器外壁，必要时将药液转移至洁净透明的适宜容器内，将供试品置遮光板边缘处，在明视距离（系指供试品至

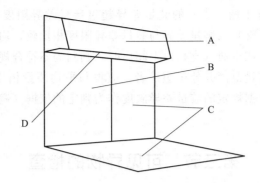

图 8-1　灯检法示意图

A—带有遮光板的日光灯光源（光照度可在 1000～4000lx 范围内调节）；

B—不反光的黑色背景，作为检查无色或白色异物的背景；

C—不反光的白色背景和底部（供检查有色异物）；

D—反光的白色背景（指遮光板内侧）

人眼的清晰观测距离，通常为 25cm），手持容器颈部，轻轻旋转和翻转容器（但应避免产生气泡），使药液中可能存在的可见异物悬浮分别在黑色和白色背景下目视检查，重复观察，总检查时限为 20s。供试品的装量每支（瓶）在 10mL 及 10mL 以下的，每次检查可手持 2 支（瓶）。供试品的溶液中有大量气泡产生影响观察时，需静置足够时间至气泡消失后检查。

用无色透明容器包装的无色供试品的溶液，检查时被观察供试品所在处的光照度应为 1000～1500lx；用透明塑料容器包装、棕色透明容器包装的供试品或有色供试品溶液，光照度应为 2000～3000lx；混悬型的供试品或乳状液，光照度应增加至约 4000lx。

1. 注射液

除另有规定外，取供试品 20 支（瓶），按上述方法检查。

2. 注射用无菌制剂

除另有规定外，取供试品 5 支（瓶），用适宜的溶剂和适当的方法使药粉完全溶解后，按上述方法检查。配带有专用溶剂的注射用无菌制剂，应先将专用溶剂按注射液要求检查并符合注射液的规定后，再用其溶解注射用无菌制剂。如经真空处理的供试品，必要时应用适当的方法破其真空，以便于药物溶解。低温冷藏的品种，应先将其放至室温，再进行溶解和检查。

3. 无菌原料药

除另有规定外，按抽样要求称取各品种制剂项下的最大规格量 5 份，分别置洁净透明的适宜容器内，采用适宜的溶剂及适当的方法使药物全部溶解后，按上述方法检查。

注射用无菌制剂及无菌原料药所选用的适宜溶剂应无可见异物。如为水溶性药物，一般使用不溶性微粒检查用水进行溶解制备；如使用其他溶剂，则应在各品种正文中明确规定。溶剂量应确保药物溶解完全并便于观察。

注射用无菌制剂及无菌原料药溶解所用的适当方法应与其制剂使用说明书中注明的临床使用前处理的方式相同。除振摇外，如需其他辅助条件，则应在各品种正文中明确规定。

（三）结果判定

供试品中不得检出金属屑、玻屑、长度超过 2mm 的纤维、最大粒径超过 2mm 的块状物以及静置一定时间后轻轻旋转时肉眼可见的烟雾状微粒沉积物、无法计数的微粒群或摇不散的沉淀，以及在规定时间内较难计数的蛋白质絮状物等明显可见异物。

供试品中如检出点状物、2mm以下的短纤维和块状物等微细可见异物,生化药品或生物制品若检出半透明的小于约1mm的细小蛋白质絮状物或蛋白质颗粒等微细可见异物,除另有规定外,应分别符合表8-3、表8-4中的规定。

表8-3 生物制品注射液结果判定

类别	微细可见异物限度	
	初试20支(瓶)	初、复试40支(瓶)
生物制品注射液	装量50mL及以下,每支(瓶)中微细可见异物不得超过3个。如仅有1支(瓶)超出,符合规定;如检出2支(瓶)超出,复试;如检出3支(瓶)及以上超出,不符合规定	2支(瓶)以上超出,不符合规定

表8-4 非生物制品注射液结果判定

类别	微细可见异物限度	
	初试20支(瓶)	初、复试40支(瓶)
静脉用注射液	如1支(瓶)检出,复试;如2支(瓶)或以上检出,不符合规定	超过1支(瓶)检出,不符合规定
非静脉用注射液	如1~2支(瓶)检出,复试;如2支(瓶)以上检出,不符合规	超过2支(瓶)检出,不符合规定

既可静脉用也可非静脉用的注射液,以及脑池内、硬膜外、椎管内用的注射液应执行静脉用注射液的标准,混悬液与乳状液仅对明显可见异物进行检查。

(1)注射用无菌制剂 5支(瓶)检查的供试品中如检出微细可见异物,每支(瓶)中检出微细可见异物的数量应符合表8-5的规定;如有1支(瓶)超出表8-5中限度规定,另取10支(瓶)同法复试,均应不超出表8-5中限度规定。

表8-5 注射用无菌制剂结果判定

类别		每支(瓶)中微细可见异物限度
非生物制品	复溶体积50mL及以下	≤3个
	复溶体积50mL以上	≤5个
非生物制品	冻干	≤3个
	非冻干	≤5个

(2)无菌原料药 5份检查的供试品中如检出微细可见异物,每份供试品中检出微细可见异物的数量应符合相应注射用无菌制剂的规定;如有1份超出限度规定,另取10份同法复试,均应不超出限度规定。

二、光散射法

灯检法不适用的品种(如用不透明容器包装或液体色泽较深的品种)应选用光散射法。

(一)基本原理

当一束单色激光照射溶液时,溶液中存在的不溶性物质使入射光发生散射,散射的能量与不溶性物质的数量和大小有关。本法通过对溶液中不溶性物质引起的光散射能量的测量,并与规定的阈值比较,以检查可见异物。

不溶性物质引起的光散射能量，可通过被采集图像进行分析。设不溶性物质光散射能量为 E，通过光电信号转换，即可用摄像机采集到一个锥体高度为 H、直径为 D 的相应立体图像。散射能量 E 为 D 和 H 的单调函数，即 $E = f(D, H)$。同时，假设不溶性物质的光散射强度为 q，摄像曝光时间为 T，则又有 $E = g(q, T)$。由此可以得出图像中的 D 与 q 之间的关系为 $D = w(q, T)$，也为一个单调函数关系。在测定图像中的 D 值后，即可根据函数曲线计算出不溶性物质的光散射能量。

（二）仪器装置

仪器由旋瓶装置、激光光源、图像采集器、数据处理系统和终端显示系统组成。

供试品被放置至检测装置后，旋瓶装置使供试品沿垂直中轴线高速旋转一定时间后迅速停止，同时激光光源发出的均匀激光束照射在供试品上；当药液涡流基本消失，瓶内药液因惯性继续旋转，图像采集器在特定角度对旋转药液中悬浮的不溶性物质引起的散射光能量进行连续摄像，采集图像不少于 75 幅；数据处理系统对采集的序列图像进行处理，然后根据预先设定的阈值自动判定超过一定大小的不溶性物质的有无，或在终端显示器上显示图像供人工判定，同时记录检测结果。

仪器校准：仪器应具有自动校准功能，在检测供试品前须采用标准粒子对仪器进行校准。

除另有规定外，分别用粒径为 $40\mu m$ 和 $60\mu m$ 的标准粒子溶液对仪器进行标定。根据标定结果得到曲线方程并计算出与粒径 $50\mu m$ 相对应的检测像素值。

当把检测像素参数设定为与粒径 $50\mu m$ 相对应的数值时，对含 $60\mu m$ 的标准粒子溶液测定 3 次，应均能检出。

（三）检查法

（1）溶液型供试品　除另有规定外，取供试品 20 支（瓶），除去不透明标签，擦净容器外壁，置仪器检测装置上，从仪器提供的菜单中选择与供试品规格相应的测定参数，并根据供试品瓶体大小对参数进行适当调整后，启动仪器，将供试品检测 3 次并记录检测结果。凡仪器判定有 1 次不合格者，可用灯检法确认。用深色透明容器包装或液体色泽较深等灯检法检查困难的品种不用灯检法确认。

（2）注射用无菌粉末　除另有规定外，取供试品 5 支（瓶），用适宜的溶剂及适当的方法使药物全部溶解后，按上述方法检查。

（3）无菌原料粉末　除另有规定外，取各品种制剂项下的最大规格量 5 份，分别置洁净透明的适宜玻璃容器内，采用适宜的溶剂及适当的方法使药物全部溶解后，按上述方法检查。

设置检测参数时，一般情况下取样视窗的左右边线和底线应与瓶体重合，上边线与液面的弯月面成切线；旋转时间应能使液面漩涡到底，以能带动固体物质悬浮并消除气泡；旋瓶停止至摄像启动的时间应尽可能短，但应避免液面漩涡以及气泡的干扰，同时保证摄像启动时固体物质仍在转动。

（四）结果判定

同"一、灯检法"。

第四节　不溶性微粒检查法

不溶性微粒检查法用于检查静脉用注射剂（溶液型注射液、注射用无菌粉末、注射用浓溶液）及供静脉注射用无菌原料药中不溶性微粒的大小及数量。

不溶性微粒检查法包括光阻法和显微计数法。当光阻法测定结果不符合规定或供试品不适于用光阻法测定时，应采用显微计数法进行测定，并以显微计数法的测定结果作为判定依据。

光阻法不适用于黏度过高和易析出结晶的制剂，也不适用于进入传感器时容易产生气泡的注射剂。对于黏度过高，采用两种方法都无法直接测定的注射液，可用适宜的溶剂稀释后测定。

试验操作环境应不得引入外来微粒，测定前的操作应在洁净工作台进行。

玻璃仪器和其他所需的用品均应洁净、无微粒。本法所用微粒检查用水（或其他适宜溶剂），使用前须经不大于 $1.0\mu m$ 的微孔滤膜过滤。

微粒检查用水（或其他适宜溶剂）符合下列要求：光阻法取 50mL 测定，要求每 10mL 含 $10\mu m$ 及 $10\mu m$ 以上的不溶性微粒数应在 10 粒以下，含 $25\mu m$ 及 $25\mu m$ 以上的不溶性微粒数应在 2 粒以下。显微计数法取 50mL 测定，要求含 $10\mu m$ 及 $10\mu m$ 以上的不溶性微粒数应在 20 粒以下，含 $25\mu m$ 及 $25\mu m$ 以上的不溶性微粒数应在 5 粒以下。

一、光阻法

光阻法测试注射液中不溶性微粒，具有操作简单、快速、灵敏、自动化及智能化程度高、取样体积准确等特点，是目前注射液中不溶性微粒检测较为先进的技术，被各国药典广泛收录作为控制注射液质量的重要方法。

（一）原理

光阻法原理如图 8-2 所示，它是将一定体积的注射液通过一窄细的检测区时，位于流体流向垂直方向上的光检测元件所能接受到的发光强度由于微粒的阻挡作用而减弱，因此由传感器输出的信号降低，这种信号变化与微粒的截面积成正比；再根据通过检测区注射液的体积，计算出被检测注射液每 1mL 中含 $10\mu m$ 和大于 $25\mu m$ 的不溶性微粒数。

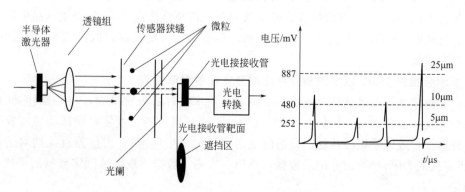

图 8-2　光阻法原理示意图

（二）仪器装置

光阻法测定不溶性微粒检测仪器，通常包括取样器、传感器和数据处理器三部分。

测量粒径范围为 $2\sim100\mu m$，检测微粒标度为 $0\sim10000$ 个/mL。所用仪器应至少每 6 个月要校准一次。

1. 仪器校准

取样体积待仪器稳定后，取多于取样体积的微粒检查用水置于取样杯中，称定质量，通过取样器由取样杯中量取一定体积的微粒检查用水后，再次称定质量。以两次称定的质量之差计算取样体积（1mL 水为 1g）。连续测定 3 次，每次测得体积与量取体积的示值之差应在 $\pm5\%$ 以内。测定体积的平均值与量取体积的示值之差应在 $\pm3\%$ 以内。也可以采用其他适宜的方法校准，结果应符合上述规定。

2. 微粒计数

取相对标准偏差不大于 5%，平均粒径为 $10\mu m$ 的标准粒子，制成每 1mL 中含 $1000\sim1500$ 微粒数的悬浮液，静置 2min 脱气泡，开启搅拌器，缓慢搅拌使其均匀（避免气泡产生），依法测定 3 次。记录 $5\mu m$ 通道的累计计数，弃第一次测定数据，后两次测定数据的平均值与已知粒子数之差应在 $\pm20\%$ 以内。

3. 传感器分辨率

取相对标准偏差不大于 5%，平均粒径为 $10\mu m$ 的标准粒子（均值粒径的标准差应不大于 $1\mu m$），制成每 1mL 中含 $1000\sim1500$ 微粒数的悬浮液，静置 2min 脱气泡，开启搅拌器，缓慢搅拌使其均匀（避免气泡产生），依法测定 $8\mu m$、$10\mu m$ 和 $12\mu m$ 三个通道的粒子数，计算 $8\mu m$ 与 $10\mu m$ 两个通道的差值计数和 $10\mu m$ 与 $12\mu m$ 两个通道的差值计数，上述两个差值计数与 $10\mu m$ 通道的累计计数之比都不得小于 68%。若测定结果不符合规定，应重新调试仪器后再次进行校准，符合规定后方可使用。

如果所使用仪器附有自检功能，可进行自检。

（三）检查法

1. 标示装量为 25mL 或 25mL 以上的静脉用注射液或注射用浓溶液

除另有规定外，取供试品至少 4 个，分别按下法测定：用水将容器外壁洗净，小心翻转 20 次，使溶液混合均匀，立即小心开启容器，先倒出部分供试品溶液冲洗开启口及取样杯，再将供试品溶液倒入取样杯中，静置 2min 或适当时间脱气泡，置于取样器上（或将供试品容器直接置于取样器上）。开启搅拌，使溶液混匀（避免气泡产生），每个供试品依法至少测定 3 次，每次取样应不少于 5mL，记录数据，弃第一次测定数据，取后续测定数据的平均值作为测定结果。

2. 标示装量为 25mL 以下的静脉用注射液或注射用浓溶液

除另有规定外，取供试品分别按下法测定：用水将容器外壁洗净，小心翻转 20 次，使溶液混合均匀，静置 2min 或适当时间脱气泡，小心开启容器，直接将供试品容器置于取样器上，开启搅拌或以手缓缓转动，使溶液混匀（避免产生气泡），由仪器直接抽取适量溶液（以不吸入气泡为限），测定并记录数据，弃第一次测定数据，取后续测定数据的平均值作为测定结果。

第 1、2 项下的注射用浓溶液如黏度太大，不便直接测定时，可经适当稀释，依法测定。

也可采用适宜的方法，在洁净工作台小心合并至少 1 个供试品的内容物（使总体积不少于25mL），置于取样杯中，静置 2min 或适当时间脱气泡，置于取样器上。开启搅拌，使溶液混匀（避免气泡产生），依法测定至少 4 次，每次取样应不少于 5mL。弃第一次测定数据，取后续 3 次测定数据的平均值作为测定结果，根据取样体积与每个容器的标示装置体积，计算每个容器所含的微粒数。

3. 静脉注射用无菌粉末

除另有规定外，取供试品至少 4 个，分别按下法测定：用水将容器外壁洗净，小心开启瓶盖，精密加入适量微粒检查用水（或适宜的溶剂），小心盖上瓶盖，缓缓振摇使内容物溶解，静置 2min 或适当时间脱气泡，小心开启容器，直接将供试品容器置于取样器上，开启搅拌或以手缓缓转动，使溶液混匀（避免气泡产生），由仪器直接抽取适量溶液（以不吸入气泡为限），测定并记录数据；弃第一次测定数据，取后续测定数据的平均值作为测定结果。

也可采用适宜的方法，取至少 4 个供试品，在洁净工作台上用水将容器外壁洗净，小心开启瓶盖，分别精密加入适量微粒检查用水（或适宜的溶剂），缓缓振摇使内容物溶解，小心合并容器中的溶液（使总体积不少于 25mL），置于取样杯中，静置 2min 或适当时间脱气泡，置于取样器上。开启搅拌，使溶液混匀（避免气泡产生），依法测定至少 4 次，每次取样应不少于 5mL，弃第一次测定数据，取后续测定数据的平均值作为测定结果。

4. 供注射用无菌原料药

按各品种项下规定，取供试品适量（相当于单个制剂的最大规格量份），分别置取样杯或适宜的容器中，照上述 3 法，自"精密加入适量微粒检查用水（或适宜的溶剂），缓缓振摇使内容物溶解"起，依法操作，测定并记录数据，弃第一次测定数据，取后续测定数据的平均值作为测定结果。

（四）结果判定

1. 标示装量为 100mL 或 100mL 以上的静脉用注射液

除另有规定外，每 1mL 中含 $10\mu m$ 及 $10\mu m$ 以上的微粒数不得过 25 粒，含 $25\mu m$ 及以上的微粒数不得过 3 粒。

2. 标示装量为 100mL 以下的静脉用注射液、静脉注射用无菌粉末、注射用浓溶液及供注射用无菌原料药

除另有规定外，每个供试品容器（份）中含 $10\mu m$ 及 $10\mu m$ 以上的微粒数不得过 6000粒，含 $25\mu m$ 及 $25\mu m$ 以上的微粒数不得过 600 粒。

二、显微计数法

显微计数法是将一定体积的注射液过滤，使所含外来不溶性微粒截留在微孔滤膜上，在100 倍显微镜下，用经标定的目镜测微尺分别计算其最长直径大于 $10\mu m$ 和大于 $25\mu m$ 的微粒，根据过滤面积上的微粒总数，计算出被检测的注射液每 1mL（或每个容器）中含不溶性微粒的数量。

（一）仪器装置

仪器通常包括洁净工作台、显微镜、微孔滤膜及其滤器、平皿等。

（1）洁净工作台　高效空气过滤器孔径为 $0.45\mu m$，气流方向由里向外。

（2）显微镜　双筒大视野显微镜，目镜内附标定的测微尺（每格 $5\sim10\mu m$）。坐标轴前后、左右移动范围均应大于 30mm，显微镜装置内附有光线投射角度、光强度均可调节的照明装置。检测时放大 100 倍。

（3）微孔滤膜　孔径 $0.45\mu m$、直径 $25\mu m$ 或 $13\mu m$，一面印有间隔 3mm 的格栅；膜上如有 $10\mu m$ 及 $10\mu m$ 以上的不溶性微粒，应在 5 粒以下，并不得有 $25\mu m$ 及 $25\mu m$ 以上的微粒，必要时，可用微粒检查用水冲洗使符合要求。

（二）检查前的准备

在洁净工作台上将滤器用微粒检查用水（或其他适宜溶剂）冲洗至洁净，用平头无齿镊子夹取测定用滤膜，用微粒检查用水（或其他适宜溶剂）冲洗后，置滤器托架上；固定滤器，倒置，反复用微粒检查用水（或其他适宜溶剂）冲洗滤器内壁，控干后安装在抽滤瓶上，备用。

（三）检查法

1. 标示装量为 25mL 或 25mL 以上的静脉用注射液或注射用浓溶液

除另有规定外，取供试品至少 4 个，分别按下法测定：用水将容器外壁洗净，在洁净工作台上小心翻转 20 次，使溶液混合均匀，立即小心开启容器，用适宜的方法抽取或量取供试品溶液 25mL，沿滤器内壁缓缓注入经预处理的滤器（滤膜直径 25mm）中。静置 1min，缓缓抽滤至滤膜近干，再用微粒检查用水 25mL，沿滤器内壁缓缓注入，洗涤并抽滤至滤膜近干，然后用平头镊子将滤膜移置平皿上（必要时，可涂抹极薄层的甘油使滤膜平整），微启盖子使滤膜适当干燥后，将平皿闭合，置显微镜载物台上。调好入射光，放大 100 倍进行显微测量，调节显微镜至滤膜格栅清晰，移动坐标轴，分别测定有效过滤面积上最长粒径大于 $10\mu m$ 和 $25\mu m$ 的微粒数。计算三个供试品测定结果的平均值。

2. 标示装量为 25mL 以下的静脉用注射液或注射用浓溶液

除另有规定外，取供试品 4 个，用水将容器外壁洗净，在洁净工作台上小心翻转 20 次，使混合均匀，立即小心开启容器，用适宜的方法直接抽取每个容器中的全部溶液，沿滤器内壁缓缓注入经预处理的滤器（滤膜直径 13mm）中，照上述 1 法测定。

3. 静脉注射用无菌粉末及供注射用无菌原料药

除另有规定外，照"一、光阻法"中"（三）检查法"的 3 或 4 制备供试品溶液，同上述 1 操作测定。

（四）结果判定

1. 标示装量为 100mL 或 100mL 以上的静脉用注射液

除另有规定外，每 1mL 中含 $10\mu m$ 及 $10\mu m$ 以上的微粒数不得过 12 粒，含 $25\mu m$ 及 $25\mu m$ 以上的微粒数不得过 2 粒。

2. 标示装量为 100mL 以下的静脉用注射液、静脉注射用无菌粉末、注射用浓溶液及供注射用无菌原料药

除另有规定外，每个供试品容器（份）中含 $10\mu m$ 及 $10\mu m$ 以上的微粒数不得过 3000 粒，含 $25\mu m$ 及 $25\mu m$ 以上的微粒数不得过 300 粒。

第五节 pH 测定

pH 是溶液中氢离子活度的一种标度，即通常意义上溶液酸碱程度的衡量标准。一般用酸度计测定注射液的 pH。

一、试剂

标准缓冲溶液（简称标准溶液）的配制方法见国家标准 GB 6920—86，也可参考 2015 年版《中国药典》四部。

二、仪器

酸度计为常规检验使用的仪器，至少应当精确到 0.01pH 单位，pH 范围 0～14。如有特殊需要，应使用精度更高的仪器。

玻璃电极与甘汞电极。

三、步骤

（一）仪器校准

操作程序按仪器使用说明书进行。先将供试液与标准溶液调到同一温度，记录测定温度，并将仪器温度补偿旋钮调至该温度上。

① 测定前，按各品种项下的规定，选择两种 pH 约相差 3 个单位的标准缓冲溶液，使供试液的 pH 处于两者之间。

② 取与供试液 pH 较接近的第一种标准缓冲溶液对仪器进行校正（定位），使仪器示值与标准缓冲液的表列数值一致。

③ 仪器定位后，从第一种标准溶液中取出电极，彻底冲洗并用滤纸吸干。再用第二种标准缓冲液核对仪器示值，误差应不大于 ±0.02pH 单位。若大于此偏差，则应小心调节斜率，使示值与第二种标准缓冲液的表列数值相符。重复上述定位与斜率调节操作，至仪器示值与标准缓冲液的规定数值相差不大于 0.02pH 单位。否则，须检查仪器或更换电极后，再校正至符合要求。

（二）样品测定

测定样品时，先用纯化水认真冲洗电极，再用供试液冲洗，然后将电极浸入样品中，小心摇动或进行搅拌使其均匀，静置，待读数稳定时记下 pH。

（三）注意事项

① 玻璃电极在使用前先放入蒸馏水中浸泡 24h 以上。

② 测定 pH 时，玻璃电极的球泡应全部浸入溶液中，并使其稍高于甘汞电极的陶瓷芯端，以免搅拌时碰杯。

③ 必须注意玻璃电极的内电极与球泡之间甘汞电极的内电极和陶瓷芯之间不得有气泡，以防断路。

④ 甘汞电极中的饱和氯化钾溶液的液面必须高出汞体，在室温下应有少许氯化钾晶体存在，以保证氯化钾溶液的饱和，但须注意氯化钾晶体不可过多，以防止堵塞被测溶液的通路。

⑤ 玻璃电极表面受到污染时，需进行处理。如果附着无机盐结垢，可用温稀盐酸溶解；对钙镁等难溶性结垢，可用依地酸二钠溶液溶解；沾有油污时，可用丙酮清洗。电极按上述方法处理后，应在纯水中浸泡一昼夜再使用。注意禁用无水乙醇、脱水性洗涤剂处理电极。

⑥ 在测定高 pH 的供试品时，应注意碱误差的问题，必要时选用适当的玻璃电极测定。

⑦ 在本法规定条件下测定，精密度为 0.05pH。为保证此精密度，要在 2min 内读数，使用的玻璃电极时间不要超过 1 年。

⑧ 配制标准缓冲液与溶解供试品的水，应是新煮沸过的纯化水，其 pH 应为 6.7～7.3。

⑨ 标准缓冲液一般可保存 2～3 个月，但发现有浑浊、发霉或沉淀等现象时，不能继续使用。

第六节　渗透质量摩尔浓度的测定

渗透质量摩尔浓度，《中国药典》一直采用非法定的名称"渗透压摩尔浓度"，而且给出已经淘汰的单位"mOsmol/kg"，中华医学会编辑出版部编《法定计量单位在医学上的应用》一书中（第二版，人民军医出版社），称"渗透压摩尔浓度"的单位"mOsmol/kg"为旧制单位，物理量应该称为"渗透质量摩尔浓度"，法定计量单位为"mmol/kg"。

测定药物的渗透质量摩尔浓度可以与 9g/L 氯化钠的渗透质量摩尔浓度进行比较，以判定该药物浓度是否等渗。

一、仪器

通常采用测量溶液的冰点下降来测定其渗透质量摩尔浓度。渗透压计即是采用冰点下降法的原理设计的。冰点下降法是将溶质溶解于溶剂中，该溶液冰点引起下降，按下式求得渗透压：

$$\Delta T = km$$

式中，ΔT 为冰点下降；k 为冰点下降常数（当以水为溶剂时其值为 1.86）；m 为渗透质量摩尔浓度。

渗透压计由一个供试溶液测定试管、带有温度调节器的冷却部分和一对热敏电阻组成。测定时将测定探头浸入试验管的溶液中心，并在降至冷却部分的同时启动冷却装置，使溶液结冰，仪器具有将被测得的温度（冰点）转换为电信号并显示测量值的系统。

二、测定

用一定体积的水调节零点，由表 8-6 选择两种校正用标准溶液（它们的渗透质量摩尔浓度应跨于供试品预计值的两侧）校正仪器，再测定供试品溶液的渗透质量摩尔浓度（或冰点下降）。当供试品溶液的渗透质量摩尔浓度大于仪器的测定范围时，用适宜的溶剂稀释至可测定的渗透质量摩尔浓度范围内，例如甘露醇注射液、氨基酸注射液等，可用适宜的溶剂（如注射用水、50g/L 葡萄糖溶液或生理盐水等）经稀释后测定；供试品若为固体，先溶解于适宜的溶剂中，再进行测定。

三、渗透压计校正用标准溶液制备

按表8-6中所列数据，精密称取 $500\sim650$℃ 干燥 $40\sim50$min 并置干燥器（硅胶）中放冷的氯化钠（基准试剂）一定量，溶于 1kg 水中，摇匀，备用。

表 8-6 渗透压计校正用标准溶液

每 1kg 水中氯化钠的质量/g	渗透质量摩尔浓度/(mmol/kg)	冰点下降温度(ΔT)/℃	每 1kg 水中氯化钠的质量/g	渗透质量摩尔浓度/(mmol/kg)	冰点下降温度(ΔT)/℃
3.087	100	0.186	15.916	500	0.930
6.260	200	0.372	19.147	600	1.116
9.463	300	0.558	22.380	700	1.302
12.684	400	0.744			

质量浓度为 9g/L 的氯化钠溶液，其渗透质量摩尔浓度为 0.29mol/kg。测得药物溶液的渗透质量摩尔浓度和 9g/L 氯化钠溶液渗透质量摩尔浓度的比值若等于1，为等渗溶液；大于1时为高渗溶液；小于1时为低渗溶液。

第七节 黏度的测定

2009 年 2 月 1 日实施的国家标准 GB/T 22235—2008《液体黏度的测定》，收载了 5 种方法，原则上均适用于牛顿流体，其中仅旋转黏度计可用于非牛顿流体。这些方法的具体特性见表8-7。

表 8-7 液体黏度测定法

测定方法	动力黏度/(mPa·s)	运动黏度/(mm²/s)	测定范围/(mPa·s 或 mm²/s)	标准来源	温度要求/℃
毛细管黏度计		√	$0.5\sim10^5$	ISO 3104	±0.1
流量杯		√	$8\sim700$	ISO 3105	±0.5
旋转黏度计	√		$10\sim10^9$	ISO 3218.2	±0.2
落球黏度计	√		$0.5\sim10^5$	DIN 53015	±0.1
拉球黏度计	√		$0.5\sim10^7$	DIN 52007.2	±0.1

注："√"表示可测量。

下面介绍毛细管黏度计法和旋转黏度计法。

一、毛细管黏度计法

毛细管黏度计法多用于测定牛顿流体的黏度，其基本原理是在一定压力下，液体流过一定长度、一定半径的毛细管，测定它的流动速度，计算流体的黏度。毛细管黏度计测定黏度是采用相对法。常见的毛细管黏度计有奥斯特瓦尔德（Ostwald）型和乌贝路德（Ubbelohdw）型两种。《中国药典》收载的平氏黏度计（图8-3）类似于奥斯特瓦尔德型，用于测定特性黏数（$\eta_{特}$）的是乌贝路德黏度计，《中国药典》简称为"乌氏黏度计"（图8-4）。使用奥斯特瓦尔德黏度计，试样的体积每次都要求相同，而乌贝路德黏度计却与流体的体积无关。

毛细管黏度计测定液体的黏度，比较简便，所用的液体量少，结果准确。但必须严格控制温度，毛细管难洗涤是该测定法的不足。选择黏度计时，毛细管内径以液体流过的时间在 $200\sim1000$s 为宜。

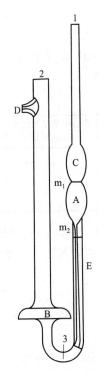

图 8-3 平氏黏度计

1—主管；2—宽管；3—弯管；

A—测定球；B—储器；C—缓冲球；D—支管；

E—毛细管；m_1，m_2—环形测定线

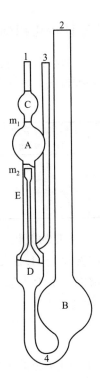

图 8-4 乌氏黏度计

1—主管；2—宽管；3—侧管；4—弯管；

A—测定球；B—储器；C—缓冲球；D—悬挂水平储器；

E—毛细管；m_1，m_2—环形测定线

黏度测定可使样品溶液流过毛细管，观测其流动速度，应用哈根-泊肃叶（Hagen-Poiseuille）定律计算求得流体的黏度：

$$\frac{V}{t} = \frac{\pi r^4 \Delta p}{8 \eta l}$$

$$\eta = \frac{\pi r^4 \Delta p}{8 V l} t \qquad (8\text{-}1)$$

式中，η 为流体的黏度，$kg/(m \cdot s)$；Δp 为液体流出时毛细管两端的压力差，$kg/(m \cdot s^2)$，$\Delta p = \rho g h$（ρ 是密度，g 是重力加速度，h 是两端间的落差）；l 为毛细管长度，m；r 为半径，m；V 为毛细管流出的液体体积，m^3；t 为流过时间，s。其中，l、r、g、h、V、π 为定值，则式(8-1)可以写成：

$$\eta = K t \rho \qquad (8\text{-}2)$$

式中，K 为黏度计常数，其值主要由毛细管的半径与流过液体体积所决定。通常由已知黏度标准液测得。

下面介绍用平氏黏度计测定运动黏度或动力黏度，本法用相对法测量一定体积的液体在重力作用下流经毛细管所需时间，以求得牛顿流体的运动黏度或动力黏度。

（一）仪器与用具

1. 恒温水浴

可选用直径 30cm 以上、高 40cm 以上的玻璃缸或有机玻璃缸，附有电动搅拌器与电热

装置，除另有规定外，恒温精度±0.1℃。

2. 温度计

分度为 0.1℃，经周期检定。

3. 秒表

分度为 0.2s，经周期检定。

4. 平氏黏度计

可根据需要分别选用毛细管内径为 0.8mm±0.05mm，1.0mm±0.05mm，1.2mm±0.05mm，1.5mm±0.1mm 或 2.0mm±0.1mm 的平氏黏度计。

（二）操作方法

取黏度计，置铬酸洗液中浸泡 2h 以上（沾有油污者，应先依次用三氯甲烷或汽油、乙醇、饮用水洗涤，晾干后再用铬酸洗液浸泡 6h 以上），饮用水冲洗至内壁不挂水珠，再用水洗 3 次，120℃干燥，备用。

按规定的测定温度调整恒温水浴温度。

取毛细管内径符合要求的平氏黏度计一支，在支管 D 上连接一橡皮管，用手指堵住管口 2，倒置黏度计，将管口 1 插入供试品（或供试溶液，下同）中，自橡皮管的另一端抽气，使供试品充满球 C 与 A 并达到测定线 m_2 处，提出黏度计并迅速倒转，抹去黏附于管外的供试品，取下橡皮管使连接于管口 1 上，将黏度计垂直固定于恒温水浴中，并使水浴的液面高于球 C 的中部，放置 15min 后，自橡皮管的另一端抽气，使供试品充满球 A 并超过测定线 m_1，开放橡皮管口，使供试品在管内自然下落，用秒表准确记录液面自测定线 m_1 下降至测定线 m_2 处的流出时间。依法重复测定 3 次以上，每次测定值与平均值的差值不得超过平均值的±0.25%。

另取一份供试品同样操作，并重复测定 3 次以上。

以先后两次取样测得的总平均值按式(8-2) 计算，即为供试品的运动黏度或按式(8-3) 计算供试液的动力黏度。

测定动力黏度时，要求按"相对密度测定法"（2015 年版《中国药典》四部通则 0601）标准操作规程测定供试品溶液在相同温度下的密度（ρ）。

（三）注意事项

① 实验室温度与黏度测定温度相差不应太大，当室温高于测定温度时，应注意降低室温。

② 在抽气吸取供试溶液时，不得产生断流或气泡。

③ 黏度计应垂直固定于恒温水浴中，不得倾斜，以免影响流出时间。

（四）记录与计算

记录测定温度、平氏黏度计的编号、K 值和毛细管内径、每次流出时间等；测定运动黏度时，还应按相对密度测定法项下的规定，记录有关数据。用下列公式计算：

$$\nu = Kt \tag{8-3}$$

由式(8-1) 和式(8-2)，则：

$$\eta = 10^{-6} Kt\rho \tag{8-4}$$

式中，ν 为运动黏度，mm^2/s；K 为已知标准液测得的黏度计常数，mm^2/s^2；t 为测得的平均流出时间，s；η 为动力黏度，$Pa \cdot s$；ρ 为供试溶液在相同温度下的密度，kg/m^3。

二、旋转黏度计法

旋转黏度计适用于牛顿和非牛顿流体的黏度测定，特别适用于粗分散系。其结构图和原理图如图 8-5、图 8-6。

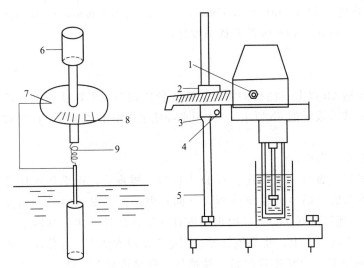

图 8-5　旋转黏度计结构

1—转速指示点；2—升降夹头；
3—手柄固定螺丝；4—夹头紧松螺丝；5—支柱；
6—同步电机；7—指钉；8—刻度盘；9—游丝

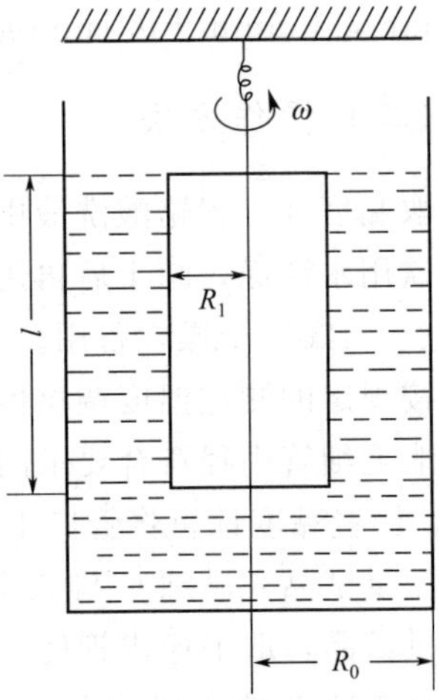

图 8-6　旋转黏度计原理

用同步电动机以稳定的转速旋转，连接刻度圆盘，再通过游丝和旋轴带动转子旋转。如果转子未受到流体的阻力，则游丝、指针与刻度圆盘同速旋转，指针在刻度盘上指出的读数为"0"；反之，如果转子受到流体的黏滞阻力，则游丝产生扭矩，与黏滞阻力抗衡最后达到平衡，这时与游丝连接的指针在刻度盘上指示一定的读数（即游丝的扭转角）。用读数乘以特定的系数，即得到流体的黏度（$Pa \cdot s$）。

根据马居士（Margules）公式：

$$\eta = \frac{T}{4\pi l \omega}\left(\frac{1}{R_1^2} - \frac{1}{R_0^2}\right) \tag{8-5}$$

式中，l 为转子浸入流体的高度；R_0、R_1 为外试筒与圆柱形转子的半径；ω 为转子旋转时的角速度；T 为实验测得的转矩（旋转角），2015 年版《中国药典》称扭力矩，用 M 表示。

$$\eta = \frac{1}{4\pi l}\left(\frac{1}{R_1^2} - \frac{1}{R_0^2}\right)\frac{T}{\omega} = K'\frac{T}{\omega} \tag{8-6}$$

式中，K' 为旋转式黏度计仪器常数。用已知标准溶液装入外试筒，然后调节转子，按一定角速度旋转，由刻度盘测得的旋转角，求得 K'。再用此黏度计测定样品溶液的黏度。实际测定时要仔细阅读说明书。

下面介绍用旋转式黏度计测定动力黏度，它是基于表观黏度随剪切速率变化而呈可逆变化。

（一）仪器与用具

2015 年版《中国药典》四部介绍了 4 种旋转黏度计，本书以转子型旋转黏度计为例简介如下：

① 旋转黏度计。

② 恒温浴：能保持 23℃±0.5℃。

③ 温度计：分度为 0.1℃。

④ 容器：直径不小于 6cm，高度不低于 11cm 的容器或旋转黏度计上附带的容器。

⑤ 黏度杯：黏度杯的容量大于 50mL。

⑥ 秒表：精度为 0.2s。

⑦ 量筒：50mL。

（二）操作方法

选择适宜的转子和转速，使读数在刻度盘的 20%～80% 范围内。将盛有试样的容器放入恒温浴中，使试样温度与试验温度平衡，并保持试样温度均匀。将转子垂直浸入试样中心部位，并使液面达到转子液位标线（有保护架应装上）。开动旋转黏度计，读取旋转时指针在圆盘上不变时的读数。

（三）注意事项

① 试样应均匀无气泡。

② 试样量要能满足旋转黏度计和黏度杯测定需要。

（四）记录与计算

记录样品来源、名称、种类；所用旋转黏度计型号、转子、转速或所用黏度杯的号数；试验温度。

将读数按式(8-5)进行计算，黏度以 Pa·s 或 mPa·s 表示。

三、黏度计常数的测定

用平氏黏度计或旋转黏度计测定供试品时，均需应用该支（台）黏度计常数 K 和 K'，因此事先应送计量检验部门检定，黏度计常数检定周期为 2 年。每支（台）黏度计应标有检定时间、温度及实测黏度常数值。

按国家计量检定规程 JJG 155—1991 规定，供测定黏度计常数用的标准液共有 15 个牌号（即 2、5、10、20、50、100、200、500、1000、2000、5000、10000、20000、50000、100000），可根据需要选用。标准液及其运动黏度值由法定的计量单位提供。

为使检验人员了解黏度计常数测定方法，现根据国家计量检定规程摘抄如下：

1. 平式黏度计常数测定（摘自《国家计量检定规程》JJG 155—1991）

（1）根据毛细管内径选用适宜牌号的标准液，如表 8-8。

（2）取标准液照 "用平氏黏度计测定运动黏度或动力黏度" 法规定，依法重复测定 4 次，其流出时间的最大值和最小值之差未超过平均值的 0.2%（$K \leqslant 1mm^2/s^2$ 者）或 0.3%（$K > 1mm^2/s^2$ 者）时，取平均值；若有一个数值超差，弃去可疑数，求其余 3 个数的平均值，得 t_1。

表 8-8　根据毛细内径选用适宜牌号的标准液

毛细管内径/mm	标准液牌号	毛细管内径/mm	标准液牌号
0.8	10 及 20	1.5	100 及 200
1.0	20 及 50	2	200 及 500
1.2	50 及 100		

取另一牌号标准液同样操作，得 t_2。

两次测定的 t 值（t_1 和 t_2），分别按式(8-7)计算黏度计常数 K_1 和 K_2，二者之差未超过平均值的 0.3%（$K \leqslant 1 \text{mm}^2/\text{s}^2$ 者）或 0.4%（$K > 1 \text{mm}^2/\text{s}^2$ 者）时，取平均值 K，即为该黏度计的常数。

（3）计算式

$$K = \frac{\eta}{t} \qquad (8\text{-}7)$$

式中，η 为标准液的动力黏度，mm^2/s；t 为流出时间，s；K 为黏度计常数。

2. 用旋转黏度计测定黏度常数（摘自《国家计量检定规程》JJG 215—1991）

（1）根据仪器型号、转筒及转速，选用适当牌号的标准液。

（2）取标准液依法测定偏转角 α_1；取另一牌号标准液同法操作，得 α_2。

两次测定的 α 值（α_1 和 α_2）分别按式(8-8)计算 K_1' 和 K_2'，二者之差未超过平均值的 $\pm 5\%$ 时，取 K'，即为黏度计常数。

（3）计算式

$$K' = \frac{\eta}{\alpha} \qquad (8\text{-}8)$$

式中，η 为标准液的动力黏度，$\text{Pa} \cdot \text{s}$；α 为偏转角；K' 为黏度计常数。

第八节　无菌检查法

药品的无菌检查是保证药品质量的重要一环。无菌检查法系指检查药品、辅料是否无菌的一种方法，其全部操作过程应遵守无菌操作，防止微生物污染。

各国药典关于药品无菌检查的方法与我国基本相同，都是采取培养、观察的方法，这些方法一般比较烦琐且耗时也都比较长。近年来，由于分析仪器的快速发展，人们也不断地在探索新的检测方法。例如日本采用放射测定法，研究将 ^{14}C 标记葡萄糖作为碳源加入培养基中，来检查药品中的真菌，通过真菌代谢产生的标记 $^{14}\text{CO}_2$，每天用液体闪烁计数器检测，4～5 天即可得出结果。此外，也有人采用气相色谱法检测培养基中微生物本身的组分或代谢产物来确定微生物的存在。其他还有生物发光法和阻抗测量法等检测微生物的新技术，但这些都还没有成为药典收载的法定方法。

一、基本原理

无菌是指物体中没有任何活的微生物存在。无菌检查法是用无菌操作法将检品分别加入到适合各种微生物生长的培养基中，置适宜的温度下培养一定时间，观察有无微生物生长，以此来判断检品中是否无菌。

二、抽样

1. 抽样意义

抽样是指从一批产品中抽取一定数量单位的样品作为样本。注射剂产品出厂前都应通过无菌检查，但每批产品数量很多，而且检查方法是破坏性的，所以对所有产品进行检查实际是不可能的，只能从每批产品中抽取一定数量的产品，作为样本进行检验，其结果用以判定整个产品的质量。

2. 随机抽样

通常采用随机抽样法抽样，要求按照我国现行 GMP 规定分批，以同一灭菌器中的产品为一批时，应从不同部位抽取样本，对连续生产过程以不超过 24h 的产量为一批者，应在不同时间抽样使其具有代表性。

3. 抽样方法

抽样方法分为三种：

（1）百分抽样法　本法系根据统计学概率的估算，确定随机抽样的数量，早年的 BP1980 即是，按各批产品数量抽样，一般 5%，最高不超过 10%，低者可以在 2% 以下。

（2）固定抽样法　每批抽取固定的代表性样品，不论产品数量多少。《中国药典》1995 年版即是，每批抽样两只（瓶）以上，但未规定每批数量多少。

（3）综合抽样法　是上述两法的综合形式，被较多国家的药典所采用。

抽样量和合格率之间的相关性，可用二项式估算。设某批注射剂为总体，总数为 N 支，其中污染部分以 P 表示，Q 为未污染部分，则：

$$P+Q=1 \text{ 或 } Q=1-P$$

当抽样量为 n 只时，其合格率为：

$$Q^n=(1-P)^n$$

故 $1-Q^n$ 为不合格率或称阳性检出率。

例如一批产品 $N=100$ 件，其中污染部分 P 占 5%，抽样量不同时，其阳性检出率也不同，见表 8-9。

表 8-9　不同抽样量与检出率

抽样数 n	合格率/% $Q^n=(1-P)^n$	阳性检出率 $P=1-Q^n$	抽样数 n	合格率/% $Q^n=(1-P)^n$	阳性检出率 $P=1-Q^n$
1	0.95	0.05	10	$(0.95)^{10}=0.5987$	0.4013
2	$(0.95)^2=0.9025$	0.0975	20	$(0.95)^{20}=0.3585$	0.6415
5	$(0.95)^2=0.8573$	0.1426			

根据上述计算法，当 $n=1$、2、5、10、20 时，在不同污染率的总体中，可求得其理论上的合格率。

为了考察产品染菌率与取样数 n 对通过无菌检查结果的影响，将不同的取样数和染菌率经计算通过无菌检查的概率列于表 8-10。

从表 8-10 中可以看出：

（1）当染菌率很低时，即使增大抽样量，也很难检出被污染的部分。批产品的染菌率越低，根据无菌检查的结果来判定的无菌，其风险越大。

（2）随染菌率增大，阳性检出率上升。

表 8-10　不同的取样数、染菌率对通过无菌检查概率的影响

染菌率/%	抽样数(n)						
	1	2	4	10	15	20	50
5	95	90	81	60	46	36	8
10	90	81	66	35	21	12	0.5
15	85	72	52	20	9	4	0.03
20	80	64	41	11	4	1	0.001
30	70	49	24	3	0.5	0.1	2×10^{-6}

（3）当染菌率相同时，若抽样量增大，则不合格品的检出率增大，该批产品通过无菌检查的概率小，反之亦然。

上述表明，无菌检查的结果只能说明在一定的抽样数量下，推测供试品的无菌程度或染菌程度不超过多少。现在还没有可靠的抽样方法能保证不漏检，因此，无菌检查存在明显的局限性。

4. 抽样量

2015 年版《中国药典》中的规定如表 8-11。

表 8-11　抽样的最少检验数量

供试品	批产量 N/个	接种每种培养基的最少检验数量
注射剂	≤100 100<N≤500 >500	10%或 4 个（取较多者） 10 个 2%或 20 个（取较少者） 20 个（生物制品）
冻干血液制品　>5mL 　　　　　　　≤5mL	每柜冻干≤200 每柜冻干>200 ≤100 100<N≤500 >500	5 个 10 个 5 个 10 个 20 个
桶装无菌固体原料 抗生素固体原料药（>5g）	≤4 4<N≤50 >50	每个容器 20%及 4 个容器（取较多者） 2%或 10 个容器（取较多者） 6 个容器

注：若供试品每个容器内的装量不够接种两种培养基，那么表中的最少检验数量应增加相应倍数。

早年 WHO 规定按下式计算：

$$\frac{4}{10}\sqrt{N}$$

式中，N 为批量，例如批量为 500，则抽样数为 9。

三、检查法

参见 2015 年版《中国药典》四部通则 1101。

第九节　热原与细菌内毒素检查

热原检查是保证注射剂在临床使用时不发生热原反应的一种检测方法。各国药典均收载了家兔法。选用家兔作试验动物，是因为家兔对热原的反应和人是相同的。

家兔热原检查法的优点是可在规定时间里观察到家兔的体温变化，反映了热原引起哺乳

类动物复杂的体温反应过程。所以，家兔热原检查法在保障药品质量和用药安全方面发挥了重要的作用。

但随着制药工业的发展和临床用药的要求，家兔热原检查法的局限性也越来越明显。这种局限于某种药物进入体内（血循环）是否能引起体温变化或热原反应作为判断药品是否污染热原的方法，已不能满足医药工业发展的需要。其缺点：①标准化程度低，无法判断检查样品中存在的热原质到底是什么或是哪一种物质；②由于试验动物家兔是处在被细菌污染的环境中，通过吸入或皮肤感染细菌内毒素而被免疫，导致动物的个体差异较大；③试验动物受到药品的药理活性干扰，而影响体温变化（如放射性药品、抗生素、生物制品等），实验结果难以判断；④设备及实验费用昂贵（如建设动物房、水电、动物饲料等耗费），做一种药品每次需要几百元。

针对家兔检查热原法的不足，体外热原试验法即鲎试验法应运而生，该法可避免以上动物热原检查法的不足，技术上的成功和应用真可谓是药品质量监控的一场大革命。

鲎试验法是利用鲎（*Limus polyphemus*）的变形细胞溶解物（*Amebecyte lysate*）与内毒素之间的胶凝反应，来判断供试品中细菌内毒素的限量是否符合规定。2015 年版《中国药典》四部通则 1143 收载了鲎试验法检查内毒素。

鲎试验被称作为"细菌内毒素试验"（bacterial endotoxin test）收载于 1980 年 20 版美国药典。随后英、德、意、日以及中国相继在药典中收载了这一检查法。此后鲎试验逐渐替代家兔热原试验，但部分药品由于自身特殊性无法通过稀释法消除干扰，因此鲎试验还无法完全取代家兔热原试验。

2015 年版《中国药典》四部通则 1143 收录了 2 种细菌内毒素检查法，即凝胶法和光度测定法。前者利用鲎试剂与细菌内毒素产生凝集反应的原理来定性检测或半定量内毒素，后者包括浊度法和显色基质（比色）法，系分别利用鲎试剂与内毒素反应过程中的浊度变化及产生的凝固酶使特定底物释放出呈色团的多少来定量测定内毒素。比色法又可分为终点显（比）色法和动态比色法。该方法灵敏度、精密度高。

现在正在研究免疫法测定细胞因子体外热原检查法。这种体外热原试验方法一旦被药典收载，可能会克服药品、生物制品热原检查中出现的一些弊端。使热原检查法的研究又向前推进一步。

一、家兔法检查热原

为提高药品质量和用药安全，人们对热原进行了广泛的研究，早在 1923 年 Seibert 就提出了用家兔检测热原的方法。1942 年美国药典首先将家兔法检查热原收入药典成为法定方法，1953 年版《中国药典》开始收载该方法，随后的世界各国药典都以动物热原检查法作为药品质量监测的方法之一。

家兔热原检查法的优点是可在规定时间里观察到家兔的体温变化，反映了热原质引起哺乳类动物复杂的体温反应过程。所以，半个多世纪以来，热原检查法为保障药品质量和用药安全发挥了重要作用。具体检查法和步骤参见 2015 年版《中国药典》四部通则 1142。

二、鲎试验法检查细菌内毒素

鲎试验法亦称细菌内毒素检查法（美国药典称 bacterial endotoxin test）。该法是利用鲎试剂来检测或量化由革兰阴性菌产生的细菌内毒素，以判断供试品中细菌内毒素的限量是否符合规定的一种方法。细菌内毒素的量应该用内毒素单位（eu）表示，《中国药典》学习国外一些药典用大写字母"EU"表示，此不符合 SI，也不符合国家标准 GB 3100—93、6.2.1 项下的规定。

《中国药典》称"鲎试剂产生凝集的内毒素的最低浓度即为鲎试剂的标示灵敏度，用 eu/mL 表示"。

细菌内毒素检查包括凝胶法和光度测定法两种方法，前者利用鲎试剂与细菌内毒素产生凝集反应的原理来检测或半定量内毒素，后者包括浊度法和显色基质法，系分别利用鲎试剂与内毒素反应过程中的浊度变化及产生的凝固酶使特定底物释放出呈色团的多少来测定内毒素。当凝胶法和光度测定法两种方法测定结果有争议时，除另有规定外，应以凝胶结果为准。

鲎试剂法检查内毒素的灵敏度为 $0.0001\mu g/mL$，比家兔法灵敏 10 倍，操作简单易行，试验费用低，结果迅速可靠，适用于注射剂生产过程中的热原控制和家兔法不能检测的某些细胞毒性药物制剂，但其对革兰阴性菌以外的内毒素不灵敏，目前尚不能完全代替家兔法。

鲎试剂系由鲎血变形细胞溶解物制成的冷冻干燥制品，在血细胞溶解物中含有凝固酶原启动剂 B 因子和 C 因子、凝固酶原和凝固蛋白原。内毒素可使 C 因子启动。启动的 C 因子又使 B 因子启动，启动的 B 因子将凝固酶原活化成凝固酶，后者通过酶解作用使凝固蛋白原转变为凝固蛋白。再经交联酶的作用相互聚合而形成纤维状的凝胶。1981 年 Moritaww 从鲎变形细胞中分离出一种酶称 G 因子，同年 Kakinuma 等证实霉菌细胞壁中普遍存在（1→3)-β-D-葡聚糖，它在无内毒素存在下，可活化 G 因子，也可使凝固酶原转化成凝固酶，同样产生凝集反应。说明鲎试剂除内毒素外，霉菌细胞壁的（1→3)-β-D-葡聚糖也能启动酶系，产生凝集反应。为提高鲎试剂内毒素的专一性，已制备出去除 G 因子的鲎试剂。鲎试剂的作用机制如图 8-7。

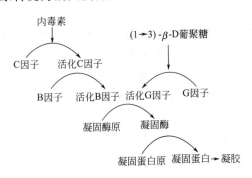

图 8-7　鲎试剂凝集反应机制图

鲎试验法检查细菌内毒素的具体方法和步骤参见 2015 年版《中国药典》四部通则 1143。

第十节　重金属检查法

重金属是指在弱酸性（pH3～3.5）溶液中能与硫化氢作用显色的金属杂质，如银、铅、汞、铜、镉、铋、砷、锑、锡、锌、钴、镍等。在药品生产过程中遇到铅的机会较多，铅又易蓄积中毒，所以检查时以铅为代表。溶液的 pH 对金属离子与硫化氢呈色影响较大，在 pH3～3.5 时硫化铅沉淀较完全。若酸度增大，重金属离子与硫化氢呈色变浅，酸度太大时甚至不呈色。故供试品用强酸溶解，或在处理中用了强酸，在加硫化氢试剂前需加氨水调节 pH。

《中国药典》选用硫代乙酰胺或硫化钠作为显色剂。使微量重金属杂质与其作用，生成黄色到黑色的硫化物分散于溶液中，与一定量标准铅溶液经同法处理后所呈颜色比较，判定供试品中重金属杂质限量。

由于硫代乙酰胺在弱酸性（pH 约 3.5）溶液中水解，产生硫化氢可与重金属离子呈有色硫化物的均匀沉淀：

$$CH_3CSNH_2 + H_2O \longrightarrow CH_3CONNH_2 + H_2S$$

$$Pb^{2+} + H_2S \longrightarrow PbS\downarrow + 2H^+$$

根据实验条件的不同，2015 年版《中国药典》分为 3 种检查方法，检查时，应根据药典品种项下规定的方法选用。

重金属硫化物生成的最佳 pH 是 3～3.5，选用醋酸盐缓冲液（pH3.5）2.0mL 调节 pH 较好，显色剂硫代乙酰胺试液用量经实验也以 2.0mL 为佳，显色时间一般为 2min。标准铅溶液以质量浓度 10～20mg/L 与 Pb 显色剂所产生的颜色为最佳目视比色范围。

检查方法与步骤参见 2015 年版《中国药典》四部通则 0821。

对重金属检查法注释如下：

1. 在酸性溶液中检查重金属

以硫化氢试液作为显色剂，如用硫化钠试液，容易分解析出硫，产生浑浊而影响比色。在碱性溶液中，则用硫化钠试液作为显色剂。凡溶于碱不溶于稀酸的药物，均在碱性溶液中以硫化钠试液为显色剂。

2. 含芳环或杂环的有机药物

需按第二法先行炽灼破坏，使与有机药物分子结合的重金属游离，再依法检查。炽灼温度对重金属检查的结果影响较大，温度越高，重金属损失越多，药典规定应控制在 500～600℃使灰化完全，炽灼残渣加硝酸加热处理，使有机药物进一步分解破坏完全。必须蒸干除尽氧化氮，否则亚硝酸会氧化硫化氢析出硫，影响比色检查。蒸干后残渣加盐酸处理使重金属成为氯化物，并于水浴上蒸干赶除残留盐酸，再加水溶解，以氨试液调至对酚酞指示液显中性，加稀醋酸使供试液的 pH 仍在 3～3.5，再依法检查。

3. 其他无干扰有色溶液

见表 8-12。

表 8-12 供试品溶液颜色与指示液调色用量

溶液颜色	指示液 (0.01%)	在加有不同酸碱的供试品溶液中加入指示液的量/滴			
		氨试液（1mL）	氢氧化钠试液（5mL）	稀醋酸液（2mL）	稀盐酸液（2mL）
粉红	刚果红	2.5	2.5	—	—
	邻氯酚红	0.5	0.5	—	0.3
	甲基橙	—	—	2.3	2.0
黄	甲基橙	6.0	6.0	—	—
	甲基红	3.0	3.0	—	—
	溴麝香草酚蓝	—	—	12.0	12.0
橙黄	甲基橙	4.0	4.0	1.3	0.3
	刚果红	1.0	1.0	—	—
	邻氯酚红	—	—	4.0	4.0
橙红	刚果红	3.0	3.0	—	—
	邻氯酚红	0.3	0.3	0.3	1.3
	甲基红	—	—	3.5	2.0

溶液颜色	指示液(0.01%)	在加有不同酸碱的供试品溶液中加入指示液的量/滴			
		氨试液(1mL)	氢氧化钠试液(5mL)	稀醋酸液(2mL)	稀盐酸液(2mL)
橙	刚果红	2.0	2.0	—	—
	甲基红	5.0	5.0	—	—
	邻氯酚红	—	—	3.0	3.0
	甲基红	—	—	1.3	1.3
黄绿	甲基红	9.0	9.0	—	—
	溴麝香草酚蓝	1.3	1.3	12.0	14.0
	刚果红			1.5	1.5
	溴甲酚蓝			2.0	2.0
肉红	刚果红	0.5	0.5		
	稀焦糖液	极少	极少	极少	极少
	甲基红			0.5	0.3

注：1. 表中"氨试液（1mL）"表示制备供试品溶液时加入氨试液 1mL 者。

2. 加入指示液 0.5 滴（指半滴），指示液加入量不要求十分严格，以调节至需要的色泽为目的。

第十一节　中草药注射剂中有关物质检查

中草药注射剂中有关物质系指中药材经提取、纯化制成注射剂后，残留在注射剂中可能含有并需要控制的物质。除另有规定外，一般应检查蛋白质、鞣质、树脂等，静脉注射液还应检查草酸盐、钾离子等。

一、蛋白质

除另有规定外，取注射液 1mL，加新配制的 300g/L 磺基水杨酸溶液 1mL，混匀，放置 5min，不得出现浑浊。注射液中如含有遇酸能产生沉淀的成分，可改加鞣酸试液 1～3 滴，不得出现浑浊。

二、鞣质

除另有规定外，取注射液 1mL，加新配制的含 1% 鸡蛋清的生理氯化钠溶液 5mL〔必要时，用微孔滤膜（0.45μm）过滤〕，放置 10min，不得出现浑浊或沉淀。如出现浑浊或沉淀，取注射液 1mL，加稀醋酸 1 滴，再加氯化钠明胶试液 4～5 滴，不得出现浑浊或沉淀。含有聚乙二醇、聚山梨酯等聚氧乙烯基物质的注射液，虽有鞣质也不产生沉淀，对这类注射液应取未加附加剂前的半成品检查。

三、树脂

除另有规定外，取注射液 5mL，加盐酸 1 滴，放置 30min，不得出现沉淀。如出现沉淀，另取注射液 5mL，加三氯甲烷 10mL 振摇提取，分取三氯甲烷液，置水浴上蒸干，残渣加冰醋酸 2mL 使溶解，置具塞试管中，加水 3mL，混匀，放置 30min，不得出现沉淀。

四、草酸盐

除另有规定外，取溶液型静脉注射液适量，用稀盐酸调节 pH 至 1～2，过滤，取滤液

2mL，滤液调节 pH 至 5～6，加 30g/L 氯化钙溶液 2～3 滴，放置 10min，不得出现浑浊或沉淀。

五、钾离子

除另有规定外，取静脉注射液 2mL，蒸干，先用小火炽灼至炭化，再在 500～600℃ 炽灼至完全灰化，加稀醋酸 2mL 使溶解，置 25mL 量瓶中，加水稀释至刻度，混匀，作为供试品溶液。取 10mL 纳氏比色管两支，甲管中精密加入标准钾离子溶液 0.8mL，加碱性甲醛溶液（取甲醛溶液，用 0.1mol/L 氢氧化钠溶液调节 pH 至 8.0～9.0）0.6mL、30g/L 乙二胺四乙酸二钠溶液 2 滴、30g/L 四苯硼钠溶液 0.5mL，加水稀释成 10mL，乙管中精密加入供试品溶液 1mL，与甲管同时依法操作，摇匀，甲、乙两管同置黑纸上，自上向下透视。乙管中显出的浊度与甲管比较，不得更浓。

标准钾离子溶液的配制：

取硫酸钾适量，研细，于 110℃ 干燥至恒重，精密称取 2.23g，置 1000mL 量瓶中，加水适量使溶解并稀释至刻度，摇匀，作为贮备液。临用前，精密量取贮备液 10mL，置 100mL 量瓶中，加水稀释至刻度，摇匀，即得（每 1mL 相当于 100μg 的 K^+）。

参考文献

[1] 肖莉，廖波. 无菌检查法国内外发展现状及展望 [J]. 中国药房，2008，19（31）：2461.

[2] 王丽琴. 药品重金属检查方法的探讨 [J]. 天津药学，1997，9（3）：67.

第九章

注射剂的研发及进展

注射剂新产品的研发，主要是寻找新的安全、有效的配方和制造工艺，使注射剂的稳定性和顺应性都达到临床用药的要求。研发的起点是设计，设计的目的是根据药物的理化性质，选择合适的辅料、制备工艺、筛选制剂的最佳处方和工艺条件，确定包装，最终形成适合于生产和临床应用的新产品。

质量源于设计（quality by design，QbD）已在美国推行，QbD 是 21 世纪发展起来的质量新概念，这是继实施 GMP 后又一次推出的新理念，它强调通过设计来提高产品的质量。根据这一概念，药品从研发开始就要考虑最终产品的质量，因此，配方和工艺路线的设计首当其冲。

设计贯穿于研发的始末，主要包括以下几个方面的内容：①对处方前工作包括药物的理化性质、药理学、药动学有一个较全面的认识，如果某些参数尚未获得而又是设计所必需的，应先进行试验以获得数据；②选择合适的辅料，通过各种测定方法考察注射剂的各项指标，对处方和制备工艺进行优选。

第一节　注射剂设计的基本原则

注射剂处方及工艺等设计的基本要求是：安全有效、质量可靠、使用方便、成本低廉。

一、安全性

注射剂的关键质量属性（CQA）是安全性和有效性。安全性是新药临床前研究的主要内容之一。设计新药注射剂剂型，应能提高安全性，减少刺激性，降低不良反应。药物的不良反应与药物的化学结构有关，也与处方设计有关。吸收迅速的药物，在体内的药理作用强，但产生的毒副作用也大。对于治疗指数低的药物，宜设计成控、缓释制剂，以减少峰谷波动，维持较稳定的血药浓度水平，降低毒副作用。对机体具有较强刺激性的，可通过调整制剂处方和设计适合的剂型降低刺激性。例如，处方设计时，添加合适的附加剂，调节注射剂的渗透浓度和 pH，可以减少注射时药物对机体的刺激性。

二、有效性

设计新药注射剂的有效性是研究新剂型的药效学、药动学，找出药物的有效剂量、有效时间和作用机制。有效性是药品发挥作用的前提。生理活性很高的药物，如果制剂设计不当，有可能在体内无效。药物的有效性既与给药途径有关，也与剂型及剂量等有关。同一给药途径，剂型的选用不同，其作用亦会有很大的不同。药物制剂的设计可从药物本身特点或治疗目的出发，采用制剂的手段克服其弱点，充分发挥其作用，增强药物的有效性。

对于治疗性注射剂设计应该从增强药物治疗的有效性角度出发，至少不减弱药物的有效性。例如，喹诺酮类药物为难溶性药物，若制成注射剂，必须要制成盐类并调节 pH 使其在规定范围内，才能保证其抗菌有效性。2015 年版《中国药典》二部收载的乳酸环丙沙星注射液要求 pH 为 3.5～4.5。

三、质量可控性

质量可控性是指药物成分、药物质量和释放速度而言。药品质量是保证有效性和安全性的前提，注射剂设计时必须做到质量可控，这也是注射剂在审批过程中的基本要求之一。可控性主要体现在注射剂质量的可预测性和重现性。按已经制订的工艺路线制备注射剂，应完全符合质量标准的要求。重现性是指质量的稳定性。不同批次生产的注射剂，均应达到质量标准的要求，不应有大的变异。质量可控是要求我们在设计时选择较成熟的制备工艺，以确保注射剂质量符合标准的要求。

四、稳定性

注射剂的设计应使药物具有足够的稳定性。稳定性也是有效性和安全性的保证，它包括物理、化学和生物学三个方面。处方设计一开始就要考虑稳定性，在组方时不可选择对主药有配伍禁忌的辅料，也不可设计在制备过程中对药物稳定性有影响的制备工艺。

对新制剂的制备工艺研究过程要进行 10 天的影响因素考察，考察处方及制备工艺对药物稳定性的影响，以筛选更为稳定的处方与制备工艺。

另外还要考察在贮藏和使用期间的稳定性。药物的不稳定性可能导致含量降低，产生沉淀、变色，霉变、染菌等。出现这些问题时，可采用调整处方、优化工艺或改变包装等方法来解决。

由于药物的稳定性研究周期比较长，因此，从建立方案时就应该对产品进行详尽分析，还应该考虑 ICH 指南、欧洲药物审评机构要求和美国 FDA 稳定性实验要求等。按照这些指南或要求所获得的稳定性数据将有利于药品的全球化注册。

第二节 注射剂处方设计前的工作

注射剂处方设计前的工作包括下列内容：①文献检索［关键词检索、特征编号（Rxlist-ID）检索］，对所研究的药物，尽可能全面地了解国内外研究动态以及有关数据、专利权属状态、行政保护及法规保护情形；②对检索不到的理化性质及理化常数，如溶解度、光谱资料等，要着手安排测定，为工艺路线制订、含量测定方法奠定基础；③研究药物的稳定性以及与辅料之间是否会发生相互作用；④质量标准、原料（药材）来源、处方组成及说明书；⑤市场成本分析；⑥立项风险，最初的风险评估。

一、资料收集与文献检索

文献检索是处方前工作很重要的一环，当代最快捷而方便的方法便是网络信息检索。因特网上各计算机之间相互自由链接，可以获得许多国内外信息。现简单介绍与药学有关的检索工具如下：

（一）光盘检索

1. IPA 光盘检索（International Pharmaceutical Abstracts，IPA）

IPA 光盘检索是由美国医院药剂师学会（ASHP）1970 年推出的药学专业核心期刊，收录了世界 750 多种杂志，在药理学、药物评价和药剂学等方面具有独特的优势。

2. MEDLINE 光盘数据库

MEDLINE 是美国国立医学图书馆建立的 MEDLARS 系统中最大和使用频率最高的生物医学数据库，收录了世界上 70 个国家和地区自 1966 年以来已出版的生物医学以及其相关学科期刊约 4000 种。

3. 中国生物医学文献光盘数据库

中国生物医学文献光盘数据库（CBMDISC）是中国医学科学院医学信息研究所研制的综合医学文献光盘数据库。收录了自 1983 年以来《中文科技资料目录（医药卫生）》收录的 900 多种中国期刊，以及汇编、会议论文的文献题录，总计 96 万多条，内容涉及基础医学、临床医学、药学、中医学及中药学等生物医学的各个领域。

4. 中国科技期刊光盘数据库

中国科技期刊光盘数据库是 1989 年由中国科技情报所重庆分所建立，收录 5000 余种期刊，其中医药期刊 800 余种，1994 年对核心期刊做了文摘题录。

（二）网络检索

1. Rxlist-The Internet Drug Index

Rxlist 是因特网上一项免费的服务。它收录了美国 4000 多种新上市或即将上市的药物、产品。该药物的数据库包括药物的商品名、普通名称和类目等信息。

（1）药物数据检索

① 通过关键词检索　单击 Keyword Search，进入关键词检索界面检索时，在 Search for 框中填入所需查找的药名、适应证、禁忌证、不良反应和使用方法等信息。

② 特征编号检索（Rxlist-ID）　在主页上单击 Rxlist-ID，进入特征编号检索界面。如键入注射剂或胶囊剂的编号，单击 Click to Identify imprint Code 框，即得出检索结果。

（2）The Top 200　按使用频率美国排名前 200 名的药物。排名前 200 位的药品处方，分三栏，分别为 Brand Name（商品名）、Manufacturer（制造商）、Generic Name（普通药物名称）。单击所要查找的 Generic Name，即可得到该药物的名称目录、治疗类型、临床药理、适应证、禁忌证、用法、参考文献等信息。

2. 虚拟药学图书馆（Virtual Library-Pharmacy）

（1）药学数据库（Drug DB）　该库在不断加入新的药物，每月更新 2～3 次。①单击 Databases on the www，进入药学数据库页面；②单击 Pharmaceutical Information Associates-PharmaInfoNet，进入 PharmaInfoNet 主页面；③单击 DrugInformation 下的 Drug DB，进入药物数据库。数据库分普通药物名称和商品名称，按首字字母索引。

（2）期刊（Journals）　Virtual Library 提供了 50 种药学电子期刊。部分杂志可提供原文与参考文献，并可连接至各篇参考文献，直接获取信息。①单击 Virtual Library-Pharmacy 主页中的 Journals and Books 项，进入药学期刊书籍页面；②单击 Journals of Pharmacy and Pharmacology 进入该出版社页面；③单击红封面的 1998 期；④单击页面中左下框的 March-Rational Drug Design，在左下框中即出现其内容；⑤单击第一篇文献 Rational Drug Design，即出现该文章及参考文献，还可继续链接至参考文献。

（三）国内因特网上的药学信息

1. 搜索引擎

因特网是全球性的计算机网络，网上资源丰富，一般可以通过网上的搜索引擎，采用分类检索、关键词检索的方法进行查找，常用的搜索引擎有：

（1）Infoseek

（2）Yahoo

（3）搜狐

（4）网易搜索

2. 专业化的医药信息资源搜索器

（1）Medical Matrix

（2）Health Atoz

3. 药学杂志

（1）中国药学杂志

（2）中国药师

（3）中国医院药学杂志

（4）中国新药杂志

（5）中国药理学报

（6）中国药理学与毒理杂志

（7）药物分析杂志

（8）医药导报

（9）中国药物依赖性通报

（10）药学学报

4. 药学文献资料

（1）中国医药卫生学术文库　收录有药物基础科学、药典、药方集、药物鉴定、生药学、药剂学等文献资料。

（2）中国中医药信息系统　含有中医药科技文献检索等内容。

（3）中药有效成分数据库　中科院科学数据库制作，可以对药物有效成分、成分分类、用途、关键词和自由词进行查询。

（4）药物大全　着重于药物临床应用，收录有近年来国内外上千种新药。

（5）北京中关村地区书目文献信息服务系统　由中科院图书馆、清华大学图书馆、北大图书馆联合开发。

5. 国外药学资源

（1）国外医药期刊

（2）美国药学杂志

（3）德国药学

（4）美国化学会的化学文摘

（5）药物制剂科学

6. 图书馆资源

(1) 中国医学科学院图书馆

(2) 中国国家图书馆

(3) 美国国家医药图书馆

(4) 虚拟药学图书馆

(5) 高校图书馆

（四）专利检索与查询

略。

二、药物的理化性质测定

文献查找或检索不到的注射剂研制有关的药物性质，需要自己进行测定。

处方前工作首先应测定溶解度和 pK_a，其意义是溶解度在一定程度上决定药物能否成功制成注射液或溶液剂。

（一）溶解度与 pK_a

处方前工作开始时，必须首先测定溶解度、pK_a。溶解度在一定程度上决定了药物能否成功地研制成为注射剂。了解药物的 pK_a 值可使研究人员应用已知的变化解决溶解度问题或选用合适的盐，以提高制剂稳定性。

药物的 pK_a 值、环境 pH、药物解离程度及溶解度的关系可以用 Handerson-Hasselbach 方程表示：

弱酸性药物　　$pH = pK_a + lg[A^-]/[HA]$

弱碱性药物　　$pH = pK_a + lg[B]/[BH^+]$

Handerson-Hasselbach 公式可解决的问题：

① 根据不同 pH 时所对应的药物溶解度测定 pK_a 值。

② 如果已知 [HA] 或 [B] 和 pK_a，则可预测任何 pH 条件的药物的溶解度（非解离型和解离型溶解度之和）。

③ 有助于选择药物的合适盐。

④ 预测盐的溶解度和 pH 的关系。

1. 溶解度测定

溶解度是物质在饱和溶液中的浓度，可以用各种浓度表示法来表示。一般化学手册和溶解度手册记载的溶解度是指在一定的温度和压力下，100g 溶剂或 100g 饱和溶液中溶解该物质的质量（g）。各国药典均用一定温度 1g 药物溶于若干毫升溶剂中来表示药物的溶解度。溶解度的大小因溶质和溶剂的种类不同而异。通常水是应用最广的溶剂。因此，未特别说明溶剂时，一般指水。

溶解度的测定一般测定平衡溶解度，在一定温度和压力下，将药物置于欲测定的溶剂中，经 60～70h 使其达到平衡，测定平衡后的药物浓度即可。测定中要注意同离子效应对溶解度的影响。具体测定方法是：取数份药物，配制从不饱和溶液到饱和溶液的系列溶液，置恒温条件下振荡至平衡，经滤膜过滤，取滤液分析，测定药物在溶液中的实际质量浓度 $\rho_{实际}$，并对配制溶液的质量浓度 $\rho_{配制}$ 作图，如图 9-1，图中曲线的转折点 A，即为该药物的平衡溶解度。

还有药物的特性溶解度的测定,特性溶解度(intrinsic solubility)是指药物不含任何杂质,在溶剂中不发生解离或缔合,也不发生相互作用时所形成的饱和溶液浓度。具体测定方法是测定数份不同程度的过饱和溶液,将配制好的溶液恒温,持续振荡达到溶解平衡,离心或过滤后,取上清液并做适当稀释,测定药物在饱和溶液中的浓度。以药物浓度为纵坐标、药物质量-溶剂体积的比率为横坐标作图,直线外推到比率为零处即得药物的特性溶解度。

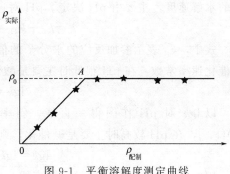

图 9-1 平衡溶解度测定曲线

对于非解离型药物,根据相似相溶的原理,加入非极性溶剂可改其溶解度。

2. pK_a测定

通常用酸碱滴定法求出 pK_a。

用 Handerson-Hasselbach 等式来处理得到:

$$pK_a = pH + lg[HA]/[A^-]$$

因此,当 $[HA]=[A^-]$ 时,溶液 pK_a=p$H_{1/2}$(p$H_{1/2}$ 即为滴定 HA 至一半时的溶液 pH)。

当用一种碱(例如氢氧化钠)滴定某一元弱酸性药物 HA 时,滴定 $[HA]$ 至一半时,溶液所对应的 pH 即为 HA 的表观 pK_a。

也可用电位法、电导法、分光光度法测定 pK_a。

(二)油/水分配系数

油/水分配系数是分子亲脂特性的度量,在药剂学研究中主要用于预见药物在体内组织中的渗透或吸收难易程度。

分配系数(partition coefficient,P)代表药物分配在油相和水相中的比例。

$$P = \frac{在油相中药物的质量浓度}{在水相在药物的浓度}$$

分配系数的测定:

用 V_2(mL)有机溶剂提取 V_1(mL)的药物饱和溶液,测得平衡时 V_2 的浓度为 c_2,水相中剩余药量 $M = c_1V_1 - c_2V_2$,则:

$$P = c_2V_2/M$$

如果药物在两相中都以单体存在,则分配系数变成药物在两相中的溶解度之比。

正辛醇是用得最多的有机溶剂。测定方法或溶剂不同,P 值差别很大。

(三)等渗度的测定

为了减少注射给药的刺激性和疼痛,注射液应尽可能与血液等渗。等渗度的测定方法详见第一章第五节。

(四)最稳定 pH 的测定

许多药物常受 H^+ 或 OH^- 催化水解,这种催化水解作用也叫专属酸、碱催化,此类药物的水解速度，主要由 pH 决定。pH 对速率常数 k 的影响可用下式表示：

$$k = k_0 + k_{H^+}[H^+] + k_{OH^-}[OH^-] \qquad (9-1)$$

式中，k_0 表示参加反应的水分子的催化速率常数；k_{H^-} 和 k_{OH^-} 分别表示 H^+ 和 OH^- 的催化速率常数。在 pH 很低时主要是酸催化，则上式可表示为：

$$\lg k = \lg k_{H^+} - pH \qquad (9-2)$$

以 $\lg k$ 对 pH 作图得一直线，斜率为 -1。设 k_W 为水的离子积，即 $k_W = [H^+][OH^-]$，在 pH 较高时主要是碱催化，则：

$$\lg k = \lg k_{OH^-} + \lg k_W + pH \qquad (9-3)$$

用 $\lg k$ 对 pH 作图，可得一条直线，斜率为 $+1$，在此范围内主要由 OH^- 催化。这样，上述动力学方程可以得到反应速率常数与 pH 关系的图形，如图 9-2。这样的图形叫 pH-速度图。在 pH-速度图最低点所对应的横坐标，即为最稳定 pH，以 pH_m 表示。

pH-速度图有各种各样形状，一种是 V 形图，如图 9-2。药物水解的典型 V 形图是不多见的。硫酸阿托品、青霉素 G 在一定 pH 范围内的 pH-速度图与 V 形图相似。

某些药物的 pH-速度图呈现出 S 形。如盐酸普鲁卡因 pH 速度图有一部分呈 S 形（图 9-3）。这是因为 pH 不同，普鲁卡因以不同的形式（即质子型和游离型）存在。在 pH12 以上，是游离碱的专属催化；如果在 pH=4，可按一级反应处理；在其他 pH 范围，若用缓冲液控制 pH，也符合一级反应（伪一级反应）。这样可以对处方整个曲线做出合理的解释。

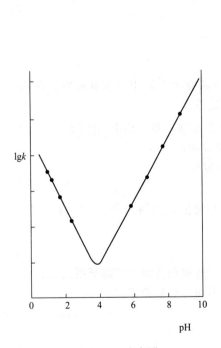

图 9-2　pH-速度图

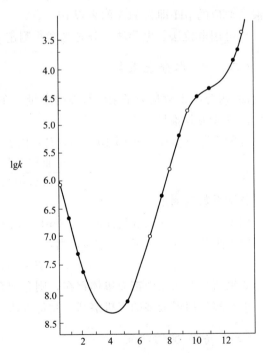

图 9-3　盐酸普鲁卡因 37℃时的 pH-速度图

确定最稳定的 pH，是注射剂的处方设计中首先要解决的问题。用 pH_m 代表最稳定 pH，可以通过下式计算 pH_m：

$$pH_m = \frac{1}{2}pK_W - \frac{1}{2}\lg \frac{k_{OH^-}}{k_{H^+}} \qquad (9-4)$$

一般是通过实验求得，方法如下：保持处方中其他成分不变，配制一系列不同 pH 的溶液，在较高温度下（恒温，例如 60℃），进行加速试验。求出各种 pH 溶液的速率常数（k），然后以 $\lg k$ 对 pH 作图，就可以求出最稳定的 pH。在较高恒温下所得到的 pH_m 一般可适用于室温，不致产生很大误差。

pH 调节要同时考虑稳定性、溶解度和药效三个方面。例如大部分生物碱在偏酸性溶液中比较稳定，故注射剂调节在偏酸范围内。

观察缓冲剂对药物的催化作用，可用增加缓冲剂的浓度，但保持盐与酸比例不变（pH 恒定）的方法，配制一系列的缓冲溶液然后观察药物在这一系列缓冲剂溶液中的分解情况，如果分解速度随缓冲剂浓度的增加而增加，则可确定该缓冲剂对药物有广义的酸、碱催化作用。为了减少这种催化作用的影响，在实际工作中，缓冲剂应使用尽可能低的浓度或选用没有催化作用的缓冲系统。

（五）药物分析方法的建立

根据药物的理化性质与光谱特征，建立药物分析方法是处方前研究的最重要工作之一。要求选择简单、灵敏、专属性强的分析方法。目前应用最多的是紫外、高效液相色谱法、荧光分析法，此外在稳定性测定中还经常用到薄层色谱法。

1. 紫外分光光度法

由于大多数药物是芳香族或含有双键的化合物，因此在紫外区都有吸收。紫外吸收的典型结构和基团见表 9-1。

表 9-1　紫外吸收基团结构的 λ_{max} 和 ε

紫外吸收基团	结构	λ_{max}	摩尔吸收系数(ε)
苯		184	46700
萘		220	112000
蒽		252	119000
吡啶		174	80000
喹啉		227	37000
乙烯	C=C	190	8000
乙炔	C≡C	175～180	6000
酮	C=O	195	1000
硫酮	C=S	205	强
腈	C≡N	160	—
亚硝基	N=O	302	100
硝基	—NO₂	210	强
氨基	—NH₂	195	2800
巯基	—SH	195	1400
卤化物	—Br	208	100

如果药物分子结构中含有双键，不管是脂肪族还是芳香族，一定有紫外吸收，可以制备溶液，于 190～390nm 波长范围内进行扫描，得光谱图。由图选择合适波长，作为检测波长，然后根据其光密度（旧称吸收度、吸光度）和浓度的线性关系，进行定量测定。一般可

用甲醇作溶剂，因为甲醇在紫外光区透明无吸收，同时可溶解许多极性和非极性药物，紫外分光光度法是常选用的方法。

2. 荧光分析法

荧光分析法与紫外分光光度法相似，但灵敏度比紫外分光光度法高。其原理是分子发出荧光，药物分子结构中具有芳香结构的化合物，因有 π 共轭体系，在紫外光照射下容易吸收光能而发出荧光。可采用荧光法作初步鉴别及含量测定。

3. 高效液相色谱法

许多低沸点、高沸点、各种极性、对热稳定与不稳定、相对分子质量大小不同的有机化合物，都可用高效液相色谱法测定，操作也比较简便，因此，其适用范围很广。对微量（ng）水平以上的绝大多数有机物，都能达到分离检测目的，所以 HPLC 法已作为首选的定量方法。

4. 薄层色谱法

薄层色谱法（TLC）为色谱法中应用最广的方法之一，具有操作简便、仪器简单、分离速度快、分离能力强、灵敏度高、显色方便等优点，适用于微量样品的分离鉴定，特别适用于药物降解产物的分离鉴定，但测定误差较大。

第三节　注射剂稳定性研究

稳定性试验的目的是考察注射剂原料药或制剂在温度、湿度、光线的影响下随时间变化的规律，为药品的生产、包装、贮存、运输条件提供科学依据，同时通过试验建立药品的有效期。

稳定性试验的基本要求有以下几个方面：

① 稳定性试验包括影响因素试验、加速试验与长期试验。影响因素试验适用于原料药的考察，用一批原料药进行；加速试验与长期试验适用于原料药与药物制剂，要求用三批供试品进行。

② 原料药供试品应是一定规模生产的，供试品量相当于制剂稳定性实验所要求的批量，原料药合成工艺路线、方法、步骤应与大生产一致。药物制剂的供试品应是放大试验的产品，其处方与生产工艺应与大生产一致。

③ 供试品的质量标准应与各项基础研究及临床验证所使用的供试品质量标准一致。

④ 加速试验与长期试验所用供试品的容器和包装材料及包装方式应与上市产品一致。

⑤ 研究药物稳定性，要采用专属性强、准确、精密、灵敏的药物分析方法与有关物质（含降解产物及其他变化所生成的产物）的检查方法，并对方法进行验证，以保证药物稳定性结果的可靠性。在稳定性试验中，应重视有关物质的检查。

⑥ 由于放大试验比规模生产的数量要小，故申报者应承诺在获得批准后，从放大试验转入规模生产时，对最初通过生产验证的三批规模生产的产品仍需进行加速试验与长期稳定性试验。

一、影响因素试验

影响因素试验（强化试验，stress testing）是在比加速试验更激烈的条件下进行。原料药要求进行此项试验（制剂在处方筛选和工艺设计过程中，只参考下列原料药的温度、湿度、光线稳定性试验资料，不再进行这三项试验）。其目的是探讨药物的固有稳定性、了解影响其稳定性的因素及可能的降解途径与降解产物，为制剂生产工艺、包装、贮存条件与建立降解产物的分析方法提供科学依据。供试品可以用一批原料药进行，将供试品置适宜的容器中（如称量瓶或培养皿），摊成≤5mm 厚的薄层，疏松原料药摊成≤10mm 厚的薄层，进行以下实验：

（一）高温试验

供试品开口置适宜的密封洁净容器中，60℃温度下放置 10 天，于第 5 天和第 10 天取样，按稳定性重点考察项目（2015 年版《中国药典》四部通则 9001）进行检测。若供试品有明显变化（如含量下降 5%），则在 40℃条件下同法进行试验；若 60℃无明显变化，不再进行 40℃试验。

（二）高湿度试验

供试品置开口恒湿密闭容器中，在 25℃分别于相对湿度 90%±5%条件下放置 10 天，于第 5 天和第 10 天取样，按稳定性重点考察项目（2015 年版《中国药典》四部通则 9001）要求检测，同时准确称量试验前后供试品的质（重）量，以考察供试品的吸湿潮解性能。若吸湿增重 5%以上，则在相对湿度 75%±5%条件下，同法进行试验；若吸湿增重 5%以下，且其他考察项目符合要求，则不再进行此项试验。恒湿条件可通过在密闭容器如干燥器下部放置饱和盐溶液实现，根据不同相对湿度的要求，选择 NaCl 饱和溶液（15.5～60℃，相对湿度 75%±1%）或 KNO_3 饱和溶液（25℃，相对湿度 92.5%）。

（三）强光照射试验

供试品开口放在装有日光灯的光照箱或其他适宜的光照装置内，于照度为 4500lx±500lx 的条件下放置 10 天，于第 5 天和第 10 天取样，按稳定性重点考察项目（2015 年版《中国药典》四部通则 9001）进行检测，特别要注意供试品的外观变化。

关于光照装置，可采用定型设备"可调光照箱"，也可用光橱，在箱中安装日光灯数支以达到规定照度。箱中供试品台高度可以调节，箱上方安装抽风机以排除光源产生的热量，箱上配有照度计，可随时监测箱内照度，光照箱应不受自然光的干扰，并保持照度恒定。同时要防止尘埃进入光照箱。

此外，根据药物的性质，必要时可设计实验，探讨 pH 与氧及其他条件对药物稳定性的影响，并研究分解产物的分析方法。创新药物应对分解产物的性质进行必要的分析。

二、加速试验

加速试验是在加速的条件下进行的。其目的是通过加速药物的化学或物理变化，探讨药物的稳定性，为制剂设计、包装、运输及贮存提供必要的资料。原料药和制剂均要求进行此项试验。供试品要求三批，按市售包装，在温度 40℃±2℃、相对湿度 75%±5%的条件下放置 6 个月。所用设备应能控制温度±2℃，相对湿度±5%，并能对真实温度与湿度进行监测。在试验期间第 1 个月、2 个月、3 个月、6 个月末分别取样一次，按稳定性重点考察项目（2015 年版《中国药典》四部）检测。在上述条件下，如 6 个月内供试品经检测不符合制定的质量标准，则应在中间条件下即在温度 30℃±2℃、相对湿度 65%±5%的情况下

（可用 Na_2CrO_4 饱和溶液，30℃，相对湿度 64.8％）进行加速试验，时间仍为 6 个月。加速试验，建议采用隔水式电热恒温培养箱（20～60℃）。箱内放置具有一定相对湿度饱和盐溶液的干燥器，设备应能控制所需的温度，且设备内各部分温度应该均匀，并适合长期使用。也可采用恒湿恒温箱或其他适宜设备。

对温度特别敏感的药物，预计只能在冰箱中（4～8℃）保存，此种药物的加速试验，可在温度 25℃±2℃、相对湿度 60％±10％的条件下进行，时间为 6 个月。

对于包装在半透性容器的药物制剂，如塑料注射液等，则应在温度 40℃±2℃、相对湿度 20％±2％的条件（可用 $CH_3COOK \cdot 1.5H_2O$ 饱和溶液）下进行试验。

三、长期试验

长期试验是在接近药物的实际贮存条件下进行，其目的是为制定药物的有效期提供依据。供试品 3 批，市售包装，在温度 25℃±2℃，相对湿度 60％±10％的条件下放置 12 个月，或在温度 30℃±2℃、相对湿度 65％±5％的条件下放置 12 个月，这是从我国南方与北方气候的差异考虑的，至于上述两种条件选择哪一种由研究者确定。每 3 个月取样一次，分别于 0 个月、3 个月、6 个月、9 个月、12 个月取样，按稳定性重点考察项目进行检测。12个月以后，仍需继续考察，分别于 18 个月、24 个月、36 个月取样进行检测。将结果与 0 个月比较，以确定药物的有效期。由于实验数据的分散性，一般应按 95％可信限进行统计分析，得出合理的有效期。如 3 批统计分析结果差别较小，则取其平均值为有效期，若差别较大则取其最小值为有效期。如果数据表明，测定结果变化很小，说明药物是很稳定的，则不作统计分析。

对温度特别敏感的药物，长期试验可在温度 6℃±2℃的条件下放置 12 个月，按上述时间要求进行检测，12 个月以后，仍需按规定继续考察，制定在低温贮存条件下的有效期。

长期试验采用的温度为 25℃±2℃、相对湿度为 60％±10％，或温度 30℃±2℃、相对湿度 65％±5％，是根据国际气候带制定的。国际气候带见表 9-2。

表 9-2　国际气候带

气候带	计算数据			推算数据	
	温度[①]/℃	MKT[②]/℃	RH/％	温度/℃	RH/％
Ⅰ温带	20.0	20.0	42	21	45
Ⅱ地中海气候、亚热带	21.6	22.0	52	25	60
Ⅲ干热带	26.4	27.9	35	30	35
Ⅳ湿热带	26.7	27.4	76	30	70

① 记录温度。

② MKT 为平均动力学温度。

地处温带的主要有英国、北欧、加拿大、俄罗斯；地处亚热带的有美国、日本、西欧（葡萄牙-希腊）；干热带有伊朗、伊拉克、苏丹；湿热带有巴西、加纳、印度尼西亚、尼加拉瓜、菲律宾。中国总体来说属亚热带，部分地区属湿热带，故长期试验采用温度 25℃±2℃、相对湿度 60％±10％，或温度 30℃±2℃、相对湿度 65％±5％，与美、日、欧国际协调委员会（ICH）采用的条件基本是一致的。

原料药物进行加速试验与长期试验所用包装应采用模拟小桶，但所用材料与封装条件应与大桶一致。

注射液稳定性重点考察项目包括：性状、澄明度（不溶性异物）、含量、pH、有关物质，无菌、无热原。

四、有效期的统计分析

在确定有效期的统计分析过程中，一般选择可以定量的指标进行处理，通常根据药物含量变化计算，按照长期试验测定数值，以相当于标示量的百分数对时间进行直线回归，得回归方程，求出各时间点相当于标示量的计算值（y'），然后计算相当于标示量（y'）95%单侧可信限的置信区间为 $y' \pm z$。其中：

$$z = t_{N-2} S \sqrt{\frac{1}{N} + \frac{(X_0 - \overline{X})^2}{\sum(X_i - \overline{X})^2}} \tag{9-5}$$

式中，t_{N-2} 为概率 0.05，自由度 $N-2$ 的 t 单侧分布值，可从统计学书中查到；N 为数组；X_0 为给定自变量；$\overline{X}$ 为自变量 X 的平均值。

$$S = \sqrt{\frac{Q}{N-2}} \tag{9-6}$$

$$Q = L_{yy} - b L_{xy}$$

式中，b 为直线斜率；L_{yy} 为 y 的离差平方和；L_{xy} 为 xy 离差乘积之和。$L_{yy} = \sum y^2 - (\sum y)^2/N$；$L_{xy} = \sum xy - (\sum x)(\sum y)/N$

将有关点连接可得出分布于回归线两侧的曲线。取质量标准中规定的含量低限（根据各品种实际规定限度确定）与置信区间下界线相交点对应的时间，即为药物的有效期。根据情况也可拟合为二次方程或三次方程或对数函数方程。

【例 9-1】　某药物在温度 25℃±2℃、相对湿度 60%±10% 的条件下进行长期试验，得各时间的相当于标示量的百分数，结果如表 9-3。

表 9-3　供试品各时间的标示量

时间/月	0	3	6	9	12	18
相当于标示量/%	99.32	97.6	97.3	98.4	96	94

【解】　以时间为自变量（x），相当于标示量的百分数为因变量（y）进行回归，得回归方程 $y = 99.18 - 0.26x$，$r = 0.8970$，查 t 单侧分布表，当自由度为 4，$P = 0.05$，得 $t_{N-2} = 2.132$

$$S = \sqrt{\frac{Q}{N-2}} = \sqrt{\frac{3.444}{4}} = 0.9279$$

$$\sum(X_i - \overline{X})^2 = 210$$

当 $X = 0$ 时，（即 0 个月）

$$z = t_{N-2} S \sqrt{\frac{1}{N} + \frac{(X_0 - \overline{X})^2}{\sum(X_i - \overline{X})^2}} = 2.132 \times 0.9279 \times \sqrt{\frac{1}{6} + \frac{(0-8)^2}{210}} = 1.356$$

按回归方程计算 0 个月时的 y' 值得 99.18%，则 y' 值置信区间 $y' \pm z$，即：

$$99.18 + 1.356 = 100.54 \qquad 99.18 - 1.356 = 97.82$$

其他各时间（3 个月、5 个月、9 个月、12 个月、18 个月）的 y' 及置信区间按同法计算，结果见表 9-4。

表 9-4   稳定性数据表

时间/月	实际相当于标示量 y/%	计算相当于标示量 y'/%	下界值 $y'-z$	上界值 $y'+z$
0	99.3	99.18	97.82	100.54
3	97.6	98.4	97.34	99.45
6	97.3	97.62	96.77	98.47
9	98.4	96.84	96.02	97.66
12	96	96.06	95.08	97.04
18	94	94.50	92.92	96.09
24		92.94	90.61	95.27
30		91.38	88.27	94.49
36		59.82	85.91	93.72

用时间与 y、y'、$y'-z$、$y'+z$ 作图,得图 9-4。从标示量 90% 处划一条直线与置信区间下界相交,自交点作垂直于时间轴相交处,即为有效期。本例有效期为 25.5 个月。

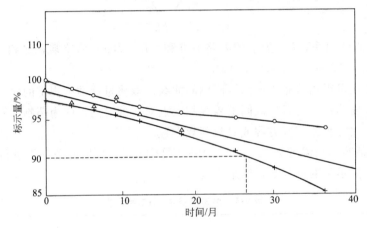

图 9-4   药品有效期估算图

△实验点;+置信区间下界线;——回归线;○置信区间上界线

五、稳定性预测的方法

稳定性其他试验方法预测有效期也有一定参考价值。

(一)经典恒温法

此方法的原理是根据反应动力学方程和 Arrhenius 的指数定律,即:

$$\lg K = -\frac{E}{2.303R} \times \frac{1}{T} + \lg A \qquad (9-7)$$

式中,K 为反应速度常数;E 为活化能(由实验求得),J/mol;R 为摩尔气体常数,为 8.314J/(mol·K);T 为热力学温度,K;A 为频率因子(指前因子)。

式(9-7)为一线性方程。

试验方法是按药物或其制剂对热稳定的情况选择几个适宜的温度(一般为 4~5 个温度,如 80℃、70℃、60℃ 和 50℃),使样品分别在这几个温度下恒温降解,定时抽样测含量或与之有关的某一物理性质。然后以浓度的某种函数 $f(c)$（零级反应为 c，一级反应为 $\ln c$，二级反应为 $-\dfrac{1}{c}$）为纵坐标、时间为横坐标作图，求得药物在各温度下的反应速度常数 K，再根据式（9-7）以 $\lg K$ 对 $1/T$ 作图得一条直线，将直线外推到室温（如 25℃），即可得室温的速率常数 $K_{25℃}$。由 $K_{25℃}$ 可求出分解 10% 所需的时间（即 $t_{0.9}$）$t_{0.9}=\dfrac{0.1054}{K_{25℃}}$，即为预测的有效期。

【例 9-2】 某药物制剂，在 40℃、50℃、60℃、70℃ 四个温度下进行加速试验，测得各个时间的浓度，确定为一级反应，用线性回归法求出各温度的速度常数，结果见表 9-5。试求该药在室温下的有效期。

表 9-5 动力学数据表

$T/℃$	$\dfrac{1}{T}\times10^3/K^{-1}$	$K/(\times10^{-5}h^{-1})$	$\lg K$
40	3.193	2.66	−4.575
50	3.094	7.94	−4.100
60	3.001	22.38	−3.650
70	2.914	56.50	−3.248

【解】 将上述数据（$\lg K$ 对 $1/T$）进行一元线性回归，得回归方程：
$$\lg K = -4765.98/T + 10.64$$
将 $T=273.2+25=298.2K$，代入回归方程求得 $K_{25℃}=4.54\times10^{-6}$（$h^{-1}$）
$$t_{0.9}=\frac{0.1054}{K_{25℃}}=23215（h）=2.65（年）$$
即该制剂在室温下的有效期预测为 2.65 年。

（二）初均速法

初均速法是以反应初均速 V_0（即反应开始阶段的平均速率）代替速率常数 K，按 Arrhenius 方程外推室温贮藏期的方法。设在某温度 T 进行反应，药物的原始浓度为 c_0，时间 t 后的浓度为 c，则反应的初均速 V_0 为：
$$V_0=\frac{c_0-c}{t} \tag{9-8}$$
若在不同温度 T_1，T_2，…，T_i（一般 $i=8\sim9$）做 i 次实验，得各初均速分别为 V_{01}，V_{02}，…，V_{0i}。以 $\ln V_0$ 对 $1/T$ 作图，得一直线，其方程为：
$$\ln V_0=\ln A-\frac{E_a}{RT} \tag{9-9}$$
从直线外推至室温的 V_0，进而可求有效期。

【例 9-3】 340g/L 某注射剂降解时色泽变化比效价变化为大，所以以色泽（以光密度 D 表示）为衡量稳定性的指标。$D_0=0.0074$（$\lambda=450nm$），在不同温度（T）下降解一定时间（t）后的光密度（D_t）如表 9-6 所示。求该注射液在 25℃ 光密度增大至 0.0456（失效限）的时间，即有效期。

表 9-6　在不同温度下降解一定时间后的光密度

$T/℃$	$\dfrac{1}{T}×10^3/K^{-1}$	t/h	D_{450}	$V_0×10^{-4}$
50	3.09	156.6	0.0391	2
55	3.05	78.6	0.0424	4
60	3.00	47.0	0.0458	8
65	2.96	19.8	0.046	19
70	2.91	8.00	0.0456	48
75	2.87	4.50	0.0438	81
80	2.83	2.05	0.0410	164
85	2.79	1.33	0.0482	307

根据式(9-8)求得一系列 V_0 列于表中，再根据式(9-9)求得线性回归方程为：

$$\lg\left(\frac{D-D_0}{t}\right)=18.81-\frac{7279}{T}\quad|r|=0.9999$$

求得 25℃光密度从 $D_0=0.0074$ 增至 $D_t=0.0456$ 时的 $t=1.74$ 年，即为有效期。

(三) 简便法（活化能估算法）

在药物制剂处方筛选实验中，有时只要对该制剂的稳定性有个基本的估计，就能满足制剂研究工作的需要。为此 Kennon 提出一个简便的稳定性加速试验研究模型。考虑到大多数药物降解反应的活化能在 $41.8～83.6kJ/mol$，所以就选择活化能 $41.8kJ/mol$ 和 $83.6kJ/mol$ 作为计算的上下限值，根据公式：

$$\lg t_{0.9}=\frac{E}{2.303RT}+\Omega$$

式中，Ω 为常数。在 T_1 和 T_2 时可以写出：

$$\lg\frac{t_{0.9}^1}{t_{0.9}^2}=\frac{E(T_2-T_1)}{2.303RT_1T_2}\tag{9-10}$$

室温（$T_1=25+273.2$）时，要求 $t_{0.9}^1=24$ 个月。当采用加速温度 $T_2=45+273.2$ 时，若活化能用 $83.6kJ/mol$ 代入则得 $t_{0.9}^2=2.9$ 个月。其他温度可依式(9-10)计算。这样就能估算出室温 2 年内药物降解 10%加速温度所需最长与最短时间，结果见表 9-7。

表 9-7　预测 2 年内稳定（标示量的 90%）所需的温度和时间

加速温度/℃	最长时间/月	最短时间/月
37	12	6.4
45	8.3	2.9
60	4.1	3 周
85	6 周	2.6 周

从表中数据可以看出，如果药物制剂在 45℃加速试验 2.9 个月或 3 个月，其含量仍在标示量 90%以上，则此制剂在室温有效期很可能为 2 年。若在同样温度加速 8.3 个月，含量还在标示量 90%以上，则此制剂在室温有效期通常可达 2 年。其余温度以此类推。

(四) Q_{10} 值估算法

按照恒温动力学一般规律：

$$-\frac{dc}{dt}=Kc^n$$

其积分式为 $f(c_0)-f(c)=Kt$ （适用于任何级数）。

设实验测得某药物在温度 T_1 时分解残余 α（%）所需时间为 $t_\alpha^{T_1}$，在温度 T_2 时分解残余 α（%）所需时间为 $t_\alpha^{T_2}$，将此结果代入式中。

$$f(c_0)-f(\alpha c_0)=K_{T_1}t_\alpha^{T_1}$$
$$f(c_0)-f(\alpha c_0)=K_{T_2}t_\alpha^{T_2}$$

显然：

$$\frac{K_{T_2}}{K_{T_1}}=\frac{t_\alpha^{T_1}}{t_\alpha^{T_2}}$$

根据 Van't Hoff 规则，温度每升高 10℃，反应速率增加 2～4 倍，对于不同的反应，此倍数不同。如果以 K_T 表示 T℃的速率常数，K_{T+10} 表示 $T+10$℃的速率常数，则该规则可用下式表示：

$$\frac{K_{T+10}}{K_T}=Q_{10}=2\sim4$$

式中，Q_{10} 称为反应温度系数，对一完全的反应，如温度不太高，温度变化不太大，可把 Q_{10} 看作常数，则 $(T+10n)$℃与 T℃的速率常数之比为：

$$\frac{K_{T+10n}}{K_T}=Q_{10}^n \tag{9-11}$$

式中，$n=(T_2-T_1)/10$

【例 9-4】　某化合物在水溶液中的分解，10℃和60℃的 K 值分别为 $1.08\times10^{-4}\,s^{-1}$ 和 $5.48\times10^{-2}\,s^{-1}$，求 Q_{10}。

【解】　$n=(60-10)/10=5$，将式（9-11）两边取对数，

$$lgK_{T+10n}-lgK_T=nlgQ_{10}$$

$$lgQ_{10}=\frac{lgK_{T+10n}-lgK_T}{n}=\frac{lg(5.48\times10^{-2})-lg(1.08\times10^{-4})}{5}=0.541$$

$$Q_{10}=3.48$$

Van't Hoff 规则是一个近似规则，如果不要精确数据，可大概估计温度对反应速率的影响和药品的有效期。

设 $K_{T+\Delta T}=K_{T_2}$，$K_T=K_{T_1}$

因为：

$$\frac{K_{T_2}}{K_{T_1}}=\frac{t_\alpha^{T_1}}{t_\alpha^{T_2}}=\frac{t_{0.9}^1}{t_{0.9}^2}$$

所以：

$$\frac{t_{0.9}^1}{t_{0.9}^2}=Q_{10}^{\frac{T_2-T_1}{10}}$$

或

$$t_{0.9}^1=t_{0.9}^2\times Q_{10}^{\frac{T_2-T_1}{10}} \tag{9-12}$$

式中，$t_{0.9}^1$、$t_{0.9}^2$ 分别表示在温度 T_1 和 T_2 下降解10%所需要的时间。

【例 9-5】　美国药典规定抗生素类药物，100℃煮4天效价等完全合格，则有效期为3年。

【解】 室温按 20℃ 计算。

$$t_{0.9}^{100} = 4 \text{ 天}, \quad Q_{10} = 2, \quad t_{0.9}^{20} = 4 \times 2^{(100-20)/10} = 1024 \text{ （天）} = 2.8 \text{ （年）}$$

当已知某反应的 Q_{10} 值时，利用一次加速试验，求出分解 $1-\alpha$ 量所需的时间 $t_\alpha^{T_2}$，再计算室温下的有效期。当 Q_{10} 值未知时，可以通过两个温度 T_1 和 T_2 的加速试验的 $t_\alpha^{T_1}$、$t_\alpha^{T_2}$，代入上面公式，求出 Q_{10} 值。由于在反应开始时，无论反应级数为哪一级，其反应物浓度与时间均近似为直线，所以可以用药物含量的百分数对时间作图，其直线外推，得到分解相同百分含量的时间 $t_\alpha^{T_1}$、$t_\alpha^{T_2}$。

【例 9-6】 某药物在 100℃ 2h 分解 4%，80℃ 7h 分解 2%，计算 20℃ 时的贮存期。

【解】 将 $t=0$，$C=100\%$ 分别与点 $t=2h$、$C=96\%$ 及点 $t=7h$、$C=98\%$ 连接成直线，然后外推到分解相同百分含量所需时间，将此结果代入公式 $\dfrac{t_{0.9}^{T_1}}{t_{0.9}^{T_2}} = Q_{10}^{\frac{T_2-T_1}{10}}$，得出 Q_{10} 值。见图 9-5。

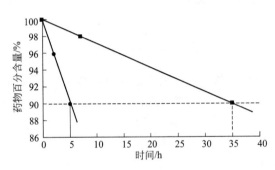

图 9-5　Q_{10} 值求法

即 $t_{0.9}^{80℃} = 35h$，$t_{0.9}^{100℃} = 5h$，将此结果代入下式：

$$\frac{t_{0.9}^{T_1}}{t_{0.9}^{T_2}} = Q_{10}^{\frac{T_2-T_1}{10}}$$

$$\frac{35}{5} = Q_{10}^{\frac{100-80}{10}}$$

得 $\qquad\qquad\qquad\qquad Q_{10} = 2.65$

再将此结果代入式(9-12)，计算出 20℃ 贮存期为：

$$\frac{t_{0.9}^{20℃}}{t_{0.9}^{80℃}} = 2.65^{\frac{80-20}{10}}$$

故：

$$t_{0.9}^{20℃} = 2.65^6 \times 35 = 12120 \text{ （h）} = 505 \text{ （天）} \approx 1.5 \text{ （年）}$$

即 20℃ 时的贮存期为 1 年半。

为了方便计算，也可以把温度系数的关系式变换为：

$Q_{\Delta T} = Q^{\Delta T/10}$，其中 $\Delta T = T_2 - T_1$

第四节　注射剂处方优化设计

通过处方前的工作了解药物和辅料的物理、化学和生物学性质后，接下来的工作是处方设计。优化技术对处方设计和工艺条件选择比较重要，它可以通过少数几次试验，获取较好的结果。一般先通过适当的预试验方法选择一定的辅料和制备工艺，然后采用优化技术对处方和工艺进行优化设计。这里仅简介其各优化设计法的特点，详细操作方法参考有关专著。

首先介绍几个学术名词，完成一项研究的条件叫"因素"，因素所处的不同状态叫"水平"。"交互作用"（或称"相互作用"）是指两个或多个因素相互依赖发生作用而产生的一种效应。若存在交互作用，当两个或两个以上的因子共同作用于某一事件时，其效应大于或小于两因子或多因子单独作用的效应。

一、析因设计

析因设计就是在选好条件的过程中做到试验次数不多，将各因素的各个水平的一切可能组合都进行试验，得到满意的结果。析因试验适用于二因素或三因素，超过三因素时常用正交试验。

析因设计的特点是一种多因素的交叉分组试验，它不仅可以检验每个因素各水平间的差异，而且更重要的是检验各因素间有无交互作用。如果两个因素之间有交互作用，表示这些因素不是各自独立作用，而是相互影响。如果无交互作用，表示各因素具有独立性。在析因设计中，研究各因素各水平在所有组合下的试验结果，可以判断哪一因素对结果影响最大，以及哪些因素之间有交互作用。

例如用析因设计实验获取影响乳酸环丙沙星注射液质量因素，设乳酸环丙沙星注射液的含量变化受加热时间（A）、中间品pH（B）调节、调节pH用酸的种类（C）的影响，其中A和B因素分别有二水平，即：A_1（110℃，30min），A_2（110℃，45min）；B_1（pH3.5），B_2（pH4.5）。C因素有三水平，即：C_1（盐酸），C_2（醋酸），C_3（乳酸），且无三因素交互作用A×B×C，得2×2×3析因实验组合。如表9-8。

表 9-8　析因设计实验组合

A_1			A_2		
B_1C_1	B_1C_2	B_1C_3	B_1C_1	B_1C_2	B_1C_3
B_2C_1	B_2C_2	B_2C_3	B_2C_1	B_2C_2	B_2C_3

二、正交设计法

正交设计法的特点是在各因素的不同水平上使试验点"均匀分散、整齐可比"。设计的关键是表头设计，事先要确定所考察的因子数和各因子的水平数，水平相等的表头设计，查一般的正交设计表；水平不相等的表头设计，要查混合水平正交设计表；有相互作用的须用交互作用正交表。正交设计可以有多个考察指标，一般单指标数据处理用方差分析方法，多指标的用综合平衡法或综合评分法，找出最优水平搭配，而且还可考虑到因素的联合作用，并可大大减少试验次数。

三、均匀设计法

均匀设计法是一种多因素试验设计方法。它具有比正交设计法试验次数更少的优点。进行均匀设计必须采用均匀设计表和均匀设计使用表。每个均匀设计表都配有一个使用表，指出不同因素应选择哪几列以保证试验点分布均匀。例如 2 因素 11 水平的试验应选用 $U_{11}(11^{10})$ 表，表中共有 10 列，根据 $U_{11}(11^{10})$ 的使用表，应取 1、7 两列安排试验。若有 4 因素应取 1、2、5、7 列进行试验。其试验结果采用多元回归分析法、逐步回归分析法得到多元回归方程。通过求出多元回归方程的极值即可求出多因素的优化条件。目前已有均匀设计程序，用程序进行试验设计和计算，更快捷和方便。

四、星点设计

星点设计是多因素五水平的试验设计，是在二水平析因设计的基础上加上星点和中心点构成的。星点设计的设计表由三部分组成：

① 2^k 或 $2^k \times 1/2$ 析因设计。

② 星点。由于二水平的析因设计只能用作线性考察，需再加上第二部分星点，才适合于非线性拟合。星点在坐标轴上的位置可表示为坐标 $(\pm\alpha, 0, \cdots, 0)$，$(0, \pm\alpha, \cdots, 0)$，$\cdots$，$(0, 0, \cdots, \pm\alpha)$，又称轴点。

③ 一定数量的中心点重复试验。星点设计的操作方法参见相关文献。

五、单纯形优化法

单纯形优化法是一种多因素优化方法。它是一种动态调优的方法，方法易懂，计算简便，不需要建立数学模型，并且不受因素个数的限制。基本原理是：若有 n 个需要优化设计的因素，单纯形则由 $n+1$ 维空间多面体所构成，空间多面体的各顶点就是试验点。比较各试验点的结果，去掉最坏的试验点，取其对称点作为新的试验点，该点称为"反射点"。新试验点与剩下的几个试验点又构成新的单纯形，新单纯形向最佳目标点靠近。如此不断向最优方向调整，最后找出最佳目标点。若单纯形中 j 点为最坏点，反射点的计算方法为：

$$\text{反射点} = \frac{2}{n} \sum_{i=1(i\neq j)}^{n+1} (\text{单纯形各点}) - \text{最坏点} \tag{9-13}$$

如果单纯形中最好点和最坏点的指标值分别为 $R(B)$ 和 $R(W)$，当满足式（9-14）时，单纯形就停止前进，此时单纯形中的最好点就是所要找的最佳条件。

$$\left| \frac{R(\text{B}) - R(\text{W})}{R(\text{B})} \right| < E \tag{9-14}$$

式中，E 为约定的收敛系数。

在单纯形推进过程中，有时出现新试验点的结果最坏的情况。如果取其反射点，就又回到之前的单纯形，这样就出现单纯来回"摆动"、无法继续前进的现象。在此情况下，应以去掉单纯形的次坏点代替去掉最坏点，使单纯形继续推进。

在上述基本单纯形法的基础上进一步改进，即根据试验结果，调整反射的距离，用"反射""扩大""收缩"的方法，加速优化过程，同时又满足一定的精度要求。

改进单纯形新试验点的计算方法为：

$$\text{新试验点} = \frac{1+G}{n} \sum_{i=1(i\neq 1)}^{n+1} (\text{单纯形各点}) - G(\text{最坏点 } j) \tag{9-15}$$

式中，G 为单纯形推进系数；j 为单纯形中的最坏点；n 为优化的因素数。

若反射点的结果优于先前单纯形中各点数值，则取 $G=2$ 进行"扩大"，若"扩大"点的结果比最好点还要好，则"扩大"成功，单纯形在此基础上继续进行。如果"扩大"点的结果并不优于最好点，但优于其他各点，则认为"扩大"失败，取反射点组成新的单纯形。如果反射点的结果优于最坏点，但不如其余各点，取 $G=0.5$ 进行"收缩"。

六、Plackett-Burman 设计

处方设计中往往需要进行药物与辅料的配伍试验。这种配伍试验可将药物与各种辅料分别混合并进行加速试验，以筛选出合理的处方组成。为此 Plackett-Burman 提出了一种较为合理的 2^p 阶乘设计，可使每个因素的影响能在两个水平上进行考察，使实验次数大为减少（如 12 个因素的影响只需进行 20 次试验即可定论）。

第五节 注射剂处方筛选

注射剂的处方主要由主药、溶剂和 pH 调节剂、抗氧剂、螯合剂、等渗与等张调节等附加剂组成。如果是仿制药，处方和工艺尽可能与被仿制品处方组成、制备工艺保持一致。

注射剂的处方筛选主要考虑以下几方面：

一、药物的配伍与相容性

① 主药之间（复方）是否有相互作用；
② 主药与各辅料之间是否有相互作用；
③ 主药、各辅料与包材之间是否有相互作用。

二、合适的渗透质量摩尔浓度

2015 年版《中国药典》四部通则 0632 收载了"渗透压摩尔浓度测定法"并用"Osmolality"来表示，《中国药典》一直沿用 mOsmol/kg 非法定计量单位。所谓等渗，是指注射剂与血液中所含质点数目（即渗透质量摩尔浓度）相等。常用的渗透质量摩尔浓度调节剂有氯化钠、葡萄糖、甘油等。渗透质量摩尔浓度调节方法见第一章第五节。

三、pH 的拟定

注射剂 pH 拟定十分重要。因为药物的溶解度、稳定性、刺激性和疗效均与注射剂的 pH 有关。例如，2015 年版《中国药典》二部规定乳酸环丙沙星氯化钠注射液 pH 是 3.5～4.5，必须严格控制，否则会引起沉淀。

四、降低含氧量

注射剂处方筛选时要考虑到氧化反应可以引起主药的变质。注射剂安瓿灌装后上面的空间充以惰性气体，如氮气、二氧化碳等，减少含氧量。

五、仿制药的处方

仿制药处方中原料药质量、辅料来源、规格需要保持一致，如果不一致则需要考察变更的影响。要求仿制药不要仿制国外已经淘汰的处方，例如德国硫辛酸注射液 20 世纪 60 年代处方中辅料是苯甲醇、乙二胺、丙二醇，20 世纪 80 年代处方做了修改，乙二胺盐被氨基丁

三醇盐代替，删除了苯甲醇，降低了丙二醇的用量，最后取消了丙二醇。如果去仿制已经淘汰的 60 年代的处方，则大可不必。

第六节　从实验室研究至中试生产

注射液研发的最终目的是生产出质量合格的产品，供临床上使用。在投入批量生产以前，必须研制出一条成熟、稳定、适合于工业生产的技术工艺路线。研制过程应分阶段进行，包括：实验研究阶段，小量试制阶段，中试生产阶段，最后才能过渡到工业生产。各个阶段前后要衔接，相互促进，任务各不相同。研究的重点也有差异，制备的规模逐渐由小变大。注射剂申请注册前应完成中试生产。

一、实验室研究阶段

这是新开发注射剂研究的探索阶段，实验室研究的目的是：根据原料药的理化性质、医疗的需要，设计、筛选、确定处方，选择辅料，探索制备方法，进行小量试制。确证注射剂处方筛选和工艺流程设计是否合理，确证研制出的注射剂稳定性、pH、所含质点渗透质量摩尔浓度、刺激性等主要参数是否符合要求，使新产品注射剂质量可靠、安全有效。在实验室研究阶段也要初步研究质量标准。

二、小量试制阶段

实验室研究阶段完成后，应立即进行小量试制（简称小试）研究，提供足够数量的药物供临床前评价。其主要任务是：通过实验室批量生产，积累数据，提出一条基本适合于中试生产的工艺路线。小试阶段的研究重点应紧紧围绕影响工业生产的关键性问题，如提高产率、简化操作、降低成本和安全生产等。

三、中试生产阶段

中试生产是从实验室过渡到工业生产必不可少的重要环节，是二者之间的桥梁。中试生产是小试的扩大，是工业生产的缩影，应在工厂或专门的中试车间进行。中试生产的主要任务是：

（1）考核小试提供的工艺路线，在工艺条件、设备、原材料等方面是否有特殊要求，是否适合于工业生产。

（2）验证小试提供的工艺路线是否成熟、合理，主要经济技术指标是否接近生产要求。

（3）在中试放大研究过程中，进一步考核和完善工艺路线，对每一步骤和单元操作，均应取得基本稳定的数据。

（4）根据中试研究的结果制定或修订成品的质量标准，以及分析鉴定方法。

（5）制备成品的批次一般不少于 3～5 批，以便积累数据，完善中试生产资料。

（6）根据原材料、动力消耗和工时等，初步进行经济技术指标的核算，提出生产成本。

（7）对各步物料进行初步规划，提出"三废"处理的措施。

（8）提出各个单元操作的工艺规程，安全操作要求及制度。

中试生产的药物是供临床试验用，属于人用药物。中试生产的一切活动要符合《药品生产质量管理规范》（GMP），产品的内在、外在质量都要符合有关质量标准。

从实验室研究开始，经过小量试制、中试生产，最后才能过渡到工业生产。中试生产是根据拟定的处方，通过模拟生产，确定生产工艺的最佳参数，为车间提供标准操作程序（SOP），解决生产中可能出现的工艺技术和质量问题。为了适应大生产的需要，应认真做好中试生产工艺的设计。选择适当的生产工艺条件，对保证制剂的外观质量、内在质量和稳定性都非常重要。根据注射剂的特点、处方的内容、原辅料的性质和注射剂的规格，对可能影响注射剂质量的各种因素、每个工序逐项进行研究。应进行生产过程中的全面控制，包括原料药、辅料、注射用水、半成品和成品的检验，保证生产出优良的注射剂。通过中试生产对产品质量检查和各种分析数据，制定出新注射剂的质量标准，并为新药临床试验提供小批量的新注射剂。

第七节　药品的信息设计

在人类信息化社会进程中，产生了一门"信息设计"学科，这是一门新兴的交叉学科，它改变了人类对信息的处理、储存及传递方式，其中交互多媒体、网络、虚拟现实等信息技术以及编程方法为其提供技术支撑。

在注射剂及其各种药物制剂的生产、流通、应用领域中均涉及信息设计这一学科，例如药品的标签、说明书、广告、包装、各种药品宣传单、药讯、药学书刊、医药计算机软件和网络药学信息等。

一、信息设计的方法

阅读药品信息是一个交流的过程，其目的是让药品使用者获取正确的信息。但是阅读药品信息时往往会出现误解，因为不是像人与人之间的交流那样发生互动。信息设计作为信息与人们的理解之间的一座桥梁，通过循环往复的设计过程来实现正确信息的获取。

信息设计的过程可以概括为以下 3 个步骤：

1. 设计前评价

（1）找出设计所需要素　设计所需要素，包括两个方面：一是指与药品说明书和标签相关规定中所述的必需要素；另一是指患者对于信息内容的需求。在确定药品的受众群体后，通过针对部分使用者的调查，了解使用者对于药品信息的预期值。同时应分析其不同的使用者的广泛特征，比如用于老年人的药品在进行药品信息设计时，就应考虑老年人视力减退、听力下降的情况。

（2）分析现有信息的表述情况　分析现有药品信息的表述内容、形式及其使用的状况，找出其中的优劣之处，并根据收集的信息对新的设计提出一个预期标准。

2. 反复设计

反复设计是信息设计环节中的关键步骤，循环过程如图 9-6，通过这样的过程实现信息的有效表达。

（1）设计　设计是指通过使用语言文字、表格、排版、颜色、图示、合适的语音以及结构使标签达到预期的标准。

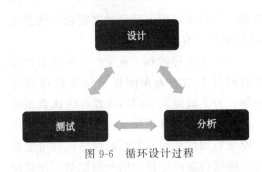

图 9-6 循环设计过程

注射剂及其他药品说明书或标签中的信息内容和格式均被法律、法规所约束，因此如何在符合相关规定的前提下更好地传递药品信息，便成为信息设计关注的重点。药品说明书和标签的文字表述应当科学、规范、准确。说明书的格式、内容必须符合国家食品药品监督管理局 2006 年 6 月 1 日起施行的《药品说明书和标签管理规定》。

药品信息设计时，一般先将药品信息进行分类，分为用户用的信息（如何使用、注意事项、保质期等）和分类用的信息（名称、规格、批号、生产厂家等），在印刷时将不同信息区分开。对信息进行描述时，可分为使用前、使用时、使用后，这样有助于使用者对药品阅读信息时感受到清晰的思路。另外，对信息的描述应尽量使用通俗易懂的语言，在用词上应考虑到大众化语言。

（2）测试　测试是指使用者对信息理解程度的调查，可以通过问卷等方式进行。测试是检验设计效能的关键。

有关问卷上所选的问题最好具有明确、统一的答案，便于统计分析。

（3）分析　分析是根据问卷调查的结果进行统计分析。

如果问卷分析的结果未能达到标准要求，则根据问卷中反映出来的问题，再一次进入新一轮的设计循环，如果达到标准则可以投入使用。

以上 3 个过程循环进行，就可以实现信息表达的不断优化。

3. 设计后使用并监控

完成设计的信息就可以投入到实际使用中，并对用户反馈信息进行监控，如发现问题则可以对其重新进行评估、设计，使之优化。

二、信息设计的应用

目前我国药学领域尚未提及信息设计这一概念，但在药品生产、流通、应用各领域中都有所应用，如药品标签、说明书、各种药讯等。

结合我国的实际情况，信息设计在药学实践中可以从以下两个方面开展：一是与药品本身相关的如药品说明书、药品包装及药品广告等；二是与用药教育相关的各种宣传单、药讯、书籍、医药计算机软件和网络药学信息等。而在上述领域中，又可区分为针对医护人员及药师的专业且易于实践的信息和针对患者的通俗易懂且与生活息息相关的信息。信息设计在药学实践中的积极开展和推广，势必会在患者安全有效用药方面起到积极作用。

第八节　注射剂的进展

近年来，随着制药设备、新工艺和新型制剂技术的发展，先后出现了脂质体注射剂、治疗性单抗注射剂、长效生物降解型微球注射剂、纳米粒注射剂、储库型控释注射剂、基因治疗药物的注射剂、凝胶型注射剂等，这些给药系统新型注射剂的研发与应用，为提高药物稳定性和实现药物高效、速效、长效提供了可靠的保证。在注射装置与包装方面，出现了单剂量/多剂量无针注射剂、粉末注射器、预装型注射剂、粉末/液体预混型注射器、皮下植入用注射器等，消除了给患者带来的精神上的烦恼和肉体上的疼痛。

一、微球注射剂

微球（microsphere）是指药物溶解或分散在高分子载体中形成的小球状实体。粒径在 $1\sim250\mu m$ 之间的称微球，而粒径在 $0.1\sim1\mu m$ 之间的称亚微球。微球是骨架结构，由高分子材料和药物均匀混合而成，微球的里外结构都是相同的骨架结构。新型微球注射剂根据靶向性原理可分为四类：普通注射微球、栓塞性微球、磁性微球、生物靶向性微球。

将微球通过皮下或肌内注入，可使药物缓慢从微球中释放，改变其体内转运过程，延长在体内的作用时间（可达 $1\sim3$ 个月），大大减少用药次数，明显提高患者用药的顺应性。但是，由于使用较大针头和高分子聚合物，注射部位疼痛是常见的不良反应。

由于微球注射给药剂量受限，应选择一些日剂量小的药物。蛋白质与多肽类药物一般剂量很小，且需长期用药。微球的释药模式与药物的临床需求应基本吻合，微球中药物的包封率要高，释药时突释效应要小，药典规定不大于 40%。释药模式要稳定，释药时间要达到要求。另外，影响微球释药的因素非常多，包括骨架材料的种类和比例、制备工艺、微球形态、结构、粒径大小与分布、微球药物的包封率和载药量、微球药物的状态与载体之间的相互作用等等。

（一）骨架材料

用于制备微球的骨架材料有天然材料、半合成材料、合成材料，最主要的是合成材料聚乳酸-聚羟乙酸（PLGA）和聚乳酸（PLA），其中又以 PLGA 更常用。它除了具有良好的生物相容性、无免疫反应、高安全性外，更难得的是可通过改变聚乳酸、聚羟乙酸两个单体的组分比例及聚合条件来调节聚合物在体内的降解速度。

（二）制法

注射微球的制备方法有多种，如相分离法、复乳-液中干燥法、喷雾干燥法、低温喷雾提取法、熔融-挤出法等，以下是最常用的两种方法：

1. 复乳-液中干燥法（W/O/W-liquid drying process）

将生物可降解聚合物，如 PLGA 溶解在有机溶剂（二氯甲烷或乙酸乙酯）中，水相中加入定量的多肽成溶液或混悬液。将水相加入上述有机相中，均化或超声振荡成初乳（W/O），初乳再转入含聚乙烯醇（PVA）的水溶液中，搅拌成复乳（W/O/W），升高系统温度，除去有机溶剂，固液分离后，干燥待用。

2. 低温喷雾提取法（cryogenic process）

将多肽及其稳定剂的粉末或冻干品和生物可降解聚合物的二氯甲烷溶液均匀混合，混悬液经一喷头以雾状喷至冰冻的乙醇溶液中，后者界面封以液氮。在 $-70^{\circ}C$ 温度下，乙醇将微球中的二氯甲烷不断抽提，经过滤去除乙醇，得流动性佳的微球，干燥待用。

复乳法是目前制备多肽微球最常用的方法，它具有工艺稳定、设备简单等特点。比较复乳法与低温喷雾法，前者制备的微球突释效应常达 $15\%\sim35\%$，用低温喷雾法制备的微球可明显改善上述缺点，而且据报道药物包裹率可达 100%，国外已有从实验室到中试规模的设备。

制备好的微球应该按照药典要求，进行含药量、释放度、有害有机溶剂的限度等测试。

（三）微球产品

已上市的微球产品有日本 Takada 公司的乙酸亮丙瑞林（Enantone®）、瑞士 Novartis 公司的乙酸奥曲肽（Sandostatin LAR®）、美国 Janssen 公司的利培酮（Risperdal Consta®）等，如表 9-9。

表 9-9　已上市微球注射剂产品

产品名称	药物成分	聚合物	缓释时间/月	适应证	生产商
Lupron Depot®	亮丙瑞林	PLGA/PLA	1,3,4	子宫内膜异位症、前列腺癌	TAP
Zoladex Depot®	戈舍瑞林	PLGA	1,3	前列腺癌、乳腺癌	I.C.I
Decapeptyl® SR	曲普瑞林	PLGA/PLA	1,3	前列腺癌	Ispen-Beaufour
Decapeptl®	曲普瑞林	PLGA	1	前列腺癌	Ferring
Trelstar TM Depot	曲普瑞林	PLGA	1,3	前列腺癌	Pfizer
Suprecur® MP	布舍瑞林	PLGA	1	前列腺癌、乳腺癌	Aventis
Sandostain LAR® Depot	奥曲肽	PLGA	1	肢端肥大症、胃肠胰内分泌肿瘤	Novartis
Somatuline® LA	兰瑞肽	PLGA	1	肢端肥大症	Ipsen-Beaufour
Arestin®	二甲胺四环素	PLGA	0.5	牙龈疾病	OraPharma
Risperdal Consta®	利培酮	PLGA	0.5	精神分裂症	Janssen Pharmaceutica

1. 蛋白质与多肽类药物的微球注射剂

曲普瑞林是一合成的十肽，2010 年 3 月美国 FDA 批准 Watson 公司的促黄体激素释放激素（LHRH）拮抗剂双羟萘酸曲普瑞林（triptorelin pamoate）长效注射剂（商品名 Trelstar®）的新规格（22.5mg）上市，用于治疗晚期前列腺癌。Trelstar® 现共有 3.75mg、11.25mg 和 22.5mg 3 个规格，分别用于 1 个月、3 个月、6 个月长效治疗。本品采用 Debiopharm 公司 Debio PLGA 专利技术制备，药物与 PLGA 混合时不使用溶剂，可较大程度上保持多肽类药物活性。临床研究表明 22.5mg Trelstar® 耐受性良好，能维持 6 个月药效，是更为便捷的用药方案。

美国 Janssen 公司的利培酮（Risperdal Consta®）采用 Alkermes 公司的 Medisorb 专利技术，选用乙酸乙酯-苯甲醇混合溶剂，以 PLGA（75∶25）为载体制备新规格，2010 年得到 FDA 批准，用于双相 I 型情感障碍的维持治疗，用药方案为 2 周 1 次肌内注射，在首次注射后的 3 周内，应继续服用原有口服抗精神病药以维持有效血药浓度。同样采用 Medisorb 技术制备的微球还有每月 1 次用于治疗酒精依赖的纳曲酮注射剂（Vivitrol®）和每周 1 次用于 II 型糖尿病的依西那肽注射剂（Bydureon™ 或 Byetta LAR®），后者已于 2011 年 6 月在英国上市。

2. 疫苗的微球注射剂

传统的免疫手段系疫苗初次注射后，在一定时间内，需再进行多次加强注射，使人体获得尽可能高的抗体水平，发挥可靠的免疫作用。采用先进技术将疫苗或佐剂包裹在可生物降解的聚合物中，一次注射后，抗原在体内连续释放数周甚至数月，由此产生持续的高抗体水平，甚至可相当于疫苗多次注射的脉冲模式释药，这种剂型称一次性注射疫苗。目前，世界卫生组织（WHO）领导的研究小组已经提交了破伤风类毒素微球注射剂的配方和动物实验结果。该长效制剂由两种微球组成：一种粒径较小，含量高，PLGA 中两单体比例为 50：50，微球直径 $1\sim15\mu m$，含有较高破伤风类毒素（142ng/mg），这种粒径微球易为巨噬细胞吞噬；另一种微球粒径较大（直径 $10\sim60\mu m$），含量低（3ng/mg），PLGA 中两单体比例为 75：25，注射后分两次释药，速释部分发生在微球注射后的突释效应（burst effect）期内，第二释放相在注射后 $3\sim11$ 周释药。接种该微球制剂后，小鼠体内可产生比溶液剂更高的抗体水平。

疫苗微球注射剂因生物相容性好、释药速率便于调节等优点而成为目前的研究热点，如破伤风类毒素微球。目前正在研究中的一次性注射疫苗有葡萄球菌肠毒素微球、白喉类毒素微球等。但目前为止，我国有关注射用长效缓释微球的研究还限于实验室研究阶段，只有仿制的醋酸亮丙瑞林微球经 SFDA 批准已经投入生产，目前还没有自主开发的微球制剂申请新药注册。长效微球注射的研究中也存在着一些问题，主要包括制备过程中蛋白质、多肽等生物技术药物的稳定性差，包封率低，载药量小，易聚集而使生物活性降低，以及可能引起免疫反应，体内外释放时具有明显的突释效应等，但是它与传统的注射给药相比仍具有显著的优越性。

二、脂质体

脂质体（liposomes）是磷脂等类脂质分散于水相中所形成的封闭囊泡，每一层均为脂质双分子层，各层之间被水相隔开。药物根据亲水、亲油性质，可分别包封于脂质体的水相、类脂（如磷脂）双分子层中。脂质体作为中间体，可制备静脉注射、局部注射（肌内、关节腔、肿瘤内等）及口服等其他给药途径的制剂，其中静脉注射给药制剂最为常见。

脂质体有单室与多室之分。小单室脂质体的粒径一般在 $20\sim80nm$ 之间，大单室脂质体的粒径在 $0.1\sim1\mu m$ 之间，多室脂质体的粒径在 $1\sim5\mu m$ 之间。通常，小单室脂质体也可称纳米脂质体。

（一）脂质体材料

脂质体的基本组成成分是磷脂（phospholipids）和胆固醇（cholesterol）。它们均为动物细胞膜的重要组成成分。磷脂为具有亲水基和亲油基的两亲性物质。磷脂可分为天然磷脂和合成磷脂。天然磷脂是一种混合物，是含不同长度、不同饱和度的脂肪酸链磷脂的混合物。常用的有卵磷脂和大豆磷脂，其主要成分是磷脂酰胆碱。合成磷脂有二棕榈酰磷脂酰胆碱、二硬脂酰磷脂酰胆碱、二肉豆蔻酰磷脂酰胆碱等。磷脂的性质直接影响脂质体的形成、性质和稳定性等。因此，在制备脂质体时，应根据不同目的选择合适的磷脂。

胆固醇也是两亲性物质，其亲油性较亲水性强，本身单独使用不能形成脂质双分子层，常与磷脂共同作为脂质体的膜材。胆固醇与磷脂结合作为膜材的排列方式是胆固醇嵌入磷脂膜中，其亲水基羟基朝向亲水面，脂肪族的链朝向磷脂双分子层的中心并与磷脂的烃链平行排列。胆固醇有调节双分子层流动性、降低脂质体膜通透性和提高脂质体稳定性的作用。

（二）制法

磷脂与水相互作用使磷脂双分子层自发形成，因此制备脂质体时所强调的不是双分子膜的组装，而是如何制备适宜粒度、包封率高、稳定性好的囊泡。脂质体传统的制备方法可分为两类：被动载药法和主动载药法。被动载药法是指脂质体的形成和药物的装载同步完成。

主动载药法是指先制备不含药物的空白脂质体，再借助特定药物装载动力（如 pH 梯度、硫酸铵梯度、离子梯度等）来实现药物的跨膜装载。主动载药法一般较被动载药法制备的脂质体包封率高。但主动载药法对药物性质有特殊要求，并不适合所有药物。

近年国外报道采用储库泡沫 Depo Foam 专利技术制备硫酸吗啡缓释注射剂，采用 Alza 公司的 Stealth 技术制备盐酸多柔比星长效注射剂。

（三）脂质体产品

继第一个产品两性霉素脂质体在国外上市后，又有多柔比星、柔红霉素等获准上市。到目前为止，在美国 FDA 注册的脂质体产品还有顺铂、白介素-2、类胰岛素生长因子、前列腺素 E_1、长春新碱等。国内在国家食品药品监督管理局注册的有羟基喜树碱脂质体、利巴韦林脂质体和硝酸异康唑脂质体等，如表 9-10。

表 9-10 脂质体注射剂研发进展

药物	商品名	研究进展	药物	商品名	研究进展
两性霉素 B	AmBisome	上市（1990）	多柔比星	Myscet	上市（2001）
	Amphotec	上市	长效多柔比星	Doxil	上市（1995）
	Abelcet	上市	柔红霉素	DaunoXome	上市（1996）
制霉菌素	Nyotran	临床Ⅲ期	长春新碱	Onco TCS	临床Ⅱ/Ⅲ期
阿米卡星	Milkasome	临床Ⅲ期	长春蔓胺	VincaXome	临床前
庆大霉素	—	临床Ⅱ期	紫杉醇	LEP	临床Ⅱ/Ⅲ期
环丙沙星	Aradigm	临床Ⅱ期	顺铂	CD4\SPI-77	临床前
土霉素	里葆多	上市（2009）	利多卡因	ELA-Max	1998 年上市
甲肝疫苗	Epaxal	上市	阿糖胞苷	Cytarabine	已上市
乙肝疫苗	HepaXen	上市	前列腺素 E_1	Ventus	临床Ⅲ失败
白介素-2	Interleukin-2	临床Ⅱ/Ⅲ期	胰岛素	Depoinsul	上市

脂质体除具有靶向性外，另一个特点是缓释性、相容性。存在的主要问题是靶向性差，且易发生药物泄漏。近年来不断改良处方，工艺得到了柔质体、醇质体、长循环脂质体、pH 敏感脂质体、多囊泡脂质体、免疫脂质体、磁性脂质体等新型脂质体，但由于制备复杂，尚少见相应上市产品。目前国外有 Alza、Elan、Inex 等十几家公司致力于脂质体的制剂研究，开发的主要对象为抗肿瘤药、疫苗和核酸类药物。

1. 盐酸多柔比星长效注射剂

2002 年美国 FDA 批准 Sequus 公司的聚乙二醇化盐酸多柔比星脂质体注射剂（pegylated liposomal doxorubicin hydrochloride，商品名 Doxil®）上市，每月 1 次静脉输注，用于治疗转移性乳腺癌。本品采用 Alza 公司的 Stealth® 技术制备，平均粒径为 100nm，共价结合在脂质体表面的甲氧基聚乙二醇（mPEG）扩散形成一层保护膜，通过减少脂类双分子层与血浆组分的相互作用而延长在血循环中的时间。与普通脂质体相比，本品能显著降低多柔比星的心脏毒性，并明显减轻骨髓抑制、脱发、呕吐等不良反应，且血浆半衰期显著延长。

针对 Doxil® 缺乏靶向性的缺点，Celsion 公司开发了热敏性盐酸多柔比星脂质体 ThermoDox®。此脂质体的磷脂外壳［组成为二棕榈酰磷脂酰胆碱：1-棕榈酰溶血磷脂酰胆碱：二硬脂酰磷脂酰乙醇胺-聚乙二醇 2000（DPPC/P-lyso-PC/DSPE-PEG2000）的摩尔比90：10：4］在 39～42℃时，物理结构会快速改变，形成微孔使药物快速释放。ThermoDox® 现已有多项适应证获得美国 FDA 批准进入临床研究。

2. 硫酸吗啡缓释注射剂

美国 FDA 批准 Pacira 制药公司的硫酸吗啡长效注射剂（商品名 Depo Dur®）上市，用于术后镇痛。本品采用储库泡沫 Depo Foam 专利技术制备，粒径为 $10\sim30\mu m$，选用磷脂和三酰甘油等天然材料，可在体内快速清除。Depo Dur® 为生理盐水混悬液，摇匀后于术前或术中腰部硬膜外注射，3h 起效并可持续 48h 解除术后疼痛。临床研究表明本品无需埋植连续输注的插管，克服了阿片类镇痛药非硬膜外给药的缺点，患者耐受性好。采用相同技术制备的上市产品还有阿糖胞苷脂质体（商品名 Depocyt®），主要用于治疗淋巴性脑膜炎。

3. 米伐木肽注射剂

2009 年欧洲批准 IDM Pharma 公司的米伐木肽（mifamurtide）脂质体注射剂（商品名 Mepact®）上市，用于治疗非转移性可切除的骨肉瘤，是 20 余年来首个获准上市治疗此病的新药。

米伐木肽是人工合成的胞壁酰三肽磷脂酰乙醇胺（L-MTP-PE），为分枝杆菌胞壁成分，对人体具天然免疫原性。Mepact® 被机体巨噬细胞摄取后释出米伐木肽，后者通过激活巨噬细胞来杀灭肿瘤细胞。本品为白色冻干粉末，加生理盐水混悬后用于静脉输注，患者接受术后化疗时给予本品（每周 2 次，连续 3 个月，随后每周 1 次，连续 6 个月）。临床研究显示米伐木肽与顺铂等化疗药物联合使用可使骨肉瘤患者死亡率降低 30%，78% 的患者经治疗后存活 6 年以上。

三、纳米粒注射剂

2015 年版《中国药典》四部指出，纳米粒系指药物或与载体辅料经纳米化技术分散形成的粒径<500nm 的固体粒子。仅由药物分子组成的纳米粒称纳晶或纳米药物，药物溶解、分散、吸附或包裹于载体材料中形成的纳米级粒子称载体纳米粒，如白蛋白纳米粒、脂质纳米粒等。目前研究比较多的是载体纳米粒，简称纳米粒。

由于 500nm 以下粒子的尺寸效应带来一系列独特的理化性质和生物学性质的变化，因此纳米粒在药剂学中是非常受关注的研究领域之一。

根据其结构特征，纳米粒分为骨架实体型纳米球（nanospheres）和膜壳药库型纳米囊（nanocapsules）。纳米囊、纳米球是继微囊、微球之后发展起来的尺寸意义上的新型载药系统。

纳米粒的优点：①颗粒小、比表面积大、表面反应活性高；②能够经生物膜转运；③可控制药物的释放；④提高药物稳定性；⑤具有靶向性；⑥可制备成各种剂型等。虽然纳米粒具有很好的应用前景，但仍存在制备要求比较严格的缺陷，产业化困难。

（一）载体材料

药物的载体材料分为两大类：

1. 天然高分子材料

如脂类、糖类、蛋白质等。

2. 合成的高分子材料

如：聚氰基丙烯酸烷酯（polyalkylcyanoacrylate，PACA），包括甲酯、乙酯、丁酯、己酯及异己酯、十六烷基酯等；聚酯，主要有聚乳酸（polylactide，PLA）、聚乳酸聚羟乙酸共聚物（polylacticcoglycollic acid，PLGA）、聚己内酯（polycaprolactone，PCL）、聚羟丁

酸（poly-3-hydroxybutyrate，PHB）等。通常用于注射的载体材料为 PLA 和 PLGA，这些材料已认定无毒，生物相容性好，可生物降解。

此外，还有制造 pH 敏感纳米粒的载体材料如 N-异丙基丙烯酰胺-乙烯吡咯烷酮共聚物（NIPAM-VP）；制造磁性纳米粒的材料超细磁流体，如 $FeO \cdot Fe_2O_3$（Fe_3O_4）或 Fe_2O_3 等。

（二）制法

1. 物理法
真空冷凝法，物理粉碎法。

2. 化学法
固相法，气相法，液相法，真空蒸发-冷凝法，高压气体雾化法，高频感应加热法，沉淀法，溶胶-凝胶法，水解反应法，胶体化学法，溶液蒸发和热分解法。

3. 物理化学法
热等离子体法，激光加热蒸汽法，电解法，辐射合成法。

4. 其他新方法
模板合成法，自组装法等。

（三）纳米粒产品

纳米粒存在着载体材料选择有限、制备方法工业化困难、长期稳定性和安全性有待考察等问题。上市品种主要有纳米结晶、载体纳米粒和磁性纳米粒。2005 年至 2009 年相继出现下述的纳米粒（不含纳米乳和纳米脂质体）：

1. 白蛋白紫杉醇纳米粒注射剂
白蛋白结合紫杉醇纳米粒注射混悬液（Paclitaxol）于 2005 年 1 月美国 FDA 批准上市，本品采用纳米粒技术，可以高出 50％的剂量采用普通静脉插管将紫杉醇 30min 释至体内。接受本品治疗的病人疗效几乎是含 Cremophor-EL 溶剂紫杉醇制剂的 2 倍。因本品不含有毒溶剂，用药剂量比 Taxol 大，故可增强抗肿瘤作用。此外白蛋白是正常向细胞输注营养的蛋白质，研究显示它在快速生长的肿瘤中积蓄。因而，白蛋白结合的紫杉醇可定向释放至肿瘤细胞，提高药物的疗效。

2. 载基因纳米粒注射剂
2007 年 12 月菲律宾 FDA 批准 Epeius 生物技术公司的突变细胞周期控制基因纳米粒注射剂（商品名 Rexin. G®）上市。它是首个载基因纳米粒药品，静脉输注给药，可治疗各种顽固癌症。目前此药已被美国 FDA 批准为治疗胰腺癌的罕用药。

Rexin. G® 由反转录病毒载体外壳、突变细胞周期 G_1 控制基因、胶原基质和多种酶组成，纳米粒粒径 100nm，可释放基因选择性杀死肿瘤细胞。临床研究表明，本品对其他药品治疗失败的病例有较高的疗效，未观测到致毒剂量和明显不良反应。

此外，该公司的另一上市产品 Reximmune-C® 纳米粒内核为粒细胞-巨噬细胞克隆刺激因子（GM-CSF）表达基因，可激活体内被动免疫应答，彻底清除残留细胞，二者合用疗效更好。

3. 紫杉醇 pH 敏感纳米注射剂
以聚氧乙烯蓖麻油（Cremophor EL）为溶剂的紫杉醇注射剂 Taxol® 使用前需用糖皮质

激素和抗组胺药预防变态反应，输注时间长达 3h，临床使用有诸多不便。2008 年 1 月 Dabur Pharma 公司的紫杉醇纳米混悬剂（商品名 Nanoxel®）在印度上市，用于治疗卵巢癌、非小细胞肺癌和艾滋病相关的卡波西肉瘤。与紫杉醇白蛋白纳米粒注射剂（商品名 Abraxane®）不同，本品以 pH 敏感的 N-异丙基丙烯酰胺-乙烯吡咯烷酮共聚物（NIPAM-VP）为载体材料，粒径为 80～100nm。由于肿瘤细胞 pH 显著低于正常细胞，Nanoxel® 可靶向作用于肿瘤细胞。临床研究表明本品体内释药行为符合零级动力学模型，因不含 CremophorEL，给药前无需预防变态反应，且疗效显著。

4. 棕榈酸帕潘立酮注射剂

2009 年 7 月美国 FDA 批准 Janssen 公司研制的棕榈酸帕潘立酮（Paliperidone palmitate）注射剂（商品名 Invega sustenna®）用于成人精神分裂症的紧急救治和维持治疗，是首个每月 1 次肌注给药的纳米结晶长效注射剂。

棕榈酸帕潘立酮注射剂有 4 种规格，注射后药物在体内水解成活性母体帕潘立酮发挥药效。本品采用 Elan 药物技术公司纳米结晶技术（Nanocrystal™）制备，即先将药物研磨成约 400nm 的微粒，然后吸附在聚山梨酯 80 表面制成稳定的水性分散体。该法通过增大药物表面积、增加溶出度而减少剂量。临床研究表明，Invega sustenna® 组一年内复发率为 18%，小于安慰剂组（复发率 48%）；本品与利培酮微球长效注射剂（商品名 Risperdal Consta®）13 周的随机双盲对比试验表明，两者基本等效。

5. 超顺磁氧化铁纳米粒注射剂

2009 年 6 月 AMAG 制药公司的超顺磁氧化铁纳米粒静脉注射剂（商品名 Feraheme®）在美国上市，用于治疗所有阶段慢性肾病成人患者的缺铁性贫血。该公司还在开发此产品用作核磁共振造影剂，以检查心血管疾病及癌症。

Feraheme® 为多链羧甲基葡聚糖包裹的超顺磁氧化铁复合物纳米粒，粒径 17～31nm，该复合物在巨噬细胞囊泡内将活性铁释出后协助机体生成血红蛋白。本品为黑至红棕色胶束溶液，17s 即可完成静脉注射。临床研究表明其较口服铁剂可使血红蛋白水平明显升高，但可能发生过敏和低血压，用药后须至少观察 30min 并监测血液反应。2010 年上市的氧化铁纳米静脉注射剂 Monofer® 粒径仅 10nm，表面由线性异麦芽糖苷修饰，较分枝多糖不易引起过敏原反应。因需静脉输注，其临床应用尚不及 Feraheme® 广泛。

四、亚微乳

2015 年版《中国药典》四部指出：亚微乳系指将药物溶于脂肪油/植物油中，经磷脂化分散于水相中形成 100～600nm 粒径的 O/W 型微粒载药分散体系。粒径在 50～100nm 之间的称纳米乳。干乳剂指亚微乳或纳米乳经冷冻干燥技术制得的固态冻干制剂，此类产品经适宜稀释剂水化分散后可得到均匀的亚微乳或纳米乳。

亚微乳属于热力学不稳定体系。作为胃肠外给药的载体，给药方便，安全性好，无刺激性，能完全被机体代谢和利用，是临床治疗中广泛使用的胃肠外给药体系；而且，亚微乳是一种新型靶向制剂，可选择性地在病变部位聚积，将治疗药物最大限度地运送到靶区，使治疗药物在靶区浓度超出传统制剂的数倍至数百倍，治疗效果明显；同时药物在正常组织分布量极少，药物的毒副作用和不良反应会明显减轻，达到高效低毒的效果。

目前微乳还未在注射给药系统中广泛使用，主要原因有：①制备时需要高浓度的乳化剂，对注射部位具有一定刺激性；②微乳不能被绝对稀释，若含水量超出相图微乳区域则立即失去微乳的特性。

(一) 亚微乳材料

1. 油相
(1) 植物来源的长链三酰甘油　如大豆油、麻油、红花油、藏红花油、玉米油、橄榄油、鱼油等。

(2) 中链三酰甘油　由 6～12 个碳原子的饱和脂肪酸组成，在体内易吸收，是由椰子油水解而得的脂肪酸中分离出所需的脂肪酸，再与甘油酯化而得。

2. 乳化剂
(1) 天然乳化剂　常用的有大豆磷脂、卵磷脂、胆固醇、阿拉伯胶、西黄芪胶及明胶、白蛋白和酪蛋白等。这些天然乳化剂降低界面张力的能力不强，但它们易形成高分子膜而使乳滴稳定。明胶及其他蛋白质类乳化剂的带电行为受溶液 pH 的影响，在其等电点时稳定性最差。

天然乳化剂的主要优点是无毒、价廉，但其质量存在批与批之间的差异，从而产生产品间质量差异。此外，有些乳化剂易受微生物的污染（包括致病菌和非致病菌）。

(2) 合成乳化剂　合成乳化剂分为离子型和非离子型两大类。非离子型乳化剂如脂肪酸山梨坦（亲油性）、聚山梨酯（亲水性）、聚氧乙烯脂肪酸酯类（商品名 Myrj®，亲水性）、聚氧乙烯脂肪醇醚类（商品名 Brij®，亲水性）、聚氧乙烯聚氧丙烯共聚物类（聚酯型，商品名 Poloxamer®或 Pluronic®）、蔗糖脂肪酸酯类和单硬脂酸甘油酯等。非离子型的乳化剂口服毒性较小，但用于静脉给药有一定毒性，并且有轻微的溶血作用，其中 Pluronic F68 的毒性较低，可用于注射。

静脉注射亚微乳中最常用的乳化剂是卵磷脂、大豆磷脂、泊洛沙姆（Pluronic F68）、聚山梨酯 80，有时也用聚氧乙烯蓖麻油、氢化蓖麻油、乙酸单甘油酯。需要指出的是，聚山梨酯 80 有轻微的溶血作用。

3. 附加剂
如 pH 调节剂、等张剂、稳定剂、抗氧剂或还原剂。

(二) 制法

1. 高压乳匀法
药物和/或乳化剂溶于水相或油相中，将水相及油相加热到适宜温度后，在高速搅拌下制得粗乳，再用两步高压乳匀机乳化，调节 pH 到 7～8，过 $0.45\mu m$ 滤膜，除去粗乳滴及碎片，最后热压灭菌，即得细分散的亚微乳。若药物遇热不稳定，可采用无菌操作，若处方中含易氧化成分，应在氮气环境下操作。

2. 超声法
超声法是一种直接乳化的方法。将油、水、乳化剂混合后，采用超声波的短脉冲波使粗乳分散成亚微乳。该法的不足之处为单位产量低，不适于大量生产。

3. 转相乳化法
将乳化剂在油相中溶解或熔化，在搅拌下以微射流方式将预热的水相加入热的油相中，随着水相体积的增加，体系先转变成乳化剂-油-水液晶，再转变成凝胶初乳，然后形成 O/W 乳剂，经过均质化处理，最终得到平均粒径为 300nm 的亚微乳，粒径分布均匀。

4. SolEmul 技术

SolEmul 技术由 Muller 等人研制，系将难溶性药物以微粉或纳米晶体表面活性剂溶液的形式加入空白乳剂中，经多次高压均质，可使难溶性药物结合到脂肪乳的亲脂核内或插入油水界面的乳化膜，从而得到含药亚微乳。Akkara 等先后以卡马西平、两性霉素 B 及伊曲康唑为模型药物制备成静脉注射乳剂，其最大载药量可达 20g/L。

（三）亚微乳产品

近年来亚微乳上市的品种主要有地西泮、丙泊酚、依托咪酯、前列腺素、维生素 K 等，多以 Intralipid®、Liposyn Ⅱ®、Lipofundin® 脂肪乳注射液改进制得。

美国 FDA 批准上市的丙泊酚亚微乳注射剂 Diprivan®，主要成分为大豆油、甘油和卵磷脂，因会引发高三酰甘油血症和胰腺炎等不良反应，使其临床应用受到一定限制。

Daewon 制药公司于 2007 年在韩国上市了丙泊酚微乳 Aquafol®，主要成分为乳化剂聚乙二醇硬脂酸酯（Solutol® HS 15）、助乳化剂四氢呋喃聚乙二醇醚和泊洛沙姆188。Aquafol® 利用常温下为液态的丙泊酚自身为油相，从而杜绝了脂质的使用。临床研究表明 Aquafol® 的药效及药动学与 Diprivan® 无显著差异，但注射疼痛较前者显著。有研究表明，此疼痛由较多的游离药物引起，而非辅料所致。

本品通过激活 GABA 受体-氯离子复合物，发挥镇静作用。临床剂量时，丙泊酚增加氯离子传导，大剂量时使 GABA 受体脱敏感，从而抑制中枢神经系统，产生镇静、催眠效应，其麻醉效价是硫喷妥钠的 1.8 倍，主要用于诱导和全身麻醉的维持。

五、聚乙二醇化药物

聚乙二醇（PEG）是一种易溶于水、生物相容性好、无毒副作用且价格低廉的高分子聚合物。

PEG 主要通过末端的羟基与药物（蛋白质、多肽）非必需基团进行共价结合，形成新的分子实体。其目的是让 PEG 修饰到蛋白质的表面，增加蛋白质在水溶液中的溶解度和稳定性，改变体内生物分配行为，增大相对分子质量，产生空间屏障，减少药物的酶解，避免药物在肾脏的代谢和消除，并使药物不被免疫系统细胞所识别，从而延长蛋白类药物体循环时间。除此之外，PEG 还可以作为一种屏障，掩蔽蛋白质分子表面的抗原决定簇，避免抗体的产生，或阻止抗原与抗体的结合，从而抑制免疫反应。总之，PEG 修饰后的蛋白质具有以下优点：免疫原性大大降低，难以激发抗体产生，不会通过免疫反应被清除，体内半衰期延长，修饰后蛋白质相对分子质量增加，使其不被肾脏代谢、血液循环时间延长。

研究表明，修饰用的 PEG 分子的大小、结构（直链或支化结构）、连接方式与连接部位都可以影响最终产物的体内药动学行为、药效学和稳定性等。一般情况下 PEG 相对分子质量越大，修饰后的蛋白药物的相对分子质量也越大，降低或躲避肾小球过滤的能力越强，使消除半衰期延长。但相对分子质量越大，可能对药物分子结构的影响越大，由于空间位阻的增大，降低了药物与受体结合，使生物活性降低加大。因此，蛋白 PEG 化修饰时，应综合平衡 PEG 的相对分子质量、生物学活性和体内半衰期的关系。

PEG 修饰蛋白多肽类药物也存在一些问题：①PEG 修饰后的蛋白活性降低，其原因可能是 PEG 为长链大分子，与蛋白质结合后，破坏了蛋白质多肽药物的活性位点，或引起空间结构的变化，影响蛋白质与受体的结合；②PEG 修饰后的蛋白质、多肽药物的分子可能影响药物向组织的转运，从而影响药效；③目标修饰产物不纯，副产物不易分离等。

聚乙二醇由于末端的羟基活性较差，则需要事先进行活化改性步骤，常见的活化方法有 PEG 的醛化、胺化、叠氮化、羧基化等。当 PEG 一端的—OH 甲氧基化后，就形成了甲氧基聚乙二醇（mPEG，即聚乙二醇单甲醚），mPEG 保持了 PEG 线性结构、水溶性好、生物相容性好等特点，能够共价结合在蛋白质分子、生物材料和细胞的表面，被广泛应用在药物载体和提高材料生物相容性的领域。若将聚乙二醇单甲醚（mPEG-2000）进一步羟基化、羧基化，可使活性增强。

重组白细胞介素-2 简称 rhIL-2，较白细胞介素-2 热稳定性好，但是生物半衰期短，在体内只有 6.9min。在体内维持一定剂量必须反复注射，有时还诱导产生抗体而使疗效消失。将聚乙二醇与 rhIL-2 共价结合后，得到 PEG-rhIL-2 复合体，使蛋白质相对分子质量增大，减少了药物排泄，使半衰期延长 7 倍左右，并且 PEG 可以作为屏障挡住蛋白质分子表面的抗原簇，减少免疫原性。

（一）材料

主要材料是聚乙二醇，2015 年版《中国药典》四部辅料中收载了供注射用溶剂 PEG300、400 两个规格，其他还有 PEG400（非注射用）PEG600、PEG1000、PEG1500、PEG4000、PEG6000。PEG1000 以下是黏稠液体，其他均为固体。

（二）制法

化学合成法。

（三）聚乙二醇化药物产品

聚乙二醇化药物产品目前已有 PEG 干扰素（Pegasys®）、促红细胞生成素（Mircorn®）、单克隆抗体（Lekine®）、门冬氨酸酶（Oncaspar®）、腺苷脱氨酶（EC3.5.4.4，adenosinedeaminase，ADA）等 10 余种产品上市。除前述"聚乙二醇化盐酸多柔比星脂质体注射剂"以外，下面再介绍两个聚乙二醇化药物。

1. 聚乙二醇化干扰素 α-2b 注射剂

继干扰素 α-2b（α2b-peginterferon，Pegasys®）问世后，美国 Schering-Plough 公司生产出聚乙二醇化干扰素 α-2b（pegylated interferonα-2b）注射剂（商品名 Peg-Intron®），这是首个用于治疗丙肝的聚乙二醇化药物。它是将 mPEG 12000 与干扰素 α-2b 共价结合，纯化后加入蔗糖等辅料冻干得到的注射用粉针剂。有预填充笔给药器具 Peg-Intron Redipen® 上市，共有 4 种剂量规格：50μg、80μg、120μg 和 150μg。每周 1 次皮下注射，是患者可自行操作的单剂量给药系统。本品与利巴韦林胶囊（Rebetol®）合用能有效治疗慢性丙肝，治疗过程中最常见的不良反应为"流感样症状"，发生率高达 50%，但其严重程度随着治疗的进程而减轻。

2. 聚乙二醇化抗肿瘤坏死因子注射剂

2008 年 4 月美国 FDA 批准 UCB 公司的聚乙二醇化抗肿瘤坏死因子（certolizumab pegol）制剂（商品名 Cimzia®）上市，用于每月 1 次治疗中度、重度局限性回肠炎。2009 年 5 月 FDA 批准 Cimzia® 用于一种新适应证，即成人中度、重度活动性风湿性关节炎。

Cimzia® 由马来酰亚胺修饰的 PEG 与活性蛋白共价结合而成，包装为冻干粉末安瓿和预填充空白注射液 1mL 的注射器，使用时混悬后进行皮下注射，初始剂量为 400mg，间隔 2 周或 4 周后剂量减半。研究显示，本品治疗中度、重度局限性回肠炎 6 个月内不复发的患者例数显著多于安慰剂组；使用首剂 Cimzia® 治疗后病情即减轻，大多数患者不需增加剂量即可持续缓解病情。

六、凝胶注射剂

用化学合成聚合物为骨架材料制成凝胶注射剂是近年来溶液型缓控释注射剂研究的另一热点。注射用凝胶缓释剂的原理是选用不溶于水的可生物降解聚合物溶解在合适的具生物相容性的溶剂中，形成流动性好的凝胶，再将药物溶解或混悬于凝胶中，用注射器注射到皮下或其他部位。含药凝胶遇到水就会凝结、固化、沉淀，形成凝胶骨架，药物随着聚合物的不断降解、溶蚀而缓慢释放。聚合物水凝胶具有较好的生物相容性和较高的含水量，长期以来一直被用作生物材料，特别是蛋白质类具有生物活性的试剂的传输载体。但是，水凝胶通常需要在有机溶剂中进行共价交联，该特点限制了其在肌注或静注型缓控释注射剂上的应用。聚环氧乙烷和 α-环糊精制成的一种新型可注射高分子水凝胶，是在不加入化学交联试剂，只经过一个超分子自我聚合诱导的物理交联过程的条件下制备而成的。这种水凝胶具有良好的触变性和可逆性，能通过细小的注射针头，并且药物可以在室温下不接触有机溶剂直接进行装载，在体内随着水凝胶的不断溶蚀而缓慢释放。体内药动学研究证明，这种聚合物水凝胶对药物有明显的缓释作用，可用于凝胶型缓释注射剂的开发。

七、新型注射给药器具

注射给药药效迅速、剂量准确、作用可靠，是不可替代的一种给药途径，随着制药设备和新型制剂技术的发展，新型注射给药器具不断出现，如注射给药后自动缩回的自毁式注射针头、患者可自行给药的预填充笔、粉末和注射液中间有连桥的分隔式注射器、无痛且给药迅速的无针注射器等，进一步推动了新型注射给药器具的发展。

（一）无针注射器

无针注射技术是指以药学相关学科理论为基础，综合运用计算机设计、数控机电加工技术、物理化工技术和药剂成型技术，设计研制无针头射流喷射给药的技术。利用此项新技术，针对皮内、皮下、黏膜或创口部位给药，形成不使用传统注射器针头的无针注射新剂型。

无针注射系统利用压缩气体（氦气、氮气或二氧化碳）或弹簧为动力源，将药物瞬时加速（750m/s）后透过皮肤给药进入皮内，有无痛、便捷、无交叉感染等优势，适于高活性、低剂量的药物。现有粉末及液体两种类型上市，使用时紧按在皮肤表面即可启动装置给药。2009 年美国 FDA 批准 Zogenix 公司的舒马普坦（Sumatriptan）无针注射剂（Sumavel DosePro®）上市。

由于无针注射器的加工难度大、精度要求高、稳定性差，且易引起给药剂量差异，在一定程度上限制了其广泛应用。

1. 粉末无针注射器

粉末无针注射器装置动力源为高压气体，可通过调整粒径来控制释药深度，适用于小剂量药物（一般小于 6mg），如胰岛素、疫苗等。相比于液体无针注射剂，粉末状态因能在室温保持药物活性而更具优势。

2008 年美国 FDA 批准 Anesiva 公司的盐酸利多卡因一水合物粉末透皮喷射注射剂（商品名 Zingo®）上市，用于 3～18 岁未成年患者快速局部镇痛，并于 2009 年获批可用于成年患者。Zingo® 含无菌利多卡因粉末 0.5mg，以压缩氦气为动力源，给药后 1～3min 即可进行相应的静脉滴注或肌内注射治疗，较之前需 20min 的局麻方法是一大进步。

生物喷射公司（Bioject）上市了用于释放小儿人生长激素（Serono 公司生产）的无针头给药器。医药家庭公司（The Medical House PLC）也已在英国、法国、德国、爱尔兰和意大利等 30 多个国家销售新颖的 Mhi-500 胰岛素无针头注射释药系统，单剂最多可释出胰岛素 100 单位中的 70 单位，可替代针筒或笔式注射器注射胰岛素。

2. 液体无针注射器

液体无针注射器装置在压缩气体或弹簧的压力下迫使药液由顶部小孔射出，一次可射出 0.1～1mL，上市品种有促红细胞生成素、生长激素、胰岛素等。

2009 年 7 月美国 FDA 批准 Zogenix 公司的舒马普坦（Sumatriptan）无针注射剂（商品名 Sumavel DosePro®）上市，用于治疗有或无征兆的急性偏头痛和束状头痛，对某些患者治疗 10min 即可解除偏头痛。本品是装有舒马普坦注射液的单剂量给药装置（DosePro™），规格为 6mg:0.5mL，以压缩氦气为动力源，0.1s 即可完成注射，小巧便携。本品不良反应为注射部位暂时性潮红，与其针剂对比疗效无显著差异。

（二）生长激素电子注射剂

1996 年 10 月美国 FDA 批准 Merck 公司的生长激素（somatropin，rDNA 源）释药系统（商品名 Saizen®）上市，用于治疗生长激素缺乏症。本品的注射装置 Easypod™ 是此治疗领域中的第一个电子注射器，将其安在皮肤上，患者和护理人员仅需 3 个简单的按键操作即可完成每日 1 次的皮下注射。本品的重要特点是可预设用药剂量并记录每次注射的日期和剂量，医师可方便地监控患者的用药情况。但由于生长激素需每天注射，电子注射器不能满足患者对无痛的需求。对此，默克公司与美国 Bioject 无针注射器公司合作将 Saizen® 开发成以弹簧提供动力的无针注射剂（商品名 Cool click®），为临床应用提供更多选择。

（三）粉末/液体预混型注射器

Mix-O-Vial 系统是注射剂新包装形式，它是一种无菌粉末与液体稀释剂的联合体，这种联合体的底室含有药物的无菌粉末，顶室为液体稀释剂，两室之间为一密封层。使用时除去防尘罩，用拇指压住顶部旋塞，移去中间的密封层，稀释液即可进入底室，振摇均匀即可使用。

（四）其他

其他注射剂包装形式还有钢笔递药系统（pen delivery systems）以及方便使用的冷冻注射器（ready-to-use-frozen syringes）等。这些均给患者使用注射剂带来了方便。

参考文献

[1] 鲍家科，杨继红，王培民，等. 影响乳酸环丙沙星注射液质量因素的探讨 [J]. 中国医院药学杂志，1999，19

（10）：601.

[2]　屠锡德，张均寿，朱家壁主编. 药剂学 [M]. 第 3 版. 北京：人民卫生出版社，2002：490-493.

[3]　田洪，潘善庆. 细辛脑制剂细菌内毒素检查方法的研究 [J]. 中国药事，2007，21（1）：54.

[4]　张婷，翟所迪. 信息设计在药学实践中的应用 [J]. 中国药学杂志，2008，43（8）：638.

[5]　王晓琳，栾瀚森，杨莉，等. 国外上市新型注射剂的研究进展 [J]. 中国医药工业杂志，2012，43（1）：60-66.

[6]　崔福德主编. 药剂学 [M]. 第二版. 中国医药科技出版社，2011：437-505.

[7]　赵林. 浅论亚微乳给药系统及其在现代中药研究的应用 [J]. 安徽医药，2008，12（2）：166-167.

[8]　潘卫三主编. 工业药剂学 [M]. 北京：高等教育出版社，2006：232.

[9]　刘胜男，赵志刚. 新型注射剂研究进展 [J]. 药物评价，2010，7（20）：11-13.

[10]　郑培新. 因特网上的药学信息资源 [J]. 中国药师，2000，3（1）：31.

第十章

注射剂实例与注解

一、维生素 C 注射液

【处方】

维生素 C	104g	依地酸二钠	0.05g
碳酸氢钠	49g	注射用水	加至 1000mL
亚硫酸氢钠	2g		

【制法】

在配制容器中加处方量 80% 的注射用水，通二氧化碳饱和，加维生素 C 溶解，分次缓缓加入碳酸氢钠，待无二氧化碳发生时，加入预先配制好的依地酸二钠溶液和亚硫酸氢钠溶液，搅拌均匀，调节 pH 至 6.0～6.2，加二氧化碳饱和的注射用水至足量，用垂熔玻璃漏斗与膜滤器过滤，溶液中通二氧化碳，并在二氧化碳气流下灌封，100℃ 流通蒸汽灭菌 15min。

【注解】

(1) 维生素 C 分子中结构中含有烯二醇式结构，显强酸性，注射时刺激性较大，加入碳酸氢钠使其部分中和成钠盐，既可调节至维生素 C 较稳定的 pH6.0 左右，又可避免酸性太强，在注射时产生疼痛。加入碳酸氢钠至维生素 C 溶液中时应缓慢，以防溶液溢出，并应充分搅拌以免局部碱性过强。

(2) 维生素 C 分子结构中的共轭双键易被氧化发生烯醇式互变异构变成酮类而失去疗效，空气中氧气、溶液 pH 和金属离子（特别是铜离子）对其稳定性影响较大，因此处方中加入 $NaHSO_3$ 作抗氧剂，EDTA 作金属离子络合剂及 pH 调节剂。通入二氧化碳的目的是防止维生素 C 被氧化，并在药液内和灌封时均通二氧化碳气，尽量避免药液与金属器具接触，以减少氧化。

(3) 维生素 C 注射液配方组成为：维生素 C 5.00kg，碳酸氢钠 2.498～2.502kg，焦亚硫酸钠 39.970～40.020g，L-盐酸半胱氨酸 39.98～40.02g，连二亚硫酸钠 39.980～40.010g，硫代甘油 29.990～30.020g，依地酸钙钠 9.990～10.010g，针用活性炭 59.960～60.010g，注射用水加至 20L。使用焦亚硫酸钠、L-盐酸半胱氨酸、连二亚硫酸钠、硫代甘油四种抗氧剂联用的新配方，有效地提高了维生素 C 的抗氧化性，使杂质含量降低，产品外观由通常的微黄色澄明液体改变为无色澄明液体。

(4) 维生素 C 冻干粉针的制备，处方中各组分的配比（质量比）为：维生素 C 2～5 份，PLGA 1～5 份，PVP 1～2 份，氢化蓖麻油 1～3 份，聚山梨酯 80 0.5～1 份，甘油 1～3 份。PLGA 相对分子质量在 5000～20000 之间，其中乳酸和羟基乙酸的聚合物比例为 20：80 至

35：65。按配方比例称取各组分，维生素 C 和 PVP 依次加入注射用水中，搅拌溶解得到内水相 W1；将 PLGA、氢化蓖麻油和聚山梨酯 80 溶于体积比为 3：1 的二氯甲烷/丙酮中，得油相；甘油加入注射用水中搅拌至完全溶解，得外水相 W2；在搅拌下将 W1 缓慢加入油相中，冰浴下超声处理 20s，得初乳；将初乳缓慢加入 W2 中搅拌 10min，得复乳；将复乳倒入氯化钠的注射用水溶液中，冰浴搅拌 4h，挥发残余有机溶剂，通过 $0.45\mu m$ 微孔滤膜过滤，收集微球，注射用水洗涤 3 次，真空冷冻干燥。该方法制备的药物稳定性高，溶解性好，制备工艺简单。

（5）高浓度维生素 C 注射液，成分包括维生素 C、乙二胺四乙酸二钠、焦亚硫酸钠、L-半胱氨酸、碳酸氢钠和注射用水，还包括二乙基二硫代氨基甲酸钠。高浓度维生素 C 注射液中维生素 C 的浓度为 10～30g/L，二乙基二硫代氨基甲酸钠的浓度为 0.4～1g/L。通过向维生素 C 注射液中添加稳定剂二乙基二硫代氨基甲酸钠，配合焦亚硫酸钠、L-半胱氨酸，能保护主药维生素 C 不被氧化，大幅度延长维生素 C 注射液的有效期，并在制备过程中采用特定的加入顺序，使维生素 C 注射液的保质期从原来的 12 个月延长至 48 个月。

（6）使用二氧化碳充气容易产生"瘪头"，且灭菌时破损率较使用氮气者为多。

（7）100℃灭菌 15min，由于灭菌时间短，故整个操作过程应尽量避菌，以减少细菌污染。当灭菌时间到达后，应尽快开启灭菌器，安瓿先用温水冲，再用冷水冲。

参考文献

[1] 牛战旗，牛锋，张永强．维生素 C 注射液及其制备方法 [P]．CN 102247317A．2011-11-23．
[2] 李良洪．一种维生素 C 注射液 [P]．CN 104337806A．2015-02-11．
[3] 唐星，王亚轩．一种高浓度维生素 C 注射液及其制备方法 [P]．CN 102885771A．2013-01-23．
[4] 周越，唐燕秋，王卫士．维生素 C 注射液及其制备方法 [P]．CN 104146952A．2014-11-19．
[5] 宋正选，许晶，郭继兴，等．维生素 C 注射液抗氧剂的选择 [J]．西北药学杂志，2003，18（2）：75-76．
[6] 姜源，程福军．维生素 C 注射液与包材相容性的研究 [J]．黑龙江医药，2016，29（2）：242-245．

二、吡拉西坦注射液

【处方】

| 吡拉西坦 | 100g | 氯化镁 | 10g |
| 氯化钠 | 5g | 注射用水 | 加至 1000mL |

【制法】 称取处方量吡拉西坦、氯化钠、氯化镁溶于注射用水中，边搅拌边加注射用水至全量，药液经过滤后混匀，灌装，经 121℃、25min 灭菌，即得。

【注解】

（1）吡拉西坦注射液处方：吡拉西坦 200g，还原型谷胱甘肽 120g，氯化钠 9g，α-环糊精及衍生物适量，β-环糊精及衍生物适量，注射用水加至 1000mL。处方中 α-环糊精及衍生物包合吡拉西坦分子的五元环部分，β-环糊精及其衍生物包合吡拉西坦分子的酰胺部分，α-环糊精及衍生物和 β-环糊精及衍生物协同包合吡拉西坦效果优于仅用 α-环糊精及其衍生物包合吡拉西坦分子的五元环部分，α-环糊精及其衍生物让其酰胺裸露，易受光、热、酸、碱或其他因素作用而分解，也优于仅用 β-环糊精及其衍生物包合吡拉西坦分子的酰氨基部分，β-环糊精及其衍生物让其五元环部分裸露，药物易产生质变。因此，环糊精的协同作用使吡拉西坦分子在药物制剂制造、贮存、使用时保持稳定。同时使药品剂量保持稳定性，降低了药物杂质含量，从而降低了药物本身不良反应，增强了药物在人体内的释放稳定性。还原性谷胱甘肽的加入可减轻药物对人体肝、肾的毒害作用，谷胱甘肽有保肝肾及在肝肾内抗药物毒性作用。

（2）吡拉西坦组合物注射液每 1000mL 注射液中含有：吡拉西坦 200g、维生素 C 55～100g、维生素 B_6 30～50g、氯化钠 9g。制备方法：向容器中加入 500～700mL 的注射用水，放入 20g 碳纳米管，充入氮气加热至 80～90℃，加入吡拉西坦搅拌至溶解后，加入维生素 C、维生素 B_6 和氯化钠，充分搅拌使其完全溶解，滤去碳纳米管，药液降温至 35～44℃，加注射用水至 1000mL，搅拌均匀，加入适量的针用活性炭，搅拌 25min，过滤脱炭，用 0.22μm 滤膜过滤除菌得滤液。在充氮保护下补加注射用水至全量，精滤、充氮、灌装、压胶塞、压盖。115℃灭菌 30min，即得。

（3）注射用吡拉西坦冻干粉针剂的制备方法，包括以下步骤：

① 将吡拉西坦加入到注射用水中溶解，加 0.5g/L 活性炭在室温下搅拌 30min 并过滤，经 0.22μm 微孔滤膜过滤，成滤液 A。

② 将滤液 A 在冷冻干燥机中冷冻干燥处理，具体为：将装有滤液 A 的管制瓶置于冷冻干燥机的板层上，在 -45℃下保温 6～7h，开启真空泵，当真空度＜10Pa 时，升高板层温度至 0℃并保温 30h，当管制瓶内的温度与板层温度接近时，升高板层的温度至 35℃并保温 3h，管制瓶内温度达到 35℃时，结束冷冻干燥处理从而制成冻干粉末 B。

③ 将步骤②中的冻干粉末 B 在相对湿度＜50％的环境下粉碎，粉碎后过 30 目筛，进行无菌分装、压盖及包装。

参考文献 --

[1] 蔡海德. 具有促思维记忆功能的吡拉西坦药物组合物及其制备方法 [P]. CN1398635A. 2003-02-26.
[2] 邹翔. 吡拉西坦组合物注射液及其制备方法 [P]. CN104069107A. 2014-10-01.
[3] 王志涛，林小雪，张丽华. 注射用吡拉西坦冻干粉针剂及其制备方法 [P]. CN104013585A. 2014-09-03.
[4] 梁鑫，刘哲丞，张杰，等. 吡拉西坦氯化钠注射液中有关物质的测定 [J]. 齐齐哈尔医学院学报，2010，31 (6)：915.

三、法莫替丁注射液

【处方】

法莫替丁	10.0g	1mol/L 盐酸或氢氧化钠溶液	适量
天冬氨酸	4.0g	注射用水	加至 1000mL

【制法】 称取法莫替丁 10.0g 和天冬氨酸 4.0g，加入热注射用水（60～80℃）约 900mL 中，不断搅拌使溶后，用 1mol/L 盐酸或氢氧化钠溶液适量调 pH 至 5.5，然后按配制总量加入 0.5g/L 药用活性炭，加热煮沸 15min，趁热抽滤脱炭，补加注射用水至 1000mL，精滤。灌封于 2mL 安瓿中，115℃热压灭菌 30min。

【注解】

（1）法莫替丁为 pK_a 7.1 的碱性化合物，在酸性区间为水溶性，但稳定性低，而在稳定性高的中性区间溶解度极低。制成含有法莫替丁或其盐及酸性物质的水溶性注射液时，可使处方中含有高浓度的法莫替丁，并可确保室温下的稳定性。当加入甘露醇或含有葡萄糖的注射液时，可进一步提高药物吸收。法莫替丁注射液 pH 为 5.5～7.5。

（2）活性炭对法莫替丁略有吸附作用，并且随着活性炭用量的增加而加大。当药液 pH 低于 4.0 时，灭菌后其稳定性有所改变，有关物质有所升高，含量有所下降，这可能是法莫替丁中的酰胺在酸性条件下容易水解造成的。

（3）通过考察不同 pH 对法莫替丁注射液稳定性的影响，结果发现 pH 约为 5.7 时注射液有关物质变化最小，法莫替丁注射液比较稳定。选择醋酸-醋酸钠缓冲液（0.05mol/L，pH=5.7），称取无水醋酸钠 0.378g 于 10mL 量瓶，以注射用水溶解并定容至刻度，用冰醋酸调节 pH 至 5.7。

（4）法莫替丁可制成冻干粉针。法莫替丁 20g，甘露醇 30g，L-天冬氨酸 5g，pH 调节剂适量，注射用水加至 1000mL。称取处方量的法莫替丁、甘露醇、天冬氨酸，加入处方量 30% 注射用水，搅拌使溶解；加入活性炭，在 0~5℃ 温度下搅拌 10h，接着在 40℃ 温度下搅拌 1h，过滤脱炭（先用孔径为 1μm 的钛棒脱炭过滤后，再用 0.45μm 的聚醚砜滤芯将药液粗滤），加注射用水至处方全量，搅拌均匀，测定溶液 pH，药液过滤除菌后灌装于西林瓶中。处方中法莫替丁及 L-天冬氨酸均微溶于水，法莫替丁显弱碱性，与天冬氨酸可形成盐，易溶于水。尽管天冬氨酸是二酸，但与法莫替丁起反应时只有一个酸根参与，法莫替丁完全溶于水需要时间，温度升高有利于反应的进行。法莫替丁与 L-天冬氨酸形成的盐只有在冻干时形成的无定形固体才能迅速溶于水，在其他条件下形成的固体溶于水的过程非常缓慢。

（5）法莫替丁注射液制备方法：将法莫替丁溶解于 15-羟基硬脂酸聚乙二醇酯熔融液后，与渗透压调节剂、pH 调节剂和注射用水配制而成，调 pH 为 6.5~7.5。15-羟基硬脂酸聚乙二醇酯增强了法莫替丁在中性环境下的溶解性，从而提高了活性成分的稳定性。

（6）专利公开了一种法莫替丁注射液的制备方法，包括以下步骤：在浓配罐中加入配制量 50% 的注射用水，加入天冬氨酸、乙二胺四乙酸二钠，搅拌溶解，在上述溶液中加入法莫替丁，加注射用水搅拌溶解，补加注射用水至全量，搅拌 15min，0.45μm 聚醚砜折叠式滤器回滤，通氮气灌封，灭菌。该法莫替丁注射液的制备方法能使水解速度和含量下降幅度降低。

（7）有报道采用磺丁醚-β-环糊精为法莫替丁的包合剂，将法莫替丁先溶于冰醋酸中，再加入磺丁醚-β-环糊精饱和溶液中，由磺丁醚-β-环糊精将法莫替丁包合后，再溶于水中，法莫替丁与磺丁醚-β-环糊精的质量比为 1∶（5~10）；冰醋酸用量是法莫替丁的 5~7 倍。

参考文献

[1] 邓巧君，李健和，曹俊华. 法莫替丁注射液的研制 [J]. 中国当代医药，2010，17（18）：6-9.
[2] 崔效廷，吴荣翠，李瑞明，等. 法莫替丁注射液制备工艺研究 [J]. 亚太传统医药，2015，11（16）：36-38.
[3] 赵东明，方专，陈娟. 注射用冷冻干燥法莫替丁组合物 [P]. CN105663127A. 2016-06-15.
[4] 赵小伟，叶东，李晓昕. 一种供注射用的法莫替丁组合物及其制备方法 [P]. CN101972248A. 2011-02-16.
[5] 南京正宽医药科技有限公司. 一种法莫替丁注射液及其制备方法 [P]. CN103446048A. 2013-12-18.
[6] 陈良初. 法莫替丁注射液的制备方法 [P]. CN104224693A. 2014-12-24.
[7] 王大冲，翟绪武，王建. 一种包合法制备法莫替丁氯化钠注射液的方法及其产品 [P]. CN102225050A. 2011-10-26.
[8] 唐小波，章瑾，王建文. 提高注射用法莫替丁澄清度的探讨 [J]. 中南药学，2009，7（3）：201-203.

四、利福霉素钠注射液

【处方】

利福霉素钠	50g	氢氧化钠	适量
维生素 C	6.5g	依地酸钙钠	0.01g
焦亚硫酸钠	4g	注射用水	加至 1000mL
丙二醇	70mL		

【制法】

（1）取处方量利福霉素钠、丙二醇加入注射用水 600mL 中，通二氧化碳饱和，加热搅拌使溶解，按溶液量加入针用活性炭（1g/L），80℃搅拌 30min，过滤至溶液澄明，备用。

（2）取处方量维生素 C、焦亚硫酸钠、依地酸钙钠加入注射用水 200mL 中，搅拌使溶解，按溶液量加入针用活性炭（1g/L），80℃搅拌 30min，过滤至溶液澄明，备用。

（3）混合上述两溶液，用 10g/L 氢氧化钠调 pH6.0～7.5，补注射用水至全量后，过 0.2μm 微孔滤膜。测定含量后，溶液中通二氧化碳，并在二氧化碳或氮气流下灌封于 5mL 棕色安瓿中，115℃灭菌 30min。

【注解】

（1）利福霉素钠为橙红色或暗红色结晶性粉末。易溶于甲醇、乙醇、丙醇、乙酸乙酯，微溶于水（pH<6）、石油醚，溶于乙醚、碳酸氢盐溶液。遇光、氧极易分解或氧化。利福霉素显弱酸性，可以与氢氧化钠成盐而溶于水。

（2）本品含有多个羟基，易氧化，除调节 pH 外，还加入维生素 C 和焦亚硫酸钠作为抗氧剂。抗氧剂的加入量也应严格控制，量少了达不到目的，量多了又会使利福霉素进一步还原。影响本品稳定性的因素还有空气中的氧、溶液的 pH 和金属离子等。因此，生产上采取充填惰性气体、调节药液 pH、加抗氧剂、金属络合剂等措施。

（3）因 pH 高时本品容易氧化，而 pH 低时本品又无法溶解足够量，因此加入丙二醇，既可改善溶解性，又可以起到延缓水解的作用。

（4）温度影响本品的稳定性。用 100℃流通蒸汽灭菌 30min，有关物质基本不增加；而 115℃、30min 灭菌，有关物质明显增加，所以应严格控制灭菌时间和温度。操作过程应尽量在避菌条件下进行，以防污染。

（5）专利报道由于利福霉素钠注射液生产工艺复杂，技术性极强，水针高温灭菌后，有关物质增加。将技术改进为先将 1000mL 丙二醇溶于注射用水中，总体积为 4000mL，加热至 50℃，充分溶解 15min，加入焦亚硫酸钠 20g 和亚硫酸钠 10g 溶解，加入维生素 C 钠 50g，溶解，再将 250g 利福霉素钠溶于上述溶液，搅拌溶解，补足注射用水至 5000mL。用少量亚硫酸钠溶液或焦亚硫酸钠溶液调 pH 为 7.0，然后加入 0.8g/L 的针用活性炭，50℃搅拌 10min，静置 20min 之后过滤，再用少量亚硫酸钠溶液或焦亚硫酸钠溶液调 pH 为 7.0 并过 0.22μm 微孔滤膜，制成 1000 支，充氮气，灌封，灭菌 30min，得成品。

参考文献

［1］ 王伟力. 利福霉素 SV 钠注射液及其制备方法［P］. CN102579327A. 2012-07-18.
［2］ 马占之，王东凯，李志强. 一种利福霉素钠注射液的生产方法［P］. CN1742718A. 2006-3-8.
［3］ 王立萍，刘英，赵静. 利福霉素钠及其制剂水分的研究［J］. 中国药品标准，2014，15（3）：187-189.

五、氟康唑注射液

【处方】

氟康唑	40g	注射用水	加至 1000mL
丙二醇	600mL		

【制法】 将氟康唑加入至 60～80℃丙二醇中，搅拌，使氟康唑溶解，冷却至 40～50℃，再加入活性炭，并加入新鲜注射用水至 1000mL，搅拌 15min，通过砂芯滤棒除去活性炭，再经 0.22μm 微孔滤膜精滤，灌封，115℃灭菌 30min。

【注解】

（1）氟康唑在甲醇中易溶，在乙醇中溶解，在二氯甲烷、水或乙酸中微溶。氟康唑注射液在使用过程中出现质量不稳定，易受自然因素的影响而发生氧化、水解等变化，不利于药物的稳定。为改进氟康唑在溶液中质量稳定的问题，可将氟康唑制成粉针剂和冻干粉针剂。处方为：氟康唑 8.0g，丙二醇 150g，氢氧化钠溶液（1mol/L）适量，甘露醇 100g，加水至 3000mL。取氟康唑、丙二醇、甘露醇，搅拌，加注射用水搅拌溶解，加入氢氧化钠溶液（1mol/L）适量使 pH 为 6.5～8.5，搅拌至溶液澄清。加入 5g/L 的活性炭过滤，添加注射用水至全量，再用 0.2μm 滤膜过滤，分装至西林瓶中，放入冻干机中冷冻干燥。

（2）专利报道了一种氟康唑葡萄糖注射液，包含特定比例的氟康唑、葡萄糖、甘氨酸、枸橼酸。注射液中加入的甘氨酸和枸橼酸对氟康唑具有助溶和稳定的作用，能够增强药物稳定性，减少有关物质的产生。氟康唑、葡萄糖、甘氨酸、枸橼酸的质量比为 (2～5)∶40∶(1.8～2)∶(1.3～1.5)。另有报道一种氟康唑氯化钠注射液及其制备方法，氟康唑 400g、氯化钠 1800g、稀盐酸溶液 3g、注射用水加至 100000mL，共制 1000 瓶。其中氟康唑、氯化钠、稀盐酸的质量比为：(2～5)∶(10～30)∶(0.01～0.05)。此法解决了传统制备的氟康唑氯化钠注射液颜色深、澄明度差、微粒多、有关物质偏高、稳定性较差等问题。

（3）小容量氟康唑注射液每 1000mL 中含有组成成分：氟康唑 5～60g，助溶剂 100～1000mL，活性炭 3g，其余为注射用水。其制备方法：将氟康唑溶解在助溶剂中，加入活性炭、新鲜注射用水。

（4）一种注射用氟康唑粉末含有氟康唑、羟丙-β-环糊精、矿酸和支撑剂。将 400～800mg 的羟丙-β-环糊精溶于 1～2.5mL 的注射用水中，在 30～70℃下加入氟康唑，搅拌，滴加矿酸至氟康唑完全溶解；冷却至室温，加入足够量的支撑剂，用 100g/L NaOH 调 pH 至 4.0～6.0，加入活性炭，搅拌，在 25～60℃保持 30min，过滤除活性炭，滤菌，加入足量的注射用水至所需要的体积，按照常规冷冻干燥工艺制备注射用无菌粉末。

（5）专利报道了一种负压式氟康唑氯化钠注射液，其保护袋内表面与药剂包装袋的外表面紧密贴合，加药输液口通过焊接面与药剂包装袋焊接。焊接面为扁口，并在表面设置有横向凹槽和凸台。加药输液口内设置软塞膨胀缓冲室，加药输液口的端口上设置有密封盖体，保护袋与药剂包装袋之间是负压结构，保护袋内表面与药剂包装袋的外表面紧密贴合，肉眼可以观测药剂包装袋是否有微孔。加药输液口上设置有密封盖体，在输液袋的生产、搬动过程中，保证了加药输液口不与外界接触，不产生细菌，密封盖体揭掉后便可加药及输液操作，无须消毒。

参考文献

[1]　刘智. 氟康唑注射液及其制备方法 [P]. CN1442138. 2003-09-17.

[2]　张贵民，徐志杰. 氟康唑注射液及其制备方法 [P]. CN104940133A. 2015-09-30.

[3]　付桂英，郭晓华，赵颖. 注射用氟康唑的制备工艺及稳定性研究 [J]. 中国药房，2005，16 (11)：832-834.

[4]　覃俊杰，曾平，王秀丹. 一种氟康唑氯化钠注射液及其制备方法 [P]. CN105708852A. 2016-06-29.

[5]　张杰，张加宇. 负压式氟康唑氯化钠注射液 [P]. CN203989029U. 2014-12-10.

[6]　杨倩，张红霞，曹晓云. HPLC 法测定氟康唑注射液中有关物质及含量 [J]. 中国药品标准，2014，15 (1)：27-30.

[7]　汤小东，汤旭东. 注射用氟康唑粉末及其制备方法 [P]. CN1555796. 2004-12-22.

六、辅酶 Q_{10} 注射液

【处方】

辅酶 Q_{10}	2.5g	聚山梨酯 80	12.5g
聚氧乙烯单硬脂酸酯	12.5g	注射用水	加至 1000mL

【制法】 称取聚山梨酯 80，沸水浴加热，加入聚氧乙烯单硬脂酸酯，不断搅拌至均相状态，放置备用。称取混合的非离子型表面活性剂，沸水浴加热，在避光下搅拌加入辅酶 Q_{10}，并继续搅拌，使其呈均相状态，加热至容器内容物为橙红色，将预先在沸水浴加热至 $70\sim80℃$ 的注射用水边搅拌边慢慢加入到容器中，使体积达到 1000mL，振摇至溶液澄明，将所得溶液过滤，分装灌封，灭菌 30min，即得辅酶 Q_{10} 注射液。

【注解】

(1) 辅酶 Q_{10} 极易氧化和光解，在酸性条件下较稳定，随着 pH 的升高降解加快，主要是由于辅酶 Q_{10} 具有异戊二烯侧链的醌式结构所致。辅酶 Q_{10} 水溶性极差，在贮存过程中很快析晶沉淀，上清液也由黄色变成无色。采用混合的非离子型表面活性剂作为增溶剂，即聚山梨酯 80、聚氧乙烯单硬脂酸酯按 1:1 混合作为增溶剂，可使辅酶 Q_{10} 注射液长期保持澄明。

(2) 专利采用一种淀粉酶作用于淀粉和糊精而得到环糊精，其特征是内部具有蜂窝状结构，使辅酶 Q_{10} 较为均匀地分布在蜂窝状的微孔内，再喷雾干燥，加入各种辅料制得。所得辅酶 Q_{10} 的包合化合物具有较好的稳定性，可避免遇光分解，且能维持原有活性。

(3) 专利报道了一种辅酶 Q_{10} 静脉输液及其制备方法。现有的辅酶 Q_{10} 静脉输液均采用聚山梨酯 80 或其与其他物质的组合物作为增溶剂。该发明先将辅酶 Q_{10} 和增溶剂聚乙二醇十二羟基硬脂酸酯混合加热至熔融后加入注射用溶剂使成澄明溶液，再加入渗透压调节剂，除热原，过滤，封装。聚乙二醇十二羟基硬脂酸酯是一种可供注射用的新型非离子表面活性剂，由于其分子结构为一种既含有亲水性基团又含有亲脂性基团的两亲性高分子，当其溶解在水中后由于分子的定向排列即亲水性基团朝外而亲脂性基团朝内而形成胶束粒子。当脂溶性辅酶 Q_{10} 与聚乙二醇十二羟基硬脂酸酯混合熔融，加入水后可将辅酶 Q_{10} 溶解于胶束粒子的内酯相中形成稳定的溶液，从而达到使辅酶 Q_{10} 增溶的目的。该输液每 1000 瓶含辅酶 Q_{10} $5\sim100g$，聚乙二醇十二羟基硬脂酸酯 $5\sim150g$，渗透压调节剂 $4.5\sim9g/L$，注射用溶剂 $50\sim500L$。

(4) 辅酶 Q_{10} 皮下注射液由辅酶 Q_{10}、溶剂（注射用植物油）、抗氧剂、防腐剂组成。制备方法是将辅酶 Q_{10}、抗氧剂加入加热后的溶剂中，溶解后加入防腐剂，过滤，封装。该发明解决了辅酶 Q_{10} 生物利用度低、水溶液中稳定性差、易析出、保质期短的问题，提高了药物光下的稳定性。

(5) 一种不易结晶的辅酶 Q_{10} 氯化钠注射液，组成为辅酶 Q_{10}、聚山梨酯 80 和硬脂酸聚羟氧 (40) 酯、注射用水、氯化钠。制备方法：将聚山梨酯 80 与辅酶 Q_{10} 混合均匀，水浴加热溶解成为黄色透明液体，充分搅拌，超声。加入 $60\sim80℃$ 的注射用水制成水溶液，充分搅拌并超声，加入硬脂酸聚羟氧 (40) 酯，充分搅拌并超声，再加入注射用水和氯化钠，灌装后高温高压灭菌。

(6) 辅酶 Q_{10} 冻干乳剂配方：辅酶 Q_{10} 2.5g，聚山梨酯 80 10.0g，甘露醇 12.0g，1.0mol/L 盐酸溶液调 pH 至 6.0，加注射用水至 1000mL。制备工艺：辅酶 Q_{10} 和聚山梨酯

80 在 50℃ 左右水浴中加热，搅拌使溶，加水得黄色澄清溶液；再加入甘露醇，搅拌溶解，用 1.0mol/L 盐酸溶液调 pH 至 6.0 左右；活性炭除热原，除菌，分装，预冻，冷冻干燥，内塞，压盖，包装。

（7）采用薄膜分散法制备辅酶 Q_{10} 长循环脂质体。称取适量辅酶 Q_{10}、豆磷脂 95、DP-PG、胆固醇或 DSPE-PEG2000 于茄形瓶中，加氯仿并超声振荡使充分溶解。将真空度控制在 50Pa 进行旋转蒸发，至茄形瓶内壁形成一层薄膜，通氮气除尽剩余氯仿。精密加入去离子水 8mL，超声使薄膜脱落成凝胶并充分分散，经细胞破碎仪破碎后过 $0.45\mu m$ 滤膜，制得淡黄色半透明状液态制剂。将辅酶 Q_{10} 长循环脂质体从冰箱（4℃）中取出，使用旋涡混合器和超声波清洗机分散均匀后再使用细胞破碎仪进行破碎，然后倒入烧杯，冷冻 3h。在冷冻完成前 40min，接通冷冻干燥机，预冻结束后将样品置于干燥盘中，至真空度降到 1000Pa 以下，冷冻干燥开始 24h 后，取出样品即可。

参考文献

[1] 刘红，马小歧. 辅酶 Q_{10} 静脉输注注射液及其制备方法 [P]. CN1559387. 2005-01-05.
[2] 范敏华. 一种辅酶 Q_{10} 冻干粉针剂及其制备方法 [P]. CN1593392. 2005-03-16.
[3] 刘红，李玉林，陈真文. 注射用辅酶 Q_{10} 无菌冻干制剂及其制备方法 [P]. CN1454589. 2003-11-12.
[4] 易德平，田治科. 一种辅酶 Q_{10} 静脉输液及其制备方法 [P]. CN101480375. 2009-07-15.
[5] 刘成，祝国华，丁多浩. 一种辅酶 Q_{10} 肌内注射液及制备方法 [P]. CN104771357A. 2015-07-15.
[6] 郑云. 一种不易结晶的辅酶 Q_{10} 氯化钠注射液及其制备方法 [P]. CN103191431A. 2013-07-10.
[7] 杨琴，张怡，肖七琪. 辅酶 Q_{10} 氯化钠注射液的制备工艺 [J]. 中国药师，2013，16（12）：1803-1805.
[8] 李玉林，董志，彭力. 辅酶 Q_{10} 冻干乳剂的研究 [J]. 中国生化药物杂志，2009，30（5）：305-307.
[9] 杨硕晔，王乐，刘娜. 辅酶 Q_{10} 长循环脂质体及冻干制剂的制备与质量控制 [J]. 中国药房，2016，27（22）：3115-3118.

七、尼莫地平注射液

【处方】

尼莫地平	0.1g	精制大豆油	100g
甘油	22.5g	注射用水	加至 1000mL
精制大豆卵磷脂	12g		

【制法】　将尼莫地平、精制大豆卵磷脂溶于精制大豆油中，甘油溶于注射用水中，分别加热至 55℃，混匀。先在组织捣碎机中分散乳化 3~4min 后，再经高速乳匀机乳化至乳粒符合药典规定（$2\mu m$ 以下乳粒应不少于 95%），加注射用水至 1000mL，冷却，灌装，灭菌即得。生产过程中需氮气保护。

【注解】

（1）尼莫地平是一种脂溶性的化合物，具有极强的疏水性，为增加其溶解度，可加入相应辅料。以脂肪乳剂作为载体，在大豆卵磷脂、蛋黄卵磷脂、胆固醇等（作为乳化剂）的配合下，可以完全取代目前使用的乙醇或聚乙二醇等有机溶剂。由于不使用乙醇或聚乙二醇等作为溶剂，并以磷脂等成分作为乳化剂，对人体均无毒，并且可以为人体所代谢，因此增加尼莫地平注射制剂稳定性的同时，能显著降低其毒性和刺激性。

（2）尼莫地平注射液对光敏感，置于 3000lx 强光照射 24h，5h 含量下降 2.6%，有关物质为 2.9%；10h 含量明显变化降至 69.5%，有关物质相应增多；24h 含量仅为 40.2%，有关物质为 27.33%，色泽明显加深；但在室温自然光暴露试验 24h，含量以及有关物质无明显变化。尼莫地平分解程度与光照强度有关，本品应该避光贮存。

（3）尼莫地平注射乳剂的配方：尼莫地平 25mg、甘油 1.25mL、泊洛沙姆 188 0.6g、蛋黄卵磷脂 0.6g、大豆油 2.5g、油酸 0.02g，注射用水加至 50mL。按处方量称取各组分，将尼莫地平溶于大豆油中，加入少量油酸，加热搅拌至 70℃并保持恒温。将蛋黄卵磷脂、甘油、泊洛沙姆 188 溶解于注射用水中，加热，搅拌使之澄清，继续加热搅拌，至 70℃并保持恒温。恒温下边搅拌边将油相缓慢滴加到水相中，滴加完毕后加入同温的注射用水定容，继续搅拌约 5min 得初乳。初乳过 0.8μm 滤膜后，经高压均质机高压乳化，然后过 0.22μm 滤膜，最后灌装、充氮气、封口、灭菌，即得。

（4）一种含氨基酸的尼莫地平注射液组合物组成包括：尼莫地平、氨基酸、乙醇、聚乙二醇、螯合剂和注射用水。在尼莫地平注射液中加入了氨基酸作为尼莫地平的关键保护剂，氨基酸可以通过与尼莫地平分子间的相互作用保护尼莫地平二氢吡啶环的结构，避免氧化脱氢反应，降低了关键杂质限量，提高了尼莫地平注射液的化学稳定性，有效避免了由于杂质含量高而存在的潜在毒性风险。

（5）尼莫地平注射液组合物的制备方法是先将尼莫地平溶解在少量的注射用有机溶剂中制成注射液，再与小容量的乳剂一起构成尼莫地平注射液的组合物，临用时将该组合物中的注射液与小容量的乳剂混合，静脉推注或将该组合物混合液分散在 50g/L 葡萄糖或生理盐水等输液中静脉滴注。该注射液组合物具有载药量大、辅料用量少、毒性小、稳定性好、用药方便等优点。临床用药时，无需经过三通阀辅助，也不必担心输注过程中有药物析出，有效地提高了用药安全性。

（6）注射尼莫地平冻干载药脂肪乳的制备方法是将尼莫地平加入辅料后，通过乳化剂、助乳化剂、冻干保护剂的作用，被包裹于油相和磷脂膜相中，制成水性分散体。冷冻干燥法对亚微乳起到了很好的保护作用，避免了药物的渗漏，对于建立尼莫地平亚微乳载药系统的稳定剂型及其长期保存开辟了新的前景。其处方组成为：尼莫地平 0.01%～2.0%，注射用油 5%～30%，乳化剂 0.2%～15%，助乳化剂 0.05%～15.0%，抗氧剂 0.01%～1.0%，等渗调节剂 0～10%，pH3.0～8.0，冻干保护剂 1%～30%，注射用水适量。称取处方量的尼莫地平、乳化剂、助乳化剂、抗氧剂和注射用油在水浴中搅拌溶解后，加入注射用水、等渗调节剂等充分混合乳化，调节溶液的 pH，补加注射用水至规定体积，经高压乳匀机循环乳匀数遍，达到规定粒度，经 0.22μm 滤膜过滤除菌、充氮分装，即得到尼莫地平亚微乳注射液。进一步加入冻干保护剂，经真空冷冻干燥后，制成冻干亚微乳剂。使用前用生理盐水、葡萄糖溶液或林格溶液进行稀释，即可迅速恢复成亚微乳剂。

（7）尼莫地平脂质微球注射液处方组成为：尼莫地平 0.08%、注射用卵磷脂 0.5%～2.3%、注射用大豆油 2%～8%、注射用中链脂肪酸 2%～8%、甘油 1%～3%、聚山梨酯 80 0.1%～0.2%、油酸钠 0.03%～0.05%。注射用大豆油与注射用中链脂肪酸制备成油相，尼莫地平为脂溶性药物，在油相中溶解度较好，该脂质微球注射液将脂溶性药物溶于乳剂中，随脂质油滴缓慢释放，从而维持有效的血药浓度，降低了药物的毒副作用。

参考文献

[1]　曹红志，马春全，高春平. 尼莫地平注射乳剂制备方法与物理性质的测定 [J]. 河北化工，2007，30（5）：19.

[2]　张建强，张建立，盛爱武. 一种尼莫地平的注射用药物组合物及其制备方法 [P]. CN1480140A. 2004-03-10.

[3]　何遂庆，施心建，黄剑. 国产尼莫地平注射液稳定性影响因素试验 [J]. 中国现代应用药学杂志，2001，18

(2)：107.

[4] 秦凌浩，牛亚伟，董晓婷. 一种含氨基酸的尼莫地平注射液组合物及其制备方法 [P]. CN105796490A. 2016-07-27.

[5] 高保安，金文斌. 一种尼莫地平注射液的组合物及其制备方法与应用 [P]. CN102274176A. 2011-12-14.

[6] 李淑斌，宁红，宋健. 注射用尼莫地平冻干亚微乳剂及其制备方法 [P]. CN101416963A. 2009-4-29.

[7] 唐星，黄惠锋，任延成. 尼莫地平脂质微球注射液及其制备方法 [P]. CN101485632. 2009-07-22.

[8] 高山，李宏，岳昌林. 一种含尼莫地平的组合物及其制备方法和应用 [P]. CN103705514A. 2014-04-09.

[9] 张翠霞，王东凯，王海凤，等. 尼莫地平亚微乳的制备及其性质考察 [J]. 中国新药杂志，2006，15（15）：1264-1266.

[10] 陈继平，荣蓉，李建文，等. 注射用尼莫地平亚微乳的处方筛选及性质考察 [J]. 中国药剂学杂志，2008，6（5）：234.

八、曲安奈德注射液

【处方】

曲安奈德	40g	氢氧化钠/盐酸	适量
磷酸氢二钠	5g	氯化钠	7.6g
磷酸二氢钠	0.5g	注射用水	加至1000mL
聚维酮	10g		

【制法】 将聚维酮分散于注射用水中，加入处方量的曲安奈德和适量的球磨珠，再将蒸汽灭菌后的溶液、主药和球磨珠的混合物用搅拌速度为60r/min的球磨机搅拌18h。将氯化钠、磷酸二氢钠、磷酸氢二钠溶解于注射用水后，用0.2μm滤膜过滤除菌。在无菌条件下，将药物和球磨珠放入布氏漏斗中，先后用盐溶液和注射用水冲洗球磨珠，调pH，无菌条件下灌装。

【注解】

（1）曲安奈德极微溶于水，可将其制成混悬液。制备时加入一定量的助悬剂如聚维酮，以增加曲安奈德的黏度和亲水性，降低其沉降速度。加入絮凝剂和反絮凝如磷酸盐，使混悬液处于絮凝状态，以达到增加混悬剂稳定性的目的。本品为微细颗粒的混悬液，静置后微细颗粒下沉，振摇后成均匀的乳白色混悬液，pH应为5.0～7.5。

（2）有人研究了曲安奈德的水-乙醇溶液在不同pH、不同离子强度和不同浓度的缓冲溶液中的稳定性。其降解符合伪一级规则，在pH3.4时降解最少，当pH>7时，降解迅速增加，这与磷酸盐缓冲液的浓度有关，同时降解会随着离子强度的增加而减少。

（3）醋酸曲安奈德注射液处方组成：醋酸曲安奈德10.0g、氯化钠5.00%～20%、硫柳汞钠0.005%～0.01%、HS-15 1.00%～15%、羧甲基纤维素钠10.00%～30%和注射用水。制备方法：将处方量的醋酸曲安奈德、硫柳汞钠、氯化钠、羧甲基纤维素钠加入到烧杯中，加入部分注射用水，均匀搅拌，再加入活性炭均匀搅拌，过滤，得溶液；取适量30～40℃注射用水，加入HS-15 1.00%～15%，搅拌均匀；将二溶液混合，搅匀，补加注射用水至全量，用醋酸调节pH至5.5～7.0，过滤，灌封，即得。

（4）文献报道了一种溶液型醋酸曲安奈德注射液的制备方法。在有机溶剂存在的环境下，将醋酸曲安奈德和磺丁基醚-β-环糊精搅拌至澄清，然后蒸发有机溶剂，再加入玻璃酸钠水溶液制备而成。制备方法：将磺丁基醚-β-环糊精、醋酸曲安奈德加入到有机溶剂中，搅拌溶解至澄清，蒸发有机溶剂；加入玻璃酸钠的水溶液，溶解至澄清，再加入注射用水，搅拌均匀，灭菌后制备成含磺丁基醚-β-环糊精包合物的注射液。其生产工艺简单，制备的注射液临床使用时局部刺激性较小，特别是在关节腔内注射时，药物容易吸收，避免了混悬型醋酸曲安奈德注射液所引起的颗粒在骨膜表面的沉积，因而能减少颗粒对骨膜造成的损伤。

（5）文献报道复方曲安奈德混悬型注射液配方：醋酸曲安奈德 2.0g，维生素 B₁ 10.0g，盐酸利多卡因 8.0g，氯化钠 4.7g，海藻酸钠 5.0g，聚山梨酯 80 2.0g，注射用水加至 1000mL。制备工艺：将海藻酸钠加注射用水 500mL，搅拌均匀，置冰箱中过夜，全溶后，减压抽滤，200 目尼龙布过滤。用 2mL 热注射用水溶解聚山梨酯 80、盐酸利多卡因、维生素 B₁、氯化钠溶液，经 3 号垂熔漏斗过滤。将两种溶液混匀后，加入醋酸曲安奈德，研磨混匀，减压抽滤，用经过滤的注射用水加至 1000mL，搅匀，pH 应为 5.5～6.5，分装，熔封，100℃ 45min 灭菌。

参考文献

[1] Jani R，Castillo E J，Han W W. Triamcinolone acetonide and anecortave acetate formulations for injection [P]. US 20050065137A1. 2005-03-24.

[2] 张浩，金红娣，陈程. 一种醋酸曲安奈德注射液及其制备方法 [P]. CN104414972A. 2015-03-18.

[3] 徐若娴，胡金山，刘曲. 一种溶液型醋酸曲安奈德注射液的制备方法 [P]. CN105030663A. 2015-11-11.

[4] 谢守霞，李高. 复方曲安奈德混悬型注射液的处方优化及物理稳定性考察 [J]. 中国医院药学杂志，2003，23（9）：534-535.

九、双嘧达莫注射液

【处方】

双嘧达莫	5g	酒石酸	2g
1,2-丙二醇	50mL	注射用水	加至 1000mL

【制法】 取酒石酸溶解于约 1/2 的沸注射用水中，先加入 1,2-丙二醇搅拌均匀后，再分次加入双嘧达莫，并在 80℃ 水浴上加热，使全部溶解，然后加适量注射用水稀释至全量。调 pH 2.8～3.6，加入 0.2g/L 药用活性炭，搅匀，澄清，并于溶液中通入 CO₂，精滤至澄明。灌封，安瓿空间充氮气，用流通蒸汽 110℃ 灭菌 20min，即得。

【注解】

（1）双嘧达莫微溶于水，易溶于甲醇、乙醇、氯仿，难溶于丙酮、苯、乙酸乙酯。为了提高双嘧达莫的溶解度，可以将其制成无机酸或有机酸的双嘧达莫衍生物，即将无机酸或有机酸、双嘧达莫溶解于乙醇后，挥干乙醇，研细即得该衍生物。由于该衍生物的溶解度较大，加入相应的溶剂后，即可制成注射剂。本品的 pH 应为 2.5～4.5。也有文献报道，将双嘧达莫制成 β-环糊精包合物，与未包合的双嘧达莫相比，这种包合物具有更好的溶解度和生物利用度。

（2）专利报道一种注射用双嘧达莫冻干粉组合物及其制备方法。该组合物以双嘧达莫和曲克芦丁为主药，以酒石酸和甘露醇为辅药，制备冻干粉组合物的具体步骤为：将双嘧达莫、曲克芦丁及甘露醇直接加到注射用水中，加入 1g/L 的活性炭搅拌 30min，用酒石酸调节 pH 至 2.0～3.0，通过钛棒进行脱炭循环过滤，再通过 0.45μm、0.22μm 滤膜进行除菌循环过滤 30min，灌装。冷冻干燥，即得注射用双嘧达莫冻干粉组合物。本法的优点是简化了无菌操作过程，提高了制剂的稳定性，无需经过热处理就能去除产品中的水分，增强了制剂的复水溶解性。

（3）文献报道支链淀粉修饰双嘧达莫脂质体的制备。将支链淀粉 1g 混悬于 DMSO

10mL 中，70℃水浴加热，搅拌直至溶解。加入无水吡啶 1mL 及棕榈酰氯 0.1g，继续加热、搅拌 2h，室温放置至冷，缓慢倾倒入无水乙醇 100mL 中，收集沉淀，分别用无水乙醇 100mL 和无水乙醚 80mL 洗涤，50℃真空干燥 2h，即得棕榈酰化支链淀粉（OPA）。采用薄膜-分散法制备脂质体，称取处方量的双嘧达莫、蛋黄卵磷脂、胆固醇溶于氯仿，置梨形烧瓶中，减压蒸去氯仿形成脂质薄膜，加入 pH7.4 磷酸盐缓冲液，充分振荡水合，制得脂质体混悬液。按照 OPA：卵磷脂＝1：5（质量比）的比例加入 OPA，室温下磁力搅拌 2h，多余的游离 OPA 离心除去，即得 OPA 修饰的双嘧达莫脂质体混悬液。

参考文献

[1] 李仲昆，尹为民. 双嘧达莫衍生物的制法和用途 [P]. CN1542009A. 2004-11-03.

[2] 李晓祥，李德刚，高翔，等. 注射用双嘧达莫冻干剂及其制备方法 [P]. CN1543955A. 2004-11-10.

[3] 汪金灿，汪六一，李彪. 注射用双嘧达莫冻干组合物及其制备方法 [P]. CN102670638A. 2012-09-19.

[4] 黄红雯，蓝献泉. 双嘧达莫注射液相关杂质的分析 [J]. 韶关学院学报·自然科学，2009, 30 (3)：70-73.

[5] 程骥，朱家壁，杨泗兴. 支链淀粉修饰双嘧达莫脂质体的制备及其在小鼠体内的组织分布 [J]. 药学学报，2006, 41 (3)：277-281.

十、顺铂注射液

【处方】

顺铂	0.5g	盐酸(100g/L)			适量
氯化钠	9g	注射用水		加至 1000mL	

【制法】 将氯化钠加到 800mL 注射用水中（注射水经过通氮除氧处理），混合、溶解。取顺铂，加到氯化钠水溶液中搅拌至溶解，加注射用水至 950mL（USP 规定氧含量在 2mg/L 以下），然后用 100g/L 盐酸调节 pH 至 3.8，补加注射用水至 1000mL。用 0.22μm 滤膜过滤除菌，灌装，密封。

【注解】

（1）本品为淡黄色略带黏性的澄明溶液，无臭，味微苦，其 pH 应为 3.5～6.2。顺铂在水中不稳定，易水解，若溶剂中含有 Cl⁻，则其化学反应将向逆方向进行，从而抑制了顺铂的水解，因此氯化物对顺铂有一定的稳定作用。浓度为 9g/L 的氯化钠既可以对顺铂产生足够的稳定作用，同时又能起到等渗调节剂的作用。溶解氧会与顺铂分子发生反应从而使顺铂降解，因此，顺铂注射液中不应含有大量的溶解氧，即溶解氧含量应小于 10mg/L，甚至小于 2mg/L。

（2）pH 对顺铂降解的影响：顺铂的降解速率依赖于溶液的 pH，在避光条件下 pH4.3 和 6.3 的顺铂溶液每周大约有 0.04％和 0.21％降解成三氯氨铂。

（3）光对顺铂降解的影响：①顺铂注射液在光照下会发生很强的光降解反应，色泽变化表现为黄色加深，直至金属铂析出，半衰期为 3～6 天；②不同的包装材料稳定性为棕色瓶包装＞充氧包装＞充氮包装，避光是保证顺铂注射液稳定的最有效手段。

（4）可制成注射用顺铂冻干粉针。顺铂 5g，NaCl 9g，注射用水加至 1000mL。取注射用水 900mL，加入顺铂，搅拌使其溶解，加入 NaCl，搅拌使溶解，加注射用水至全量，加入适量针用活性炭，搅拌 30min，测定 pH 及含量，合格后脱炭过滤，精滤，灌装，冷冻干燥，封口，即得成品。处方中 NaCl 在冻干粉针中起到冻干支持剂的作用，

（5）顺铂脂质体制剂由以下原料制备而成：顺铂、蛋黄卵磷脂、胆固醇、油酸、聚山梨

酯80、氢氧化钠和水。顺铂、蛋黄卵磷脂、胆固醇、油酸、聚山梨酯80的质量比为（20～40）：（40～70）：（8～15）：（10～35）：（4～8）；氢氧化钠用量为油酸量的60%～85%。顺铂脂质体局部原子结构的分析结果表明：顺铂能在脂质体内形成过饱和溶液，从而使其在脂质体内的浓度高于在水性溶液中的浓度。

（6）RGD肽与穿膜肽R8共修饰麦角甾醇联合顺铂主动载药脂质体，由麦角甾醇联合顺铂主动载药脂质体、RGD环肽及穿膜肽R8在水浴中孵育后制备而得。麦角甾醇与顺铂的质量比控制为（1～4）：1，麦角甾醇脂质体由麦角甾醇8%～15%和脂质体85%～92%制成，脂质体由卵磷脂与胆固醇组成，卵磷脂与胆固醇的摩尔比为（3～6）：1，RGD环肽：穿膜肽R8：胆固醇为0.07：0.07：1（摩尔比）。麦角甾醇部分代替顺铂发挥功效，在保证抗肺癌效果的同时，显著降低药物的毒副作用，对人体的伤害小，同时具有RGD肽与穿膜肽R8作为靶头，靶向性好，药物发挥效果好。

（7）文献报道了顺铂聚乳酸微球的制备，并对其性能进行了研究。用溶剂挥发法将药物加载到聚乳酸微球，微球粒径增大，药物含量高，降低聚乳酸相对分子质量可加快顺铂释放；机械搅拌可降低微球初始阶段突释效率。体内肝动脉栓塞实验研究表明，肝动脉栓塞组（微球顺铂含量37.16%）的血药浓度峰值、各点的血药浓度及曲线下面积均低于肝动脉灌注组；栓塞后8h肝组织药物浓度达（21.55±12.18）$\mu g/g$，明显高于灌注组的（3.16±0.0）$\mu g/g$。

参考文献

[1] 刘洋，高文桂，刘伟平. 顺铂注射液光稳定性研究 [J]. 中国药事，2005，19（10）：613.
[2] 葛建，郑宜红，金燕. 一种顺铂脂质体制剂及其制备方法和应用 [P]. CN105125492A. 2015-12-09.
[3] 黄绳武，黄挺，吴梅佳. 一种RGD肽与穿膜肽R8共修饰麦角甾醇联合顺铂主动载药脂质体 [P]. CN105796593A. 2016-07-27.
[4] 余尧，刘伟平，高文桂. 铂类抗癌药物脂质体的研究进展 [J]. 中国新药杂志，2007，16（10）：753-755.

十一、注射用奥扎格雷

【处方】

奥扎格雷	60g	注射用水	适量
甘露醇	150g	共制1000支	
氢氧化钠	10g		

【制法】 将奥扎格雷分散在注射用水中，边搅拌边缓慢加入氢氧化钠，搅拌至奥扎格雷完全溶解得到澄清液，加入甘露醇，搅拌至完全溶解，用氢氧化钠溶液调节pH至8.2，加入药用活性炭，搅拌30min使其均匀分散，先后依次经过0.45μm微孔滤膜、0.22μm微孔滤膜进行精滤脱炭。药液灌装于玻璃瓶中，压半胶塞，冷冻干燥，最后得白色疏松冻干块状物。

【注解】

（1）奥扎格雷在水中极微溶，所以制成注射剂时，溶解是关键问题，可与氢氧化钠成盐增加溶解度，药液配制过程可提高奥扎格雷、甘露醇的分散性和溶解性，进而提高药液的质量稳定性。

（2）注射用奥扎格雷钠冻干粉配方组成：奥扎格雷钠30g，甘露醇60g，葡甲胺10g，注射用水加至6000mL，共制成1000瓶。取处方量奥扎格雷钠置容器中，加入总体积80%的注射用水，在相对压力为0.06MPa的条件下，加热调节水温至105℃，搅拌0.5h，得到奥扎格雷钠溶液；然后加入 20g/L 的活性炭搅拌 2.5h，在保温条件下用 0.45μm 微孔滤膜过滤，滤液 85℃保温；加 50g/L 氢氧化钠溶液调节 pH 至 11.5，降至室温；加入处方量的甘露醇和葡甲胺，并用注射用水定容至全量；在无菌条件下，用 0.22μm 微孔滤膜过滤后，灌装在西林瓶中，将西林瓶半加胶塞，装盘置于冻干机中冷冻干燥。

(3) 一种奥扎格雷钠冻干粉针剂的制备方法是将奥扎格雷、含钠离子的碱性物质和第一注射用水混合，依次进行 pH 调节和吸附处理，得到混合溶液 A；将溶液 A 与第二注射用水混合，依次进行冷冻和干燥，得到奥扎格雷钠冻干粉针剂。第一注射用水与第二注射用水的体积比为 6：(3～5)。奥扎格雷钠冻干粉针剂的杂质含量在 0.3% 以下。该制备方法能够有效控制奥扎格雷钠冻干粉针剂中杂质的含量，提高产品的质量稳定性。

(4) 奥扎格雷钠葡萄糖注射液的组成为：奥扎格雷 292mg，氢氧化钠 51mg，葡萄糖 50g，依地酸钙钠 1～2mg，亚硫酸钠 2～4mg，注射用水加至 1000mL。制备方法为将葡萄糖加入到 40% 溶液量的注射用水中，搅拌至溶解，加入 3g/L 的针用活性炭，煮沸 10min，放冷至约 70～80℃，过滤脱炭。将奥扎格雷加入到适量注射用水中，加入等物质量的氢氧化钠，搅拌至溶解，使成钠盐，加入到上述滤液中，并加入亚硫酸钠、依地酸钙钠，搅匀。加注射用水至全量，加入 1g/L 的活性炭，搅拌 10min，用 HCl 调 pH4.0～6.0，过滤，灌装，压盖，121℃灭菌 8min 得奥扎格雷钠葡萄糖注射液。

(5) 奥扎格雷鸟氨酸盐由水不溶性的奥扎格雷与鸟氨酸在水中反应后，经浓缩干燥或加不溶性有机溶剂析晶或冷冻干燥后得到。奥扎格雷鸟氨酸盐（以奥扎格雷计）20g，鸟氨酸或盐酸调 pH6～9，注射用水 1000mL。取奥扎格雷鸟氨酸盐加注射用水溶解，加鸟氨酸或盐酸调 pH 至 6～9，加针用活性炭，室温搅拌 10min，过滤除炭，用注射用水稀释至预定浓度，过 0.2μm 微孔滤膜除菌，在无菌条件下灌装、熔封。

参考文献

[1] 王东凯，段亚军，张达. 一种注射用奥扎格雷钠及其制法 [P]. CN1568977A. 2005-01-26.

[2] 王志涛，林小雪，张丽华. 一种注射用奥扎格雷钠冻干粉及其制备方法 [P]. CN104352451A. 2015-02-18.

[3] 李洋. 一种治疗脑梗塞的注射用奥扎格雷钠冻干粉 [P]. CN105267162A. 2016-01-27.

[4] 李全学，廖孝曙，逯佩荣. 一种奥扎格雷钠冻干粉针剂的制备方法 [P]. CN105287408A. 2016-02-03.

[5] 万鹏. 一种奥扎格雷钠注射液及其制备方法 [P]. CN102423311A. 2012-4-25.

[6] 王东凯. 奥扎格雷鸟氨酸盐及其注射剂型 [P]. CN1847228A. 2006-10-18.

十二、注射用更昔洛韦

【处方】

更昔洛韦	100g	氢氧化钠	适量
氯化钠	9g	注射用水	1000mL

【制法】 称取更昔洛韦和氯化钠，加入 80%～85% 处方量冷至室温的注射用水中，搅拌使之完全溶解，氢氧化钠调节药液 pH 为 10.5～11.0，补加注射用水至全量，搅拌均匀。经 0.22μm 除菌滤膜双级除菌过滤，灌装规格量约 2.5mL/支的药液，加胶塞，放入冻干机中冷冻干燥，真空压塞，包装即得。

【注解】

(1) 更昔洛韦为白色或类白色结晶性粉末，在水中溶解度是 2.6mg/mL（25℃），正辛醇/水分配系数是 0.022，pK_a 是 2.2 和 9.4。更昔洛韦冻干粉的特征在于含更昔洛韦和氯化钠的溶液调节为 pH10.0～11.5 后，经反复冷冻并干燥而成。

（2）更昔洛韦也可制成注射液。更昔洛韦 0.5g、氯化钠 9g、氢氧化钠 0.015g、注射用水加至 1000mL。称取处方量更昔洛韦，加 35～45℃注射用水溶解，用氯化钠调节等渗，并使更昔洛韦完全溶解，用氢氧化钠调节 pH7.8～8.0，补加注射用水至全量。用超滤器滤除热原，氮气流下灌封，最后 115℃高压灭菌 30min 即得。

（3）更昔洛韦钠盐溶解在 0.9%生理盐水中并置于聚丙烯一次性注射器中，在 25℃时 12h 内稳定，在 4℃时能够稳定保存 10 日。另外配制浓度 2%更昔洛韦钠盐溶液，并分别置于室温、5℃、-8℃条件下贮存，其稳定期在 10～24 日内变动。文献报道 50mL 更昔洛韦乳酸钠林格注射液含更昔洛韦 50mg、乳酸钠 0.155g、氯化钠 0.3g、氯化钾 15mg、氯化钙 10mg。

（4）专利报道了更稳定的更昔洛韦冻干粉针剂制备。包含更昔洛韦、氢氧化钠以及任选的酸碱调节剂，其中包含的物料以 250 质量份的更昔洛韦计，氢氧化钠的量为 25～50 质量份。该药物组合物加水溶解并稀释制成每 1mL 含更昔洛韦 12.5mg 的溶液，该溶液的 pH 为 10.5～11.5。赋形剂不限于甘露醇、乳糖、蔗糖、葡萄糖、山梨醇、甘氨酸、右旋糖苷、氯化钠等。

（5）注射用更昔洛韦纳米囊冻干制剂，包含以质量计的组分：更昔洛韦 100～400 份、右旋糖苷 40 10～50 份、增溶剂 5～50 份、纳米载体材料 10～100 份和冻干骨架剂 10～80 份。制备方法：将右旋糖酐 40、增溶剂、更昔洛韦、纳米载体材料及冻干骨架剂按顺序依次加入注射用水中溶解，将溶液经逐级过滤后，经冷冻干燥得冻干制剂。制剂 pH 为 6～8，与血浆 pH 相近，避免了碱度过高对人体产生局部刺激性。

参考文献

[1] 南京正宽医药科技有限公司. 一种注射用更昔洛韦及其制备方法 [P]. CN103054819A. 2013-04-24.
[2] 黄兴汉, 费路华, 周利娟. 更昔洛韦乳酸钠林格注射液处方及工艺的考察 [J]. 中国医院药学杂志, 2007, 27 (6): 838-839.
[3] 赵曦. 更昔洛韦葡萄糖注射液中有关物质的检查 [J]. 华西药学杂志, 2005, 20 (2): 162.
[4] 赵东明, 贾红军, 谷娟. 稳定的更昔洛韦冻干粉针剂 [P]. CN103330687A. 2013-10-02.
[5] 李英红, 张爽, 赵春雁. 注射用更昔洛韦粉针剂药物组合物和制法 [P]. CN104784124A. 2015-07-22.
[6] 芦莉娜, 刘伟. 注射用更昔洛韦纳米囊冻干制剂及其制备方法 [P]. CN103340830A. 2013-10-09.

十三、注射用亮菌甲素

【处方】

亮菌甲素	5mg	赖氨酸	5mg
右旋糖酐 40	130mg	无水碳酸钠	1mg
依地酸二钠	0.1mg	注射用水	适量

【制法】 将亮菌甲素、右旋糖酐 40、依地酸二钠和赖氨酸加到注射用水中，搅拌下加入无水碳酸钠使物料溶解并调节 pH3.5～6.0，加入 5g/L 的针用活性炭，搅拌 30min，滤除活性炭；药液再经 0.45μm 和 0.22μm 微孔滤膜过滤；滤液定量分装于玻璃瓶中，置于冷冻干燥机中，降温至 -25～-30℃保持 2h 后，再降温至 -40～-45℃，开启真空，缓缓升温至 -5～0℃升华干燥，至水分小于 1%停止干燥；冷冻干燥结束，压盖包装即得。

【注解】

（1）由于亮菌甲素分子结构中含有酚羟基和内酯结构，遇金属离子、光、空气中的氧极易氧化变质，遇酸、碱和湿气容易开环水解。

（2）注射用亮菌甲素每瓶含有亮菌甲素 2～5mg，最佳为 5～20mg。赋形剂、助溶剂具体包括乳糖、山梨酸、甘露醇、木糖醇、葡萄糖、右旋糖酐 40、甘氨酸、聚维酮、聚乙二醇 4000、氯化钠、磷酸二氢钠等，可单独或以不同比例混合使用，总用量为处方量的 4%～25%，最佳为 5%～10%。pH 调节剂包括碳酸氢钠、碳酸钠、氨水、碱性氨基酸（如精氨酸、赖氨酸）等，可单独或以不同比例混合使用，总用量为处方量的 0.01%～3%，最佳为 0.1%～2%。碱性氨基酸还可以起到抗氧化稳定剂的作用，抗氧化稳定剂包括抗坏血酸、亚硫酸氢钠、亚硫酸钠、盐酸半胱氨酸、依地酸二钠，可单独或以不同比例混合使用。总用量为处方量的 0.005%～1%，最佳为 0.01%～0.6%，以提高产品的抗氧化性能。

（3）专利报道的一种注射用亮菌甲素处方为：亮菌甲素 2.5g，L-精氨酸 40g，甘露醇 60g，加注射用水至 1000mL。规格为 2.5mg/支，制成 1000 支。制备工艺为：处方中各组分加注射用水，用 HCl 调 pH，加活性炭粗滤，脱炭，加注射用水至全量。过滤除菌，灌装半加塞，冷冻干燥，真空全加塞压盖。该法成功地解决了亮菌甲素不溶解于水以及去热原、细菌和杂质的技术难题。

（4）有专利公开了一种亮菌甲素注射液及其制备方法，由亮菌甲素、聚乙二醇 400、聚乙二醇 600、HS-15、丙二醇、硫脲、聚维酮 K30、二甲基乙酰胺和注射用水配制而成。亮菌甲素注射液制备方法：将处方量亮菌甲素与聚乙二醇 400、聚乙二醇 600、丙二醇加入部分注射用水，搅匀，得溶液①；取注射用水，加入 HS-15，搅拌均匀，加入处方量聚维酮 K30，搅匀，得溶液②；将①、②溶液混合，搅拌均匀，调 pH 至 7.0～8.0，加入处方量硫脲、二甲基乙酰胺等稳定剂，补加注射用水至全量，过滤，灌封，即得。

（5）专利报道的亮菌甲素注射液含有亮菌甲素 0.05g/L 和葡萄糖 50g/L。称取 5000g 葡萄糖溶于 30000mL 注射用水中，加入针用活性炭，60℃下加热搅拌 15min。过滤脱炭，称取 5g 亮菌甲素加入 2000mL 丙二醇，60℃下加热搅拌直至亮菌甲素完全溶解后缓缓倾入葡萄糖溶液中，搅拌混匀，加水至 90000mL，用盐酸或氢氧化钠调节 pH 为 4.2～5.2，补加注射用水至总体积为 100000mL，用 0.22μm 微孔滤膜精滤，灌装，每瓶 100mL，压盖，121℃灭菌 8min。该亮菌甲素注射液性质稳定，易于贮存，在遮光、阴凉处（不超过 20℃）可以保存超过 12 个月。

（6）文献报道亮菌甲素注射液的配方：亮菌甲素 1g，聚乙二醇 6000 10g，聚乙二醇 600 40g，甘油 50g，注射用水加至 1000mL。取聚乙二醇 6000、聚乙二醇 600、甘油加注射用水至 500mL，混溶，加入活性炭 0.5g，煮沸 15min，过滤，制成甲液封入瓶中，30min 灭菌，备用。将亮菌甲素在不断搅拌下逐渐加入 1mol/L NaOH 溶液，使完全溶解后加入甲液，补加注射用水至 1000mL，调 pH 至 7.3，用 3 号垂熔漏斗过滤，灌封于瓶中，100℃灭菌 40min。

参考文献

[1] 李杰. 注射用亮菌甲素及其制备方法 [P]. CN1615849A. 2005-05-18.

[2] 吴家安. 注射用亮菌甲素 [P]. CN101972233A. 2011-02-16.

[3] 张浩, 金红娣, 陈程. 一种亮菌甲素注射液及其制备方法 [P]. CN104414971A. 2015-03-18.

[4] 王大冲, 翟绪武, 王建. 亮菌甲素葡萄糖注射液及其制备方法 [P]. CN104523579A. 2015-04-22.

[5] 谭主川, 金玉梅. 亮菌甲素注射液的制备与探讨 [J]. 医院药学杂志, 1982, 2（2）: 36-37.

十四、注射用泮托拉唑钠

【处方】

泮托拉唑钠（以泮托拉唑计）	60g	氢氧化钠	适量
甘露醇	60g	注射用水	加至 1000mL
依地酸二钠	2.25g		

【制法】 称取处方量的泮托拉唑钠加注射用水溶解，分别配制依地酸二钠溶液和甘露醇溶液，将依地酸二钠溶液缓慢加入到泮托拉唑钠溶液中，再将处方量的甘露醇溶液加入到泮托拉唑钠溶液中，补加注射用水至总重量的 98%。配制适量的氢氧化钠溶液调节 pH 在 11.4～11.6 之间，补加注射用水至全量，过滤除菌后分装至西林瓶中，冻干，压塞出箱，压铝盖。

【注解】

(1) 本品主要成分为泮托拉唑钠，处方中的甘露醇为保护剂，氢氧化钠（或碳酸钠）为 pH 调节剂。预冻阶段：将搁板温度设定在 30min 内降至 −30℃，保持 1h，然后再设定在 30min 内降至 −40℃ 以下，保持 2～3h。一期升华：冻干箱真空度抽至 20～22Pa 开始加热升华，用 5h 将搁板温度升至 −8℃，并保持 8～10h，再用 3h 将搁板温度升至 0℃ 并保持 2～3h，然后将搁板温度升至 15℃ 保持 1h。二期干燥：将搁板温度升至 25～27℃，保持 2～4h 停机，充 30% 高纯氮气后压塞。

(2) 注射用泮托拉唑钠冻干粉组合物的主药为：泮托拉唑钠、瓜氨酸、L-精氨酸和三磷酸腺苷。制备冻干粉组合物的具体步骤为：将组分比为 0.1%～99.9% 的泮托拉唑钠、99.9%～0.1% 的瓜氨酸、99.9%～0.1% 的 L-精氨酸、99.9%～0.1% 的三磷酸腺苷，以及主药 5～10 倍的甘露醇加到注射用水中，搅拌溶解后加入 NaOH 溶液调节 pH11.0，加入活性炭搅拌 30min，滤除活性炭，药液再经 0.45μm 和 0.22μm 微孔滤膜过滤，灌装，冷冻干燥。

(3) 注射用泮托拉唑钠冻干药物组合物组成为：泮托拉唑钠 1 份，赋形剂 0.5～1.1 份，依地酸钙钠 0.01～0.04 份，辛酸钠 0.1～0.3 份。制备方法如下：用注射用水搅拌溶解赋形剂和依地酸钙钠，将二者混合均匀，制成依地酸钙钠与赋形剂混合溶液。用注射用水溶解辛酸钠，制成质量分数为 10% 的辛酸钠溶液。在混合溶液中，加入 0.01%～1% 针用活性炭，然后加入注射用水，用辛酸钠溶液调节药液的 pH 至 12，再加入泮托拉唑钠。药液在充氮气保护下灌装至中性硼硅玻璃管制注射剂瓶中，进行冷冻干燥。通过对处方及制备工艺的优化，可解决临床配伍使用过程中常见的变色反应。

参考文献

[1] 衣瑞玲，唐晶，孟莹. 一种注射用泮托拉唑钠药物组合物 [P]. CN104188924A. 2014-12-10.
[2] 汪六一，汪金灿，李祖红. 注射用泮托拉唑钠冻干粉组合物及其制备方法 [P]. CN102670528A. 2012-09-19.
[3] 李达龙，郝秀斌，倪海华. 注射用泮托拉唑钠冻干药物组合物及制备方法 [P]. CN105078908A. 2015-11-25.
[4] 曾培安，张静，吴健民. 一种注射用泮托拉唑钠冻干药物组合物及其制备方法 [P]. CN105193745A. 2015-12-3.

十五、注射用盐酸柔红霉素

【处方】

盐酸柔红霉素	1.069g	注射用水	加至 100mL
甘露醇	3g		

【制法】　取 80% 的注射用水（冷却至 30℃），通入氮气置换水中的溶解氧，加入甘露醇，搅拌溶解至澄清，再加入盐酸柔红霉素，搅拌溶解至澄清，加入 1.5g/L 针用活性炭，搅拌吸附 30min，加注射用水至全量，经 0.22μm 滤膜过滤。灌装过程采用氮气保护，半压塞，放入冻干机内进行冻干。

【注解】

(1) 盐酸柔红霉素为红色晶体粉末，易溶于水和甲醇，微溶于乙醇，难溶于氯仿。在含量为 0.5% 的水溶液中 pH 为 4.5～6.5。USP 规定效价为 842～1030μg/mg，EP 规定效价为 950～1030μg/mg，避光，室温存放。甘露醇作冻干支持剂。

(2) 注射用盐酸柔红霉素冻干粉针的冻干程序为：

① 反复预冻　先将待冻干样品溶液全速降温至 −50℃，并维持 30min；再以 10℃/h 的速度升温，升温至 −6℃，维持 30min；再全速降温至 −50℃ 并维持 30min；再以 10℃/h 的速度升温，升温至 −6℃，维持 30min；再全速降温至 −50℃ 并维持 120min。

② 升华干燥　冻干机内抽真空并维持 (0.15±0.02)mbar，将样品的温度升至 −10℃，待样品水线到底，维持 2h。

③ 解析干燥　冻干机内抽真空并维持 (0.10±0.02)mbar，将样品的温度升至 40℃，持续干燥 4h，再极限真空 2h，进行压力实验，实验应满足 <0.1Pa/min。最后用氮气恢复常压，压塞，出箱。

(3) 注射用柔红霉素组合物冻干粉针主要由柔红霉素、壳聚糖纳米粒、注射用水组成，壳聚糖纳米粒可以作为柔红霉素的载体、增效剂，在一定程度上提高了柔红霉素的抗肿瘤作用，降低了其使用剂量及毒性。其冻干工艺为：灌装后制品降温至 −40℃，保温 2h 后，缓慢升温至 −5～0℃ 升华干燥，再升温至 35℃ 后，保温 3h，冷冻干燥结束，出箱。

(4) 盐酸柔红霉素脂质注射液由脂质体膜和包埋在水相的盐酸柔红霉素组成，盐酸柔红霉素和脂质体膜的药脂比为 0.2∶1。脂质体膜中含有大豆氢化卵磷脂（HSPC）、胆固醇和多聚乙烯-乙二醇-二硬脂酰磷脂酰乙醇胺，这种脂质体可有效地躲避网状内皮系统的吞噬，稳定性及包封率得到提高，使新型脂质体循环时间明显延长。该生产工艺包括：制备多层脂质体、制备小单层脂质体、制备盐酸柔红霉素脂质体。

参考文献

[1] 赵志全，于龙环，石其德. 一种注射用盐酸柔红霉素 [P]. CN104434818A. 2015-03-25.
[2] 马洁，曹利人. 一种盐酸柔红霉素脂质体注射液及其生产工艺 [P]. CN1504195A. 2004-6-16.

十六、克拉霉素亚微乳注射剂

【处方】

克拉霉素	0.5%	大豆油	5%
注射用中链油（MCT）	5%	油酸	0.6%
正己酸	0.3%	注射甘油	适量
卵磷脂（E80）	3%		

【制法】

(1) 油相　将处方量 0.6% 的油酸和 0.3% 的正己酸混合，在磁力搅拌下加入处方量的克拉霉素，直至克拉霉素完全溶解，再加入大豆油或大豆油与注射用中链油的混合物，磁力搅拌后作为油相。

（2）水相　向卵磷脂和甘油中加注射用水，于50℃磁力搅拌，分散均匀，作为水相。

（3）亚微乳　将同温的油相趁热加入到水相中，置于高速组织捣碎机中，17000r/min搅拌3次，每次5min，即得初乳。将此初乳在80MPa压力下均质10次后，用氢氧化钠调节pH至5.5~7.0，定容，过0.45μm微孔滤膜，即得平均粒径小于200nm、浓度为5mg/mL的克拉霉素亚微乳注射剂。

【注解】

（1）克拉霉素本身水溶性差，水中溶解度为1：1000，具有一定的脂溶性，在油中的溶解度也较低，决定了很难将其制成注射剂，即使通过一定工艺制成普通注射剂，也大都不稳定。

（2）本处方采用乳剂为载体，将克拉霉素包裹在油相中，降低了药物的毒副作用，也避免了药物与血管壁的直接接触，降低了局部注射的刺激性。处方中的注射用中链油（MCT）中加入油酸和正己酸可以充当反离子，屏蔽克拉霉素的极性基团，从而增加了其在油中的溶解度；乳化剂是卵磷脂，也可以是不同比例的卵磷脂和Pluronic F-68的混合物。

（3）乳剂工艺和处方优化。乳剂的质量受油水两相、乳化剂的选择和用量的影响，同时制备工艺对其质量也有着很大的影响。通过测定乳滴的粒径大小和Zeta电位值来评价乳剂的稳定性。实验结果表明，单独使用卵磷脂为乳化剂所得的乳剂粒径随着磷脂用量的增大而减小，使用混合乳化剂制备的乳剂粒径随着磷脂比例的减小而增大。采用相同质量的乳化剂，磷脂优于混合乳化剂。留样观察的6个月时间内，乳剂的平均粒径随着留样时间的增加而有所增大，但仍小于200μm，Zeta电位小于-20mV（一般认为Zeta电位在-20~-40mV范围内的微粒分散体系稳定），可见该法制得的乳剂在观察期内稳定性良好。

（4）专利报道了一种以磷脂复合物载药的克拉霉素亚微乳注射液及其制备方法。以100mL注射液计，其包含：克拉霉素磷脂复合物（以克拉霉素计）0.05~0.5g，中链脂肪酸甘油三酯10~20g，注射用大豆油1~10g，大豆卵磷脂0.2~2g，Pluronic F-68 0.2~1g，聚山梨酯0~0.5g，L-半胱氨酸0.01~0.05g，油酸钠0.05~0.3g，甘油2~5g，注射用水70~90g。克拉霉素磷脂复合物中克拉霉素与大豆卵磷脂的质量比为1：（1~12）。本专利的克拉霉素亚微乳注射液，理化性质符合静脉用药要求，不仅能进行高温灭菌，而且长期储存物理化学稳定性良好，并且血管刺激性小。

（5）专利报道了一种采用胆固醇琥珀酸单酯（CHEMS）制备克拉霉素离子对脂质微球注射液的方法。包含克拉霉素、胆固醇琥珀酸单酯、中链脂肪酸甘油三酯、注射用大豆油、蛋黄卵磷脂、大豆卵磷脂、Pluronic F-68、甘油和注射用水。

（6）采用聚维酮和泊洛沙姆来包裹克拉霉素，形成"分子胶囊"的包合物，这样不仅解决了克拉霉素的溶解性及稳定性差问题，也解决了克拉霉素在静脉滴注时产生的刺激性问题。通过形成克拉霉素的水溶性盐，如盐酸盐或酒石酸盐，解决了克拉霉素注射剂的溶解性和稳定性差的问题。由于克拉霉素易从其盐中释放出来，从而能使其疗效得到充分的发挥。该克拉霉素的水溶性盐注射剂既可以是注射用无菌粉末，也可以是溶液注射剂。

参考文献

[1]　秦凌浩，唐星. 注射用克拉霉素乳剂的制备及其体内外评价 [J]. 药学学报，2006，41（10）：945.

[2]　刘玉辉. 克拉霉素亚微乳注射液及其制备方法 [P]. CN101411686A. 2009-4-22.

[3]　李杰，周丽莹，聂淑芳，等. 微渗析技术研究克拉霉素亚微乳剂相分布 [J]. 中国新药杂志，2008，7（14）：1247-1249.

[4]　贝庆生. 一种克拉霉素注射剂 [P]. CN1452977A. 2003-11-5.

[5]　张学云，左宇碧，张淑华. 克拉霉素注射液的制备方法 [P]. CN1131039C. 2003-12-17.

[6]　唐星，耿思聪，张宇. 一种克拉霉素离子对脂质微球注射液及其制备方法 [P]. CN104771362A. 2015-07-15.

十七、前列地尔乳注射液

【处方】

前列地尔	10mg	油酸	4.8g
大豆油	200g	HCl 或 NaOH	适量
精制豆磷脂	36g	注射用水	加至 2000mL
甘油	50g		

【制法】

（1）称取处方量的甘油加适量注射用水，搅拌使其溶解，配成甘油水溶液，按溶液量的 3% 加入针用活性炭，室温搅拌 15min，过滤至溶液澄明，作为水相，备用。

（2）分别称取处方量的油酸和大豆油，按总质量的 3% 加入针用活性炭，80℃搅拌 15min，过滤至溶液澄明，备用。

（3）将处方量的前列地尔、油酸和大豆油混合，搅拌溶解，作为油相。

（4）将（1）和（3）的溶液、处方量精制豆磷脂、适量注射用水混合，用均质机快速剪切直至形成均匀的初乳。

（5）将所得的初乳补加注射用水至全量，调节 pH 至 6.0 左右，混合均匀后，在 90MPa 过纳米机 3 次，制得平均粒径在 400nm 以下的微乳注射液。

（6）将制得的液体分装，充入氮气，灌封，100℃流通蒸汽灭菌 45min。

【注解】

（1）前列地尔为二十碳不饱和脂肪酸，化学结构在 C-13 和 C-14 之间有一双键，因而化学活性高，极易氧化为 PGA、PGB 等其他类前列腺素，是一种不稳定的化合物，疏水性较强。前列地尔含有 β-羟基酮的结构，在酸、碱存在下极易脱水和异构化，在生产过程中，温度应保持在 45℃以下，pH 应保持在 4～8。本品是以脂微球为药物载体的静脉注射用前列地尔制剂，由于脂微球的包裹，使前列地尔稳定性好。

（2）有文献采用逆相蒸发法制备前列地尔脂质体。称取 1g 大豆卵磷脂，溶于乙醚，置于磨口茄形瓶中，并精密称取前列地尔 1mg，溶于磷酸盐缓冲液（pH7.2），加入上述溶液中，超声处理 5min 得到 W/O 乳剂，减压旋转蒸发除去乙醚，得到稠厚的胶状物，于室温条件下真空干燥 4h，加入适量的磷酸盐缓冲液，旋转蒸发仪转动洗膜，超声即得到乳白色脂质体混悬液，另用高压均质机均质 10min，得带有乳光的前列地尔脂质体混悬液。临用前以氯化钠注射液稀释。

（3）专利提供了一种前列地尔注射液，处方组成及制备：每 1000mL 注射液中，含有前列地尔 5mg、大豆油 90～110g、磷脂 15～20g、油酸 2～3g、等渗剂 22～25g、适量 pH 调节剂，pH 调至 5.0～6.0 为准。该专利提供的前列地尔注射液，包封率、主药含量高，有关物质少，且该产品稳定性良好。

（4）专利公开了一种前列地尔脂质毫微球注射液及其制备方法，原料按质量比制备而成：前列地尔 0.002～0.2 份、注射用油 40～100 份、乳化剂 20～40 份、助乳化剂 25～50份、甘油 20～30 份、水 780～890 份。前列地尔脂质毫微球注射液粒径小于 100nm，采用无菌过滤的方式灭菌，克服了前列地尔热不稳定的缺点，增加了产品的稳定性。同时由于脂质微球具有低于 100nm 的更小粒径，更有利于前列地尔体内非 RES 组织分布，有利于在体内长时间循环，适于心脏和脑神经外科疾病的治疗。

参考文献

[1] 蔡海德. 一种含有前列地尔的注射剂及其生产工艺 [P]. CN1611221A. 2005-05-04.
[2] 北京蓝丹医药科技有限公司. 前列地尔注射液及其制备方法 [P]. CN104490776A. 2015-04-08.
[3] 李琴，平其能，王秋娟，等. 前列地尔脂质体的制备及刺激性考察 [J]. 中国新药与临床杂志，2004，23 (7)：423.
[4] 欧苏，陈香梅，朱志新. 一种前列地尔注射液及其制备方法 [P]. CN103599066A. 2014-02-26.
[5] 房秋雨，唐文燕，施海斌. 前列地尔注射液及其制备方法 [P]. CN105287376A. 2016-02-03.
[6] 傅军霞，姚芳，胡爱珍，等. 前列地尔冻干脂微球的制备及其体内外评价 [J]. 中国药学杂志，2015，50 (19)：1704-1708.

十八、醋酸氢化可的松注射液

【处方】

醋酸氢化可的松（微晶）	250g	羧甲基纤维素钠	45～55g
氯化钠	90g	硫柳汞	0.1g
聚山梨酯 80	35g	注射用水	加至 10000mL

【制法】

（1）取总量 30% 的注射用水，加硫柳汞、羧甲基纤维素钠溶解，用布氏漏斗垫以 200目尼龙筛抽滤，置密闭容器备用。

（2）取适量的注射用水溶解氯化钠，用 G₃ 垂熔玻璃漏斗过滤装于密塞玻璃容器。另取上述（1）溶液的 1/2 量置水浴加热，同时加氯化钠溶液及聚山梨酯 80 搅匀，置水浴煮沸，加入醋酸氢化可的松微晶搅匀，继续加热 30min，取出冷至室温，放置过夜。

（3）将（1）、（2）的全部溶液分别经 200～220 目尼龙筛在搅拌下过筛一次，筛入同一适宜容器内，用经过滤的注射用水反复冲洗筛子等，并加至总量，搅匀后再经 200～220 目尼龙筛过筛一次，筛入灌装桶内，边搅拌边装入 5mL 小瓶内，盖塞压口，经 100℃ 流通蒸汽灭菌 30min，即可。

【注解】

（1）醋酸氢化可的松微晶的制备：①醋酸氢化可的松：二甲基甲酰胺（DMF）：注射用水 = 1：6：40；②将 DMF 置反应缸中，夹层蒸汽加热至 60～65℃，加入醋酸氢化可的松搅拌至全溶，温度不低于 60℃，用 G₄ 垂熔玻璃漏斗抽滤（滤瓶外用 80～90℃ 热水浴保温），在 220～250r/min 的搅拌条件下，一次加入冷却至 5℃ 以下的经过滤的注射用水中，加毕后使混合液保持在 15℃ 以下，继续搅拌 30min 后停止；③以垫双层绸布的布氏漏斗抽滤，微晶用经过滤的注射用水反复洗涤，将残存的 DMF 及水抽干；④将微晶置搪瓷盘内，上覆以洁净的白纸并扎好，置真空干燥器内干燥，冷后装入洁净的塑料袋再密闭贮存。

（2）处方中氯化钠为等渗调节剂；聚山梨酯 80 用以防止醋酸氢化可的松微晶在灭菌或贮藏时长大；羧甲基纤维素钠为助悬剂；硫柳汞为抑菌剂。本品灭菌时采用旋转式灭菌锅。

（3）氢化可的松琥珀酸钠硫酸镁的冻干粉针配方中包含氢化可的松琥珀酸钠、硫酸镁和赋形剂葡萄糖或氯化钠，冻干粉针重构后溶液的 pH 为 6.0～7.0。该复方冻干粉针稳定，复溶性好，给药方便，患者顺应佳。

（4）参照《中国药典》醋酸氢化可的松原料药有关物质项下的色谱条件，并经试验确定以乙腈-水（36∶64）为流动相，醋酸氢化可的松峰与醋酸可的松峰的分离度为 6.5，可满足系统适用性试验的要求。为提高方法的灵敏度，并考虑到醋酸氢化可的松在乙腈中的溶解度，可将醋酸氢化可的松注射液的有关物质供试品溶液浓度定为 0.5mg/mL。

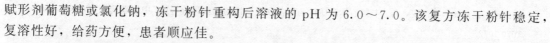

[1] 孙永平，李爱菊，赵砥. 一种氢化可的松琥珀酸钠复方药物组合物 [P]. CN103550251A. 2014-02-05.
[2] 左志辉，唐素芳. 反相高效液相色谱法测定醋酸氢化可的松注射液的有关物质及眼膏剂的含量 [J]. 药物分析杂志，2010, 30（8）：1516-1518.

十九、注射用卡铂前体脂质体

【处方】

卡铂	8000mg	氨基乙酸	500mg
磷脂	800mg	氯化钠	9000mg
胆固醇	80mg	注射用水	加至1000mL
氯仿	600mL		

【制法】　配制卡铂水溶液 800mL，置于 1000mL 大烧杯中，加氯化钠调整卡铂水溶液的渗透压，使之与血浆等渗，磁力搅拌 500r/min，并保持溶液温度为 13℃；将磷脂与胆固醇用氯仿充分溶解，用 10mL 注射器分次高速注入磁力搅拌下的卡铂水溶液中，即可得到透明的卡铂脂质体溶液。磁力搅拌过夜，将残余的氯仿挥干，用注射用水 200mL 将冻干保护剂氨基乙酸溶解，用 10mL 注射器注入已制得的卡铂脂质体溶液中，并继续搅拌 40min，即得含冻干保护剂的乳白色半透明脂质体混悬液。将该混悬液置于平底容器中，−55℃，0.3MPa 条件下真空冷冻干燥 24h，即得白色、疏松、流动好的粉末状注射用卡铂前体脂质体。

【注解】

（1）卡铂为白色粉末或结晶性粉末，无臭，在水中略溶，在乙醇、丙酮、三氯甲烷或乙醚中不溶。本品为白色或类白色冻干疏松块状物或粉末。

（2）冻干保护剂与冻干工艺的选择。以卡铂前体脂质体的外观和水合粒径为考察指标，分别采用蔗糖、葡萄糖、甘露醇、甘氨酸为冻干保护剂，对冻干保护剂的种类和用量进行考察。确定向卡铂脂质体溶液中加入 10.0g 甘露醇作为冻干支持剂。涡流振荡充分溶解混匀后分别用 0.45μm 和 0.22μm 的微孔滤膜挤压过滤 3 次，灌装于西林瓶中，于−20℃和−80℃各自分别预冻 24h 和 48h 后，于−60～−55℃冷冻干燥 48h。观察所得的卡铂前体脂质体的外观，确定采用−80℃预冻 24h 作为预冻条件。将上述条件下得到的卡铂前体脂质体充氮气，封装，于 4℃保存。整个操作在无菌条件下进行。

（3）卡铂制成注射用卡铂前体脂质体后，改变了卡铂在生物体内的分布，使卡铂在肺、脾、肝中的分布提高，而在肾和血中药物的分布降低。经溶血和红细胞凝集试验证明，注射用卡铂前体脂质体无凝血、无红细胞凝集作用，安全可靠，可供临床注射使用。

[1] 罗国安，张奇，王义明. 卡铂前体脂质体注射剂及其制造方法 [P]. CN1435167A. 2003-08-13.

[2]　田维维，刘清飞，罗国安，等. 卡铂前体脂质体的制备及安全性的初步评价 [J]. 中国新药杂志，2006，15（13）：1070-1072.

二十、注射用硫酸长春新碱脂质体

【处方】

硫酸长春新碱	1mg	磷酸氢二钠	27mg
磷脂	160mg	枸橼酸	10mg
胆固醇	39mg	无水乙醇	适量

【制法】　在无菌条件下，将磷脂与胆固醇溶于适量无水乙醇，过 $0.22\mu m$ 滤膜除菌，滤液置容器中旋转减压蒸发，抽干成膜。将枸橼酸、磷酸氢二钠溶于适量 50g/L 葡萄糖注射液后，过 $0.22\mu m$ 滤膜除菌，再将此溶液加入到上述容器中洗膜，进行高压匀浆处理。硫酸长春新碱溶于适量葡萄糖注射液，并加到上述溶液中，搅匀，经 $0.22\mu m$ 滤膜过滤除菌，按每瓶 1mg 或 2mg 硫酸长春新碱分别进行分装、冻干，冻干品充氮气、压盖，即得。

【注解】

（1）硫酸长春新碱为白色或类白色的结晶性粉末，无臭，有引湿性，遇光或热易变黄，在水中易溶，在甲醇或三氯甲烷中溶解，在乙醇中微溶。注射用硫酸长春新碱脂质体中所用的冻干赋形剂可以是注射用葡萄糖、甘露醇、乳糖、蔗糖、海藻糖。冻干赋形剂可以单用，也可两种或两种以上合用。磷脂可以是注射用的蛋黄磷脂、大豆磷脂或二硬脂酸磷脂酰胆碱；酸碱调节剂可为磷酸氢二钠、枸橼酸。

（2）传统注射用硫酸长春新碱均有较大的神经毒性及骨髓抑制作用，且有一定刺激性，反复注射会引起静脉炎，注射时漏至血管外可造成局部组织坏死等毒副作用。而采用脂质体新技术将市售的注射用硫酸长春新碱制成脂质体新剂型，可降低毒副作用，且可提高疗效及临床使用顺应性，减轻在临床使用时不慎将药物漏出静脉时引起的局部刺激性或组织坏死及静脉炎发生的程度，以及病患使用后的神经毒性或骨髓抑制等毒副作用。

（3）赵妍等采用主动载药方法制备了硫酸长春新碱脂质体。实验采用 pH 梯度法，以氢化大豆卵磷脂-胆甾醇（HSPC-Chol，2∶1）为脂质体膜成分，孵化温度为 60℃，制备了硫酸长春新碱脂质体。以阳离子交换树脂分离脂质体和游离药物，考察了药脂比、包衣材料、pH 调节剂对包封率的影响，最终确定最优条件为药脂比 1∶10。包衣材料中加入长循环辅料聚乙二醇单甲醚 2000-胆固醇琥珀酸酯（PEG 2000-CHS），以 Na_2HPO_4 为 pH 调节剂。

（4）制备性质稳定的硫酸长春新碱脂质体，采用单因素试验考察磷脂与胆固醇比例、药脂比、脂质浓度、载药温度、载药时间、外水相 pH 对硫酸长春新碱脂质体包封率的影响。以包封率为指标，分别以氢化磷脂（SPC-3）和二硬脂酰磷脂酰胆碱（DSPC）为磷脂材料，通过正交试验考察载药温度、药脂比和载药时间对制备工艺的影响，优化出硫酸长春新碱脂质体的最佳制备工艺。硫酸长春新碱脂质体的最佳制备工艺为：将药物溶液（按照药物含量计）和空白脂质体溶液（按照脂质含量计）按照 1∶20 的比例混合，用 Na_2HPO_4 直接调节外水相 pH 至 7.2，SPC-3 脂质体在 65℃ 条件下载药，载药时间 30min。DSPC 脂质体在 60℃ 条件下载药，载药时间 10min。优选出的硫酸长春新碱脂质体的处方工艺稳定可行。

参考文献

[1]　翁帼英，庄翌，陈文忠. 硫酸长春新碱脂质体组合物及其制备方法 [P]. CN1559408A. 2005-01-05.

[2] 赵妍,于彬,邓意辉,等. 主动载药法制备硫酸长春新碱脂质体及其包封率的测定 [J]. 中国药学杂志,2005,40
(20):1559-1561.

[3] 赵妍,邓意辉,肖利颖,等. 影响主动载药法制备硫酸长春新碱脂质体包封率的因素 [J]. 中国药学杂志,2005,
40 (22):1717-1720.

[4] 吴溪,李文静,杨志强,等. 正交试验优化硫酸长春新碱脂质体的制备工艺 [J]. 现代药物与临床,2015,30 (6):
653-655.

[5] 李明媛,张慧,杨臻博. 硫酸长春新碱热敏脂质体的制备和质量评价 [J],中国药学杂志,2014,49 (18):
1615-1617.

二十一、葛根素注射液

【处方】

葛根素	50g	聚山梨酯 80	3g
丙二醇	500g	乙醇	100g
谷氨酸	0.5g	注射用水	加至 1000mL

【制法】 将乙醇和葛根素充分混合均匀制成混悬液,置于 0~5℃温度处静置 18h,加丙二醇、谷氨酸、聚山梨酯 80 以及 20%的注射用水,充分搅拌使之溶解,加注射用水至全量,调节溶液 pH 至 4.5,过滤,灌装,氮气填充后封口,流通蒸汽 100℃灭菌 30min,即得。

【注解】

(1) 葛根素为黄色结晶,溶于甲醇、乙醇、吡啶,难溶于苯、氯仿、乙醚等,高含量为白色针状结晶粉末,属于异黄酮类。由于葛根素在水中的溶解度达不到所配制注射液的浓度,且稳定性较差,通常需要添加助溶剂和/或稳定剂。多用丙二醇作为助溶剂,以获得物理、化学稳定性。

(2) 专利报道一种葛根素磷酸酯钠注射剂的制备方法。由葛根素磷酸酯钠及等渗调节剂、pH 调节剂、抗氧剂、局部止痛剂和注射用水组成,其中葛根素磷酸酯钠占注射液总重量的 2.5%~30.0%,等渗调节剂占 0.5%~10.0%,调节 pH6.0~8.0,抗氧剂占 0.1%~1.5%,局部止痛剂占 0.1%~1.5%。其制备方法为:精密称取处方量的上述物料至容器中,加入适量注射用水完全溶解,调节 pH6.0~8.0,活性炭吸附热原,过滤脱炭,注射用水定容,0.22μm 微孔滤膜过滤,灌装至已灭菌的西林瓶中,压塞、压盖、包装。

(3) 葛根素氯化钠注射液处方组成为:葛根素 38~42g,氯化钠 213.75~236.25g,焦亚硫酸钠 20~30mg,半胱氨酸盐酸盐 40~60mg,注射用水加至 25L。葛根素氯化钠注射液的制备方法为:按处方量称取葛根素、氯化钠、焦亚硫酸钠、半胱氨酸盐酸盐,加入注射用水中,加热并搅拌使其全部溶解;用氢氧化钠调 pH 约 4.5,加注射用水至全量,加入 0.1%针用活性炭脱色 30min,过滤脱炭,用 0.8μm 微孔滤膜精滤、灌装。121℃灭菌 8min,灭菌后 45min 内降到室温 25℃,即得。

(4) 文献报道了葛根素亚微乳的制备。称取葛根素 1g 与磷脂 1.2g 加入无水乙醇 100mL,30℃水浴搅拌回流 3h,然后 40℃真空干燥 6h 得葛根素磷脂复合物,再加入注射用大豆油 12mL,在 50℃下研钵中研磨均匀分散作油相;另取甘油 2.5g,泊洛沙姆 1880.2g、维生素 E 0.3g 和适量注射用水于 50℃搅拌分散均匀作水相。高速搅拌下缓慢将水相以微射流方式加入油相中,乳化 15min,制得粗乳,然后将粗乳加入高压乳匀机 50MPa 循环 8 次得精乳,用 1g/L 氢氧化钠溶液调至 pH7.5,加注射用水稀释到 100mL,充氮熔封于安瓿,121℃流通蒸汽灭菌 15min,即制得葛根素亚微乳。

参考文献 --

[1] 张莲莲，吴国庆，左伟. 葛根素注射液及制备方法 [P]. CN105147664A. 2015-12-16.
[2] 姚志勇，李新宇. 葛根素磷酸酯钠注射液及其制备方法 [P]. CN103784397A. 2014-05-14.
[3] 万鹏，葛根素氯化钠注射液及其制备方法 [P]. CN102488649A. 2012-06-13.
[4] 岳鹏飞，袁海龙，丛龙波. 葛根素亚微乳的制备及体内抗溶血评价 [J]. 中国药学杂志 2008，43（2）：119-121.

二十二、大蒜素亚微乳注射剂

【处方】

大蒜素(大蒜素的含量为97.0%～103.0%)	8g	注射用甘露醇	14.5g
注射用大豆磷脂	21g	注射用大豆油	100g
泊洛沙姆188	3.5g	注射用水	加至1000mL
注射用丙二醇	4g		

【制法】
称取处方量的大蒜素加入注射用大豆油中充分混合均匀，使成油相；称取处方量的注射用大豆磷脂、泊洛沙姆188、注射用丙二醇、注射用甘露醇以及250mL的注射用水，搅拌使溶解完全，形成水相；在搅拌下将油相加入水相中，放入超声波细胞粉碎仪中粉碎并搅拌，使形成初乳。将初乳移入高压乳匀机中经乳化制得平均粒径为186.0nm的乳剂，乳液经0.45μm微孔滤膜过滤；调节pH至6.0，进行含量测定，灌封，流通蒸汽灭菌，即得大蒜素亚微乳注射剂。

【注解】
（1）大蒜素是百合科葱属植物蒜的提取成分之一，已能人工合成并应用于临床。大蒜素微溶于水，易溶于乙醇、乙醚等有机溶剂。大蒜素不稳定，在热和碱性环境中易分解，当温度上升至80℃或pH>8.0时，大蒜素的分解速度加快。

（2）应用微乳化技术制备大蒜素注射液，解决了大蒜素水溶性差的问题，提高了大蒜素的稳定性。该注射剂为水分散体，分散相平均粒径≤1μm，大豆磷脂和泊洛沙姆188为复合乳化剂。丙二醇和甘露醇为助乳化剂，既可以增大膜的柔顺性，有利于微乳乳滴界面膜的形成；又可增大乳化剂的溶解度，进一步降低表面张力，有利于微乳的稳定。大豆油为分散介质。制得平均粒径为186.0nm，粒径≤500nm的微粒占总数的99.1%。该制剂的PI值为0.295，为亚微乳剂型，该体系具有较高的稳定性。

（3）文献报道称取蛋黄卵磷脂1.0g、维生素E0.2g、注射用大豆油3.0g和注射用中链油3.0g混合后，加热并不断搅拌至溶液全部澄清，加入大蒜素1.5g使之全部溶解作为油相；再称取甘油2.5g溶解于适量注射用水中，于适宜温度搅拌后加至上述油相混合物中形成初乳，加适量氢氧化钠溶液调节pH至6.0，补加注射用水至100mL，混匀，经高压乳匀机乳化3次，并以0.22μm微孔滤膜过滤除菌，最后无菌灌封至2mL安瓿中，即得大蒜素亚微乳注射液。

（4）专利公开了一种大蒜素注射液的制备方法。每1000mL注射乳剂中含有大蒜素0.2～1.2g，注射用植物油成分15～300g，乳化剂0.2%～15%，等渗调节成分2%～6%。将大蒜素与乳化剂超声处理后，再与乙醇混合，超滤，得到大蒜素超滤液。在避光条件下配制，超声处理后，充氮灌装，经过灭菌、包装制成大蒜素注射剂。该方法避免了大蒜素的降解，减少了制剂中的有关物质，使制剂稳定性好，刺激性小，澄明度改善。

（5）专利报道了一种分布于内向（油相）的大蒜素水包油型亚微乳剂及其制备方法。该乳剂的处方中含有 0.5～3 份大蒜素，药用辅料包括 5～20 份注射用油、0.2～5 份乳化剂、0～5 份助乳化剂、0.5～3 份等渗调节剂、适量的抗氧剂、适量的 pH 调节剂和适量的注射用水。约有 98％以上的药物包裹于油相中，游离在水相中的药物不到 1％，解决了疏水性药物大蒜素静脉注射的问题，并提高了其乳剂的稳定性，减轻了静脉注射时的血管刺激性，能大大提高患者的顺应性。

（6）文献报道，称取处方量的聚氧乙烯氢化蓖麻油 RH-40、无水乙醇、油酸和大蒜素，电磁搅拌下缓慢加处方量的注射用水，得略带淡蓝色乳光的溶液，$0.2\mu m$ 滤膜过滤灭菌，充氮，灌封，即得大蒜素微乳注射液。也有报道利用羟丙基 β-环糊精对大蒜素进行包合，制成注射剂，不仅解决了大蒜素水溶性差的问题，而且提高了单位体积中药物的含量和稳定性，减少了大蒜素对血管的刺激性。

参考文献

[1] 杨祥良，徐辉碧，刘卫，等. 大蒜素注射乳剂及其制备方法 [P]. CN1615828A. 2005-05-18.
[2] 郭智华. 一种大蒜素注射液的制备方法 [P]. CN1830423. 2006-09-13.
[3] 王利春，梁隆，程志鹏. 大蒜素注射制剂药物及其制备方法 [P]. CN1686090. 2005-10-26.
[4] 李淑斌，魏晓莹，高娜. 一种大蒜素或大蒜油水包油型亚微乳剂及其制备方法 [P]. CN101524459A. 2009-9-9.
[5] 徐云峰，刘清飞，陈曦，等. 大蒜素微乳的制备与质量研究 [J]. 中国医药生物技术 2008, 3 (6)：440-443.
[6] 魏晓莹，李淑斌，高娜，等. 大蒜素亚微乳注射液的制备与质量评价 [J]. 中国药科大学学报，2011，42 (3)：233-237.

二十三、鸦胆子油乳注射液

【处方】

精制鸦胆子油	100mL	甘油	25mL
精制豆磷脂	15g	注射用水	加至1000mL

【制法】 按处方量称取精制豆磷脂，与温热的甘油和适量注射用水混合，转入到高速组织捣碎机内（8000r/min），搅拌两次，第一次 5min，第二次 2min，使其分散均匀；加入温热的鸦胆子油，搅拌 3 次，每次 2min，使成初乳剂。加入注射用水至 1000mL，再转入到高压乳匀机内（40MPa）乳化三次，过滤，取滤液，灌封，灭菌，得到平均粒径为 $0.25\mu m$ 左右的白色均匀乳状液注射剂。

【注解】

（1）鸦胆子油是苦木科植物鸦胆子的干燥成熟果实经石油醚提取后所得到的脂肪油，具有抗肿瘤作用。精制鸦胆子油的质量标准为：总酸量按油酸计算不得少于 90.0％，碘值应为 80～95，酸值应不得大于 6。本品以豆磷脂为乳化剂，使用适合注射用的精制豆磷脂，其主要成分为卵磷脂。按干燥品计算，含氮量应为 1.0％～2.0％，含磷量应为 2.8％～4.5％。将鸦胆子油乳的乳滴控制在小于 $2\mu m$ 的范围内，可以显著提高制剂的稳定性。

（2）纯鸦胆子油的制备方法按如下步骤进行：

① 粉碎 选适量鸦胆子果实粉碎成粗粉，石油醚萃取，按鸦胆子粗粉质量（kg）：石油醚体积（L）比例为 1：8 加入石油醚，在密闭容器中浸泡 8～10h，过滤，收集滤液。

② 粗油制备 蒸馏所得滤液，加热回收石油醚，直到无液滴流出为止，得墨绿色鸦胆子粗油。

③ 精制 将墨绿色鸦胆子粗油加热至 80～85℃，再加入质量（kg）为粗油体积（L）

3%～5%经干燥的活性炭,搅拌充分后减压抽提得粗油。将得到的粗油加热至80～85℃,加入质量(kg)为黄色粗油体积5%～8%经干燥的高岭土,搅拌充分后减压抽提得鸦胆子油。

④ 纯化 鸦胆子油在115℃条件下700mmHg（1mmHg＝133.322Pa）减压通氮1h,得纯鸦胆子油。

（3）专利报道的鸦胆子油乳组合物配比：鸦胆子脂溶性成分50～300mL,鸦胆子水溶性成分0.5～15g,乳化剂5～100g,甘油、注射用水适量。将适量的注射用水加热至50～80℃,加入1～50mL甘油混合溶解后,加入乳化剂剪切均匀,在搅拌作用下缓慢加入50～90℃鸦胆子脂溶性成分,搅拌均匀得到初乳作为油相。另取鸦胆子水溶性成分,加入适量注射用水,加热至45～75℃,溶解作为水相。将油相和水相搅拌混合,并调节pH至6.0～8.0,加注射用水至1000mL。

（4）研究发现,鸦胆子油乳注射剂的质量和稳定性与乳剂的类型、粒径、热力学稳定性等有直接关系。鸦胆子油具有一定的毒副作用,在W/O型乳剂中,鸦胆子油为连续相,不能直接供静脉注射用,因此,鸦胆子油乳必须制成O/W型乳剂。染色与稀释实验表明,本法制得的乳剂可被0.2%亚甲蓝染色,且能用水稀释,说明该乳剂为O/W型乳剂。

参考文献

[1] 中华人民共和国卫生部药品标准 [S]：WS3-B-2739-97.
[2] 李宏.一种低毒性的鸦胆子油乳注射液及制备方法 [P].CN 1488395A.2004-4-14.
[3] 卞如廉,卞力.鸦胆子油乳注射液的制备方法 [P].CN 1539481A.2004-10-27.
[4] 麻军法,赵宗松,李宏.鸦胆子油乳组合 [P].CN 103271955A.2013-09-04.
[5] 麻军法,李海鹏,岳昌林.鸦胆子油乳注射液质量控制方法 [P].CN 104777260A.2015-07-15.
[6] 方孝华.鸦胆子油乳注射液质量与稳定性初步考察 [J].海峡药学,2005,17（5）：26.

二十四、紫杉醇微乳注射液

【处方】

紫杉醇	200mg	磷酸盐缓冲液(pH7.0)	250mL
蛋黄磷脂酰胆碱(EPC)	800mg	玉米油	3.0g
PEG-DSPE	400mg	α-生育酚	15mg

【制法】 将玉米油加入磷酸盐缓冲液（pH7.0）中,超声（20kHz,30W）水化后备用。取聚乙二醇-二硬脂酰磷脂酰乙醇胺（PEG-DSPE）、蛋黄磷脂酰胆碱（EPC）、α-生育酚和紫杉醇溶于10mL氯仿中,置旋转蒸发器内,在氮气流下减压挥干溶剂后备用。所得混合液中加入水化后的玉米油,搅拌,进一步超声处理形成乳浊液。将乳浊液在500kPa操作压力下通过微流态化器混合室,经60～80冲程进行微流态化处理,得近于透明的微乳。将微乳在500kPa压力下通过0.1μm微孔滤器并分装于安瓿中,流通蒸汽灭菌30min,即得紫杉醇微乳注射液。

【注解】

（1）紫杉醇几乎不溶于水,在水中溶解度仅为0.006mg/mL。现有制剂多采用聚氧乙烯蓖麻油和无水乙醇（50：50）作为增溶剂来增加其溶解度。但大量使用聚氧乙烯蓖麻油会导致组胺释放,产生严重的过敏反应,降低了临床用药的安全性,增强了毒副作用。人们希望通过改变紫杉醇的给药途径来提高其疗效并降低毒副作用,如用于全身给药的紫杉醇脂质体、紫杉醇环糊精包合物。

（2）处方选用聚乙二醇-二硬脂酰磷脂酰乙醇胺的交联物（PEG-DSPE）为表面活性剂，蛋黄磷脂酰胆碱（EPC）为乳化剂，制成的微乳粒径小于100nm。本法制得的紫杉醇微乳的平均粒径为（80±14）nm，在50～100nm范围的液滴占93.55％以上。

（3）专利公开了一种紫杉醇微乳药物组合物及其制备方法。由活性成分紫杉醇、油相、增溶剂、稳定剂、赋形剂、酸度调节剂和注射用水组成，紫杉醇微乳的平均粒径范围为10～40nm。其处方组成（质量比）：紫杉醇30份，15-羟基硬脂酸聚乙二醇酯1500～2500份，聚山梨酯80 100～400份，中链甘油三酸酯100～300份，甘露醇300～1200份，山梨醇200～900份，用磷酸调节pH至3.0～5.0，注射用水加至5000～15000mL。具体制备方法包括：①分别称取增溶剂，恒温搅拌，得澄清透明的增溶剂混合液，备用；②将紫杉醇加入增溶剂混合液中，恒温搅拌溶解，直至获得澄清透明溶液，备用；③将油相加入上述溶液中，恒温搅拌溶解，直至获得澄清透明溶液，放至室温，备用；④将水相缓慢地边搅边加入溶液中，搅拌获得澄清透明溶液，即为紫杉醇微乳药物组合物溶液。

（4）专利报道注射用紫杉醇冻干微乳，各组分配比为（质量分数）：紫杉醇0.1％～2％，注射用油0.5％～10％，乳化剂0.1％～20％，助乳化剂0.1％～15％，调节pH3.0～8.0，等渗调节剂适量，冻干保护剂1.0％～30％，注射用水适量。称取处方量的乳化剂、助乳化剂和注射用油搅拌均匀后，将紫杉醇加入上述混合液中后搅拌至完全溶解，然后加入注射用水，充分搅匀，调节pH后即得紫杉醇微乳。进一步加入冻干保护剂，经真空冷冻干燥后，制成冻干微乳。使用前用生理盐水、葡萄糖溶液或林格溶液等生理相容性溶液进行稀释，即可迅速回复成微乳。本发明的特点是通过将紫杉醇微乳进一步冷冻干燥的工艺，显著提高了紫杉醇的稳定性和疗效，大大降低了毒副作用，同时对微乳起到了很好的保护作用，避免了药物的渗漏。

参考文献

[1] 阎家麒，王惠杰，童岩，等．紫杉醇微乳的研究 [J]．中国药学杂志，2000，35（3）：173．

[2] 刘红，潘红春，王芬．一种紫杉醇微乳药物组合物及其制备方法 [P]．CN 103110581A. 2013-05-22.

[3] 刘丹，李淑斌，鲍洁．注射用紫杉醇冻干微乳剂及其制备方法 [P]．CN 101428002A. 2009-5-13.

第十一章

注射剂生产企业的"三废"防治

节能减排，保护环境是我国的一项基本国策，是国民经济、社会发展的重要战略方针。国家十分重视保护生态平衡工作，曾经先后颁布了《环境保护法》《水污染防治法》《海洋环境保护法》《混装制剂类制药工业水污染物排放标准》以及各种法规相配套的行政、经济法规和环境法规。现在提倡清洁技术或绿色工艺，从产品的源头削减或消除对环境有害的污染物，是制药工业今后的发展方向。

人类要依赖自然环境才能生存和发展，并不断通过社会性生产活动来利用和改造环境，使其更适合人类的生存和发展。如若人类活动使环境条件发生不利于人类的变化，以致影响人类的生产和生活，给人类带来灾害，那么这就是环境污染的问题了。

环境污染，主要是工业生产所产生的有害物质——"三废"（废气、废水、废渣）对大气、水体、土壤和生物的污染。

制药工业是防治"三废"的重要工业部门，是国家环保规划要重点治理的 12 个行业之一。据第一次全国污染源普查公报称，医药制造业化学需氧量排放量为 21.93 万吨，是居前 7 位的行业之一，这 7 个行业化学需氧量排放量合计占工业废水排放量的 81.1%（人民日报 2010 年 2 月 10 日 16 版）。近年来，通过工艺改革、回收利用和综合利用等方法，在消除和减少危害性较大的"三废"方面已经做了大量的工作；各种防治"三废"的设施相继在制药工业投入运行，用于治理"三废"的投资也逐年增加。尽管如此，制药工业所造成环境的污染还是比较严重，治理得也不够彻底，据此，国家环保总局和国家质监总局 2007 年月 10 月 23 日公开征求各界对《制药工业水污染物排放标准》的意见。2008 年 6 月 25 日国家环境保护部和质量监督检验检疫总局联合发布了 6 个类别制药工业水污染物排放的国家标准，此为国家首次发布强制性的制药工业污水排放标准。这 6 类分别为发酵类、化学合成类、提取类、中药类、生物工程类和混装制剂类。其中《混装制剂类制药工业水污染物排放标准》是普通注射剂制造企业应遵循的标准；中药类注射剂需要执行《中药类制药工业水污染物排放标准》。

制药企业尤其是化学制药厂是环境污染较为严重的企业，从原料药到药品，整个生产过程都有造成环境污染的因素。据不完全统计，我国药厂每年排放的废气量（标准状态）约 10 亿立方米，其中含有害物质约 10 万吨；每天排放的废水量约 50 万立方米；每年排放的废渣量约 10 万吨，对环境的危害十分严重。由于化学制药工业的环境保护措施历史较短以及污染的治理难度较大等原因，致使防治污染的速度远远落后于制药工业发展的速度。从总体上来看，整个制药工业的污染仍然十分严重，治理的形势相当严峻。全行业污染治理的程度也不平衡，条件好的制药厂已达二级处理水平，即全厂大部分污染得到了妥善的处理；但仍有相当数量的制药厂仅仅是一级处理，甚至还有一些制药厂没能做到清污分流。个别制药企业的法制观念不强，环保意识不深，随意倾倒污染物的现象时有发生，对环境造成了严重的污染。因此，加强制药工业企业的环境保护，减少污染物排放总量，显得尤为重要和迫切。据此，有针对性地制定制药工业的污染物排放标准是十分必要的。

制定制药工业污染物排放标准的实施，将在限制、淘汰高污染及落后的生产工艺、促进低污染及先进的生产工艺方面发挥重要作用，从而使我国制药工业走上高效、低毒、低污染的发展轨道，这对于保护生态环境、保障人民的身体健康都具有十分重要的意义。

2008 年十届人大常委会第三十二次会议表决通过了修改后的《中华人民共和国水污染防治法》，禁止向水体排放油类、酸液、碱液、含有毒污染物的废水、含病原体的污水和其他废弃物等。其中第二节指出应当合理规划工业布局，要求造成水污染的企业进行技术改造，采取综合防治措施，提高水的重复利用率，减少废水和污染物排放量。对严重污染水环境的落后工艺和设备实行淘汰制度。

注射剂制造企业与化学制药相比，污染物排放相对要少一些。但是制造和设计研制注射剂，从药物合成、制剂、分析、药理、注册、中试放大和大生产等各个过程来说，都会不同程度地有"三废"需要排放，尤其是兼有原料药物合成工序的车间，"三废"排放相对较多。锅炉房等有严重污染的区域，应置于厂区全年最大频率风向的下风侧；兼有原料药生产的生产区域应置于注射剂生产区全年最大频率风向的下风侧，以减少对注射剂车间的污染。

第一节 制药工业水污染物的排放

一、国家污水综合排放标准

在《国家污水综合排放标准》中，按污染物对人体健康的影响程度，将污染物分为两类。

（一）第一类污染物

第一类污染物指能在环境或生物体内积累，对人体健康产生长远不良影响的污染物。《国家污水综合排放标准》中规定的此类污染物有 9 种，即总汞、烷基汞、总镉、总铬、六价铬、总砷、总铅、总镍、苯并 [a] 芘。

（二）第二类污染物

第二类污染物指其长远影响小于第一类的污染物。在《国家污水综合排放标准》中规定的有 pH、化学需氧量、生化需氧量、色度、悬浮物、石油类、挥发性酚类、氰化物、硫化物、氟化物、硝基苯类、苯胺类等。

二、制药工业水污染物排放标准

制药工业总产值占全国工业的 1.7%，而污水排放量却占 2%。在制药工业水污染物排放标准发布以前，专门针对医药行业的标准一直处于真空状态。最早关于制药行业的标准是在 2002 年 1 月 9 日国家环保总局发布的医药原料药生产厂废水"五日生化需氧量"（BOD_5）

的排放标准，按 1998 年以前建设的企业和 1998 年以后建设的企业，参照味精、酒精行业的排放标准执行。

2008 年 6 月 25 日国家环境保护部和质量监督检验检疫总局联合发布的国家标准 GB 21908—2008《混装制剂类制药工业水污染物排放标准》是注射剂制造企业必须执行的废水排放标准。对于中药类注射剂需要执行 GB 21906—2008《中药类制药工业水污染物排放标准》。

（一）水污染物的排放标准

《混装制剂类制药工业水污染物排放标准》中的混装制剂，是指用药物活性成分和辅料通过混合、加工和配制，形成各种剂型药物的过程。

在《混装制剂类制药工业水污染物排放标准》中，对于废水的排放设置了两种控制指标，即最高允许排放质量浓度（mg/L）和单位产品基准排水量。最高允许排放质量浓度，是规定废水中污染物允许排放的最高质量浓度限值，该指标可控制废水瞬时排放的质量浓度。为控制污染物排放总量，标准中同时规定单位产品基准排水量，以避免企业简单地采用稀释的方式来达到浓度限值。单位产品基准排水量是指用于核定水污染物排放质量浓度而规定的生产单位产品的废水排放量上限值。每一制药生产企业的废水排放都必须同时符合这两种限值要求。标准中对水污染物排放限值见表 11-1。

表 11-1 水污染物排放限值 单位：mg/L

污染物项目	限值 1	限值 2	限值 3	污染物排放监控位置
pH	6～9	6～9	6～9	
悬浮物	50	30	10	
五日生化需氧量（BOD_5）	20	15	10	
化学需氧量（COD_{Cr}）	80	60	50	
氨氮	15	10	5	企业废水总排放口
总氮	30	20	15	
总磷	1.0	0.5	0.5	
总有机碳	30	20	15	
急性毒性（$HgCl_2$ 毒性当量）	0.07	0.07	0.07	
单位产品基准排水量/（m^3/t）	300	300	300	排水量计量位置与污染物排放监控位置一致

中药类注射剂制造企业或车间水污染物排放质量浓度限值及单位产品基准排水量执行表 11-2 所列的标准。

表 11-1 和表 11-2 中限值 1 是自 2009 年 1 月 1 日起至 2010 年 6 月 30 日，现有企业执行的标准；限值 2 是自 2010 年 7 月 1 日起现有企业和自 2008 年 8 月 1 日起新建企业执行的标准；限值 3 是根据环境保护工作要求，国土开发密度较高、环境承载能力开始减弱，或水环境容量较小、生态环境脆弱，容易发生严重水环境污染问题而需要采取特别保护措施的地区，位于这样地区的企业，应执行特别排放标准。

水污染物排放质量浓度限值适用于单位产品实际排水量不高于单位产品基准排水量的情况。如果单位产品实际排水量超过单位产品基准排水量，需按式（11-1）将实测水污染物质量浓度换算为水污染物基准水量排放质量浓度，并以水污染物基准水量排放质量浓度作为判

表 11-2 中药注射剂水污染物排放质量浓度限值 单位：mg/L

污染物项目	限值1	限值2	限值3	污染物排放监控
pH	6~9	6~9	6~9	
色度(稀释倍数)	80	50	30	
悬浮物	70	50	15	
五日生化需氧量(BOD$_5$)	30	20	15	
化学需氧量(COD$_{Cr}$)	130	100	50	
动植物油	10	5	5	企业废水总排放口
氨氮	10	8	5	
总氮	30	20	15	
总磷	1.0	0.5	0.5	
总有机碳	30	25	20	
总氰化物	0.5	0.5	0.3	
急性毒性(HgCl$_2$ 毒性当量)	0.07	0.07	0.07	
总汞	0.05	0.05	0.01	车间或生产设施废水排放口
总砷	0.5	0.5	0.1	
单位产品基准排水量/(m^3/t)	300	300	300	排水量计量单位与污染物排放监控位置一致

定排放是否达到标准的依据。产品产量和排水量统计周期为一个工作日。

在企业的生产设施同时生产两种以上类别的产品，可适用不同排放控制要求或不同行业国家污染物排放标准，且生产设施产生的污水混合处理排放的情况下，应执行排放标准中规定的最严格的质量浓度限值，并按式(11-1)换算水污染物基准水量排放质量浓度。

$$\rho_{\text{基}} = \frac{Q_{\text{总}}}{\sum Y_i \cdot Q_{i\text{基}}} \cdot \rho_{\text{实}} \tag{11-1}$$

式中，$\rho_{\text{基}}$ 为水污染物基准水量排放质量浓度，mg/L；$Q_{\text{总}}$ 为排水总量，m^3；Y_i 为第 i 种产品产量，t；$Q_{i\text{基}}$ 为第 i 种产品的单位产品基准排水量，m^3/t；$\rho_{\text{实}}$ 为实测水污染物排放质量浓度，mg/L。

若 $Q_{\text{总}}$ 与 $\sum Y_i \cdot Q_{i\text{基}}$ 的比值小于1，则以水污染物实测质量浓度作为判定排放是否达标的依据。

（二）水污染物测定方法的标准

企业排放废水的采样应根据监测污染物的种类，在规定的污染物排放监控位置进行，对排放水污染物质量浓度的测定，采用表 11-3 所列的方法进行。

表 11-3 水污染物质量浓度测定方法标准

污染物项目	方法标准名称	方法标准编号
pH	水质 pH 的测定 玻璃电极法	GB/T 6920—1996
悬浮物	水质 悬浮物的测定 重量法	GB/T 11901—1989
五日生化需氧量	水质 五日生化需氧量(BOD$_5$)的测定 稀释与接种法	GB/T 7488—1987

污染物项目	方法标准名称	方法标准编号
化学需氧量	水质 化学需氧量的测定 重铬酸钾法	GB/T 1914—1989
	水质 化学需氧量的测定 快速消解分光光度法	HJ/T 399—2007
氨氮	水质 铵的测定 蒸馏和滴定法	GB/T 7478—1987
	水质 铵的测定 纳氏试剂比色法	GB/T 7479—1987
	水质 铵的测定 水杨酸分光光度法	GB/T 7481—1987
	水质 氨氮的测定 气相分子吸收光谱法	HJ/T 195—2005
总氮	水质 总氮的测定 碱性过硫酸钾消解紫外分光光度法	GB/T 11894—1989
	水质 总氮的测定 气相分子吸收光谱法	NJ/T 199—2005
总磷	水质 总磷的测定 钼酸铵分光光度法	GB/T 11893—1989
总有机碳	水质 总有机碳(TOC)的测定 非色散红外线吸收法	GB/T 13191—1991
	水质 总有机碳的测定 燃烧氧化-非分散红外吸收法	HJ/T 71—2001
急性毒性	水质 急性毒性的测定 发光细菌法	GB/T 15441—1995

中药类注射剂除执行表 11-3 中规定的 9 项标准外，色度等 5 项执行表 11-4 中标准。

表 11-4　水污染物中色度等质量浓度测定方法标准

污染物项目	方法标准名称	方法标准编号
色度	水质 色度的测定	GB/T 11903—1989
动植物油	水质 石油和动植物油的测定 红外光度法	GB/T 16488—1996
总氰化物	水质 氰化物的测定 第一部分总氰化物	GB/T 7486—1987
总汞	水质 总汞的测定 冷原子吸收分光光度法	GB/T 7468—1987
总砷	水质 总砷的测定 二乙基二硫代氨基甲酸银分光光度法	GB/T 7485—1987

(三) 注射剂制造企业工业水污染物的处理

注射剂生产过程中主要污染源是纯化水和注射用水制备过程产生的酸碱废水，以及安瓿、西林瓶、胶塞、器具等清洗过程中产生的清洗废水。下面简介水污染物的处理方法，不是所有的方法都适合注射剂生产过程中的水污染物的处理，而是要根据具体情况有针对性地选用。

1. 废水水质的指标

污水的成分复杂，指标项目多，其中主要是生化需氧量 (BOD)、化学需氧量 (COD)、悬浮物、pH 等。

污水中有机物成分复杂，不可能也无必要测定各有机物的含量，通常用 BOD 和 COD 两个指标表示水的污染程度。

(1) 生化需氧量 (BOD)　BOD 是指在一定条件下微生物分解水中有机物时所需要的耗氧量 (mgO/L)。常用的是 BOD_5 这个指标，即 5 日生化需氧量，表示在 20℃温度培养 5 日，1L 水中溶解氧的减少量。BOD 越高，表示水中有机物越多，即水污染程度越严重。

(2) 化学需氧量 (COD)　COD 是指在一定条件下用强氧化剂高锰酸钾或重铬酸钾使污染物氧化所需的耗氧量。污染物包括能被强氧化剂氧化的有机物和无机物。测定结果标记为

COD_{Cr}或COD_{Mn}，不标记时为COD_{Cr}。

BOD与COD都是水被污染的标志，二者之差，表示未能被微生物分解的污染物含量。

（3）pH pH是反映废水酸碱性强弱的重要指标。它的测定和控制对维护废水处理设施的正常运行、防止废水处理及输送设备的腐蚀、保护水生生物和水体自净化功能都有重要的意义。处理后的废水应呈中性或接近中性。

（4）悬浮物（suspended substance，简称SS） 是指废水中呈悬浮状态的固体，是反映水中固体物质含量的一个常用指标，可用过滤法测定，单位为mg/L。

2. "清污"分流

"清污"分流是指将清水（一般包括冷却水、雨水、生活用水等）、污水（包括药物生产过程排出的各种废水）分别经过各自的管路或渠道进行排泄和贮留，以利于清水的套用和污水的处理，药厂中清水通常多于污水，如清污不分，不但浪费大量清水，且使污水稀释并增大体积，增加污水管道的输送负荷和"三废"处理负担。

3. 处理废水级别的划分

制药企业常用物理法、化学法、生化法处理废水，一般将废水划分为三个级别。

（1）一级处理 一级处理是预处理，用机械方法或简单的化学方法使废水中的悬浮物、油类、胶态物质、泥沙沉淀下来，以及调整废水的pH。经过一级处理的废水能够达到排放标准的即可排放。

（2）二级处理 二级处理适于各种有机物污染的废水。主要采用生化法（包括好氧法和厌氧法）进行处理。经生化处理后，废水中可被微生物分解的有机物一般可除去90%左右，固体悬浮物可去除90%～95%。经二级处理后的污水一般均能达到排放标准。

（3）三级处理 三级处理又称深度处理。当二级处理达不到排放标准时，应进行三级处理。三级处理是采用物理、化学方法，除去可溶性无机物，去除不能被微生物分解的有机物，去除各种病毒、病菌以及磷、氮等营养物质，最后达到地面水、工业用水的水质要求。

4. 废水治理基本方法

废水处理的实质就是利用各种技术手段，将废水中的污染物分离出来，或将其转化为无害物质，从而使废水得到净化。

注射剂生产企业用水量很大，但废水比化学制药企业相对要少，且具有分批间歇式样排放的特点，污染物排放量、浓度瞬时差异较大。它主要来源于配料容器的残液，设备清洗时的洗涤剂，洗液，跑、冒、滴、漏的原辅材料，物料事故跑料液，各实验室的酸碱等废液，废渣稀释，排入下水管道的污水。这些废品废水污染物种类繁多，有的相对分子质量很大，生化处理所需时间长，对环境污染严重，必须采用适当的方法予以处理，否则会污染环境。

（1）物理法 物理法又称机械处理法，主要是分离或回收废水中的悬浮物等有害物质，常用的物理法有沉降、过滤、气浮、蒸发、浓缩等。一般用于废水的一级处理。物理法处理废水成本较低，效果较差，处理后的废水还需要进行生化法处理。

（2）化学法 化学法一般用于有毒、有害单一废水的处理，使废水达到不影响生化处理的条件。常用的方法有凝聚、中和、氧化还原等。例如，用离子交换树脂制备纯化水，老化树脂复活时，需要用盐酸和氢氧化钠复活剂，其废酸碱液，需要进行中和后排放，否则会腐蚀排水管道，污染环境。含量在10g/L以下的酸（或碱）废水，没有什么回收的经济价值，可以用废氨水中和，然后排放或作为氮肥用于农田灌溉。

（3）物理化学法 物理化学法主要用来分离废水中的溶解物质，回收有用成分，使废水进一步得到处理。物理化学法有吸附、离子交换、电渗析、反渗透等方法。有的污染物可用活性炭吸附、离子交换树脂方法处理，效果较好，但这种处理方法成本高，不适于大规模的废水处理。

（4）生化法　自然界中存在着大量依赖有机物生活的微生物，它们有氧化分解有机物的能力，利用这种微生物处理废水的方法叫生物处理法，也叫生化处理法。生化法常用于二级废水处理，能够去除大部分有机污染物，是目前常用的废水处理方法。生化法处理废水成本低、效果好，但若废水中含有有毒物质则影响效果。所以进行生化处理前，要进行污染物可降解试验，确定生化处理的可行性。在正式运行时，要进行物理和化学的预处理，以除去有毒、有害物质，去除悬浮物，有时水质不均匀还要进行均化处理。

生化法是借助微生物的生命代谢活动，使废水中的有机污染物降解，水质得以净化。天然水体有自净能力，但这种能力有限，当水污染负荷超过自净容量时，必须施以人工净化措施，即污水处理。污水生化处理是在特定建筑物中，人工创造适宜条件如温度、pH 等，充分利用微生物的作用，高速度、高效率地来净化污水。根据微生物种类和环境条件的不同，生化法分为需氧和厌氧两种类型。常用的方法是活性污泥法、生物膜法、厌氧处理法等。

上述每种废水处理方法都是一种单元操作。由于制药废水的特殊性，仅用一种方法一般不能将废水中的所有污染物除去。在废水处理中，常常需要将几种处理方法组合在一起，形成一个处理流程。

流程的组织一般遵循先易后难、先简后繁的规律，即首先使用物理法进行预处理，以除去大块垃圾、漂浮物和悬浮固体等，然后再使用化学法和生化法等处理方法。

对于某种特定的制药废水，应根据废水的水质、水量、回收有用物质的可能性和经济性以及排放水体的具体要求等确定具体的废水处理流程。

第二节　废气的处理

制药企业的废气主要是指含悬浮物（又称粉尘）、无机物和有机物的三类废气，对于浓度高的废气一般应在所在岗位设法回收或作无害化处理；对于低浓度废气，则通过管道集中后进行洗涤、吸收等处理或高空排放。洗涤、吸收等处理产生的废水，也应按照废水进行无害化处理。实验室产生少量有毒气体的实验应在通风橱内进行操作，通过排风设备将少量毒气排到室外；产生大量有毒气体的实验必须具备吸收和处理装置。

我国对工业废气中污染物的排放，可执行 GBJ 4—73 工业"三废"排放试行标准，该标准规定了十三类有害物质的排放标准。计有二氧化碳、二硫化碳、氮氧化物、硫化氢、一氧化碳等。其他标准还有《环境空气质量标准》GB 3095—1996、《大气污染物综合排放标准》GB 16297—1996、TJ36—79 标准中《车间空气有害物质的最高容许浓度》。

一、含悬浮物废气

含悬浮物废气主要来源于原辅材料的粉碎（特别是制备中药注射液的药材粉碎工序）、粉状药品干燥和锅炉燃烧灰尘等，其处理方法有：

（一）机械除尘

机械除尘是利用机械力（重力、离心力、惯性力）将悬浮物从气流中分离出来，这种方法设备简单，费用低廉，适用于含尘浓度高、悬浮物粒径较大气体的处理，细小粒子不易除去。可以采用多级串联的方式以提高除尘效率。机械除尘也可作为一级除尘使用。

（二）洗涤除尘

洗涤除尘是用水洗涤含尘废气，使尘粒与水接触而被流水带走。此法除尘效率高，但费用也高。洗涤除尘常见装置有喷雾塔、填充塔、旋风水膜除尘器等。本法适用于细小粒子的去除。

（三）过滤除尘

过滤除尘是利用过滤器材把尘粒截留下来，常用的是布袋式过滤器，在使用一段时间后，要清扫滤布，以减少因尘粒堵塞而使过滤阻力增大。制备中药注射剂的中药材的筛选、切制、粉碎等生产操作的厂房应安装捕尘设施，防止尘埃产生和扩散。

二、含无机物和有机物废气

（一）含无机物废气

含无机物废气根据废气的化学性质进行处理，一般用水或酸性、碱性液体进行吸收处理。例如车间、无菌室等进行甲醛蒸气灭菌时，最后要通入氨气中和残余甲醛，在通入无菌空气除氨时，可将残余氨废气通入酸性液中进行中和。

（二）含有机物废气

一般可采用冷凝、吸收、吸附、燃烧四种方法。

1. 冷凝法

冷凝法是将废气用冷却器冷却，使有机蒸气凝结成液滴而分离。

2. 吸收法

选用适当的吸收剂除去废气中有机物质，例如用环氧乙烷气体灭菌完毕，环氧乙烷气体需通入水中让水吸收后排放。

3. 吸附法

吸附法是将废气通过吸附剂如活性炭等，使其有机成分被吸附，然后再通过加热、脱吸附、冷凝回收有机物。

4. 燃烧法

若废气中易燃物含量较高，可将废气通入焚烧炉燃烧。

第三节　废渣的处理

注射剂制药企业中废渣比废水要少得多，但毕竟有，需要进行及时处理，否则会堆积而引起环境污染。如果含有毒性物质，则要先去除毒性。废渣处理可采用综合利用法、焚烧法、填土法等多种方法。

一、综合利用法

综合利用法实质上是资源的再利用，既解决了"三废"问题，又充分利用了资源。有些废渣，特别是生物发酵后含许多营养物质，可作为饲料和肥料。制备中药注射剂的中药材废渣，可以采用综合利用法处理。

二、焚烧法

焚烧可大量减少废渣的体积，消除其中的许多有害物质。该法可使废物完全氧化成无害物质。含有 PVC（聚氯乙烯）的包材的器具，用后处置焚烧时产生有害气体二噁英污染大气，对环境产生巨大的危害。提倡注射剂企业使用非 PVC（聚氯乙烯）包材的器具。

三、填土法

填土法是将废渣埋入土中，通过长期的微生物分解作用而使其生物降解。该法易污染地下水源，具有潜在的危险性。对于少量有毒的废渣，消除毒害后埋于地下固定地点。能够自然降解的有毒废物，集中深埋处理。

附　录

附录一　常用酸的相对密度、组成标度、物质的量浓度

酸的名称	化学式	相对分子质量	相对密度	酸组成的标度		物质的量浓度 /(mol/L)(约数)
				质量分数/%	体积分数%	
浓盐酸	HCl	36.46	1.19	37.23		12
稀盐酸	HCl				10%	2.8
浓硝酸	HNO_3	63.02	1.42	69.8		16
稀硝酸	HNO_3				10%	1.6
浓硫酸	H_2SO_4	98.08	1.84	98		18.4
稀硫酸	H_2SO_4				10%	2
浓醋酸	CH_3COOH	60.03	1.05	90.5		17
稀醋酸	CH_3COOH		1.045		36%~37%	6
高氯酸	$HClO_4$	100.5	1.72	74		13

《中国药典》收载的10%稀盐酸、10%稀硝酸、10%稀硫酸是分别取浓盐酸234mL、浓硝酸105mL、浓硫酸37mL各加水稀释至1000mL。

附录二　各种压力之间的换算关系表

单位	Pa	bar	atm	mmHg(torr)	kg/cm²	lb/in²
Pa	1	10^{-5}	$9.869\times10^{-6}\approx10^{-5}$	7.5×10^{-3}	10.2×10^{-6}	1.45×10^{-4}
bar	10^5	1	$0.987\approx1$	750	$1.02\approx1$	14.493
atm	101325	$1.013\approx1$	1	760	$1.033\approx1$	14.706
mmHg(torr)	133.322	1.333×10^{-3}	1.316×10^{-3}	1	1.36×10^{-3}	1.934×10^{-2}
kg/cm²	$98.1\times10\approx10^5$	$0.981\approx1$	$0.986\approx1$	736	1	14.285
lb/in²	6.896×10^3	0.069	0.068	51.72	0.07	1

附录三　小容量注射剂的 GMP 验证

1　验证的分类

（1）前验证　指一项工艺（厂房，系统，设备或材料）在投入使用前，按照设定的验证方案进行验证。

（2）同步验证　指工艺实际运行过程中获得的数据来确立文件的依据，以证明某项工艺达到了预定要求的验证。

（3）回顾性验证　指在某些情况下，上市产品通过某些测定及工艺检查所积累的历史数据进行分析，以证明已有工艺条件的适应性的验证。

（4）再验证　指工艺、设备、原材料变动或法规要求重新进行的验证。

1.1　前验证

前验证流程如下图：

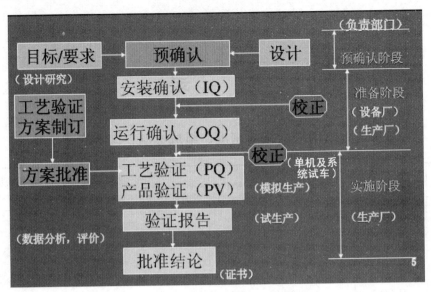

1.2 同步验证

同步验证的先决条件：

1.2.1 有完整的取样计划（即生产及工艺条件的监控比较充分）。

1.2.2 有经过验证的检验方法，方法的灵敏度及选择性比较好。

1.2.3 对所验证的产品或工艺已有相当的经验和把握。

1.3 回顾性验证

回顾性验证的必要条件：

1.3.1 至少 6 批符合要求的完整数据，20 批以上更好。

1.3.2 检验方法要经过验证，结果需用数据表示，以便进行统计分析。

1.3.3 BPR（Business Process Reengineering，业务流程重组）符合要求，工艺条件明确。

1.3.4 工艺控制点是标准化的，并始终处于控制状态。

回顾性验证工作流程如下图：

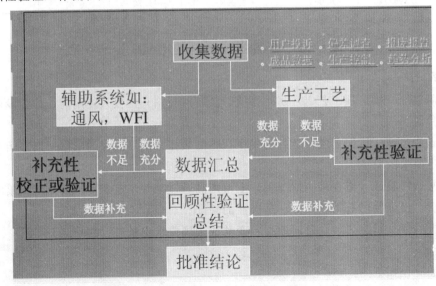

1.4 再验证

1.4.1 按照再验证的周期要求。

1.4.2 工艺条件变动。

1.4.3 原辅料包装材料变更。

1.4.4 设备设施变更。

1.4.5 生产区或介质系统变更。

1.4.6 常规检验数据说明需再验证。

1.4.7 意料之外的变更。

1.4.8 法规要求。

2 进行工艺验证的先决条件

2.1 厂房安装确认（IQ，OQ）已完成。

2.2 公用工程安装确认已完成。

2.3 WFI 安装确认已完成。

2.4 主要工艺设备安装确认（IQ，OQ）已完成。

2.5 产品 DMF（Drug Master File 药品主档案）、BPRs 等文件初稿已具备。

2.6 SOPs（标准操作程序）、MMS（设备管理系统）、MS（信息）、QA 等文件已具备。

3 小容量注射剂工艺验证的主要内容

3.1 洁净区（房间）生产环境的验证

3.2 注射用水（WFI）的验证

3.3 过滤系统

3.4 配制及灌封系统的验证

3.5 安瓿/（西林瓶）清洁验证

3.6 产品灭菌过程验证

3.7 目检系统的验证

4 验证的准备和实施

4.1 准备

4.1.1 提出验证要求

4.1.2 建立验证组织和明确人员分工

4.1.3 搜集有关文件（历史数据）

4.1.4 制定和批准工艺验证方案

4.1.5 所用测试仪器都进行校准

4.2 实施

4.3 批准工艺验证证书

4.4 建立验证档案

5 小容量注射剂生产过程验证目录

5.1 目的

5.1.1 说明为什么要进行验证。

5.1.2 如果验证是由于生产过程改变所致，还需要说明改变的内容。

5.2 生产流程和说明

（1）描述全部生产过程，包括过程的各部分和工艺流程图。

（2）流程中应包括所使用的主要设备和专门的规程。

（3）另外，流程中还应有关键工序及需要特别注意的地方。

5.2.1　小容量注射液工艺流程图

如下图：

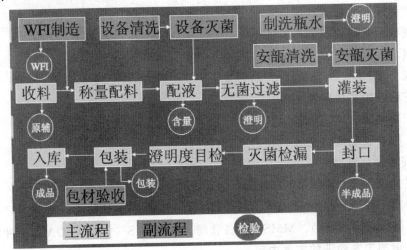

5.2.2　使用的主要设备和专门规程

5.2.2.1　主要设备：磅秤；配液容器；洗瓶机；无菌过滤器；灌装机；封口机；灭菌设备；检漏设备等。

5.2.2.2　专门规程：BPRs；SOPs；MMS；设备操作规程；MS；设备清洗规程等。

5.2.3　生产各过程需要特别注意的地方

5.2.3.1　WFI 的生产需要特别注意的地方

① 微生物和生物标准

② 化学标准

③ 贮存和分配状态

④ 原水标准

⑤ 注射用水蒸气中分离原水

5.2.3.2　收料需要特别注意的地方

① 取样环境

② 取样卫生（如取样污染、工具容器检查等）

③ 外包装清洁

④ 贴签

⑤ 贮存条件

5.2.3.3　称量（配料）需要特别注意的地方

① 磅秤的监控

② 卫生（如称量过程、包装清洁、交叉污染等）

③ 配料 SOPs

5.2.3.4　配液需要特别注意的地方

① 卫生（如就地清洁、接头检漏、热交换器检漏、环境监督等）

② 保护性气体（如果有的话）

③ 温度控制

④ 溶解速度（搅拌速度）

⑤ 时限

⑥ 交付下一工序

5.2.3.5　设备清洗灭菌需要特别注意的地方

① 设备清洗

② 设备组装

③ 设备粒子污染检查

④ 设备微生物污染检查

⑤ 设备灭菌

5.2.3.6　无菌过滤需要特别注意的地方

① 系统连接

② 系统整体性

③ 分离粒子和微生物污染的能力

5.2.3.7　安瓿准备需要特别注意的地方

① 清洗

② 粒子检查

③ 微生物检查

5.2.3.8　安瓿灭菌需要特别注意的地方

① 微生物污染检查

② 粒子污染检查

③ 灭菌釜内温度差异

④ 灭菌釜内热分布

⑤ 重现性

5.2.3.9　灌装需要特别注意的地方

① 卫生（清洁，环境监督，微生物污染产品的程度）

② 粒子和微生物检查

③ 灌装准确性（总体积，偏差分布）检查

④ 过滤功能

⑤ 中转容器检查

⑥ 敞口瓶的污染危险性

5.2.3.10　封口需要特别注意的地方

① 灌封压力

② 检漏试验（颜色浴，微生物浸渍）重新封口（橡胶塞、铝盖）

③ 橡胶塞质量对产品的影响

④ 检测参数

⑤ 破损

⑥ 针刺阻力

5.2.3.11 产品灭菌需要特别注意的地方
① 釜内及产品温度分布
② 热穿透
③ 探头的校准
④ 冷却介质
⑤ 装载方式（位置分布、最大最小装载）
⑥ 灭菌前时限
⑦ 灭菌周期
⑧ 生物指示剂

5.2.3.12 目检需要特别注意的地方
① 检查设备原理
② 检测能力（玻璃缺陷、瓶盖缺陷、溶液缺陷、检漏）
③ 检查线速度

5.3 验证方案的批准

5.3.1 验证方案的起草（验证经理、质量部、生产部、工程部、研究和开发部等）

5.3.2 验证批特定批号的确定

5.3.3 所需人员、设施和物料的准备

5.3.4 费用计划（总费用、分费用）

5.3.5 时间表

5.3.6 验证方案的批准

生产总监、QA 经理两人为主，下有验证经理、质量部、生产部、工程部、研究和开发部等。

5.4 安装认证报告

5.4.1 目的

确认设备和设施的技术性能是否符合 GMP 及设计要求。

5.4.2 方法和规程

5.4.3 检验规程和合格标准

应有：WFI；天平；搅拌器；灌封设备；压盖机；灭菌釜和检查设备等主要设备的检验规程和合格限度。

5.4.4 报告

包括测试设备的校正报告；检验原始数据；总结。

5.4.5 审批和再认证

5.5 小容量注射剂的工艺验证方案和报告

5.5.1 工艺验证方案和报告（WFI 的生产）

5.5.1.1 目的

验证 WFI 生产，贮存和分配整个系统的安装，功能及水质均达到预定的要求。

5.5.1.2 WFI 生产流程图

5.5.1.3 WFI 的生产基本要求

原水水质相当于纯水；蒸馏水机系统材质电抛光 SS316L 经钝化处理；耐 121℃高温消

毒；排气 0.22μm 疏水性过滤器；80℃以上循环保存；管道倾斜安装，氩弧焊接。

5.5.1.4　WFI 系统的安装确认（IQ）

① WFI 系统安装确认所需文件。由 QA 认可的流程图，系统描述和设计参数；水处理设备及管路安装调试记录；仪表的鉴定记录；设备操作说明书和维修 MMS；系统操作 SOPs 等。

② WFI 生产装置的安装确认，包括：系统中蒸馏水机；各种过滤器；仪表；交换柱；电渗析；水泵等设备的电器；介质管道的安装连接情况。

③ WFI 管道分配系统的安装确认，包括：管阀材质 SS316L；连接和试压；清洗；钝化和消毒；各种过滤器的完整性试验等。

④ 测试设备的校正报告，包括：压力计；温度计及温控仪；流量计；时间控制器和电导等探头。

5.5.1.5　WFI 系统的运行确认（OQ）

① 系统操作参数的检测，系统中各个设备运行是否正常；测定设备的参数是否达到预定的要求；管路阀门是否有泄漏；水泵运转是否正常；控制装置运行是否正常；贮水罐中水的加热是否达到 80℃以上。

② WFI 水质预测：主要是热原和电阻率。

a. 取样频率：整个水质监测分为三个周期，每个周期为 7 天。取样点如下：1—贮罐；2—总出水口；3—总回水口；4—各使用点。以上取样点天天取样。

b. 合格标准：按照药典要求，内毒素＜0.25eu/mL，电阻率＞1MΩ/cm。

5.5.1.6　WFI 系统的监测

WFI 系统按设计要求运行正常后要进行连续 3 周的监控。所谓监控即记录其日常操作参数，内容包括：混合床再生频率；活性炭的消毒效果；贮水罐冲水及放水时间；各用水点及贮罐进口水温；电阻率等。如系统连续 3 周的监测合格，即可投入正常生产运行。

5.5.2　工艺验证方案和报告

5.5.2.1　目的

保证收料过程不影响原料质量。

5.5.2.2　规程

清洁，清样贮存和贴签等过程的 SOPs。

5.5.2.3　检验规程和合格标准

包括：空气过滤器和环境的检测规程，温度和湿度的控制标准；粒子和微生物的控制标准等。

5.5.2.4　报告

① 温度、湿度探头的校正报告

② 检测数据：所做试验结果

③ 一份说明清洁、取样、贮存和贴签过程达到要求的综合性报告（可以审计报告形式出现）。

5.5.2.5　审批和验证要求

① 对收料过程的审查和批准。

② 制定出变动以后的再验证要求。

5.5.3　工艺验证方案和报告（称量配料）

5.5.3.1 目的

确定所有原料（包括蒸馏水）的称量准确性并鉴定称量配料 SOPs。

5.5.3.2 方法和规程

生产方法和 BPR，称量配料的 SOP，蒸馏水的批规程，称量设备的使用 SOP，环境控制 SOPs。

5.5.3.3 合格标准

重量和容量的合格限度标准，环境合格标准。

5.5.4 工艺验证方案和验证报告（配液）

5.5.4.1 目的

为了证明当使用规定的生产方法时，配制后溶液的微生物和粒子污染以及效价，纯度和时限均在规定的范围内，还要证明其所制定的清洁规程适合其应用。

5.5.4.2 方法和规程

① 溶液配制的方法 SOP 和 BPR

② 生产区环境要求（房间压差、换气次数、空气温度、湿度、高效过滤器要求等）

③ 设备清洗消毒 SOP

④ 生产区清洁 SOP

⑤ 取样 SOP

⑥ 设备操作规程

5.5.4.3 检验方法和合格标准

① 所需的检验方法有：效价、pH 等中间控制方法，搅拌器速度和均一性的测定方法，微生物污染检验方法（特别是对微生物生长有促进作用的产品更要有特别的方法），溶液贮罐泄漏的检查方法，空气中粒子计数方法等。

② 所需合格标准有：整个区域和关键区域的粒子和微生物污染合格标准，压差、温度、气流（速度、换气次数、流动方式）和相对湿度，效价含量、pH 和均一性（搅拌速度、时间和温度），溶液贮罐的清洁度，微生物污染合格限度等。

5.5.4.4 报告

① 测试仪器的校正包括：所有温度探头，搅拌器转速，容积计，pH 计，分析仪器，粒子计数器。

② 测试数据（原始数据）包括：环境检测数据（如空气和表面），空气污染水平，溶液含量，pH 测定和均一性，微生物污染检验数据，温度，气流（速度、换气次数、流动方式），相对湿度等。

③ 结论：必须由一位专家总结和审查。

5.5.4.5 审批和确定再验证要求

① 对配制过程、溶液的审查和批准。

② 制定出过程变动以后的再验证要求。

5.5.5 工艺验证方案和报告（设备准备）

5.5.5.1 目的

证实配制用设备，例如配液设备和过滤设备的清洁和组装也就是证明清洗以后的设备，其粒子和微生物污染最低，同时操作人的组装作业合乎要求。

5.5.5.2　方法和规程

清洁 SOP、组装 SOP，有关区域的 SOP。

5.5.5.3　检验方法和合格标准

① 检验方法，包括：前次用后残留物的测试方法，粒子污染检测方法，微生物污染检测方法，组装情况检测方法。

② 检测的合格标准应由方法的负责人决定。

5.5.5.4　报告

① 测试仪器的校正报告包括：所有温度探头，搅拌器的转速，容积计，pH 计，分析仪器，粒子计数器。

② 测试数据（原始数据），包括：环境检测数据（如空气和表面），空气污染水平，溶液含量、pH 测定和均一性，微生物污染检验数据，温度，气流（速度、换气次数、流动方式），相对湿度等。

③ 结论：必须由一位专家总结和审查，所有检测数据均要存档。

5.5.5.5　审批和再验证要求

① 对配制过程、设备的审查和批准。

② 制定出过程变动以后的再验证要求。

5.5.6　工艺验证方案和报告（瓶子准备）

5.5.6.1　目的

验证直接包装材料的准备，也就是确证直接包装材料在灭菌前所受粒子和微生物污染最低。

5.5.6.2　方法和规程

① 清洗 SOP

② 有关区域的 SOP

5.5.6.3　检验方法和合格标准

应有以下检验方法：

① 粒子污染的检验方法；

② 微生物污染的检验方法。

③ 生产区的环境监控合格标准，应由方法的负责人决定。

5.5.6.4　报告

① 检测设备的校正报告：在检测前后均要校正检测设备并进行记录。

② 检测数据（原始数据）：将检测数据存档。

③ 结论：应由一位专家审查和总结。

5.5.6.5　审批和再验证要求

① 对配制过程直接包装材料的审查和批准。

② 制定出过程变动以后的再验证要求。

5.5.7　工艺验证方案和报告（灭菌）

包括设备、直接包装材料和产品灭菌。

5.5.7.1　干热灭菌

(1) 目的　确认干热灭菌过程可以将微生物污染残存概率减至 10^{-6} 以下。此外，过程还应证明生产过程所处理的物料在灭菌过程中不受粒子污染。

（2）检验方法和合格标准

-过滤器和粒子控制规程：灭菌釜腔室空气必须符合洁净度 B 级要求。

-微生物污染控制规程：应当有适用的期望值和合格限。

-温度计使用规程：包括适用的校准要求。

-温度偏差测定规程：必须规定温度偏差的最大允许值。

-干热灭菌釜腔室内正压测定规程：应有适宜的相对于环境的正压标准。

-热穿透研究规程：热穿透测定应重复进行至找到最冷点，而且应有此点所允许的最低 F_0 值。热穿透研究要在正常和最大的装载方式下均进行。

-生物学检验规程：要使灭菌后的生物学指示剂中找不到残存的活芽孢。

-重现性研究规程：各次试验期间加热时任何瞬间温差均不得超过预定的合格限度。在灭菌温度的稳定期，三次试验中，每一温度测定点的温差均不得超过预定的合格限。

（3）报告

① 检测设备的校正报告

-所有温度探头使用前和使用后。

-粒子计数器。

-其他检测设备（包括生物学认证用的芽孢）。

② 检验数据（原始）：所有检验数据和计算都应存档，图表和计算机程序都必须一起存档。

③ 结论：应由一位专家审查和总结。

（4）审批和再验证要求

① 按照预定要求批准干热灭菌过程。

② 每年或大修后至少要进行一次包括灭菌釜记录仪器的校准和一次最大装载方式的温度分布测试。只要再验证的结果和最初验证结果相一致，就可批准再验证。

5.5.7.2　蒸汽（湿热）灭菌

（1）目的

确证蒸汽（湿热）灭菌过程可以将微生物污染减低至残差概率小于 10^{-6}。

（2）方法和规程

-装载或装载方式 SOP；

-灭菌 SOP（预真空、灭菌时间、冷却等）；

-取样 SOP；

-其他灭菌区 SOP，包括清洁 SOP。

（3）检验规程和合格标准

① 微生物污染测定规程。

② 热分布研究规程。热分布研究要求在灭菌釜腔室内进行，在不同部位至少放置 10 支温度探头。其中至少有一支要布置在紧靠灭菌釜温度记录探头处，另一只要布置在紧急状态灭菌釜周期控制探头处。每一次试验前后，均要将温度探头立即校准。如有可能，建议使用在 121℃ 保持 20min 的灭菌程序。热分布研究的合格标准是：在指定灭菌温度时符合允许的最大温度偏差值。

③ 热穿透研究规程。试验设计的要求是：试验在灭菌釜最大载荷的情况下进行。至少

10 支温度探头均匀分布在装载物之间，而且要包括最热点和最冷点。其中一支应靠近灭菌过程控制探头。假如控制探头不是记录探头的话，还要将一支探头安排在靠近记录探头处。每一次试验前后，均要将测试设备进行校准。

如果灭菌对象是盛有产品的容器的话，必须要有容器内温度分布情况的测试规程。明确温度分布情况是为了确定产品容器的最慢加热点。

热穿透研究的合格标准是：试验必须可以重复直至完全确定了装载的最冷点，而且在该点能达到原先规定的最低 F_0 值。

④ 制定一份灭菌程序的规程。应根据热穿透研究的结果和常规生产中时间和温度偏差的合格限，确定灭菌过程的时间和温度。另外灭菌程序中也要明确腔室压力。

灭菌程序的合格标准是：灭菌程序应保证即使在最冷点仍能达到所要求的 F_0 值。

⑤ 微生物学验证规程。试验设计的要求是：用已知 D 值的嗜热脂肪芽孢杆菌菌株作微生物指示剂，所接种的容器应放置在灭菌过程中温度延迟效应最明显的部分，应使用最大装载方式和确定的灭菌程序。

D 值指对数单位的灭菌时间。用以定量地描写一定温度下某种微生物在灭菌过程中的热耐受性参数，系指一定温度下将微生物杀灭 90％或使之下降一个对数单位所需要的时间（min）。

⑥ 重现性研究规程。试验设计的要求是：试验必须用最大装载方式来做。研究时所选试验点至少应包括热穿透研究时的探头所在处。每一次试验前后，均要将所有仪器立即校准。灭菌程序必须根据热穿透研究的结果来制定。

重现性研究的合格标准是：三次试验中，有问题的试验点温度记录均不得落在预定的灭菌温度合格限外。

（4）报告

① 检测设备校正报告：在检测前后所有温度探头均要立即校正并进行记录。

② 检测数据（原始数据）：将检测数据存档。

③ 结论：应由一位专家审查和总结。

（5）审批和再验证要求

① 审批：根据预定的要求审查和批准灭菌过程。

② 再验证要求：至少每年或大修后进行一次，内容至少包括校正灭菌釜记录仪和满载时腔室温度的分布研究。所选试验点必须是最热点，最冷点和温度记录探头处。

5.5.8 工艺验证方案和报告（无菌过滤）

5.5.8.1 目的

确认操作人员能正确组装过滤器，会在过滤结束后检查过滤器的完整性，而且过滤装置可以消除粒子和微生物污染。

5.5.8.2 方法和规程

-过滤系统组装 SOP；

-灭菌过滤后检查完整性的 SOP（起泡点检查）。

5.5.8.3 检验规程和合格标准

（1）应有以下检验规程：

-溶液和过滤器相互作用的检验；

-滤液中粒子的检验；

-过滤前后微生物污染的检验；

-过滤器能力的检验。

（2）合格标准：无菌过滤液必须在粒子和无菌性方面符合药典要求。

5.5.8.4 报告

① 检测设备的校正报告：在检测前后要校正检测设备并进行记录。

② 检测数据（原始数据）：将检测数据存档。

③ 结论：应由一位专家审查和总结。

5.5.8.5 审批和再验证要求

① 按规程对过滤过程进行批准。

② 制定出人员、生产过程或设备变动的再验证方案。

5.5.9 工艺验证方案和报告（灌装）

5.5.9.1 目的

为了保证灌装过程在卫生和粒子污染方面符合预先确定的要求，同时也要证明灌装体积和装量差异符合要求。

5.5.9.2 方法和规程

-灌装的 BPR；

-灌装区管理 SOP（包括压差、气流、相对湿度、温度和高效过滤器等）；

-设备操作的 SOP；

-灌装区清洁的 SOP；

-取样 SOP。

5.5.9.3 检验方法和合格标准

（1）检验方法有：

-卫生和微生物污染检验规程；

-容量检验规程；

-产品和生产区的粒子计数规程。

（2）所需合格标准有：

-整个灌装区和关键区域的微生物和粒子合格限；

-压差，温度，气流速度，交换速率，气流方式和粒子污染合格限；

-灌装后溶液中的粒子合格限；

-灌装体积的均值和偏差合格限；

-微生物污染合格限；

-高效过滤器整体性试验结果应无泄漏。

5.5.9.4 报告

（1）检测设备的校正报告

-所有温度探头；

-灌装线速度；

-装量监督和测量设备；

-粒子计数器。

（2）检验数据（原始数据）

-环境检测结果（生产区空气、关键区域的空气）；

-粒子计数数据；

-高效过滤器的整体性；

-灌装体积（均值和偏差）；

-微生物污染数据；

-空气压力、温度、气流和相对湿度的数据。

（3）总结：应由一位专家审查和总结。

5.5.9.5　审批和再验证方案

（1）审批：按照书面规程审批灌装过程

（2）再验证方案：

每年一次对包括历史数据在内的各方面情况作综合性审查。

半年一次：

-高效过滤器的整体性审查；

-粒子污染数据的审查；

-环境监测数据的审查；

-灌装体积；

-每一批的微生物污染。

5.5.9.6　目的

无菌生产增加的要求。使用培养基灌装技术对无菌生产过程的验证是要证明在灌装和密封过程中没有污染。

5.5.9.7　方法和规程

-灌装的 BPR；

-灌装区管理 SOP（包括压差、气流、相对湿度、温度和高效过滤器等）；

-设备操作的 SOP；

-灌装区清洁的 SOP；

-取样 SOP。

5.5.9.8　检验方法和合格标准

（1）培养基灌装试验设计要求：培养基灌装必须尽可能地和正常灌装过程一致。所试验的样品至少 3000 单元。在培养基灌装过程中同样要对生产区环境进行监督和检验。所选用的培养基必须考虑存在的微生物，要对培养基用试验微生物做阳性对照试验。

（2）合格标准：如果 3000 个供试单元中没有一个被污染的话，那么这一次灌装试验是合格的。对于连续三次试验都合格的话，那显然是合格的；如果其中有一只单元或二只或三只单元染菌的话，就要另行讨论和评价了。

5.5.9.9　报告

（1）检测数据（原始数据），将检测数据存档。

（2）结论：应由一位专家审查和总结。

5.5.9.10　审批和再验证要求

（1）审批：按规程对无菌过滤规程进行批准。

（2）制定出至少每两年一次或生产过程或设备变动时的再验证方案。

5.5.9.1～5.5.9.5　适用于无菌生产产品和最终灭菌产品。

5.5.9.6～5.5.9.10　适用于无菌生产产品的一些附加要求。即无菌生产产品的验证过程，必须考虑从 5.5.9.1～5.5.9.10 所有要求。

5.5.10　工艺验证方案和报告（封口）

5.5.10.1　目的

确证容器塞子不漏，而且具有所要求的物理性质。对其他的一些问题，如塞子产生粒子、释放异物和吸附溶液等应在验证前进行调查。

5.5.10.2　方法和规程

-封口作业的 BPR；

-封口区管理 SOP；

-设备操作 SOP；

-清洁操作 SOP。

5.5.10.3　检验方法和合格标准

（1）检验方法：

-检漏方法。

（2）合格标准：

-微生物和粒子合格限；

-塞子无泄漏。

5.5.10.4　报告

（1）检测设备的校正报告

-液流压力计。

（2）检测数据（原始数据）：将检测数据存档。

（3）结论：应由一位专家审查和总结。

5.5.10.5　审批和再验证方案

（1）审批：按照书面规程审批封口规程。

（2）再验证方案：制定塞子变更时再验证方案。

5.5.11　工艺验证方案和报告（目检）

5.5.11.1　目的

确证目检规程能按下列标准检出缺陷：

-玻璃缺陷标准；

-塞子缺陷标准；

-溶液缺陷标准；

-粒子缺陷标准。

5.5.11.2　方法和规程

-目检 SOP；

-设备操作 SOP；

-清场 SOP。

5.5.11.3　检验方法和合格标准

（1）检验方法：

-目检能力检验方法。

（2）合格标准：

-必须制定鉴定有缺陷单元和误判缺陷单元的水平和限度。

5.5.11.4　报告

（1）检测设备的校正报告：

-计数器检查；

-目检场所照度检查。

（2）检测数据（原始数据）：将检测数据存档。

（3）结论：应由一位专家审查和总结。

5.5.11.5　审批和再验证方案

（1）审批：按照书面规程审批目检过程。

（2）再验证方案：制定人员（或自动检查设备）变更时的再验证方案。

5.6　产品验证

5.6.1　目的

确认成品符合其现行质量标准和验证方案中所提及的附加要求。此外，还要确证所生产产品的稳定性数据。

5.6.2　方法和规程（BPR；SOPs）

5.6.3　检验规程和合格标准

5.6.3.1　检验规程：成品的分析检验方法；检验时所增加的检验方法。

5.6.3.2　合格标准：现行产品质量标准；附加要求的质量标准；目检要求标准。

5.6.4　报告

5.6.4.1　校正报告：所有分析方法的验证报告。

5.6.4.2　检验数据：原始数据、所有数据存档。

5.6.4.3　总结：应有一位专家将分析数据与现行的和附加的质量标准加以比较，稳定性研究结果也应和现行有效期相吻合。

5.6.4.4　审批和再验证要求

（1）审批：按预定要求批准产品验证证书。

（2）再验证：对产品的再验证进行审定，如果生产过程无变更的话，可用每年审查一次历史数据的方法来代替再验证。

5.7　评价和建议

5.7.1　所有结果应由验证小组成员根据验证方案和其他文件进行审查和评价。

5.7.2　验证小组提出建议是否批准。

5.7.3　同时提出再验证方案（包括部分再验证方案和再验证频率）。

5.8　验证证书

5.8.1　按照验证的有关规定制定验证证书。

5.8.2　验证报告的临时性批准。

5.9　验证报告的缩印本

由验证经理起草和审定验证报告的缩印本，以方便药政部门的检查，在缩印本中，不需要列出"原始数据"和"在验证方案"。